教育部临床能力认证系列丛书

教育部高等学校临床医学类专业教学指导委员会
教育部高等学校临床实践教学指导分委员会
全国高校附属医院临床实践教育联盟
教育部医学教育临床教学研究中心

中国医学生临床技能操作指南

第3版

主　审　迟宝荣　文历阳　柯　杨

主　编　姜保国　陈　红

副主编（以姓氏笔画为序）

　　　　万学红　王建六　刘　争　李宗芳

　　　　肖海鹏　何庆南　张抒扬

U0268305

人民卫生出版社

图书在版编目（CIP）数据

中国医学生临床技能操作指南/姜保国，陈红主编
. —3 版 . —北京：人民卫生出版社，2020
ISBN 978-7-117-29905-3

Ⅰ.①中… Ⅱ.①姜… ②陈… Ⅲ.①临床医学 – 指
南 Ⅳ.①R4–62

中国版本图书馆 CIP 数据核字（2020）第 043933 号

| 人卫智网 | www.ipmph.com | 医学教育、学术、考试、健康，购书智慧智能综合服务平台 |
| 人卫官网 | www.pmph.com | 人卫官方资讯发布平台 |

中国医学生临床技能操作指南

（第 3 版）

主　　编：姜保国　陈　红
出版发行：人民卫生出版社（中继线 010-59780011）
地　　址：北京市朝阳区潘家园南里 19 号
邮　　编：100021
E - mail：pmph @ pmph.com
购书热线：010-59787592　010-59787584　010-65264830
印　　刷：人卫印务（北京）有限公司
经　　销：新华书店
开　　本：850×1168　1/16　印张：27
字　　数：817 千字
版　　次：2012 年 3 月第 1 版　2020 年 6 月第 3 版
　　　　　2025 年 1 月第 3 版第 13 次印刷（总第 29 次印刷）
标准书号：ISBN 978-7-117-29905-3
定　　价：79.00 元

打击盗版举报电话：010-59787491　E-mail：WQ @ pmph.com
质量问题联系电话：010-59787234　E-mail：zhiliang @ pmph.com

编　委
（以姓氏笔画为序）

丁炎明（北京大学第一医院）

万学红（四川大学华西临床医学院 / 华西医院）

马　慧（北京大学人民医院）

王　仲（清华大学附属北京清华长庚医院）

王山米（北京大学人民医院）

王子莲（中山大学附属第一医院）

王亚军（首都医科大学宣武医院）

王军明（华中科技大学同济医学院附属同济医院）

王建六（北京大学人民医院）

王绍武（大连医科大学附属第二医院）

王艳华（北京大学人民医院）

方小玲（中南大学湘雅二医院）

华　瑛（北京大学第一医院）

向　阳（北京协和医院）

刘　争（华中科技大学同济医学院附属同济医院）

刘　岩（北京大学人民医院）

刘国莉（北京大学人民医院）

刘春兰（北京大学人民医院）

刘闻男（中国医科大学附属第一医院）

刘震宇（北京协和医院）

齐建光（北京大学第一医院）

闫　辉（北京大学第一医院）

杜　鹃（中国医科大学附属盛京医院）

李宗芳（西安交通大学第二附属医院）

李海潮（北京大学第一医院）

肖海鹏（中山大学附属第一医院）

吴丽萍（汕头大学医学院）

吴剑宏（华中科技大学同济医学院附属同济医院）

何永刚（上海交通大学医学院附属瑞金医院）

何庆南（中南大学湘雅三医院）

余松峰（浙江大学医学院附属第一医院）

邹　扬（上海交通大学附属第六人民医院）

迟宝荣（吉林大学白求恩第一医院）

张　欣（北京大学第一医院）

张　澍（西安交通大学第二附属医院）

张抒扬（北京协和医院）

张晓蕊（北京大学人民医院）

陈　红（北京大学人民医院）

陈　勋（中山大学孙逸仙纪念医院）

陈　嬿（复旦大学附属华山医院）

陈江天（北京大学人民医院）

陈志衡（中南大学湘雅三医院）

林　进（北京协和医院）

周　晖（中山大学孙逸仙纪念医院）

周良强（华中科技大学同济医学院附属同济医院）

郝洪升（山东大学齐鲁医院）

茹喜芳（北京大学第一医院）

姜保国（北京大学人民医院）

姜冠潮（北京大学人民医院）

费　健（上海交通大学医学院附属瑞金医院）

姚　强（四川大学华西第二医院）

贾建国（首都医科大学宣武医院）

高志华（首都医科大学宣武医院）

郭　娜（北京协和医院）

崔满华（吉林大学第二医院）

鹿　群（北京大学人民医院）

童秀珍（中山大学附属第一医院）

蒙景雯（北京大学第一医院）

赖佳明（中山大学附属第一医院）

熊盛道（华中科技大学同济医学院附属同济医院）

魏丽惠（北京大学人民医院）

"医学教育应该培养什么样的人才""如何实现医学教育的改革和发展"是当前医学教育的两个重要课题。结合医学教育的办学规律和医学教育国际发展趋势,医学教育人才培养及改革发展的要求已经明确提出,即要大力加强医学人文建设,加强医师职业精神培养;重视实践环节,强化实践能力培养。

在当前医疗卫生体制改革的形势下,面对中央的要求、人民的期待和医学发展的新趋势,我们需清醒地认识到中国医学教育还不能完全适应深化医药卫生体制改革的需要。医学教育规模、结构有待优化,医学教育人才培养质量有待提高,尤其是医学生职业素质及实践能力亟须提高。

医疗卫生事业关系着人民群众的切身利益,医学人才与人民生命健康息息相关,在我国深化医疗卫生体制改革的艰巨任务中,培养具有高尚职业素质和精湛临床操作技能的优秀医疗卫生人才尤为重要。其中,强化实践能力培养,加强临床技能培训是医疗卫生人才培养的关键和基础,是保证临床医疗质量的根本。为培养合格医学人才,需推进人才培养模式改革,做到德育为先,能力为重。实践教学是保障医学教育质量的重要环节和必要手段,也是当前医学教育人才培养质量的薄弱环节。高等医学教育要深化临床实践教学改革,推进实践教学内容和实践模式的改革,强化实践教学环节,提高医学生临床综合思维能力和解决临床实际问题的能力。精湛的临床实践技能对于成为一名优秀的医生来讲至关重要。一本好的临床技能培训书籍,就如同一名好的指导教师,给予医学生正确的导向。教育部临床能力认证系列丛书《中国医学生临床技能操作指南》,由教育部医学教育临床教学研究中心专家组编写,并且邀请国内知名临床医学专家为其中的内容修订把关。编者们将经典的临床操作与国内外最新临床医疗操作进展相结合,全面详实地整合了涵盖内、外、妇、儿数十种临床操作技能。整本书内容严谨、科学、准确,实用性强,既规范了医学生临床技能操作,又强调了医学生要扎实地掌握基本操作技能。此指南凝集了众多知名医学教授数十载的临床经验和智慧,对探索提高医学生临床实践技能水平的途径和方法具有重大意义,不失为配合我国临床医学教育改革与发展的一本好书。

然而,指南的诞生不是最终目的和结果,而是医学教育改革的开始和尝试,是强化医学生临床技能操作理念和实战的先锋。希望以此《中国医学生临床技能操作指南》为契机,进一步加强高等医学教育的临床实践教学工作,创新实践教学体系,进一步推动我国整体医学教学理念、教学方法、教学内容等体系的改革,强化医学生的职业素质、临床实践能力的培养,全面提高医学人才培养质量。

全国人大常委会副委员长

韩启德

二〇一二年二月

医学教育承载着培养高素质、创新型医疗卫生人才的重要使命。随着我国医药卫生事业的不断发展和医药卫生体制改革的不断深入,对高等医学教育体制改革提出了更高的要求。进一步推进医学教育综合改革,全面提高医学教育质量,培养优秀的医疗卫生人才,是医学教育改革发展最核心、最紧迫的任务。

医学教育综合改革要求医学教育工作者深入贯彻落实教育规划纲要精神和医药卫生体制改革意见,遵循医学教育规律,着力于医学教育发展与医药卫生事业发展的紧密结合,着力于人才培养模式和体制机制改革的重点突破,着力于医学生职业道德和临床实践能力的显著提升,全面提高医学人才培养质量。

我们必须认识到,医学教育实践性很强,实践教学是保障医学教育质量的重要环节和必要手段,全面提高医学生的临床操作能力,是我国医药卫生事业发展的基础和教育质量持续改进的生命线。高等医学教育要深化临床实践教学改革,这就要求医学教育工作者在医学教育改革工作中,不仅要注重医学课程体系、教学方法、教学模式等的创新改变,更要注重推进实践教学内容和实践模式的改革,强化实践教学环节,提高医学生的临床综合能力。一名合格的医生,扎实的医学知识和精湛的临床技能是必备的专业修养,是适应现代医学发展所必需的、基本的职业能力。在当前形势下,我国亟需一本能规范指导医学生临床技能操作的教材,教育部临床能力认证系列丛书《中国医学生临床技能操作指南》的面世,很好地填补了目前国内医学教育在这方面的不足,是具有重大改革和创新意义的成果。

教育部临床能力认证系列丛书凝结了我国众多知名临床专家的心血和智慧,将数十年积累的临床操作规范精粹于此。《中国医学生临床技能操作指南》有助于规范医学生的临床操作,提升医学生的临床实践能力,引导医学生将理论学习与临床实践相结合,加强医学生综合素质的培养。此指南承载着专家们对新一代医学生深厚的期望。

《中国医学生临床技能操作指南》的出版是一个信号、一种导向,强调了医学生扎实地掌握基本技能操作是医学教育的核心,进一步强化了临床技能培养在医学教育中的重要地位。指南的编写是规范医学生临床技能的先驱和尝试,是提高医学生临床实践能力和综合素质培养的助推器,为建立标准的临床操作培训体系起到示范的作用。

教育部临床能力认证系列丛书的成功诞生仅仅是一个开始,高等医学教育工作者要以此为起点,不断深入下去,推动医学教育和临床教学的改革,不断提高医学教学质量,提高医学生临床实践工作能力及综合素质,为发展医药卫生事业和提高人民健康水平提供坚实的人才保证。

教育部部长助理

林蕙青

二〇一二年二月

第3版 前言

《中国医学生临床技能操作指南》自2012年问世、2014年再版以来,已经成为全国临床医学专业本科生、住院医师必不可少的技能操作教科书,也是教师进行临床实践教学的指导用书。该书规范了医学生临床操作标准,并且融入了医学人文、临床思维、团队合作等内容,旨在培养学生做有思想、有温度、有能力的医生。同时,本书在规范临床实践教学行为、构建临床实践教学体系、稳固临床实践教学地位、促进临床实践教学发展、深化临床实践教学改革中起到了重要的作用。同时,作为中国大学生医学技术技能大赛的指定参考用书,在连续九届的中国大学生医学技术技能大赛中发挥了重要的指导作用,深受全国广大师生的好评。

近年来国家社会经济飞速发展,医学技术不断进步,教学技术逐步革新,为了助力"卓越医生教育培养计划2.0",顺应国家对高素质医学人才的需求,遵循临床实践教学的发展规律,满足全国高校临床实践教学的需要,并配合第十届中国大学生医学技术技能大赛,由教育部高等学校临床实践教学指导分委员会和全国高校附属医院临床实践教育联盟,组织全国临床教育专家对全书进行科学严谨、全面系统的修订。

在保持第2版60项临床技能的基础上,参照中国大学生医学技术技能大赛经验,结合我国医学生临床实践教学的需求,对章节内容进行了调整,增加了眼科、耳鼻咽喉科操作技能;并根据临床实际,将操作技能分为基础内容和拓展内容两类,补充完善了操作视频。修订后的《中国医学生临床技能操作指南》共71章,其中58章为基础内容,13章为拓展内容,共有59章配有视频内容;体现了医学新进展,重点突出、实用性强,易于理解和掌握;本书延续前两版的边注体例,突出了临床技能操作中的重点、难点、易混淆和易错处,更加贴近临床医学生的思维方式和学习过程,有助于自主学习,真正成为广大师生的良师益友。

最后,在此书出版之际,衷心感谢《中国医学生临床技能操作指南》第1版、第2版全体编者和默默无闻奉献的相关人员。由于时间紧,加之水平有限,定有不足及错误之处,还请各位读者批评指正!

《中国医学生临床技能操作指南》编委会

二○二○年一月

目　录

＊为拓展内容

第1章

胸腔穿刺术(抽液)

Thoracentesis

一、目的

1. 诊断作用 抽取胸腔内积液进行实验室检查,确定胸腔积液的性质,并协助明确病因诊断。

2. 治疗作用 抽出胸腔积液,促进肺复张;胸膜腔内给药,达到治疗作用。

二、适应证

1. 胸腔积液需要明确诊断。

2. 大量胸腔积液产生呼吸困难等压迫症状,抽出液体促进肺复张,缓解症状。

3. 胸膜腔内给药。

三、禁忌证

1. 胸膜粘连致胸膜腔消失者。

2. 未纠正的凝血功能异常:包括应用抗凝剂、出血时间延长或凝血机制障碍者;血小板计数低于 $50 \times 10^9/L$ 者,穿刺前应先输注血小板。

3. 不能配合或耐受操作者:包括咳嗽剧烈、躁动不能配合操作者;体质衰弱、病情危重难以耐受操作者等。

4. 穿刺部位皮肤感染者。

5. 麻醉药品过敏者。

四、操作前准备

1. 患者准备

(1) 测量生命体征(心率、血压、呼吸)。

(2) 确认患者无穿刺禁忌证。向患者及家属交代病情,详细说明胸腔穿刺的目的、意义、安全性和可能发生的并发症;简要说明操作过程,解除患者顾虑,取得配合,并签署操作知情同意书。

(3) 有可疑药物过敏史的患者,需作利多卡因或普鲁卡因皮试,结果阴性者方可进行操作。

(4) 告知患者需要配合的事项,叮嘱患者操作过程中避免深呼吸、剧烈

术前沟通,确认知情同意很重要。

咳嗽和转动体位;有头晕、心悸、气促等不适时及时告知。对于精神紧张、咳嗽明显的患者,可于操作前半小时给予口服地西泮 5~10mg,或可待因 30mg。

2. 操作材料准备

(1) 胸腔穿刺物品:一次性使用无菌胸腔穿刺包 1 个(内含 12 号和 16 号带胶管及双导管夹的胸腔穿刺针各 1 个、5ml 带针头无菌注射器 1 个、50ml 无菌注射器 1 个、孔巾 1 张、医用脱脂纱布 2~8 块、医用棉球 2~8 个、自粘伤口敷料 1 块、镊子 1 把),龙胆紫 1 瓶(用于标记穿刺点),无菌止血钳 1 把(用于固定胸腔穿刺针),500ml 标本容器 1 个(用于盛放胸腔积液),无菌试管数支(用于留取和送检标本),试管架 1 个,胶布 1 卷,无菌医用棉签 2 包,砂轮 1 枚。

(2) 常用消毒液(以下三种任选其一)

1) 2.5% 碘酊,75% 酒精。

2) 0.5% 聚维酮碘。

3) 安尔碘皮肤消毒剂。

(3) 局部麻醉药:2% 利多卡因 5ml。

(4) 操作者及助手用品:无菌橡胶医用手套 2 副,一次性医用无菌口罩 2 个,一次性帽子 2 个,听诊器 1 件,血压计 1 部。

(5) 其他:分类处理垃圾桶 3 个(生活垃圾桶、医疗垃圾桶、锐器盒),治疗车(上层放操作所需物品,下层放分类处理垃圾桶),带椅背椅子 1 把。

3. 操作者准备

(1) 复习患者病史、过敏史,判断患者是否符合胸腔穿刺术的适应证,有无禁忌证。进行体格检查(生命体征和胸部检查),查阅辅助检查资料(X 线胸片、胸部 CT 或胸部 B 超检查结果)。

(2) 操作前谈话及取得患者操作知情同意书。

(3) 双人操作,核对患者信息。

(4) 操作前操作者戴帽子、口罩,洗手,助手协助患者摆置体位,观察穿刺过程中患者情况等。

五、操作步骤

1. 体位　助手将患者带到治疗室,并协助患者摆好体位。患者取骑椅位,即患者取坐位面向椅背,双手臂平置于椅背上缘,前额伏于前臂上,以便充分暴露肋间隙(图 1-1)。卧床患者,可以采取仰卧高坡卧位,患侧略向健侧转,便于显露穿刺部位。

2. 穿刺点选择

(1) 操作者穿刺前应查阅患者 X 线胸片并行胸部叩诊和听诊以再次确定穿刺部位。穿刺点选在胸部叩诊实音最明显部位进行,胸腔积液较多时常选择肩胛下角线或腋后线第 7、8 肋间隙,有时也选腋中线第 6、7 肋间隙或腋前线第 5 肋间隙为穿刺点。穿刺点应避开局部皮肤感染灶。

(2) 积液量少或为包裹性积液时可选择 B 超定位点作为穿刺点,或在 B 超引导下进行穿刺。

(3) 用棉签蘸龙胆紫在皮肤上标记穿刺点。

3. 消毒、检查穿刺包和铺巾

(1) 穿刺区域消毒:助手充分暴露患者的穿刺部位,操作者洗手,用棉签蘸取 2.5% 碘酊,以穿刺点为中心,自内向外环形扩展进行皮肤消毒,消毒范

目前大多数医院均应用一次性使用无菌胸腔穿刺包。如穿刺包内物品不足,需相应补充。

物品准备时应注意操作物品的包装完整性及使用的有效日期。

如积液量少或为包裹性积液时应考虑 B 超定位或 B 超引导下穿刺。

操作前确认病变位于左侧还是右侧至关重要。

确定穿刺点的 3 种方法:

1. 叩诊。

2. 胸片或胸部 CT。

3. B 超。

操作过程中应严格遵守无菌操作规程,防止医源性感染。

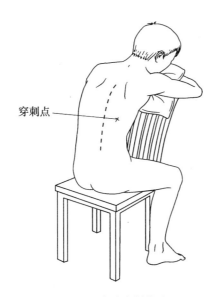

穿刺点

图 1-1　胸腔穿刺体位

围直径至少 15cm,然后用 75% 酒精脱碘 2 次(如果为聚维酮碘或安尔碘,则直接消毒两次即可,不用脱碘)。

(2) 检查穿刺包:助手协助打开一次性使用无菌胸腔穿刺包外层。操作者戴无菌手套,打开胸穿包内层,整理包内物品,检查胸穿针的通畅性和气密性。开放胸穿针胶管上的两个导管夹,以 50ml 注射器连接胶管后抽吸、推注,了解通畅性;然后关闭胸穿针后胶管上的第一个导管夹,注射器抽吸胶管形成负压,显示良好的气密性,继而关闭胶管上的第二个导管夹维持负压。

(3) 操作者铺盖无菌孔巾,中心对准穿刺点,上方由助手用胶布固定于患者皮肤或衣服上。

4. 麻醉

(1) 准备:助手准备 2% 利多卡因 1 支,与操作者核对名称、浓度及有效期后,75% 酒精消毒安瓿瓶颈处并掰开安瓿。操作者用 5ml 注射器吸取 2% 利多卡因 3~5ml,排空注射器内气体。

(2) 操作者在穿刺点局部皮下注射形成 1 个皮丘,然后垂直自皮肤至壁层胸膜以进针→回抽(无液体或鲜血抽出)→注药的步骤进行逐层浸润麻醉。如回抽出胸腔积液,则提示已进入胸膜腔,记录进针长度作为下一步穿刺大概需要的进针深度并拔出注射器针头,稍用力压迫穿刺点片刻。有时患者胸壁或胸膜很厚,一般的 5ml 注射器配套的针头长度不够,难以达到胸腔积液的部位,故回抽不出液体,此时须更换较长的注射针头,才可到达积液部位,抽得积液。

5. 穿刺

(1) 准备:根据麻醉时记录的进针深度在准备好的胸穿针上估算穿刺达到此深度后,留在胸腔皮肤外的胸穿针长度。

(2) 穿刺:操作者左手拇指与示指固定穿刺部位的皮肤,右手持胸穿针在麻醉处垂直于皮肤缓慢刺入,胸穿针进入皮下后,打开胸穿针后胶管上的第一个导管夹后再继续进针,当针尖达到预定穿刺深度并有针锋抵抗感突然消失时,或胶管前半部分见胸腔积液流出时表明针已进入胸膜腔。

(3) 回抽:助手戴无菌手套,用无菌止血钳协助固定胸穿针。操作者将胶管连接 50ml 注射器,打开胸穿针后胶管上的第二个导管夹,回抽注射器,

操作过程中,特别是麻醉、穿刺和抽液时,应适时提醒患者,注意对患者的关爱及密切注意患者的不适,指导患者配合以顺利完成操作过程。

为尽量避免损伤肋间血管和神经,如穿刺点选择在肩胛下角线或腋后线第7、8肋间隙,沿下一肋骨上缘偏中部垂直于皮肤进麻醉针;如穿刺点选择在腋中线或腋前线,则取两肋之间进麻醉针。

当回抽时有积液进入装有局麻药的注射器时应拔出针头,注意不要将含有积液的局麻药注射到皮下组织内。

助手站于操作者左侧,协助用止血钳固定穿刺针及握持胶管,勿遮挡操作者。

穿刺及抽液过程中注意提醒患者不要大力呼吸、咳嗽或变动体位。

如抽出局麻过程中颜色一致的液体时,标志穿刺针已进入胸膜腔。如不成功适当改变胸穿针的深度与角度,回抽直到有胸腔积液抽出为止。

6. 抽液

(1) 助手用止血钳紧贴患者皮肤固定胸穿针,防止胸穿针摆动或刺入过深以致损伤肺组织。

胸腔积液常规检查需要使用 EDTA 抗凝试管,且注射器抽取的第一管积液不用于胸腔积液常规检查。

(2) 操作者经胸穿针胶管连接 50ml 注射器抽取胸腔积液,抽满后关闭导管夹,然后取下注射器,将胸腔积液注入送检的各个试管或盛放胸腔积液的容器内。排空注射器后再连接上胶管,打开导管夹,抽取积液,循环操作。注意记录抽取积液的总量,并预防操作过程中发生漏气造成气胸。

操作中要防止空气进入胸膜腔,始终保持胸膜腔内负压。

(3) 一次抽液必须注意总量和速度,不应过多、过快。如果是诊断性穿刺,一般抽取 50~100ml 胸腔积液即可(如怀疑恶性胸腔积液需送检胸腔积液脱落细胞学检查,则可抽取 100~250ml 积液送检)。如果是治疗性穿刺,首次抽取积液一般不超过 700ml,以后每次抽液量一般不应超过 1 000ml。如为脓胸,每次尽量抽尽,但必须控制抽液的速度。操作过程中应密切观察患者反应,及时发现和处理胸膜反应或复张性肺水肿。

7. 拔针

(1) 抽液结束后拔出胸穿针,稍用力压迫穿刺点片刻,避免出血和胸腔积液由穿刺孔外漏。助手用碘酊或聚维酮碘(也叫碘伏、碘附)局部消毒穿刺点,并覆盖无菌自粘伤口敷料。

(2) 助手协助患者整理衣服,恢复体位,送回病房,嘱平卧位休息,测量生命体征。

8. 穿刺中和穿刺后的注意事项

(1) 注意患者有无以下症状:头晕、心悸、胸闷或胸部压迫感、咳嗽、气促、咳大量泡沫痰等。

交代患者如果有不舒服及时通知医务人员。

(2) 注意患者有无以下体征:面色苍白、呼吸音减弱、血压下降、心动过速等。

(3) 必要时可行胸部 X 线检查以评估胸腔残余积液量和除外气胸。

(4) 穿刺点 24h 内保持干燥。

9. 标本和操作物品处理

(1) 记录胸腔积液的颜色和量,标记标本并根据临床需要及时送检常规、生化、酶学、肿瘤标记物、细菌培养及脱落细胞学等各项检查。

(2) 整理物品,医疗垃圾分类处置。

(3) 书写胸腔穿刺操作记录。

六、并发症及处理

1. **胸膜反应**　穿刺过程中患者如出现头晕、心悸、出冷汗、面色苍白、胸闷或胸部压迫感、血压下降,甚至昏厥时应考虑"胸膜反应"。多见于精神紧张的患者,为血管迷走神经反射增强所致。应立即停止操作,拔出穿刺针,让患者平卧,必要时皮下注射 0.1% 肾上腺素 0.3~0.5ml,密切观察病情,注意血压变化,防止休克。

2. **气胸**　可由以下原因引起:穿刺时进针过深刺伤肺组织;抽液过程中患者剧烈咳嗽使肺膨胀,被胸穿针刺伤;在取下注射器或拔出胸穿针时气体漏入胸膜腔。少量气胸患者无明显症状时观察即可,大量气胸时需要放置胸腔闭式引流管。注意患者若有机械通气,气胸可能会继续发展,甚至成为张力性气胸,应注意观察,必要时放置胸腔闭式引流管。

3. 复张性肺水肿 胸腔积液患者首次抽液量不应超过700ml,以后每次抽液量一般不应超过1 000ml,最多不要超过1 500ml。过快、过多抽液或引流使胸腔压力骤降、肺组织快速复张,可出现单侧肺水肿伴有不同程度的缺氧和低血压。多见于大量胸腔积液或气胸存在较长时间(>3d)的患者。临床上表现为剧烈咳嗽、呼吸困难、呼吸急促、烦躁、发绀、心动过速、发热、恶心、呕吐,可咳大量白色或粉红色泡沫痰,甚至出现休克及昏迷。X线胸片显示胸腔穿刺同侧肺的肺水肿征,对侧肺也可能出现。此时应停止引流,给予吸氧,静脉使用吗啡,酌情应用糖皮质激素及利尿药,控制液体入量,严密监测病情,必要时给予无创机械通气,甚至气管插管行有创机械通气。低心排血量所致的低血压可给予容量替代和正性肌力药物治疗。

4. 腹腔脏器损伤 穿刺部位选择过低,有损伤膈肌和腹腔脏器的危险,故尽量避免在肩胛下角线第9肋间和腋后线第8肋间以下进行穿刺。

5. 血胸 穿刺前应注意患者的凝血功能是否有明显异常;穿刺时应尽量避免损伤肋间动脉。局部麻醉进针过程中必须先回抽,无液体或鲜血抽出后再行注药。如抽出鲜血且体外凝集,则提示损伤血管,应拔针并压迫穿刺点,待平稳后,更换穿刺部位或方向再穿。一般穿刺过程中损伤肺、肋间血管时多数可自行止血,无需特殊处理;偶有损伤膈肌血管或较大血管,或患者凝血功能差,则可能引起持续性活动性出血,患者出现低血压甚至出血性休克,需要密切监测心率、血压,必要时行输血、输液、胸腔闭式引流,甚至需要外科开胸探查止血。

6. 胸腔内感染 这是一种严重的并发症,主要见于操作者无菌观念不强,操作过程中引起胸膜腔感染所致。一旦发生应全身使用抗菌药物,并进行胸腔内局部处理。形成脓胸者应行胸腔闭式引流术,必要时外科处理。

7. 其他并发症 包括咳嗽、疼痛、局部皮肤感染等,给予对症处理即可。

七、相关知识

1. 套管针穿刺,引流袋引流液体 本章前部分介绍的是传统的胸腔穿刺方法。目前也有文献介绍利用套管针、引流管等工具完成胸腔穿刺并抽取液体,有其一定的优势。该方法主要利用三通装置,一端连接50ml注射器,一端连接套管针,一端连接引流管接引流袋。首先,使注射器与套管针相通,保持负压状态穿刺进入胸膜腔,有液体吸出后停止进针,拔除针芯,手指堵住套管开口,并迅速将三通与此套管口再相连接。注射器吸出50ml胸腔积液送检。转动三通开关,使套管针与引流导管相通,放低引流袋,利用重力及虹吸作用将胸腔积液缓慢放出。此方法优点在于利用三通开关装置、重力作用和虹吸原理,自动将液体放出,减少传统抽取胸腔积液时反复连接注射器的操作,减少气胸发生的可能;此外,套管针尖端圆钝,不易刺伤肺组织,减少因穿刺损伤肺部引起气胸的可能性。

2. 知识要点 肋间局部解剖:肋间后动脉、肋间后静脉与肋间神经伴行。肋间后动脉共9对,分布于第3~11肋间隙。肋间后动脉和肋间神经的主干和在肋角处发出的下支分别沿肋沟和下位肋上缘前行。在肋沟处,血管神经的排列顺序自上而下为静脉、动脉和神经。所以根据肋间血管、神经

避免气胸应注意:
1. 进针不可过深过快。
2. 避免患者剧烈咳嗽。
3. 更换注射器时防止漏气。

的走行,为尽量避免损伤肋间血管和神经,穿刺点常选择肩胛下角线或腋后线第7、8肋间隙,沿下一肋骨上缘偏中部垂直于皮肤作胸膜腔穿刺;如穿刺点选择在腋中线或腋前线,则取两肋之间进针(图1-2)。

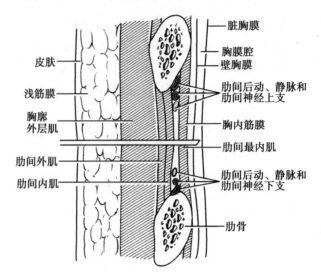

（1）胸壁侧部

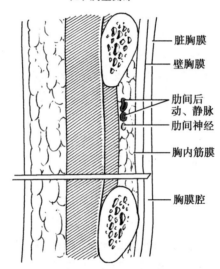

（2）胸壁后部

图1-2　肋间解剖

（大连医科大学附属第二医院　王绍武）

（中山大学附属第一医院　唐可京）

（中山大学附属第一医院　肖海鹏）

测　试　题

1. 下列胸腔积液**不适合**做胸腔穿刺的是
   A. 包裹性胸腔积液
   B. 伴有呼吸困难,气促明显
   C. 伴有低热、盗汗,可疑为结核性胸膜炎
   D. 凝血功能差,有出血倾向
   E. 大量胸腔积液

2. 下列哪些物品**不属于**诊断性胸腔穿刺术常规需要准备的操作材料
   A. 无菌胸腔穿刺针
   B. 无菌手术刀柄和手术刀片
   C. 无菌止血钳
   D. 无菌注射器
   E. 无菌孔巾

3. 患者在行诊断性胸腔穿刺抽液抽出 50ml 淡黄色胸液后,突然出现头晕、心悸、面色苍白、出冷汗,最可能的原因是
   A. 气胸   B. 血胸   C. 复张性肺水肿   D. 胸膜反应   E. 过敏性休克

4. 胸腔穿刺抽取一定液体后,患者出现持续咳嗽,应该注意
   A. 提示胸腔积液排放到一定程度,肺已开始复张,抽液体需要慎重,必要时停止操作
   B. 鼓励咳嗽,以利于进一步排净胸腔积液
   C. 给予镇咳药物,继续抽取液体
   D. 让患者平卧位,继续抽液体
   E. 提示伤及肺,引起气胸

5. The maximum amount of thoracic liquid can be withdrew in one time is
   A. 500ml   B. 1 000ml   C. 2 000ml   D. 3 000ml   E. 5 000ml

6. Which patients have high risk of tension pneumothorax during the thoracentesis
   A. patients with severe hemodynamic compromise
   B. patients with severe respiratory compromise
   C. patients receiving mechanical ventilation
   D. patients with small effusions
   E. patients with spontaneous pneumothorax history

7. 大量胸腔积液患者,短时间内抽出淡黄色胸腔积液 1 500ml,胸穿结束后患者出现呼吸困难加重、端坐呼吸、发绀、咳粉红色泡沫痰,最可能的原因是
   A. 气胸   B. 血胸   C. 复张性肺水肿   D. 急性左心衰   E. 胸膜反应

8. 患者在胸腔穿刺过程中出现胸膜反应时,最重要的处理措施是
   A. 停止操作,平卧观察
   B. 高流量吸氧
   C. 静脉推注糖皮质激素
   D. 静脉推注利尿剂
   E. 静脉推注葡萄糖

9. 以下**不属于**胸腔穿刺术适应证的是
   A. 低蛋白血症,双侧少量胸腔积液
   B. 不明原因的胸腔积液
   C. 大量胸腔积液产生压迫症状
   D. 中等量结核性胸腔积液
   E. 包裹性脓胸

10. 关于胸腔穿刺穿刺点的选择,以下正确的是
    A. 必须由超声定位确定
    B. 如果穿刺点局部皮肤感染,需要仔细消毒
    C. 腋后线第 8~9 肋间,确保低位的液体全部引流出来
    D. 锁骨中线第 2 肋间
    E. 根据胸腔积液部位而定,通常选择腋后线或肩胛下角线第 7、8 肋间

第 2 章

腰椎穿刺术
Lumbar Puncture

一、目的

1. **诊断作用**　抽取少量脑脊液标本检测脑脊液的性质,对诊断脑膜炎、脑炎、脑血管病变、颅内肿瘤、脊髓病变周围神经病等神经系统疾病有重要意义。也可测定颅内压力以及了解蛛网膜下腔是否阻塞等。

2. **治疗作用**　鞘内注射药物,达到治疗作用。

二、适应证

1. 在下列情况下需进行脑脊液分析以协助诊断:各种病因所致的脑与脊髓的炎症性疾病,吉兰-巴雷综合征、脱髓鞘疾病等神经系统免疫性疾病,蛛网膜下腔出血、脑出血等脑与脊髓的脑血管病变,淋巴瘤、脑膜转移性肿瘤等肿瘤性病变及其他情况。

2. 脑脊液压力及脑脊液动力学检查。

3. 注射造影剂及药物:脊髓造影时注射造影剂;注射抗肿瘤药、镇痛药及抗生素。

三、禁忌证

有明显视盘水肿或有脑疝先兆者禁忌穿刺。

1. 局灶性颅内压增高,有脑疝形成的征兆。

2. 穿刺点附近皮肤或皮下组织感染。

3. 凝血功能障碍。

4. 休克、衰竭或濒危状态。

5. 后颅窝或高位颈段脊髓有占位性病变。

四、操作前准备

术前沟通、确认知情同意。

1. **患者准备**

(1) 向患者交代腰椎穿刺目的、操作过程和可能出现的风险。

(2) 检查患者眼底,判断是否存在视盘水肿,查看患者头颅或脊髓的 CT 及 MRI 影像。

(3) 有可疑药物过敏史的患者,需作利多卡因或普鲁卡因皮试,结果阴性者方可进行操作。

(4) 签署知情同意书。

2. 材料准备

(1) 腰椎穿刺物品:无菌腰椎穿刺包(内含弯盘、腰椎穿刺针、洞巾、止血钳、巾钳、小消毒杯、纱布、标本容器),胶布 1 卷,砂轮 1 枚。

(2) 无菌手套。

(3) 操作盘。

(4) 无菌 5ml 注射器、砂轮一个。

(5) 一次性测压管。

(6) 2% 利多卡因 5ml。

(7) 常用消毒液(可任选其一):

1) 2.5% 碘酊,75% 酒精。

2) 0.5% 聚维酮碘。

3) 安尔碘皮肤消毒剂。

3. 操作者准备

(1) 两人操作。

(2) 操作者洗手,戴帽子、口罩和无菌手套;助手协助患者体位摆放,观察穿刺过程中患者情况等。

(3) 了解患者病情、穿刺目的、核对患者信息。

(4) 掌握腰椎穿刺操作相关知识、并发症的诊断与处理。

五、操作步骤

1. 体位 患者侧卧,靠近床沿,头向前胸部屈曲,双手抱膝,使其紧贴腹部,这种体位使脊柱尽量后突以增宽脊椎间隙(图 2-1)。对于肥胖、关节炎或脊柱侧弯的患者也可取坐位进行腰椎穿刺。

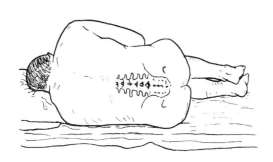

图 2-1 腰椎穿刺体位

2. 确定穿刺点 一般以双侧髂嵴最高点连线与后正中线交汇处为穿刺点(相当于 $L_3 \sim L_4$ 椎间隙)。有时也可在上一或下一腰椎间隙穿刺。

3. 消毒铺巾 用消毒液消毒穿刺区,覆盖数个椎间隙,消毒时自穿刺点由内向外消毒,直径大于 15cm,消毒两遍。打开腰穿包,术者戴无菌手套,清点穿刺包内器械以确保完好无损,特别要检查穿刺针是否通畅,铺无菌洞巾。

4. 局部麻醉 于 $L_3 \sim L_4$ 椎间隙皮下注射 2% 利多卡因,形成皮丘,然后逐层进针麻醉深部结构。

5. 腰椎穿刺 用左手拇指和示指固定穿刺点皮肤,右手持穿刺针,垂直背部刺入皮丘,缓慢推进,穿刺针尾端向患者足侧偏斜 30°~45°。

一般以双侧髂嵴最高点连线与后正中线交汇处为穿刺点。

麻醉也可用普鲁卡因,普鲁卡因需做皮试。穿刺时腰椎穿刺针的针尖斜面应平行于患者身体长轴,以避免损伤硬脊膜纤维,减少腰椎穿刺后头痛的发生。

6. 缓慢进针至蛛网膜下腔,当针头穿过韧带与硬脊膜时,可感到阻力突然消失。初次操作者可随进针深度,反复拔出针芯观察是否有脑脊液流出。记住:每次推进时先将针芯插入。

7. 如果没有脑脊液流出,可轻轻旋转穿刺针。如仍无脑脊液流出,可注射 1ml 空气,但不要注入盐水或蒸馏水。

8. 脑脊液流出后,嘱患者抬头伸腿放松,接上测压管检测压力。正常初压为 70~180mmH$_2$O(侧卧位),压力增高见于患者紧张、蛛网膜下腔出血、感染、占位性病变。压力降低见于脑脊液循环受阻或穿刺针针头仅部分在蛛网膜下腔。

正常侧卧位脑脊液初压为 70~180mmH$_2$O。

9. 取脑脊液 3~5ml 送化验,顺序如下。

(1) 第一管进行细菌学检查:革兰氏染色,真菌染色及真菌培养,抗酸染色及结核菌培养等。

(2) 第二管进行生物化学和免疫学检查:测定脑脊液中葡萄糖、氯化物及蛋白质的含量,如怀疑多发性硬化,可检测寡克隆区带及髓鞘碱性蛋白等免疫学指标。

(3) 第三管进行细胞计数及分类。

(4) 第四管根据患者情况进行特异性化验:如怀疑神经梅毒应检测 VDRL 或 TPPA、RPR;如怀疑结核性脑膜炎或单纯疱疹性脑炎应进行 PCR 检测;如怀疑隐球菌感染,应进行墨汁染色;如怀疑脑膜癌等肿瘤性病变可送脱落细胞学检查。

10. 拔出穿刺针,干纱布覆盖穿刺点。

11. 嘱患者去枕平卧 4~6h,多饮水预防腰椎穿刺后头痛。

六、操作注意事项

1. 严格掌握禁忌证,凡怀疑有颅内压升高者必须先做眼底检查,如有明显视盘水肿或有脑疝先兆者,禁忌穿刺。

2. 穿刺时患者如出现呼吸、脉搏、面色异常等情况时,立即停止操作,并作相应处理。

3. 鞘内给药时,应先放出等量脑脊液,然后再等量置换药液注入。

七、并发症及处理

1. **腰椎穿刺后头痛**　是最常见的腰椎穿刺并发症,见于穿刺后 24h。患者卧位时头痛消失,坐位时头痛加剧。多为枕部跳痛,可持续一周。病因可能是穿刺点渗出或脑组织牵拉、移位。腰椎穿刺后嘱患者去枕平卧 6h、多饮水,尽量用细的腰椎穿刺针,穿刺针的针尖斜面与患者身体长轴平行有助于预防腰椎穿刺后头痛。

腰椎穿刺后头痛:是最常见的腰椎穿刺并发症。

2. **马尾及脊髓圆锥损伤**　少见。腰椎穿刺过程中如果突然出现感觉异常(如下肢麻木或疼痛)应立即停止穿刺。

3. **小脑或延髓下疝**　腰椎穿刺过程中或穿刺后发生脑疝非常少见,多见于高颅压患者,及早发现则可以治疗。

4. **脑膜炎**　少见。加强无菌操作可减少发生。

5. **蛛网膜下腔或硬膜下腔出血**　见于正在接受抗凝治疗或存在凝血功能障碍的患者,可导致瘫痪。

八、相关知识

1. 常用穿刺点及穿刺所经解剖结构 成人脊髓多终止于 L_1~L_2 椎间隙水平,儿童脊髓多终止于 L_2~L_3 椎间隙。腰椎穿刺最常用的穿刺点是 L_3~L_4 椎间隙。双侧髂嵴上缘连线与后正中线相交处为 L_3~L_4 椎间隙。自 L_3~L_4 椎间隙进针,穿刺针依次穿过下列结构:皮肤、脊上韧带、脊间韧带、黄韧带、硬膜外腔、硬脊膜、硬膜下间隙、蛛网膜、蛛网膜下腔。

2. 压腹和压颈试验

(1) 压腹试验(Stookey test):腰椎穿刺时,检查者以拳头用力压迫患者腹部,持续 20s。脑脊液在测压管中迅速上升;解除压迫后,脑脊液在测压管中迅速下降至原水平,说明腰椎穿刺针在穿刺处的蛛网膜下腔。如果压腹试验脑脊液在测压管中液平不上升或上升十分缓慢,说明腰椎穿刺针不在蛛网膜下腔。

(2) 压颈试验(Queckenstedt test):由于影像学的发展,目前临床已少用。脊髓病中疑有椎管阻塞时可采用,步骤如下:

1) 腰椎穿刺成功后,将血压计气囊缠于患者颈部,接上血压表。

2) 先作压腹试验,证明腰椎穿刺针在脊髓蛛网膜下腔内。

3) 由助手将血压计气囊内压力升至 20mmHg 并维持。术者从加压起每 5s 报脑脊液水柱高度数一次,由助手记录,共报 30s。然后由助手将气囊气体放掉,在放气时,仍每 5s 报水柱高度数一次并记录。按同样方法,分别将气囊压力升到 40mmHg 及 60mmHg,重复上述步骤取得 3 组压力变化读数。

(3) 压力分析:①椎管通畅时,每次压颈后脑脊液迅速上升,去除颈部压力后脑脊液迅速下降至原来水平的水柱高度;②椎管部分阻塞时,压颈后脑脊液上升缓慢,水柱高度较低,放压后脑脊液下降缓慢,并不能回到原水平的高度数;③椎管完全阻塞时,压颈后脑脊液不上升,但压腹后脑脊液水平仍能上升和下降到原水平。

(复旦大学附属华山医院　陈　嬿)

(中山大学附属第一医院　肖海鹏)

测 试 题

1. **不适合**行腰椎穿刺的疾病是
   A. 蛛网膜下腔出血　　B. 脑膜炎　　　　C. 脑炎　　　　　D. 多发性硬化　　　　E. 后颅窝肿瘤

2. 一名 65 岁男性患者行腰椎穿刺术检查。患者取右侧卧位,术者选择 L_3~L_4 椎间隙为穿刺点,此后的消毒步骤中以下哪项是正确的
   A. 常规用生理盐水棉球消毒
   B. 消毒从穿刺点由内向外进行,消毒区域半径不小于 15cm
   C. 消毒选定的 L_3~L_4 椎间隙即可
   D. 消毒时需戴上无菌手套,消毒范围应覆盖包括 L_3~L_4 椎间隙的上、下数个椎间隙
   E. 只需消毒一遍

3. 一名 26 岁女性患者,反复发作性头痛 1 月余。头痛发作与体位相关,坐位及立位时出现,卧位时消失,针对该患者,确诊其为低颅压性头痛的方法是

　　A. 脑 MR　　　　　　B. 脑 CT　　　　　　C. 腰椎穿刺　　　　D. 经颅超声多普勒　　E. 脑电图

4. 正常侧卧位脑脊液初压为
   A. $70\sim180mmH_2O$　　　　　　　　B. $50\sim150mmH_2O$　　　　　　　　C. $100\sim200mmH_2O$
   D. $70\sim170mmH_2O$　　　　　　　　E. $70\sim180mmHg$

5. 一名 50 岁男性患者,头痛伴低热 3 个月,视物模糊 1 个月。临床诊断考虑结核性脑膜炎,遂行腰椎穿刺术。术中留取脑脊液时见滴速非常缓慢。进行压腹试验,发现脑脊液在测压管中液平不上升,这一结果说明
   A. 脑脊液压力升高　　　　　　　　B. 脑脊液压力降低　　　　　　　　C. 椎管阻塞
   D. 腰椎穿刺针不在蛛网膜下腔　　　E. 腰椎穿刺针不在硬膜下腔

6. 椎管完全阻塞时,以下哪项描述是正确的
   A. 压颈后脑脊液不上升,但压腹后脑脊液水平仍能上升和下降到原水平
   B. 压颈后脑脊液上升,但压腹后脑脊液水平不能上升和下降到原水平
   C. 压颈后脑脊液不上升,压腹后脑脊液水平不能上升和下降到原水平
   D. 压颈后脑脊液上升,但压腹后脑脊液水平仍能上升和下降到原水平
   E. 压颈、压腹后脑脊液水平均上升缓慢

7. 以下哪项疾病**不需要**进行腰椎穿刺检查
   A. 结核性脑膜炎　　B. 脑膜白血病　　C. 重症肌无力　　D. 多发性硬化　　E. 急性脊髓炎

8. 一名 45 岁女性患者,因“进行性四肢无力伴大小便潴留 2 周”就诊,既往有淋巴瘤病史,为明确脊髓病变的性质行腰椎穿刺术,抽取 15ml 脑脊液送常规、生化、细菌学及脱落细胞学检查。以下有助于预防术后头痛的正确措施是
   A. 腰椎穿刺后头部抬高 45°　　　　B. 多饮水
   C. 尽可能用粗的穿刺针　　　　　　D. 腰椎穿刺针的针尖斜面垂直于患者躯干的长轴
   E. 以上都正确

9. In normal adult, the lumbar puncture is most often performed at which of the follow interspace
   A. $T_{12}\sim L_1$　　　　B. $L_1\sim L_2$　　　　C. $L_2\sim L_3$　　　　D. $L_3\sim L_4$　　　　E. $L_4\sim L_5$

10. One of the most common complications is which of the follow disease
   A. meningitis　　　　　　　　B. tonsillar hernia　　　　　　　　C. headache
   D. subarachnoid hemorrhage　E. impairment of spinal card

第 3 章

骨髓穿刺术
Bone Marrow Puncture

一、目的

1. 诊断作用 通过检查骨髓细胞增生程度、细胞组成及其形态学变化、流式细胞术检查、分子生物学检查（基因）、细胞遗传学检查（染色体）、造血干细胞培养、寄生虫和细菌学检查等协助临床诊断。

2. 其他作用 观察某些恶性血液病疗效和通过检测骨髓预后基因判断预后，还可为骨髓移植提供骨髓。

二、适应证

1. 各类血液病的诊断和全身肿瘤性疾病是否有骨髓侵犯或转移。

2. 原因不明的肝、脾、淋巴结肿大及某些发热原因未明者。

3. 某些传染病或寄生虫病需要骨髓细菌培养或涂片寻找病原体，如伤寒杆菌的骨髓培养及骨髓涂片寻找疟原虫和利 - 杜小体、组织胞浆菌。

4. 诊断某些代谢性疾病，如戈谢（Gaucher）病，只有骨髓找到 Gaucher 细胞，才能最后确定诊断。

5. 观察恶性血液病如急性白血病、骨髓增生异常综合征（myelodysplastic syndromes，MDS）中的难治性贫血伴原始细胞增多型（refractory anemia with excess blasts，RAEB）、多发性骨髓瘤、有骨髓侵犯的淋巴瘤等的治疗反应；通过检测骨髓预后基因判断预后。

三、禁忌证

1. 血友病及有严重凝血功能障碍者，当骨髓检查并非唯一确诊手段时，不宜进行此种检查，以免引起局部严重迟发性出血。

2. 骨髓穿刺局部皮肤有感染。

凝血功能障碍是最主要的禁忌，血小板减少不是骨髓穿刺的禁忌。

四、操作前准备

1. 患者准备

（1）怀疑有凝血功能障碍者，在骨髓穿刺前应作凝血功能方面的检查，以决定是否适合作此种检查，确认无禁忌证；有可疑药物过敏史的患者，需作利多卡因或普鲁卡因皮试，结果阴性者方可进行操作。

（2）向患者及其家属说明骨髓穿刺的目的、操作过程及可能出现或应注

术前沟通，确认知情同意很重要。

意的问题。

（3）告知需要配合的事项（操作过程中可能会有疼痛等不适，及时告知；穿刺后24h内穿刺部位不要着水，并保持清洁等）。

（4）让患者或家属签署知情同意书。

2. 材料准备

（1）治疗车：车上载有以下物品

1）骨髓穿刺包：内含骨髓穿刺针1个、孔巾1个、纱布2块、无菌盘1个、镊子1把、棉球若干。

2）常用消毒液：0.5%聚维酮碘，或安尔碘皮肤消毒剂。

3）局部麻醉药物：2%利多卡因5ml。

（2）其他：干净载玻片6~8张和质量好的推片1张、一次性注射器2个（5ml 1个、10ml或20ml 1个）、针头1枚、无菌手套、胶布、无菌棉签、一次性帽子、医用无菌口罩、无菌手套、砂轮、抗凝管数个（其中数个EDTA抗凝，用于流式细胞术检查、融合基因及预后基因检测，其余均为肝素抗凝）。

3. 操作者准备

（1）核对患者信息。

（2）需要双人操作。

（3）核查器械准备是否齐全。

（4）术者及助手常规洗手，戴好帽子、口罩。

（5）操作者协助患者摆好体位，选择好穿刺点并标记。

五、操作步骤

1. 体位　骨髓穿刺的体位因穿刺点的选择部位不同而异。

（1）俯卧位或侧卧位：适于选择髂后上棘穿刺点。

（2）仰卧位：适于选择髂前上棘和胸骨穿刺点。

（3）坐位或侧卧位：适于选择腰椎棘突穿刺点。

2. 穿刺点选择

（1）髂后上棘穿刺点：位于L_5和S_1水平旁开约3cm处一圆钝的突起处，此处穿刺容易成功，而且安全，患者俯卧位，看不到操作，减少患者恐惧感，是最常用的穿刺点。特别是为骨髓移植提供大量骨髓时，常首先将此部位作为穿刺点（图3-1）。

（2）髂前上棘穿刺点：位于髂前上棘后1~2cm较平的骨面，此处易于固定，操作方便，无危险性，但骨髓成分次于髂后上棘，而且不如髂后上棘容易成功（图3-2）。

（3）胸骨穿刺点：取胸骨柄或胸骨体相当于第1、2肋间隙的中线部位，此处骨髓液含量丰富，当其他部位穿刺失败或仍不能明确诊断或再障患者需多部位骨穿时，需做胸骨穿刺（图3-3）。

（4）腰椎棘突穿刺点：位于腰椎棘突突出处，此处骨髓成分好，但穿刺难度较大，不常用。

（5）穿刺点避开局部皮肤感染灶，确定后要标记穿刺点。

3. 消毒铺巾

（1）消毒：操作者洗手后，用棉签蘸取2.5%碘酊，以穿刺点为中心，自内向外环形扩展进行皮肤消毒，消毒范围直径至少15cm，然后用75%酒精脱

目前临床上更常用0.5%聚维酮碘或安尔碘进行皮肤消毒。

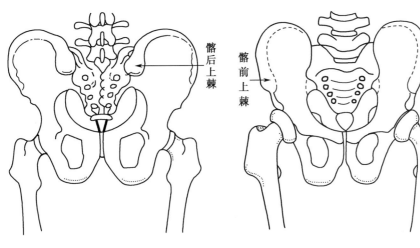

图 3-1　髂后上棘穿刺点　　　　图 3-2　髂前上棘穿刺点

碘 2 次(如果为聚维酮碘或安尔碘,则直接消毒两次即可,不用脱碘)。

(2) 检查穿刺包:助手协助打开一次性使用无菌骨髓穿刺包外层。操作者戴无菌手套,打开骨穿包内层,清点穿刺包内器械以确保完好无损,特别要检查穿刺针是否通畅。

(3) 铺巾:操作者铺无菌洞巾,无菌洞巾中心对准穿刺点,当患者采取坐位或侧卧位时,助手应以胶布固定无菌孔巾于患者衣服上。

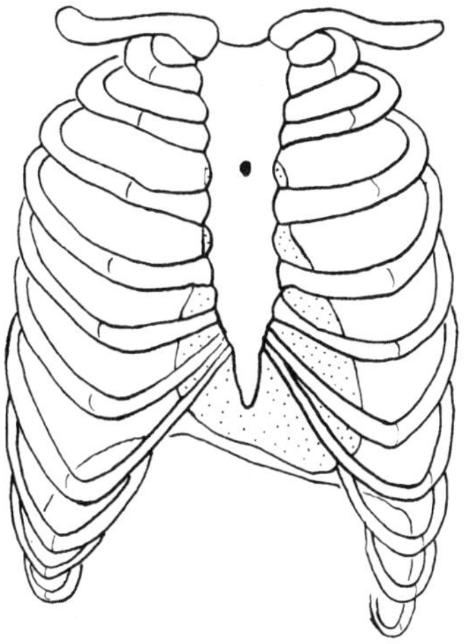

4. 麻醉

(1) 准备:5ml 注射器吸入 2% 利多卡因 5ml 左右。

(2) 在穿刺点局部皮下注射形成一个皮丘,将注射器垂直于皮肤表面,缓缓刺入。

(3) 间断负压回抽,如无鲜血吸出,则注射麻醉药,逐层浸润麻醉各层组织,直至骨膜。此时注射器与骨膜垂直,记住注射器针头的进针深度。同时以定位穿刺点为中心,对骨膜进行多点麻醉,以达到麻醉一个面,而非一个点,这样可防止因穿刺点与麻醉点不完全相符而引起的疼痛。

5. 穿刺(图 3-4)

(1) 准备:根据局麻时麻醉针抵达骨膜长度,调节穿刺针螺旋,使骨髓穿刺针的固定器固定在比麻醉时注射器针头的进针深度长 0.5~1cm 处(胸骨穿刺和棘突穿刺时一般固定在距针尖约 1cm 处,髂后上棘和髂前上棘穿刺时一般固定在距针尖约 1.5cm 处)。

(2) 穿刺

1) 髂后和髂前上棘穿刺时,操作者左手拇指和示指固定穿刺部位,右手持骨髓穿刺针与骨面呈垂直方向刺入。当穿刺针针尖接触骨面时,则沿穿刺针的针体长轴左右旋转穿刺针,以缓慢钻刺骨质并向前推进。当突然感到穿刺阻力消失,即有突破感且穿刺针已固定在骨内时,表示穿刺针已进入

图 3-3　胸骨穿刺部位

注意药品核对。

麻醉注射前告知患者。

麻醉尤其是骨膜的浸润麻醉,是患者能够配合完成骨髓穿刺操作的关键。

操作过程中不要使骨髓穿刺针摆动过大或强行进针。

胸骨较薄,且其后有大血管和心房,穿刺时务必小心。

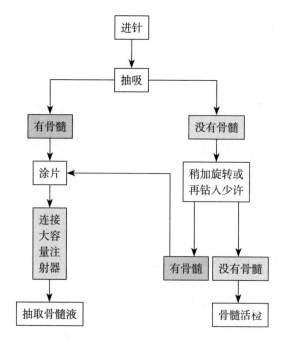

图 3-4　骨髓穿刺流程图

骨髓腔内。穿刺深度自针尖达骨膜后进入 1cm 左右即可。

2) 胸骨穿刺时,操作者左手拇指和示指固定穿刺部位,右手持穿刺针,将针头斜面朝向髓腔,针尖指向患者头部,与骨面成 70°~80°,缓慢左右旋转穿刺针,刺入深度 0.5~1cm,穿刺针固定在骨内即可,一般无突然感到穿刺阻力消失的突破感。

抽吸时出现明显的短暂锐痛,可提前告知患者准备抽吸骨髓。

3) 腰椎棘突穿刺时,操作者左手拇指和示指固定穿刺针与骨面呈垂直方向刺入,缓慢左右旋转穿刺针,刺入 0.5~1cm,穿刺针固定在骨内即可,一般也无突然感到穿刺阻力消失的突破感。

(3) 抽吸:拔出穿刺针针芯,放于无菌盘内,接上干燥的 10ml 或 20ml 注射器,当用负压回抽见到注射器内有骨髓液时,标志穿刺已成功。若未能抽出骨髓液,则可能是穿刺的深度或方向不合适,或穿刺针的针尖堵在骨质上,或可能是穿刺针针腔被皮肤和皮下组织块堵塞,此时应重新插上针芯,稍加旋转或再钻入少许,重新接上注射器再行抽吸,即可取得骨髓。若仍抽不出骨髓成分或仅吸出少许稀薄血液,则称为干抽(dry tap),这可能是由于操作者技术欠佳,或由于骨髓纤维化,或由于骨髓成分太多、太黏稠如急性白血病等。若属于操作者技术欠佳,应改换技术操作熟练者,或更换其他部位再穿。若属于后面原因,则应进行骨髓活检。

6. 抽取骨髓液

(1) 当用负压回抽见到注射器内有骨髓液时,若为了骨髓涂片进行常规骨髓细胞学检查,则应该用适当的力量迅速抽取骨髓液 0.1~0.2ml,即注射器针栓部分见到骨髓液即可。

(2) 如果需要做骨髓液的其他检查,应在留取骨髓液涂片标本后,再抽取需要量的骨髓液用于骨髓细胞流式细胞术检查、融合基因及预后基因检查、染色体核型分析和骨髓液细菌培养等。

此过程动作要迅速,以免骨髓液凝固。

7. 制片　取下注射器,插入针芯,迅速将留取在注射器内的骨髓液滴于载玻片上,由操作者或助手用推片蘸取少许骨髓液快速涂片 6~8 张(具体制片数量视需要而定)。

8. 拔针

(1) 抽取骨髓液结束,拔除插入针芯的穿刺针。

(2) 局部消毒,无菌纱布盖住针孔,按压 1~3min(具体时间视出血情况而定),用胶布固定。

(3) 嘱患者 24h 内穿刺部位不要着水,并保持清洁。

9. 标本处理

(1) 骨髓涂片连同申请单送骨髓检查室。

(2) 其他骨髓液根据临床需要进行相应检查,如骨髓细胞流式细胞术检查、融合基因及预后基因检查、染色体核型分析及骨髓液细菌培养等。

> 若敷料脏污应及时更换。

> 标本应标注姓名、性别、年龄、病历号。

六、并发症及处理

按操作规程,一般无并发症。可能的并发症如下。

1. 穿刺部位出血　经局部按压后出血能被控制。

2. 穿刺部位红肿　对症处理。

3. 穿透胸骨内侧骨板,伤及心脏和大血管　很罕见,但非常危险！这是胸骨穿刺时用力过猛或穿刺过深发生的意外。因此,胸骨穿刺时固定穿刺针长度很重要,一定要固定在距针尖约 1cm 处,缓慢左右旋转骨髓穿刺针刺入,且开始用力一定要轻,特别是对老年骨质疏松者和多发性骨髓瘤患者。需由高年资或主治级别以上操作者进行。

4. 穿刺针被折断在骨内　很罕见,常由于穿刺针针头进入骨质后操作者摆动过大;或在穿刺过程中,由于骨质坚硬而难以达到骨髓腔时,强行进针所致。为了防止穿刺针被折断,穿刺针针头进入骨质后不要摆动过大;穿刺过程中,如果感到骨质坚硬而难以达到骨髓腔时,不可强行进针。若穿刺针被折断在骨内,可请外科处理。

七、相关知识

1. 穿刺点局部解剖特点

(1) 髂后上棘穿刺部位骨髓腔大,骨髓量多,穿刺容易成功,特别是为骨髓移植提供大量骨髓时,常首先将此部位作为穿刺点。

(2) 髂前上棘穿刺部位易于固定,操作方便,无危险性,但骨髓成分次于髂后上棘。

(3) 胸骨穿刺部位骨髓液含量丰富,但胸骨较薄(胸骨外板厚仅 1.33mm,髓腔 7.5mm),其后方为大血管和心脏,穿通胸骨会发生意外。

2. 骨髓穿刺成功的标志

(1) 按照骨髓穿刺技术常规操作,顺利完成穿刺。

(2) 抽取骨髓液时患者有短暂锐痛。

(3) 骨髓液中可见淡黄色骨髓小粒。

(4) 骨髓涂片中杆状核与分叶核粒细胞的比例大于血片中杆状核与分叶核粒细胞的比例。

(5) 骨髓涂片中可见巨核细胞、浆细胞和网状细胞等骨髓特有的细胞(图 3-5 和图 3-6 均提示为骨髓穿刺成功的骨髓片)。

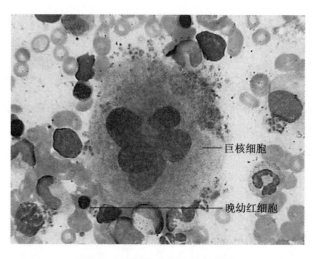

图 3-5 骨髓涂片中见巨核细胞

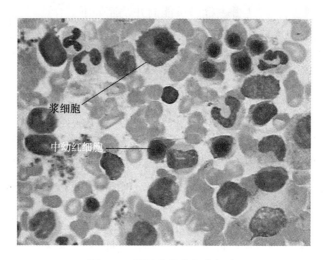

图 3-6 骨髓涂片中见浆细胞

3. 制片技术

(1) 当骨髓液抽取过多可能有血液稀释时,为尽量减少稀释,制片时可采取如下两种措施之一:①将骨髓液迅速滴于倾斜载玻片的上方,任其稀释的血液下流,用上方留下的骨髓液制片;②将骨髓液迅速滴于水平放置的载玻片上,迅速用注射器回吸过多稀释的血液,再用剩余的骨髓液制片。

(2) 合格而规范的骨髓片要求达到有头、体、尾三部分(图 3-7 中有两张骨髓涂片:A 涂片有明显的头、体、尾三部分,为合格骨髓片;B 涂片只有头、体,而未推出尾部分,这样势必在相当于尾的部分造成骨髓细胞堆积,染色后难以辨认,为不合格骨髓片),涂片厚薄应适宜,即估计骨髓细胞增生极度活跃时,涂片要薄,增生低下或重度低下时,涂片要厚。

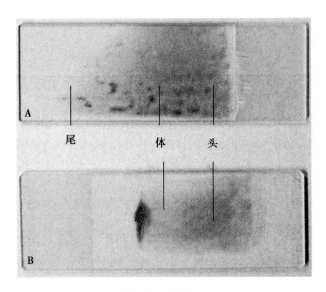

尾　　体　　头

图 3-7　骨髓涂片
A.满意涂片；B.不满意涂片

（中山大学附属第一医院　童秀珍）
（中山大学附属第一医院　肖海鹏）

测 试 题

1. 下列哪项是骨髓穿刺的禁忌证
   A. 血小板低于 $10 \times 10^9/L$
   B. 中性粒细胞低于 $0.5 \times 10^9/L$
   C. 血小板低于 $5 \times 10^9/L$
   D. 血友病
   E. 中性粒细胞低于 $0.2 \times 10^9/L$

2. 骨髓培养能帮助确诊的疾病是
   A. 伤寒
   B. 斑疹伤寒
   C. 霍乱
   D. 流行性脑脊髓膜炎
   E. 流行性出血热

3. 临床上首选的骨髓穿刺部位是
   A. 髂前上棘穿刺点　　B. 髂后上棘穿刺点　　C. 胸骨穿刺点　　D. 腰椎棘突穿刺点　　E. 胫骨前

4. 下列**不属于**骨髓穿刺成功标志的是
   A. 抽取骨髓液时患者有短暂锐痛
   B. 骨髓液中可见淡黄色骨髓小粒
   C. 骨髓涂片中杆状核与分叶核粒细胞的比例小于血片中杆状核与分叶核粒细胞的比例
   D. 骨髓涂片中可见巨核细胞、浆细胞和网状细胞等骨髓特有的细胞
   E. 穿刺阻力消失，穿刺针固定在骨质内

5. 髂前上棘穿刺点位于
   A. 髂前上棘
   B. 髂前上棘后 1~2cm 较平的骨面
   C. 髂前上棘的外侧
   D. 髂前上棘后 5~6cm 的骨面
   E. 髂前上棘的内侧

6. 女，37 岁，月经增多、牙龈出血半个月，皮肤瘀斑 1 周，查血常规 WBC $1.67 \times 10^9/L$，Hb 80g/L，PLT $8 \times 10^9/L$。凝血功能：D 二聚体 >9.66mg/L，FIB 0.92g/L，PT 14s，APTT 45s，TT 正常。该患者做骨穿的时机是
   A. 禁止做骨穿
   B. 可以做骨穿

C. 血小板正常后做骨穿   D. 贫血纠正后做骨穿

E. 白细胞正常后做骨穿

7. The contraindication of bone marrow puncture is

    A. thrombotic thrombocytopenic purpura   B. idiopathic thrombocytopenic purpura

    C. aplastic anemia   D. hemophilia

    E. lymphoma

8. The depth of sternal puncture is less then

    A. 1cm   B. 1.2cm   C. 1.5cm   D. 2.0cm   E. 2.5cm

9. The most common cause of dry tap in bone marrow puncture is

    A. polycythemia vera   B. primary myelofibrosis

    C. primary thrombocythemia   D. megaloblastic anemia

    E. aplastic anemia

10. The volume of bone marrow liquid for myelogram is

    A. 0.1~0.2ml   B. 0.2~0.3ml   C. 0.3 ~0.4ml   D. 0.4~0.5ml   E. 0.5~0.6ml

第4章

腹腔穿刺术
Abdominocentesis

一、目的

1. 诊断作用 抽取少量腹腔积液标本,用于检测腹腔积液的性质。

2. 治疗作用

(1) 大量腹腔积液引起胸闷、气促、少尿等症状,患者难以忍受,进行腹腔排液。

(2) 腹腔内药物注射、腹膜透析、腹腔积液回输、人工气腹等。

二、适应证

1. 腹腔积液性质不明,协助诊断。

2. 大量腹腔积液引起严重腹胀、胸闷、气促、少尿等症状。

3. 腹腔内注入药物。

4. 腹腔积液回输治疗。

5. 人工气腹。

三、禁忌证

1. 躁动不能合作。

2. 肝性脑病前期(相对禁忌证)及肝性脑病。

3. 电解质严重紊乱。

4. 腹膜炎广泛粘连。

5. 包虫病。

6. 巨大卵巢囊肿。

7. 明显出血倾向。

8. 妊娠中后期。

9. 肠麻痹、腹部胀气明显。

10. 腹腔内巨大肿瘤(尤其是动脉瘤)。

四、操作前准备

1. 患者准备

(1) 签署知情同意书。

(2) 有严重凝血功能障碍者需输血浆或相应凝血因子,纠正后再实施。

术前充分与患者及家属沟通,确认知情同意很重要。

21

(3) 过敏体质者需行利多卡因皮试,阴性者方可实施。

(4) 穿刺前先嘱患者排尿,以免穿刺时损伤膀胱。

2. 材料准备

(1) 腹腔穿刺包:内有弯盘 1 个、止血钳 2 把、组织镊 1 把、消毒碗 1 个、消毒杯 2 个、腹腔穿刺针(针尾连接橡皮管的 8 号或 9 号针头)1 个、无菌洞巾、纱布 2~3 块、棉球、无菌试管数支(留送常规、生化、细菌、病理标本等,必要时加抗凝剂),5ml、20ml 或 50ml 注射器各 1 个及引流袋(放腹腔积液时准备)。

(2) 常规消毒治疗盘 1 套:碘酊、酒精、胶布、局部麻醉药(2% 利多卡因 10ml)、无菌手套 2 副。

由助手打开包装,术者戴无菌手套后放入穿刺包内。

(3) 其他物品:皮尺、多头腹带、盛腹腔积液的容器、培养瓶(需要做细菌培养时)。如需腹腔内注药,准备所需药物。

3. 操作者准备

(1) 核对患者信息。

(2) 洗手:术者按六步洗手法清洗双手后,准备操作。

(3) 放液前应测量体重、腹围、血压、脉搏和腹部体征。

(4) 根据病情安排适当体位,如坐位、平卧位、半卧位或稍左侧卧位。协助患者暴露腹部,背部铺好腹带(放腹腔积液时)。

五、操作步骤

1. 体检　术前行腹部体格检查,叩诊移动性浊音,再次确认有腹腔积液。

2. 体位　根据病情可选用平卧位、半卧位或稍左侧卧位。

3. 选择适宜的穿刺点

位置 1 不易损伤腹壁动脉;位置 2 无重要器官且易愈合;位置 3 常用于诊断性穿刺。

(1) 位置 1:一般取左下腹部脐与左髂前上棘连线中外 1/3 交点处。

(2) 位置 2:取脐与耻骨联合连线中点上方 1.0cm、偏左或偏右 1.5cm 处。

(3) 位置 3:少量腹腔积液患者取侧卧位,取脐水平线与腋前线或腋中线交点。

(4) 包裹性积液需在 B 超定位后穿刺。

4. 消毒　将穿刺部位消毒两次,范围为以穿刺点为中心直径 15cm 的区域,第二次的消毒范围不要超越第一次的范围。戴无菌手套,铺洞巾并使用胶布固定。

麻醉的重点在于皮肤与腹膜。

5. 麻醉　自皮肤至腹膜壁层用 2% 利多卡因逐层做局部浸润麻醉。先在皮下打皮丘(直径 5~10mm),再沿皮下、肌肉、腹膜等逐层麻醉。

当患者腹腔积液量大、腹压高时,应采取移行进针的方法(皮肤与腹膜的穿刺点不在同一直线上),以防止穿刺后穿刺点渗液。

6. 穿刺　术者左手固定穿刺处皮肤,右手持腹腔穿刺针经麻醉路径逐步刺入腹壁,待感到针尖抵抗突然消失时,表示针尖已穿过腹膜壁层,即可抽取和引流腹腔积液。诊断性穿刺可直接用 20ml 或 50ml 无菌注射器和 7 号针头进行穿刺。大量放液时可用针尾连接橡皮管的 8 号或 9 号针头,助手用消毒止血钳固定针尖并夹持橡皮管(一次性腹腔穿刺包的橡皮管末端带有夹子,可代替止血钳来夹持橡皮管)。在放腹腔积液时若流出不畅,可将穿刺针稍作移动或变换体位。

在维持大量静脉输入白蛋白(6~8g/L 腹腔积液)的基础上,也可适当增加放液量。如为血性腹腔积液,仅留取标本送检,不宜放液。

7. 放腹腔积液的速度和量　放腹腔积液的速度不应该过快,以防腹压骤然降低、内脏血管扩张而发生血压下降甚至休克等现象。一般每次放腹腔积液的量不超过 3 000~6 000ml；肝硬化患者第一次放腹腔积液不要超过 3 000ml。

8. 标本的收集　置腹腔积液于消毒试管中以备检验用（抽取的第一管液体应该舍弃）。腹腔积液常规需要 4ml 以上；腹腔积液生化需要 2ml 以上；腹腔积液细菌培养需要在无菌操作下将 5ml 腹腔积液注入细菌培养瓶；腹腔积液病理需收集 250ml 以上。

9. 穿刺点的处理　放液结束后拔出穿刺针，盖上消毒纱布，以手指压迫数分钟，再用胶布固定，并用腹带将腹部包扎。

10. 术后的处理　术中注意观察患者反应，并注意保暖。术后测量患者血压、脉搏，测量腹围。送患者安返病房并交代患者注意事项，术后当天保持穿刺点干燥，嘱患者尽量保持使穿刺点朝上的体位；腹压高的患者在穿刺后需用腹带加压包扎。

11. 术后清洁用品的处理

（1）穿刺后腹腔积液的处理：腹腔积液消毒保留 30min 后，倒入医疗污物渠道。

（2）腹腔穿刺针、注射器等锐器须放入医疗锐器收集箱。

（3）其余物品投入医疗废物垃圾袋。

> 如遇穿刺孔继续有腹腔积液渗漏时，可用蝶形胶布或涂上火棉胶封闭。

六、并发症及处理

1. 肝性脑病和电解质紊乱

（1）术前了解患者有无穿刺的禁忌证。

（2）放液速度不宜过快，放液量要控制，一次不要超过 3 000ml。

（3）出现症状时停止抽液，按照肝性脑病处理，并维持酸碱、电解质平衡。

2. 出血、损伤周围脏器

（1）术前要复核患者的凝血功能。

（2）操作动作规范、轻柔，熟悉穿刺点，避开腹部血管。

3. 感染

（1）严格按照腹腔穿刺的无菌操作。

（2）感染发生后根据病情适当应用抗生素。

4. 休克

（1）注意控制放液的速度。

（2）立即停止操作，进行适当处理（如补液、吸氧、使用肾上腺素等）。

5. 麻醉意外

（1）术前要详细询问患者的药物过敏史，特别是麻醉药。

（2）如若使用普鲁卡因麻醉，术前应该做皮试。

（3）手术时应该备好肾上腺素等抢救药物。

> 主要表现：头晕、恶心、心悸、气促、脉快、面色苍白，由于腹膜反应或腹压骤然降低，内脏血管扩张而发生血压下降甚至休克等现象所致。

七、相关知识

漏出液和渗出液的鉴别点总结于表 4-1。

表 4-1　漏出液和渗出液的鉴别

类别	漏出液	渗出液
原因	门脉高压、低蛋白血症等非炎症原因所致	炎症、肿瘤或物理、化学刺激
外观	淡黄,透明或微浊	黄色、血色、脓性或乳糜性
比重	<1.018	>1.018
凝固性	不易凝固	易凝固
蛋白定量	<25g/L	>30g/L
糖定量	近似血糖水平	多低于血糖水平
李凡他试验(黏蛋白定性试验)	阴性	阳性
蛋白电泳	以白蛋白为主,球蛋白比例低于血浆	电泳图谱近似血浆
细胞总数	$<100 \times 10^6/L$	$>500 \times 10^6/L$
细胞分类	多以淋巴细胞或间皮细胞为主	急性感染多以中性粒细胞为主;慢性感染多以淋巴细胞为主

（吉林大学白求恩第一医院　迟宝荣　陈玉国）

（四川大学华西临床医学院 / 华西医院　万学红）

测 试 题

1. 下列哪项**不是**腹腔穿刺术适应证
   A. 大量腹腔积液引起严重胸闷、气促、少尿等症状,患者难以忍受时
   B. 腹腔内注入药物,以协助治疗疾病
   C. 进行诊断性穿刺,以明确腹腔内有无积脓、积血
   D. 结核性腹膜炎广泛粘连
   E. 抽取腹腔积液明确腹腔积液性质

2. 腹腔穿刺术穿刺点的选择**不正确**的是
   A. 一般取左下腹部脐与左髂前上棘连线的中外 1/3 交点处,此处不易损伤腹壁动脉
   B. 取脐与耻骨联合连线中点上方 1.0cm、偏左或偏右 1.5cm 处,此处无重要器官且易愈合
   C. 少量腹腔积液患者取侧卧位,取脐水平线与腋前线或腋中线交点,常用于诊断性穿刺
   D. 包裹性积液不需在 B 超指导下定位穿刺
   E. 腹壁手术瘢痕周围 2cm 内不宜穿刺

3. 以下哪项**不是**腹腔穿刺术的禁忌证
   A. 妊娠中后期
   B. 肝硬化腹腔积液
   C. 肝性脑病先兆
   D. 电解质严重紊乱,如低钾血症
   E. 巨大卵巢囊肿

4. The following complications of abdominocentesis, which one is not correct
   A. hepatic encephalopathy
   B. bleeding
   C. pleural reaction
   D. infection
   E. electrolyte disorder

5. There is a patient who has liver cirrhosis needs to release ascites, the amount for the first time should not exceed

  A. 1 000ml   B. 2 000ml   C. 3 000ml   D. 4 000ml   E. 5 000ml

6. 患者行腹腔穿刺术时出现腹膜反应，**不包括**以下哪项临床表现

  A. 头晕   B. 心悸   C. 面色苍白   D. 气促   E. 双下肢麻木

7. 患者行腹腔穿刺术出现腹膜反应时，以下哪项处置措施**不正确**

  A. 补液   B. 吸氧   C. 继续穿刺   D. 使用肾上腺素 E. 测量血压

8. 以下哪项**不是**行腹腔穿刺术的目的

  A. 检查腹腔积液性质   B. 给药   C. 抽取积液

  D. 检验腹壁血管走行   E. 进行诊断和治疗疾病

9. 患者行腹腔穿刺术前需做术前准备，**不包括**以下哪项

  A. 穿刺前先嘱患者多饮水   B. 签署知情同意书

  C. 行局部麻醉药皮试   D. 穿刺前先嘱患者排尿

  E. 检查患者凝血功能

10. 关于腹腔穿刺术的注意事项，以下哪项**不正确**

  A. 术前要详细询问患者的药物过敏史 B. 放腹腔积液的速度应尽量快

  C. 术中注意观察患者反应，并注意保暖 D. 术前测量患者血压、脉搏、腹围

  E. 术后测量患者血压、脉搏、腹围

第 5 章

三腔二囊管

Sengstaken-Blakemore Tube

一、目的

1. 用于食管胃底静脉曲张破裂出血的局部压迫止血。
2. 抽吸胃内积液（血）、积气，减轻胃扩张。

二、适应证

适用于一般止血措施难以控制的门静脉高压合并食管胃底静脉曲张破裂出血。

1. 经输血、补液、药物治疗难以控制的出血。
2. 手术后，内镜下注射硬化剂或套扎术后再出血，一般止血治疗无效。
3. 内镜下紧急止血操作失败，或无紧急手术、内镜下行硬化剂注射或套扎术的条件。

三、禁忌证

1. 病情垂危或躁动不合作。
2. 咽喉食管肿瘤病变或曾经手术。
3. 胸腹主动脉瘤。
4. 严重冠心病、高血压。

四、操作前准备

1. 患者准备

（1）测量生命体征（脉搏、血压、呼吸），评价意识状态。

（2）向患者解释进行三腔二囊管插管操作的目的、操作过程、可能的风险。

（3）告知需要配合的事项（操作过程中应配合进行吞咽动作，保持平卧或侧卧位，若出现呕血时，将头偏向一侧，尽量将口中血液吐出，防止发生窒息，如有头晕、心悸、气促等不适及时报告）。

（4）签署知情同意书。

2. 材料准备

（1）治疗车：车上载有以下物品。

1）三腔二囊管（图 5-1）：检查两个气囊是否漏气，导管腔是否通畅，气

插入长度自二囊衔接处标记 55cm（或自始端标记 65cm）。

检查两个气囊是否漏气很重要。

囊胶皮是否老化。分别标记出三个腔的通道。进行长度标记。测试气囊的注气量(一般胃气囊注气 200~300ml,食管气囊注气 100~150ml,并测量压力),要求注气后气囊有足够大小,外观匀称。

2) 辅助用品:血压表、听诊器、电筒、压舌板。

(2) 其他:50ml 注射器 2 个、止血钳 3 把、镊子 2 个、治疗碗 2 个、手套、无菌纱布、液状石蜡、0.5kg 沙袋(或盐水瓶)、绷带、宽胶布、棉签、治疗巾若干、冰冻生理盐水。

3. 操作者准备

(1) 需要两个人操作,注意无菌。

(2) 核对患者信息。

(3) 操作者洗手,助手协助判断三腔二囊管是否进入患者胃内,观察操作过程中患者情况等。

(4) 了解患者病情及三腔二囊管操作的目的。

(5) 掌握三腔二囊管操作相关并发症的诊断与处理。

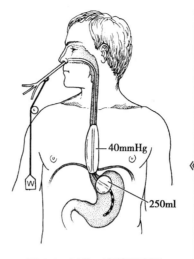

图 5-1　三腔二囊管示意图

> 3 个止血钳分别封闭 3 个管口,2 个注射器分干、湿使用(胃管及充气),2 个治疗碗分别盛放液状石蜡和水。

> 医护配合,两人操作。

五、操作步骤

1. 体位　患者取平卧位、头偏向一侧或取侧卧位。

> 以利于吸尽咽喉部分泌物,防止吸入性肺炎。

2. 润滑

(1) 将三腔二囊管的前 50~60cm(大约从管前段、气囊段至患者鼻腔段)涂以液状石蜡,用注射器抽尽囊内残气后夹闭导管。

(2) 铺放治疗巾,润滑鼻孔。

3. 插管

(1) 将三腔二囊管经润滑鼻孔插入,入管约 12~15cm 检查口腔以防反折;达咽喉部时嘱患者做吞咽动作,注意勿插入气道。

(2) 当插至 65cm 处或抽吸胃管有胃内容物时,表示三腔二囊管头端已达胃内。

> 确定插入胃内的三种方法:
> 1. 回抽胃管有无胃内容物。
> 2. 快速注入气体 50ml,用听诊器听诊是否存在气过水音。
> 3. 置胃管口于水中,若有气泡缓缓逸出,可能错入气管。
> 牵拉方向与鼻孔成一直线。

4. 胃囊注气

(1) 用 50ml 注射器向胃气囊内注入 250~300ml 空气,使胃气囊膨胀。用血压计测定囊内压力,使压力保持在 40mmHg。

(2) 用止血钳将胃气囊的管口夹住,以防气体外漏。

(3) 将三腔二囊管向外牵引,使已膨胀的胃气囊压在胃底部,牵引时感到有中等阻力感为止。

(4) 用宽胶布将三腔二囊管固定于患者的面部或用 0.5kg 的盐水瓶或沙袋拉在床前的牵引架上(最好用滑轮)。

5. 抽胃内容物及护理

(1) 用注射器经胃管吸出全部胃内容物后,将胃管连接于胃肠减压器上,可自减压器中了解止血是否有效。

(2) 也可以每隔 15~30min 用注射器抽一次胃液,每次抽净,以了解出血是否停止,如减压器内引流液或抽出胃液无血迹、色淡黄,表示压迫止血一般情况下,仅用胃囊即可达到止血目的。若效果不佳,可向食管囊注气。

注意事项:

1. 插管时应将气囊内空气抽尽,插管能浅勿深,先向胃囊注气,然后再向食管囊注气。

2. 胃囊充气不够、牵拉不紧,是压迫止血失败的常见原因,如胃囊充气量不足且牵拉过猛,可使胃囊进入食管下段,挤压心脏,甚至将胃囊拉至喉部,引起窒息。

3. 每 12~24h 放气一次,并将三腔二囊管向胃内送少许,以减轻胃底部压力,改善局部黏膜血液循环。减压后定时抽取胃内容物观察是否再出血。

4. 气囊压迫一般为 3~4d,如继续出血可适当延长。出血停止 12~24h 后,放气再观察 12~24h,如无出血可拔管。

5. 拔管时尽量将两气囊内的气体抽出,先服液状石蜡 20~30ml,然后拔管。

有效。

(3) 每隔 12~24h 放气 15~30min,避免压迫过久引起黏膜糜烂。

6. 食管气囊注气(胃囊注气后仍有出血时)

(1) 向食管气囊内注入 100~150ml 空气,气囊压迫食管下段 1/3 部位。

(2) 测气囊压力保持在 35~45mmHg 为宜,具体囊内压力大小可根据实际需要来调整,管口用止血钳夹住。

(3) 每隔 8~12h 放气 30~60min,避免压迫过久引起黏膜糜烂。

7. 拔管

(1) 出血停止后 24h,先放出食管囊气体,然后放松牵引,再放出胃囊气体,继续观察有无出血。

(2) 观察 24h 仍无出血者,即可考虑拔出三腔二囊管。

(3) 首先口服液状石蜡 20~30ml,抽尽食管囊及胃囊气体,然后缓缓拔出三腔二囊管。

(4) 观察囊壁上的血迹,以了解出血的大概部位。

六、并发症及处理

1. 鼻咽部和食管黏膜损伤、狭窄乃至梗阻　由于大出血时烦躁不安,治疗不合作,食管处于痉挛状态中,术者强行插管,损伤食管黏膜、黏膜下层甚至肌层组织,造成瘢痕狭窄。在短期内反复多次插管,食管在原已狭窄的基础上更易损伤。食管囊和胃囊同时注气加压,食管囊对食管的压迫可引起组织水肿、炎症,甚至坏死,严重者也可造成食管瘢痕狭窄。为了防止上述并发症,三腔二囊管外应充分涂抹液状石蜡后慢慢送入,术者动作要轻柔、熟练,三腔二囊管放置妥当后,牵拉方向要与鼻孔成一直线,定时(12~24h)放气,每次充气前必须吞入液状石蜡 15ml,以润滑食管黏膜,防止囊壁与黏膜粘连。拔管后应仔细检查鼻腔黏膜,如有破损、炎症等情况应及时处理,以免发生瘢痕狭窄。

2. 心动过缓　由于膨胀的气囊压迫胃底,导致迷走神经张力突然升高所致。应立即抽出胃囊内气体并吸氧,上述症状即可消失。此外,避免牵引物过重,使贲门、膈肌过度牵拉上提,顶压心尖导致心律失常。成人牵引持重 400~500g 较为安全。

3. 呼吸困难　发生呼吸困难的主要原因是插管时三腔二囊管未完全通过贲门,使胃囊嵌顿于贲门口或食管下端即予充气;其次是多由于气囊漏气后,致牵拉脱出阻塞喉部,出现呼吸困难甚至窒息。因此,插管前要按照插胃管法量好长度,在管上做好标记,插管时尽量将置管长度超过标记处,将胃囊充气再慢慢往后拉,直到有阻力感为止。如为插管深度不够出现呼吸困难,立即将气囊放气;如为胃囊破裂或漏气导致的食管囊压迫咽喉部或气管引起的窒息,立即剪断导管,放尽囊内气体拔管,解除堵塞。如病情需要,可更换三腔二囊管重新插入。如为胃囊充气不足引起的三腔二囊管外滑,致使食管囊压迫咽喉部或气管,应将囊内气体放尽,将管送入胃内,长度超过管身标记处,再重新充气。

4. 食管穿孔　引起食管穿孔的主要原因是患者不合作、操作者插管操作用力不当或粗暴,导致食管穿孔;食管静脉曲张破裂出血患者的食管黏膜对缺氧、缺血的耐受力明显降低,使用三腔二囊管压迫时间过长、压力过大易造成食管黏膜缺血、坏死、穿孔。操作时动作应轻柔、敏捷,避免过度刺激。在三腔二囊管压迫初期,持续 12~24h 放气一次,时间 15~30min,牵引重量为 0.5kg 左右。

七、相关知识

1. **做好插管前患者的心理指导可提高插管成功率**　插管前做好患者的心理指导,可缓解其紧张、恐惧的心理,讲解置管对于治疗该病的重要性,可让患者冷静面对该项操作,并且按照操作者的嘱咐主动配合好整个插管过程,使插管中可能出现的症状降到最低。

2. **取左侧卧位插管优于平卧位插管**　取左侧卧位,头稍向前屈的体位,喉头位置向左前移位,左侧的会厌襞呈"水平位",掩盖左侧梨状窝,右侧会厌襞呈"直立位",右侧梨状窝变平坦,这样易使管道顺右侧梨状窝进入食管内。而且侧卧位可防止呕吐时呕吐物吸入气管内发生窒息。另外,取左侧卧位时,由于重力作用,胃内的积血积存于胃大弯侧,减少了呕血量。

3. **液状石蜡的有效应用**　使用足量的液状石蜡润滑管腔表面可降低插管阻力,减少黏膜损害。

4. **插管至咽喉部后继续嘱患者做吞咽动作可减少呕吐**　三腔二囊管过了咽喉部以后,仍嘱患者做吞咽动作,每吞咽一次就顺势将三腔二囊管往下送一次,这样同样减轻了对咽喉部的刺激。

5. **三腔二囊管的术后效果及临床应用现状**　三腔二囊管压迫止血可使 80% 的食管胃底静脉曲张出血得到控制,但拔管后约一半的患者可再次出血,且有可能并发呼吸道感染、食管溃疡等严重并发症。因此,目前仅限于在药物和内镜治疗不能控制出血的情况下,为抢救生命、争取时间而使用。

（吉林大学白求恩第一医院　迟宝荣　陈玉国）

（四川大学华西临床医学院 / 华西医院　万学红）

测 试 题

1. 下列哪项是三腔二囊管的适应证
   - A. 包裹性胸腔积液
   - B. 门脉高压伴胃底静脉曲张破裂大出血
   - C. 腹腔积液
   - D. 白血病
   - E. 胃溃疡出血

2. 下列哪项**不是**确定三腔二囊管插入胃内的方法
   - A. 于胃管回抽有无胃内容物
   - B. 快速注入气体 50ml,用听诊器听诊是否存在气过水音
   - C. 置胃管口于水中,若有气泡缓缓逸出,可能错入气管
   - D. 叩诊患者上腹部
   - E. 于胃管内回抽有气胃液

3. 下列哪项**不是**三腔二囊管的禁忌证
   - A. 病情垂危或深昏迷不合作
   - B. 咽喉食管肿瘤病变或曾经手术者
   - C. 胸腹主动脉瘤
   - D. 溃疡性结肠炎
   - E. 不稳定心绞痛

4. What is the correct volume to inject gas into the gastric pouch of Sengstaken-Blakemore tube
   A. >500ml   B. <100ml   C. 200~300ml   D. 400~500ml   E. 2 000ml

5. Which is the correct order to operate Sengstaken-Blakemore tube
   A. lubrication → intubation → inject gas into gastric pouch → inject gas into esophageal pouch
   B. intubation → lubrication → inject gas into gastric pouch → inject gas into esophageal pouch
   C. lubrication → intubation → inject gas into esophageal pouch → inject gas into gastric pouch
   D. intubation → lubrication → inject gas into esophageal pouch → inject gas into gastric pouch
   E. intubation → lubrication → injection alcohol into gastric pouch → inject gas into esophageal pouch

6. The following complications of Sengstaken-Blakemore tube, which one is not correct
   A. dyspnea   B. arrhythmia
   C. esophageal perforation   D. pleural reaction
   E. rupture of Sengstaken-Blakemore tube

7. 消化道出血应用三腔二囊管压迫止血，放气的时间是术后
   A. 12~24h   B. 24~48h   C. 48~72h   D. 72~96h   E. 96~120h

8. 三腔二囊管使用过程中发生窒息的原因是
   A. 喉头水肿   B. 牵引过紧   C. 胃气囊阻塞咽喉
   D. 血流反流气管   E. 食管气囊气过多

9. 三腔二囊管的使用注意事项中，下列哪项不妥
   A. 充气量要适当   B. 牵引宜适度
   C. 经常抽吸胃内容物   D. 拔管前宜服液状石蜡
   E. 出血停止后口服少量流质

10. 消化道出血应用三腔二囊管压迫止血，出血停止放气后应继续观察多久可考虑拔管
    A. 24h   B. 6h   C. 8h   D. 10h   E. 12h

第 6 章

胃 管 置 入

Gastric Tube Insertion

一、目的

1. 胃内灌食及给药。

2. 胃肠减压,胃内容物的抽吸或清洗。

二、适应证

1. 多种原因造成的无法经口进食而需鼻饲者(如昏迷患者,口腔疾病、口腔和咽部手术后的患者)。

2. 清除胃内毒物,进行胃液检查。

3. 胃肠减压(如急腹症有明显腹胀者、胃肠道梗阻者等)。

4. 上消化道出血患者出血情况的观察和治疗。

5. 上消化道穿孔。

6. 腹部手术前准备。

三、禁忌证

1. 严重颌面部损伤。

2. 近期食管腐蚀性损伤。

3. 食管梗阻及憩室。

4. 精神异常。

5. 极度不合作的患者。

6. 鼻咽部有癌肿或急性炎症。

7. 食管静脉曲张。

四、操作前准备

1. 患者准备

(1) 核对患者:核对患者腕带、床位卡。

(2) 体格检查,询问病史,查看有无操作禁忌证。了解患者的意识状态,评估患者鼻腔是否通畅,有无炎症及鼻中隔偏曲、息肉等。

(3) 向患者解释置入胃管的目的、操作过程、可能的风险。

(4) 告知需要配合的事项(操作过程中如出现恶心,可做深呼吸或吞咽动作,如有不适及时报告)。

术前沟通、确认知情同意很重要。

（5）签署知情同意书。

2. 材料准备

（1）治疗车：车上载有以下物品。

1）鼻饲包：内含胃管1条、治疗碗1个、弯盘1个、30ml或50ml注射器1个、治疗巾1块、镊子1把、压舌板1个、纱布2块、止血钳1把、液状石蜡润滑油。

2）其他：棉签1包、胶布1卷、听诊器1个、无菌手套1副、听诊器、手电筒、橡皮圈。

（2）洗胃时准备洗胃管、量杯、盛水桶、电动吸引器，胃肠减压及消化道出血准备负压引流袋。

胃管宜选取柔软不易老化的硅胶管，一般取12~16号胃管，小儿可用导尿管代替。

（3）鼻胃管的选择：一般胃肠道手术需置管时间短者，可选用橡胶胃管；患者病情重、昏迷等需置管时间较长者，可选用硅胶胃管。

3. 操作者准备

（1）操作者洗手，戴帽子、口罩。

（2）了解患者病情、置管目的，观察鼻腔通气是否顺畅。

（3）掌握胃管置入操作相关知识、并发症的诊断与处理。

五、操作步骤

对于昏迷患者经口插管时，可用开口器撑开上下牙列，缓缓送入胃管，不可勉强用力。

1. 体位　通常取坐位或半卧位；无法坐起者取右侧卧位；昏迷者取去枕平卧位，头向后仰；中毒患者可取左侧卧位或仰卧位，注意避免误吸。

2. 插管部位选择

（1）检查左、右侧鼻腔通畅状况，如存在鼻部疾病，应选择健侧鼻孔插管。

（2）经口插管洗胃时，有活动义齿应取下。

3. 估计留置胃管长度　胃管插入胃内的长度，相当于从鼻尖至耳垂再到胸骨剑突的距离，或前额发际到胸骨剑突的距离，成人约55~60cm，测量后注意胃管上的相应刻度标记（图6-1）。

4. 插管

（1）颌下铺治疗巾，弯盘放于患者的口角处，洗胃时将盛水桶放于患者头部床下。用棉签清洁鼻腔，戴手套，测量胃管，封闭胃管远端，将胃管前端以液状石蜡润滑，左手持纱布托住胃管，右手持止血钳或镊子夹持胃管前端，经选定侧鼻孔缓缓插入。当胃管达咽喉部时（14~16cm），告知患者做吞咽动作，伴随吞咽活动逐步插入胃管。

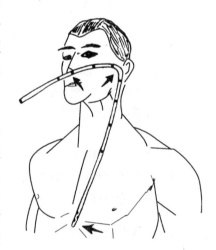

图6-1　估计留置胃管长度

吞咽动作时，会厌覆盖气管开口，可预防插入气管。如呛咳、呼吸困难、发绀等，表示误入气管，应立即拔出，休息片刻后重新插入。插入不畅时应检查胃管是否盘在口中。

（2）经口胃管插入法与经鼻插入法类似，自患者口腔缓缓插入。

（3）对于昏迷患者，因吞咽和咳嗽反射消失，不能合作，为提高插管的成功率，在插管前应将患者头后仰，当插入达咽喉部时（14~16cm），以左手将患者头部托起向前屈，使下颌靠近胸骨柄，以增大咽喉部通道的弧度，使胃管可顺利进入食管(图 6-2)。使患者头向后仰,抬高头部增大咽喉通道的弧度。

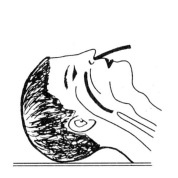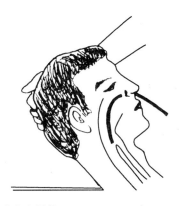

图 6-2　昏迷患者插管

(4) 继续使胃管前进至胃内,达到预定的长度。

(5) 插入胃管过程中,如果患者出现呛咳、呼吸困难、发绀等,表明胃管误入气管,应立即拔出胃管,待患者休息片刻后重插。

5. 判断胃管是否位于胃内的方法

(1) 将胃管插入预定长度后,可用无菌注射器接于胃管末端回抽,若能抽出胃液,表明胃管已置入胃内。

(2) 将导管末端放入盛有生理盐水的治疗碗中,观察有无气泡逸出,如无气泡逸出,表示胃管未误入气管内。

(3) 用无菌注射器注入 10~20ml 空气于胃管内,将听诊器置于患者上腹部,听到气过水音时,表明胃管已置入胃内。

6. 固定　置管完毕后,首先在鼻孔处的胃管上用一长约 3cm 的胶布环绕两周作标记,然后用胶布固定于鼻翼两侧及颊部。需长期鼻饲时,可将胃管末端反折,用纱布包好夹紧,固定于患者枕旁。

7. 置管后

(1) 注意保持胃管通畅,记录每日引流胃液的量和性质。长期鼻饲者,应每日进行口腔护理,定期更换胃管。

(2) 用于鼻饲营养时,每次鼻饲前均需验证胃管位置正确,可用 50ml 注射器连接胃管,先抽吸见有胃液抽出,注入少量温开水,再缓慢注入营养液或药物,鼻饲后用温开水冲洗胃管。鼻饲后 30min 内不能翻身。

(3) 用于胃肠减压时,将胃管远端接负压吸引装置。

(4) 用于洗胃时,可接洗胃管或电动吸引器,洗胃时应反复灌洗,直至洗出液澄清无味为止。在洗胃过程中,如患者出现腹痛,流出血性灌洗液或出现休克症状时,应停止灌洗,及时进行止血及抗休克处理。

(5) 胶布松动应及时更换,防止胃管脱落。

8. 拔管　不需留置胃管时,应在操作结束后及时拔出,以减轻患者的不适。患者停止鼻饲或长期鼻饲需要换胃管时,应拔出胃管。将弯盘置于患者颌下,轻轻揭去固定的胶布,用纱布包裹近鼻孔处的胃管,夹紧胃管末端,边拔边将胃管盘绕在纱布中。全部拔出后,将胃管放入弯盘内,清洁患者口鼻面部。

> 当胃管通过食管的三个狭窄处时,尤应轻、慢,以免损伤食管黏膜。

> 必须证实胃管在胃内,方可灌注食物。

> 每次鼻饲量不超过 300ml,间隔时间不少于 2h。注完饮食后,再注入适量温开水冲洗胃管,避免食物存积管腔中变质,造成胃肠炎或堵塞管腔。

> 拔管前向胃管内注入 10~20ml 空气,拔管时可避免使液体流入呼吸道。

六、并发症及处理

1. 误入气管　多见于不合作或不能合作的患者。对于不合作患者,由于咳嗽反射,多数可及时发现。少数昏迷患者气管对刺激的反应较弱,如患者无明显发绀则不易被发现,易引起患者窒息和肺部感染。操作前应积极争取患者合作,可用多种方法验证胃管位置。

2. 胃食管反流和误吸　胃管留置时间过长可导致食管下段括约肌松弛,引起胃酸反流,同时,由于昏迷和颅脑损伤的患者多为仰卧位,不能吞咽唾液分泌物,易将反流的胃内容物误吸入呼吸道,引起肺部感染。对于胃食管反流,可抬高床头,应用抑酸及促进胃动力药物。长期卧床患者应积极排痰,发生吸入性肺炎可使用抗生素治疗。

3. 鼻腔出血　插管时如一侧插管阻力过大,可考虑更换对侧鼻腔,避免强行插入。插管动作粗暴或留置胃管时间过长可引起鼻腔出血,插管时应充分润滑胃管,动作轻柔。出血症状轻时可局部应用收缩血管药物,必要时可请耳鼻咽喉科协助处理。定期观察患者鼻腔情况,如有黏膜糜烂及时处理。

4. 恶心、呕吐　鼻腔及咽喉部神经分支对刺激较敏感,置入胃管时患者常可出现流泪、恶心、呕吐及咳嗽等症状。给予 1% 丁卡因喷雾麻醉 3~5min 后置管,同时注意,在胃管拔除过程中速度过快、动作过猛也可引起反射性呕吐。

5. 食管糜烂　长期留置胃管时,胃食管反流、胃管与食管黏膜的机械性摩擦等因素可导致食管黏膜损伤,甚至出现溃疡出血,可给予抑酸治疗,出现溃疡出血时应及时拔除胃管。

七、相关知识

其他置管方法:本文前部分介绍的是常见的置管方法。此外,对于部分昏迷及气管插管患者,由于不能配合医护人员进行胃管置入的操作,再加之咽喉部有气管套管占据,按常规置管法留置胃管很难一次成功,可采取以下方法。

1. 导丝引导置管法　将介入导丝置于胃管内到达胃管前端时,在胃管口处用胶布固定导丝,可对胃管起到良好的支撑作用,使胃管顺利地通过咽喉部进入胃内,从而使置管变得容易。更适用于昏迷、极度衰竭不能配合者,无需借助吞咽动作即可进入胃内。

2. 气管导管引导法　在喉镜直视下经口将气管导管插入食管内,把润滑好的胃管通过气管导管插入胃内后,在固定好胃管的同时将气管导管拔出,然后从鼻腔插入另一鼻胃管入口咽部,用弯钳将鼻胃管末端拉出口外并与之前的胃管末端相连接,再拉胃管末端,把口胃管末端从鼻腔拖出,调整胃管深度,置管成功后妥善固定。

（山东大学齐鲁医院　郝洪升）

（四川大学华西临床医学院／华西医院　万学红）

胃管从鼻前孔插入到胃腔,除鼻前庭为皮肤覆盖外,通过的管道内壁均为黏膜,组织脆弱易损伤出血。插管要细心,动作轻柔而准确,以免损伤管道黏膜。

测 试 题

1. 下列情况**不适合**置入胃管的是
   A. 幽门梗阻　　　　B. 急性胰腺炎　　　　C. 中毒洗胃　　　　D. 食管梗阻　　　　E. 肠梗阻

2. 患者在置鼻胃管过程中,突然出现呛咳、呼吸困难、口唇发绀,最可能的原因为
   A. 食管穿孔　　　　B. 气胸　　　　C. 误入气管　　　　D. 鼻黏膜损伤　　　　E. 胃穿孔

3. 以下判断胃管是否在胃内的方法**错误**的是
   A. 注射器接于导管末端回抽,看是否可抽出胃液
   B. 注射器接于导管末端注入生理盐水,观察患者反应
   C. 将导管末端放入盛有生理盐水的碗中,观察有无气泡逸出
   D. 注射器注入 10~20ml 空气于胃管内,听诊气过水音
   E. 置管约 60cm 时胃管内流出胃液

4. 给昏迷患者插胃管时,将下颌贴近胸骨柄的目的是
   A. 减少食管黏膜的损伤　　　　B. 增大咽喉部弧度　　　　C. 减少患者不适
   D. 防止食物反流　　　　E. 顺利通过气管分叉处

5. 鼻胃管插管过程中,患者发生呛咳、呼吸困难时应
   A. 停止片刻　　　　B. 嘱患者深呼吸　　　　C. 氧气吸入
   D. 将患者头偏向一侧　　　　E. 拔管重插

6. 成人插胃管时,测量长度的正确方法是
   A. 从鼻尖至耳垂再至剑突　　　　B. 从鼻尖到剑突
   C. 从耳垂至右手指尖　　　　D. 从眉心至耳垂再至剑突
   E. 从眉心至剑突

7. 自胃管鼻饲灌注完毕后,将胃管反折系紧的目的是
   A. 防止胃管感染　　　　B. 防止食物反流　　　　C. 防止胃液流出　　　　D. 防止空气进入　　　　E. 以上都正确

8. The depth of nasogastric insertion is about
   A. 30~35cm　　　　B. 40~45cm　　　　C. 55~60cm　　　　D. 60~65cm　　　　E. 65~70cm

9. The complications of nasogastric intubation are not include
   A. epistaxis　　　　B. aspiration
   C. esophageal perforation　　　　D. pyloric obstruction
   E. esophageal erosion

10. Which is the contraindication of nasogastric intubation
    A. a recent history of ingestion of caustic substances
    B. stupefaction
    C. trachea cannula
    D. upper gastrointestinal bleeding
    E. intestinal obstruction

第7章

成人基础生命支持

Adult Basic Life Support

第1节　成人徒手心肺复苏术
Adult Cardiac Pulmonary Resuscitation

一、目的

1. 及时发现和确定心脏骤停的患者。
2. 维持患者的循环和呼吸,阻止人体从临床死亡向生物学死亡进展。
3. 恢复患者自主呼吸、循环。

二、适应证

任何心搏骤停的患者。

三、禁忌证

1. 有不接受复苏的遗嘱。
2. 死亡时间过长,出现尸斑和尸僵。
3. 有断头、头部或胸部严重损伤等无法实施复苏操作。

四、操作前准备

确认现场安全。

五、徒手操作步骤

1. 判断现场安全
(1) 确认现场没有落石、倒塌等风险。
(2) 确认患者没有连接有电的电线。
(3) 对于落水者需要有水下救护的专业训练基础。

2. 判断患者的反应
(1) 将患者平放在硬质平面(地面、硬床板等)。
(2) 双手拍打患者的双肩。
(3) 大声呼叫患者。
(4) 应当在患者两侧耳边呼叫。

有反应的标准:
1. 患者出现声音。
2. 患者躯体出现运动。
3. 患者眼部有活动。
上述三项中任何一个存在都证明患者有反应,也说明未出现心搏骤停。
要明确说明发病地点、并保持通讯的通畅。

3. 启动紧急医疗服务体系 立即叫周边的人,或亲自拨打急救电话(120 或医院内急救电话),告知患者的数量、状况,特别是应该说明患者可能出现了心搏骤停。

4. 判断呼吸及脉搏

(1) 观察呼吸

1) 首先确定患者口腔内没有固体异物,如有,应当立即清除,如果有活动义齿,也应当去除。

2) 松解患者上衣。

3) 观察患者的胸部确定是否有起伏,鼻翼是否有扇动。

4) 观察时间 5~10s。

(2) 观察呼吸的同时,检查患者脉搏。检查位置在抢救者同侧的颈动脉。

1) 一只手的示指与中指并拢,摸到喉结。

2) 向施救者同侧滑动 1.5~2cm 的肌肉间隙。

3) 触摸 5~10s。

5. 心脏按压

(1) 按压部位:两乳头连线中点,胸骨下端。

(2) 手法:一只手张开,另一只手十指交叉握住前手,将手掌根部置于按压部位。

(3) 双上肢伸直,肩、肘、腕关节连线与地面垂直,用上身重力下压。

(4) 按压频率 100~120 次 /min,按压深度 5~6cm,下压:放松 =1:1。

6. 开放气道

(1) 一只手的掌根部放在患者的前额,另一只手的示指和中指并拢,放在患者下颌的骨性区域。

(2) 双手合力将头向后抬起,使下颌与耳垂的连线与地面垂直。

7. 人工呼吸

(1) 保持气道开放,并用按压前额的手的拇指和示指捏紧患者的鼻翼,关闭鼻孔。

(2) 施救者自然吸气。

(3) 施救者用口包住患者的口,缓慢吹气。

(4) 吹气的同时观察胸部,使胸部能够明确地起伏。

(5) 将口离开患者口部,同时放开捏紧的鼻翼,令患者呼气。

(6) 吹气时间不小于 1s。

六、体外电除颤(详见本章第 2 节)

一旦除颤器可准备就绪,则应立即尝试进行除颤。除颤后继予心脏按压和人工通气(30:2),连续 5 个周期后视心律情况是否再次进行除颤。

七、心肺复苏的流程

发现患者倒地→立即呼叫,判断是否有反应→如果没有反应立即呼救(争取尽早取得除颤器以及专业人员支持)→判断呼吸与脉搏是否存在→如果没有呼吸以及不能确定有脉搏存在应当立即进行心脏按压→按压 30 次后开放气道,并进行 2 次人工通气(30:2)→连续心脏按压和人工通气 5 个周期后,判断是否恢复自主循环。

在判断呼吸时应当注意的是,患者有下颌呼吸、顿挫呼吸等都视为没有呼吸。

检查脉搏时,一定检查施救者同侧的颈动脉。不得检查施救者对侧颈动脉,避免造成掐捏患者颈部的错觉。

在心脏按压时,要做到"快速按压、用力按压以及完全放松"。但要注意不可冲击按压,手掌不能离开患者胸壁,按压时上肢不能弯曲。

在任何人工通气时,都需要保证气道的开放。

进行口对口人工通气可以使用保护膜防止交叉感染。

球囊面罩是最常使用的进行人工通气的工具,单人使用采用"CE"手法,双人使用一人双手按住面罩,另一人挤压球囊。应当注意人工通气的气体量不宜过大,能够见到胸廓起伏就可以。

双相波电除颤与单相波电除颤没有本质差别。在除颤时,要使用导电膏,并使电击板与患者的皮肤贴紧。除颤时,任何人不可以接触患者。除颤后不进行判断,应当立即开始心肺复苏。

当除颤器到达,立即安排进行除颤→除颤后立即进行心脏按压和人工通气(30∶2),直至患者自主循环恢复或急救专业人员到场。

八、并发症及处理

1. 心肺复苏的主要并发症是肋骨骨折及胸骨骨折。采用正确的按压手法是防止出现骨折的重要措施。

2. 呕吐窒息是另一个严重并发症,预防和处理措施是在进行人工通气时一定保证气道开放以及避免过量、过快通气。

九、相关知识

1. **高级生命支持(ACLS)的核心** 包括判断心搏骤停,协助心搏骤停的患者维持循环和呼吸,采用电击及药物的手段帮助恢复自主循环。

2. **在抢救过程中,要求紧密衔接"四环"** 即及时发现、尽快启动急救体系、尽快心脏按压以及尽快实施电除颤。结合专业处置,还包括尽快将自主循环恢复的患者送到医院进行复苏后处理。

第2节 电除颤术
Defibrillation

一、目的

纠正和治疗心室颤动和无脉搏室性心动过速,恢复窦性心律,维持血流动力学稳定。

二、适应证

1. 心室颤动。
2. 无脉搏室性心动过速。

三、禁忌证

1. 心室静止(心电图示呈直线)无脉电活动。
2. 肺动脉内膜剥脱术患者。

四、操作前准备

1. 评估与观察患者
(1) 是否为突然发生意识丧失,其大动脉搏动消失,以及是否合并抽搐、发绀。
(2) 如有心电监测,快速判断心律失常类型,是否为心室颤动或室性心动过速。
2. 操作环境和用品
(1) 环境整洁,安全,设有电源、电插座及吸氧、吸痰装置;患者平卧于绝缘的硬板床上,去除义齿、饰品及导电物,暴露局部皮肤(不要中断当前的心肺复苏术直至实施电除颤术)。

（2）除颤器处于完好充电备用状态、心电监测导联线及电极、导电胶/膏、抢救车、酒精纱布、生理盐水纱布。

3. **知情同意书**　对于病情可预测者应预先签署。

五、操作流程

1. 充分暴露患者胸部，确认电击板放置部位干燥清洁。

2. 正确开启除颤器，设置为"PADDLES 导联"。

3. **选择模式**　确认为非同步电除颤。

4. **选择能量**　使用除颤器制造商为其对应波形建议的能量剂量，一般单相波除颤用 200~360J；双相波除颤用 120~200J，如不熟悉除颤器则直接选择 200J。

5. 两个电击板涂匀导电膏，或用多层生理盐水纱布包裹（不滴水为宜），禁止直接电击导致灼伤。

6. **放置电击板**　负极电击板（STERNAL）放置在心底部，右锁骨下胸骨右缘区域；正极电击板（APEX）中心放置在心尖部，即与第 5 肋间平齐的腋中线处。

7. **充电**　点击除颤器上的"充电"（CHARGE）按钮充电，或按压手柄上的充电按键，电量充到所需能量剂量后将发出提示音。

8. 嘱周围人员离开床缘，环顾四周确认。

9. **放电**　将电击板紧贴胸壁无空隙，垂直施加压力贴紧皮肤，再次确认患者心律，两手拇指同时按压手柄上电击按键进行除颤，或助手点击除颤器上"电击"（SHOCK）按钮放电。

10. **评估心律**　如仍为心室颤动和无脉搏室性心动过速，可给予再次电击，两次电击间隔时间≥2min，期间持续心肺复苏；如转为窦性心律，继续其他的生命支持治疗。

六、结束操作

1. 爱护体贴患者，局部皮肤清洁干净。

2. **整理物品**　酒精纱布清洁电击板，归位，将除颤器连接电源充电，补充用物。

3. **记录**　除颤时间、模式、能量、效果、局部皮肤及有无并发症。

4. **观察**　其他并发症，包括心肌损伤、心律失常、急性肺水肿、体循环栓塞。

5. **沟通**　向患者及家属说明病情。

（清华大学附属北京清华长庚医院　王　仲）
（北京大学人民医院　李忠佑）
（北京大学人民医院　陈　红）

> 评估心律，需停止对患者的一切操作。

> 操作者的手保持干燥，可戴橡胶手套绝缘，严禁湿手触握电击板。

> 两电击板放置距离应 >10cm，禁忌对空放电或相向放电。

> 植入永久起搏器的患者，电击板放在距离起搏器的脉冲发生器 >10cm，除颤术后检查起搏器的功能。

> 心电监护者电极片避开除颤部位，放电前断开监护仪以防损坏仪器。

> 小儿应使用专用的小号电击板。除颤时首次能量 2J/kg，后续能量级别至少为 4J/kg，不超过 10J/kg 或成人最大能量。

测 试 题

1. 正确的心肺复苏是
　A. 首先胸外按压，然后开放气道和人工呼吸　　B. 首先开放气道，然后人工呼吸和胸外按压

C. 首先人工呼吸,然后开放气道和胸外按压　　D. 首先开放气道,然后胸外按压和人工呼吸

E. 现场条件随机应变

2. 判断患者没有反应的标准**不包括**呼叫患者时,患者

A. 没有声音反应　　　B. 不能正确对答　　　C. 没有肢体活动　　　D. 没有眼部活动　　　E. 没有躯干活动

3. 发现突然倒地的患者呼救的时机是

A. 确定患者心搏骤停后呼叫　　　　　　　B. 只要发现倒地患者应当尽快呼叫

C. 确定患者没有反应就应该呼叫　　　　　D. 应该仔细检查后呼叫

E. 在找到协助的人后呼叫

4. 成人心肺复苏判断脉搏的部位在

A. 施救者同侧颈动脉　　　　　　　　　　B. 施救者对侧颈动脉

C. 桡动脉　　　　　　　　　　　　　　　D. 施救者同侧股动脉

E. 施救者对侧股动脉

5. 成人心肺复苏心脏按压的部位在

A. 两乳头连线中点,胸骨下段　　　　　　B. 两乳头连线中点,胸骨中段

C. 两乳头连线中点,胸骨上段　　　　　　D. 两乳头连线中点

E. 两乳头连线中点,胸骨上

6. 下列关于心脏按压说法正确的是

A. 按压深度不小于 5cm,频率不小于 100 次 /min

B. 按压深度 4~5cm,频率 100~120 次 /min

C. 按压深度 5~6cm,频率 100~120 次 /min

D. 按压深度 5~6cm,频率不少于 100 次 /min

E. 按压深度 4~5cm,频率 80~100 次 /min

7. 高质量心肺复苏的标准包括

A. 用力按压　　　B. 快速按压　　　C. 完全回弹　　　D. 避免过多通气　　　E. 以上都是

8. 心脏电除颤描述正确的是

A. 双相波除颤器效果优于单相波除颤器

B. 只针对可除颤心律的患者进行除颤

C. 除颤后一定认真检查患者,看是否心跳已经恢复

D. 除颤后立即开始人工通气

E. 除颤的心尖部电极放在胸骨左缘第 4 肋间

9. 在现实中如果不愿意做口对口人工通气,对心搏骤停的患者应该

A. 可以拒绝施救　　　　　　　　　　　　B. 帮助呼叫专业急救人员

C. 只进行心脏按压　　　　　　　　　　　D. 等有防护措施后再行施救

E. 问问有没有人愿意帮助人工通气

10. 心肺复苏术的任务包括

A. 判断患者心搏骤停　　　　　　　　　　B. 帮助患者维持循环功能

C. 帮助患者维持通气功能　　　　　　　　D. 协助患者恢复自主循环

E. 以上都是

第 8 章

同步电转复

Synchronous Cardioversion

一、目的

同步电转复是以患者的心电信号为触发标志,瞬间发放通过心脏的高能量电脉冲,达到终止有 R 波存在的某些异位快速性心律失常,并使之转为窦性心律。

二、适应证

1. 室性心动过速(室速)

(1)室速不伴有血流动力学障碍时如经药物治疗无效或血流动力学受到严重影响时,应及时采用同步电转复。

(2)发生室速后临床情况严重,如伴有意识障碍、严重低血压、急性肺水肿、急性心肌梗死等,应首选同步电转复。

2. 室上性心动过速(室上速)

(1)阵发性室上速发作时,常规物理或药物治疗无效且伴有明显血流动力学障碍者,应采用同步电转复。

(2)预激综合征伴室上速在药物治疗无效时,可行同步电转复。

(3)心房颤动(房颤)是同步电转复最常见的适应证。符合下列情况者可考虑电转复:①房颤时心室率快(>120 次 /min)且药物控制不佳者;②房颤后心力衰竭或心绞痛恶化和不易控制者;③持续房颤病程在 1 年内,且房颤前窦房结功能正常,心功能 I~II 级(NYHA),心脏无明显扩大,心胸比率 ≤55%,左房内径 ≤45mm,无左房附壁血栓者;④二尖瓣病变已经纠正 6 周以上者,因二尖瓣手术或人工瓣膜置换术后 6 周内部分患者可自行恢复窦性心律,且 6 周内常因手术创伤未完全恢复不易电击成功;⑤预激综合征合并快速房颤者,如药物无效且存在血流动力学障碍时,应尽快电转复;⑥去除或有效控制基本病因(如甲状腺功能亢进、心肌梗死、肺炎等)后,房颤仍持续存在者。

(4)心房扑动(房扑)是一种药物较难控制的快速性心律失常,对于药物治疗无效或伴有心室率快(如房扑 1 : 1 传导时)、血流动力学恶化的患者,宜同步电转复,成功率高(98%~100%),且所用电能较小,因而是同步电转复的最佳适应证。

同步电转复:使电脉冲落在 R 波降支或 R 波起始 30ms 左右处,相当于心室绝对不应期,避免落在 T 波顶峰前 20~30ms 附近的心室易损期,以免引起心室颤动。

除心室颤动(心室扑动)外,其他有 R 波存在的异位快速性心律失常,只要导致低血压、心力衰竭或心绞痛,而药物治疗无效时,均是同步电转复的指征。

三、禁忌证

1. **绝对禁忌证**　下列情况时绝对禁用电转复。

(1) 洋地黄中毒引起的快速性心律失常。

(2) 室上性心律失常伴高度或完全性房室传导阻滞。

(3) 持续房颤在未用影响房室传导药物的情况下心室率已缓慢者。

(4) 伴有病态窦房结综合征。

(5) 近期内有动脉栓塞或经超声心动图检查发现左房内存在血栓而未接受抗凝治疗者。

2. **相对禁忌证**　房颤患者有下列情况时为电转复的相对禁忌证。

(1) 拟近期接受心脏外科手术者。

(2) 电解质紊乱尤其是低血钾,电转复应在纠正后进行。

(3) 严重心功能不全未纠正者,因转复后有发生急性肺水肿的可能。

(4) 心脏明显扩大者,即使成功转复后,维持窦性心律的可能性也不大。

(5) 甲状腺功能亢进伴房颤而未对前者进行正规治疗者。

(6) 伴风湿活动或感染性心内膜炎而未控制的心脏病患者。

(7) 转复后在胺碘酮的维持下又复发或不能耐受抗心律失常药物维持治疗者。

(8) 房颤为阵发性,既往发作次数少,持续时间短,预期可自动转复者。因为电转复并不能预防其发作。

四、操作前准备

1. **器械准备**

(1) 除颤器:是电除颤/电转复的装置。在使用前应检查除颤器功能是否完好,电源有无故障,充电是否完全,各种导线有无接触不良,同步性能是否正常。接通电源,连好地线。备好电击板、导电糊。

(2) 配备各种复苏设备:气管插管、吸引器、专用抢救药箱(抢救车)、血压和心电监护以及心脏临时起搏器等。

2. **患者准备**

(1) 对于除心室颤动(心室扑动)外的快速性心律失常患者,如病情允许或择期实施者应向家属和患者解释复律的目的和利弊,可能出现的并发症和风险,并签署知情同意书。

(2) 电转复前应纠正电解质紊乱和酸碱失衡,尤其是纠正低钾血症及酸中毒。

(3) 控制心力衰竭。

(4) 房颤电转复前:如房颤病程大于48h或不清者,电转复前口服华法林3周,并经食管超声心动图检查无左房血栓迹象,可考虑电转复,复律后继续抗凝4周。如房颤病程小于48h,可以直接电复律,但需在转律前经静脉给予肝素一次。此外,对于血流动力学不稳定的房颤患者,需立即电转复,之前也需经静脉给肝素一次。

(5) 择期电转复前:应进行全面体格检查及有关实验室检查,包括电解质、肝功能、肾功能;对正在抗凝治疗的患者,应测凝血酶原时间和活动度。

(6) 电转复前应禁食 6~8h,以免复律过程中发生恶心和呕吐而引起窒息。如果患者正在服用洋地黄类药物,应在复律前停服24~48h。

(7) 电转复操作前:①吸氧,建立静脉通道,连接血压和心电监护(注意接地线);②患者应除去义齿;③测量患者心率、呼吸及血压,常规做心电图,完成心电图记录后把导联线从心电图机上解除,以免损坏心电图机。

(8) 麻醉:电转复前麻醉是为了让患者安静,减少电击时患者的不适应,如果患者已处于麻醉或意识丧失状态,则无需麻醉。

3. 操作者准备

(1) 核对患者信息。

(2) 熟悉患者病情,掌握电转复适应证及禁忌证。

(3) 掌握电转复的操作相关知识、并发症的诊断及处理。

(4) 熟悉除颤器上的控制面板的操作。

(5) 电转复时,操作者及其他工作人员不能与患者、病床及与患者相连接的仪器设备接触,以免触电。

五、操作步骤

(1) 体位:患者仰卧位于硬板床上,身体不接触床上任何金属部分,充分暴露胸部,常规测血压,做心电图以备对照。

(2) 吸氧5~15min,开通静脉通道,并使复苏设备处于备用状态。

(3) 设定同步状态:连接好除颤器,连接电源(接好地线),将按钮放在"同步"位置。选择R波较高的导联进行示波观察,以利于R波同步。 《 多次检查R波同步功能。

(4) 麻醉:静脉缓慢注射地西泮10~40mg(5mg/min速度),患者报数至其进入朦胧状态,睫毛反射消失,即可进行电转复。如患者有青光眼或用地西泮有不良反应,可选用硫喷妥钠1.5~3mg/kg,以50%葡萄糖液稀释后缓慢静脉注射,以患者睫毛反射消失为停止注射指标。该药可抑制呼吸与循环功能,偶尔引起喉痉挛,且其尚可兴奋副交感神经,如窦房结功能低下则影响窦性心律的恢复,故现少用。麻醉前后应给患者吸氧。

(5) 放置电击板:将2个电击板分别涂导电膏或包以4~6层湿盐水纱布。体外电转复时有两种电击板放置部位:①前侧位:一个电击板放在胸骨右缘锁骨下区(心底部),另一个电击板放在左腋中线,中心点约在第5肋间(心尖部)。该方式操作方便,多用于急诊。②前后位,一个电击板放在背部左肩胛下区,另一个电击板放在胸骨左缘第3和第4肋间。此位置通过心脏电流多,电能量需要减少,成功率高,并发症少,择期电转复多用这种方式。两电击板之间距离至少相距10cm。

(6) 充电:选择电能,按"充电"按钮,充电到所需转复电能量。

(7) 经胸壁体外电转复常用的能量选择:对于单相波除颤器,心房颤动100~200J;心房扑动50~100J;阵发性室上性心动过速100~200J;室性心动过速100~200J。

(8) 充电完毕,确认所有人员(包括操作者)没有接触患者、病床及与患者连接的仪器设备,以免触电。

(9) 复律:按"放电"按钮电击进行电转复。

(10) 电转复后立即听诊心脏并记录心电图,如未转复,可增加转复能量,间隔2~3min再次进行电击。用地西泮麻醉的患者如需再次放电,常需给原剂量的1/2~2/3再次麻醉。如反复电击3次或能量达到300J以上仍未转复为窦性心律,应停止电转复治疗。

(11) 如果转复为窦性心律,应立即测量血压、听心率、记录心电图与术前对照,观察有无 ST 段抬高及 T 波变化,并连续进行心电图、血压、呼吸和意识的监测,一般需持续 24h,直至病情稳定。

(12) 操作完毕关闭电源,复原按钮,清理电击板,按规定位置准确摆放。

六、并发症及其处理

1. 心律失常

(1) 期前收缩:电转复后期前收缩发生率高,与原发病及电刺激有关。大多数期前收缩在电击后数分钟内消失,可不需特殊处理。

(2) 室性心动过速、心室颤动:室速、心室颤动的出现可因同步装置不良,放电能量不足、心肌本身病变、低血钾、酸中毒、洋地黄过量等引起。可静脉注射利多卡因、胺碘酮或普鲁卡因胺等,并积极纠正酸中毒,立即再行电除颤。

(3) 缓慢性心律失常:最常见的是窦性心动过缓、窦性停搏或房室传导阻滞。这与直流电刺激迷走神经、复律前应用抗心律失常药物、本身已存在的窦房结功能不良和房室传导阻滞等有关。多在短时间内消失,如持续时间长或症状严重者,可静脉注射阿托品 0.6~1mg,或静脉滴注异丙肾上腺素,每分钟 1~2μg,必要时行临时心脏起搏。

2. 低血压 低血压发生率 1%~3%。多见于高能量电击后,可能与心肌损害有关。若血压轻度下降,全身状态良好,大多可在数小时内自行恢复,不需特殊处理,但应严密观察。若血压持续下降,严重影响重要脏器血流灌注时,可静脉注射升压药物多巴胺。

3. 栓塞 栓塞发生率 1%~3%。可发生在电转复后 2 周内,多见于复律后 24~48h。多发生于慢性房颤电复律成功后,心房恢复有节律的收缩可使心房内附壁血栓脱落,引起动脉栓塞。因此,房颤复律前后应行抗凝治疗,以避免发生栓塞并发症。一旦发生,应积极采取抗凝或溶栓治疗。

4. 急性肺水肿 常发生在电击后 1~3h 内,发生率 0.3%~3%,可能与电复律后左房、左室的功能不良有关。老年人心功能储备差更易诱发。个别患者可能与肺栓塞有关。发生肺水肿后应立即予以相应处理,即给予利尿、扩血管等治疗。

5. 心肌损伤 心肌损伤发生率 3%。多因使用过大电击能量或反复多次电击所致。心电图表现为 ST-T 改变,肌钙蛋白及血清酶(CK-MB)轻度升高,大多在数小时或数天(5~7d)后恢复正常。轻者密切观察,严重者予以相应处置,给予营养心肌药物等对症处理。

6. 呼吸抑制 见于使用硫喷妥钠麻醉患者。电复律后可有 1~2min 的呼吸抑制。应及时给予面罩加压吸氧及人工呼吸,并备用气管插管。

7. 皮肤烧伤 较常见。主要原因为电复律操作时电击板按压不紧,导电膏涂得不均匀或太少有关。多数表现为有局部红斑或轻度肿胀,一般无需特殊处理,可自行缓解。

七、相关知识

主要介绍有关电除颤／电转复的新进展。

1. 自动体外除颤器 (automatic external defibrillator, AED)

（1）背景：AED 从发展至今已近 20 年。它使心律失常识别的特异性、敏感性及电除颤工作的安全性、有效性都有了极大的提高，而且越来越轻巧，功能也越来越多，操作更简单，特别是内置广播式的操作步骤指南，使任何人都可循声实施电除颤。

已有研究表明，无论是受训的医护人员、非专业人员，还是外行目击者，均能有效使用 AED 设备对心搏骤停者进行电复律。在一些西方发达国家，AED 的应用使"尽早除颤"真正成为可能，它的广泛分布、简单操作使众多突发室颤患者可以在最短时间内得到电复律，抢救存活率显著提高。

（2）工作原理：AED 主要包括一个"心律识别器系统"和一个"除颤建议系统"，具有自动识别、分析心电节律、自动充放电及自检功能。新一代的 AED 多使用低能耗、低损伤和高复律的双相波电流（120~200J），远低于单相波的 200~360J，其除颤效率（98%）显著增高，且与常规除颤器相比，AED 可提高存活率 1.8 倍。

（3）适应证

1）室性心动过速：识别准确率 95% 以上，累积成功率达 100%。

2）心室颤动 / 心室扑动：检测室颤的敏感性和特异性达 100%，累积除颤成功率在 97% 以上。

3）AED 仅适于大于 8 岁的儿童（体重 >25kg）。

（4）操作：AED 操作简单方便，使用时取下并打开 AED 装置，将所附 2 个黏性电极片按图示分别贴于患者右锁骨下及心尖部，打开开关（ON/OFF）后按声音和屏幕文字提示完成几步简单操作，根据自动心电分析系统提示，确认为恶性心律失常后，提示大家离开患者身体，按下"电击"（Shock）键，此系统立即进入节律分析阶段，以决定是否再次除颤，心电节律将自动记录以供参考。对 F-AED，其心律失常的识别及放电均可自动进行，操作更趋简单。不同厂家 AED 所设置的能量不一样，一般成人常规用双相波能量，以 150J 为常用；少儿可选用 50~100J，即按 2J/kg 计算。

2. 植入式心律转复除颤器 (implantable cardioverter defibrillator, ICD)

（1）背景及工作原理：ICD 是一种能终止致命性室性心律失常的一个多功能、多程控参数的电子装置。通过置于心内膜的电极感知室速或心室颤动，然后通过抗心动过速起搏或除颤终止快速性室性心律失常。现今，ICD 已具备除颤、复律、抗心动过速起搏等多项功能。

（2）适应证：目前认为 ICD 是治疗致命性恶性室性心律失常首选的、最有效的方法。大量临床实验证明，ICD 可有效降低猝死高危患者的病死率，与常用抗心律失常药物比较可明显降低总死亡率。

ICD Ⅰ类适应证：①非一过性或可逆性原因引起的心室颤动或血流动力学不稳定的室速所致的心搏骤停（A 级）；②器质性心脏病伴发的持续性室速，无论血流动力学是否稳定（B 级）；③原因不明的晕厥，电生理检查时能诱发出有血流动力学不稳定临床表现的持续性室速或心室颤动，而药物治疗无效，不能耐受或不可取（B 级）；④伴发于冠心病、陈旧性心肌梗死和左室功能障碍的非持续性心室颤动，不能被Ⅰ类抗心律失常药物所抑制（A 级）；⑤无器质性心脏病的原发性持续性室速，采用其他治疗方法均无效（C 级）。

目前认为猝死的高危人群包括：心搏骤停复苏史、遗传性原发性心电生

AED 操作步骤：
患者仰卧位
↓
电极正确粘贴
↓
开启除颤（ON/OFF）
↓
按提示操作
↓
仪器提示正在分析
↓
仪器告知分析结果
↓
如果建议除颤，则告知大家离开患者身体
↓
按压"电击"（Shock）按钮进行除颤

理异常（如肥厚型心肌病、长或短 QT 综合征、Brugada 综合征等），尤其是家族中有猝死病史者；心肌梗死和心力衰竭（EF<35%）者。这些人群适时植入 ICD 可避免猝死发生。

（3）操作和并发症：ICD 的植入方法、并发症等基本同一般永久起搏器，由于脉冲发生器的外壳通常被作为除颤电极的阳极，故 ICD 系统通常都放置在左侧，以使除颤电流更合理地通过心脏，术中需测定除颤阈值。

（4）ICD 的随访：植入 ICD 的患者术后第一年每 2~3 个月随访 1 次，然后 1 年随访一次。随访时有关 ICD 的工作状态的测试及有关功能及参数的设置技术要求高，需相关的专科医师接诊。

（中国医科大学附属第一医院　刘闰男　徐　峰）

（北京大学人民医院　陈　红）

测 试 题

1. Which one of the followings is not suitable for synchronized cardioversion
   A. atrial fibrillation with rapid heart rate
   B. paroxysmal supraventricular tachycardia
   C. paroxysmal ventricular tachycardia
   D. atrial flutter with rapid heart rate
   E. ventricular flutter

2. Which one of the followings is suitable for synchronized cardioversion
   A. sinus tachycardia
   B. ventricular tachycardia（BP 80/50mmHg）
   C. ventricular flutter
   D. ventricular fibrillation
   E. atrial fibrillation（HR 52 beats/min）

3. 下列不适合同步电转复的是
   A. 心室颤动
   B. 阵发性室上性心动过速
   C. 室性心动过速
   D. 心房颤动（HR 120 beats/min）
   E. 心房扑动

4. 房颤电转复的指征是
   A. 房颤伴缓慢心室率
   B. 房颤伴快速心室率
   C. 左心房大，内径 >45mm
   D. 左室有附壁血栓
   E. 伴洋地黄中毒

5. 下列情况中不适合电转复的是
   A. 阵发性室上性心动过速
   B. 阵发性室性心动过速
   C. 房颤伴低钾血症
   D. 房颤伴快速心室率
   E. 心房扑动（1∶1 房室传导）

6. 适合同步电转复的是
   A. 房颤，心室率 50 次 /min
   B. 房颤，心室率 120 次 /min
   C. 房颤，左房内存在血栓
   D. 房颤，低钾血症
   E. 房颤，心功能Ⅳ级

7. 需要立即同步电转复的是
   A. 室上性心动过速发作，心率 180 次 /min，血压 110/70mmHg
   B. 预激综合征伴室上速发作，意识不清
   C. 心房颤动，心室率 120 次 /min，血压 100/70mmHg

D. 室性心动过速发作,心率 150 次 /min,血压 110/80mmHg

E. 心房颤动,左房内径 50mm

8. 患者发生房颤超过 48h,择期做电转复,正确的抗凝治疗方法是
   A. 电转复前口服华法林 2 周,转律后需继续抗凝 3 周
   B. 电转复前口服华法林 3 周,转律后需继续抗凝 4 周
   C. 电转复前口服华法林 3 周,转律后需继续抗凝 2 周
   D. 电转复前口服华法林 4 周,转律后需继续抗凝 1 周
   E. 电转复前口服华法林 2 周,转律后需继续抗凝 2 周

9. 房扑电转复时电能量的选择最适合的是
   A. 单相波型 50~100J   B. 单相波型 150J   C. 单相波型 200J
   D. 单相波型 300J   E. 单相波型 360J

10. 有 R 波存在的异位快速心律失常发作时,同步电转复的指征**除外**
    A. 伴低血压   B. 伴意识障碍   C. 伴心绞痛
    D. 药物治疗无效   E. 快 - 慢综合征

第 9 章

吸 氧 术
Oxygen Inhalation

一、目的

借通过供给患者氧气,提高血氧含量及动脉血氧饱和度,纠正由于各种原因引起的缺氧状态,促进组织新陈代谢,维持机体生命活动。

二、适应证

1. **呼吸系统疾病** 哮喘、重症肺炎、肺水肿、肺源性心脏病、气胸等。
2. **心血管系统疾病** 严重心律失常、心力衰竭、心源性休克、心肌梗死等。
3. **中枢神经系统疾病** 颅脑外伤及各种原因引起的昏迷等。
4. **其他** 出血性休克、严重贫血、一氧化碳中毒、麻醉药物及氰化物中毒、大手术后、产程过长等。

三、禁忌证

通常无绝对禁忌证,但对于严重呼吸功能衰竭者,应考虑呼吸机等治疗措施。

四、操作前准备

1. **患者准备**

(1) 测量生命体征(呼吸、心率及血压等),评估患者意识状态、合作程度、呼吸情况和缺氧程度。

(2) 宣讲吸氧的目的,嘱患者配合操作。

2. **用物准备** 一次性吸氧管、氧气表或流量表(湿化瓶内装 1/3 或 1/2 蒸馏水)、治疗碗(内盛冷开水)、棉签、中央供氧装置(或氧气瓶)、用氧记录单、弯盘、手电筒、消毒洗手液、笔(根据不同的吸氧方法,所需物品适当调整)。

3. **操作者准备**

(1) 穿戴整洁,洗手,戴口罩。

(2) 了解患者的病情,同时进行身体健康及合作程度的评估。

(3) 熟悉给氧的操作方法,向患者及家属解释氧气吸入的目的、重要性及注意事项。

> 氧气管应有足够患者活动的长度,固定,避免脱落。

4. 环境准备

(1) 室温适宜、光线充足。

(2) 环境安静、周围无火源。

五、操作步骤

1. 操作者洗手,备齐用物携至床旁。核对患者姓名、床号及氧疗方式,解释操作目的,取得患者同意和配合。

2. 戴口罩,协助患者取舒适卧位。

3. 用手电筒检查患者鼻腔、用湿棉签清洁两侧鼻腔。

4. 安装氧气表并检查是否漏气,连接吸氧管,调节氧流量,湿润吸氧管前端并检查是否通畅。

5. 将吸氧管的鼻塞轻轻插入患者鼻孔内,妥善固定。

6. 观察用氧效果,清洁患者面部及整理床单元。

7. 健康宣教。向患者和家属交代用氧安全:禁烟、禁明火、禁私带电取暖器等设备。进行适当的健康教育,宣传呼吸道疾病的预防保健知识。

8. 进行手消毒,记录用氧起始时间、氧流量等。

吸氧管的使用方法如下:

(1) 单侧鼻导管法:连接鼻导管,打开流量表开关,调节氧流量;将鼻导管头端放入水中,检查导管是否通畅,并湿润鼻导管。测量导管插入长度,将鼻导管轻轻插入。用胶布将鼻导管固定在鼻梁和面颊部,观察吸氧情况。这是最常用的一种方法。

(2) 双侧鼻导管法:连接双侧鼻导管,调节氧流量,将鼻导管插入双鼻孔内,深约 1cm,固定。

(3) 鼻塞法:连接鼻塞管,调节氧流量,将鼻塞塞入一侧鼻孔内给氧,鼻塞大小以恰能塞住鼻孔为宜,勿深入鼻腔。

(4) 面罩法:连接面罩,调节氧流量一般需 6~8L/min,将面罩置于患者的口鼻部供氧,氧气自下端输入,呼出的气体从面罩两侧孔排出。

9. 病情好转或遵医嘱不需要继续吸氧时,先拔出吸氧管,再关闭氧气开关。

> 用氧前,检查氧气装置有无漏气,是否通畅。检查氧气流出是否通畅,氧流量是否准确。
>
> 在用氧过程中,观察、评估患者吸氧效果。
>
> 告诉患者勿自行调节氧流量,注意用氧安全。
>
> 若为鼻导管吸氧法,插入长度为鼻尖到耳垂的 2/3。

六、副作用及其预防

当氧浓度高于 60%、持续时间超过 24h,可能出现氧疗副作用。常见的副作用有:

1. **氧中毒** 其特点是肺实质的改变,表现为胸骨下不适、疼痛、灼热感,继而出现呼吸增快、恶心、呕吐、烦躁、断续的干咳。预防措施是避免长时间、高浓度氧疗,必要时做血气分析,动态观察氧疗的治疗效果。

2. **肺不张** 吸入高浓度氧气后,肺泡内氮气被大量置换,一旦支气管有阻塞时,其所属肺泡内的氧气被肺循环血液迅速吸收,引起吸入性肺不张。患者表现为烦躁,呼吸、心率增快,血压上升,继而出现呼吸困难、发绀、昏迷。预防措施为鼓励患者做深呼吸,多咳嗽和经常改变卧位、姿势,防止分泌物阻塞。

3. **呼吸道分泌物干燥** 氧气是一种干燥气体,吸入后可导致呼吸道黏膜干燥,分泌物黏稠,不易咳出,且有损纤毛运动。因此,氧气吸入前一定要先湿化再吸入,以此减轻刺激作用,必要时雾化吸入。

4. 晶状体后纤维组织增生 仅见于新生儿,以早产儿多见。由于视网膜血管收缩、视网膜纤维化,最后出现不可逆转的失明,因此新生儿应控制氧浓度和吸氧时间。

5. 呼吸抑制 见于Ⅱ型呼吸衰竭者(PaO_2降低、$PaCO_2$增高),由于$PaCO_2$长期处于高水平,呼吸中枢失去了对二氧化碳的敏感性,呼吸的调节主要依靠缺氧对外周化学感受器的刺激来维持,吸入高浓度氧,解除缺氧对呼吸的刺激作用,使呼吸中枢抑制加重,甚至呼吸停止。因此,对Ⅱ型呼吸衰竭患者应给予低浓度、低流量(1~2L/min)持续吸氧。

七、相关知识

1. 严格遵守操作规程,注意用氧安全,切实做好"四防",即防震、防火、防热、防油。氧气瓶要固定,搬运时要避免倾倒撞击。氧气筒应放阴凉处,周围严禁烟火及易燃品,距明火至少5m,距暖气至少1m,以防引起燃烧。氧气表及螺旋口勿上油,也不用带油的手装卸。

2. 使用氧气时,应先调节流量后应用。中途改变流量,先分离吸氧管与湿化瓶连接处,调节好流量再接上,以免一旦开关出错,大量氧气进入呼吸道而损伤肺部组织。

3. 常用湿化液灭菌蒸馏水。急性肺水肿用20%~30%酒精,具有降低肺泡内泡沫的表面张力,使肺泡泡沫破裂、消散,改善肺部气体交换,减轻缺氧症状的作用。

4. 若使用氧气筒应注意:

(1) 氧气筒的压力表至少要大于0.5mPa(5kg/cm^2),以免灰尘进入筒内,再充气时引起爆炸。

(2) 对未用完或已用完的氧气筒,应分别悬挂"满"或"空"的标志,便于及时调换,也便于急用时搬运,提高抢救速度。

5. 供氧的来源,除通常使用的氧气瓶、氧气筒或医院的中央供氧系统外,有时还会使用氧气枕。氧气枕是一长方形橡胶枕,枕的一角有一橡胶管,上有调节器可调节氧流量,氧气枕充入氧气,接上湿化瓶,连接吸氧管,调节氧流量为患者使用。

吸氧过程中,若需调节氧流量,应先分离氧气管与湿化瓶连接处,调节好氧流量后,再接上。

(四川大学华西临床医学院/华西医院 万学红)

──────── 测 试 题 ────────

1. 患者林某,女,72岁,糖尿病酮症酸中毒。用单侧鼻导管法为该患者进行吸氧治疗。连接好鼻导管,打开并调节好氧流量;将鼻导管头端放入水中,检查导管通畅,并湿润鼻导管后,为患者插入鼻导管的长度是

A. 约为鼻尖到耳垂的1/2　　　　B. 约为鼻尖到耳垂的2/3　　　　C. 约1cm

D. 约3cm　　　　　　　　　　E. 尽量插入深一些

2. 患者梁某,男,65岁,因过量服用巴比妥类药物中毒,患者出现潮式呼吸。潮式呼吸的特点是

A. 呼吸暂停,呼吸减弱,呼吸增强反复出现

B. 呼吸减弱,呼吸增强,呼吸暂停反复出现

C. 呼吸浅慢,逐渐加快加深再变浅慢,呼吸暂停后,周而复始

D. 呼吸深快,呼吸暂停,呼吸浅慢,三者交替出现

E. 呼吸深快,逐步浅慢,以至暂停,反复出现

3. 患者李某,女,42岁。安眠药中毒,意识模糊不清,呼吸微弱,浅而慢,不易观察,应采取的测量方法是

    A. 以 1/4 的脉率计数

    B. 测脉率后观察胸部起伏次数

    C. 听呼吸音响计数

    D. 用手感觉呼吸气流计数

    E. 用少许棉花置患者鼻孔前观察棉花飘动次数计数

4. 患者陈某,女,46岁,支气管扩张。对该患者指导作体位引流时,应避免

    A. 在饭后 0.5h 进行　　　　　　　　　　B. 行超声雾化吸入提高疗效

    C. 引流同时作胸部叩击　　　　　　　　　D. 引流体位是患肺处于高位

    E. 每次引流 15~30min

5. 患者史某,女,50岁。持续昏迷,护士观察到其痰液黏稠致呼吸困难,下列处理**不妥**的是

    A. 氧气吸入　　　　　　　　　　　　　　B. 用力叩击胸壁脊柱,以利排痰

    C. 必要时用吸引器吸痰　　　　　　　　　D. 帮助患者多翻身

    E. 超声雾化吸入

6. 患者李某,男,82岁。为李先生测量脉搏、呼吸,测量呼吸时医生的手不离开诊脉部位是为了

    A. 保持患者体位不变　　　　　　　　　　B. 不被察觉,以免紧张

    C. 易于计时　　　　　　　　　　　　　　D. 对照呼吸与脉搏的频率

    E. 观察患者面色

7. 患者黄某,男,82岁。因慢性阻塞性肺部疾病需氧气治疗,有关氧疗的作用**不妥**的是

    A. 增加动脉血氧含量　　　　　　　　　　B. 提高动脉血氧分压

    C. 供给能量　　　　　　　　　　　　　　D. 改善缺氧状态

    E. 维持机体生命活动

8. 患者苏某,男,52岁,急性肺水肿。给予 20%~30% 酒精湿化给氧,其目的是

    A. 刺激呼吸中枢　　　　　　　　　　　　B. 促使氧气快速湿润

    C. 吸收水分,减轻肺水肿　　　　　　　　D. 降低肺泡内泡沫的表面张力

    E. 刺激血管收缩,减少渗出

9. Mrs. Hu, female, 75 years old. She was suffering from difficulty breathing, was giving oxygen inhalation, and inhaled oxygen concentration of 33%, which is the patients' oxygen flow (per minute)

    A. 2L　　　　　　B. 3L　　　　　　C. 4L　　　　　　D. 5L　　　　　　E. 6L

10. Mr. Fan, male, 60 years old, he was hospitalized for pulmonary heart disease. When the nurse visited the ward, the patient was found to have obvious breathing difficulties and cyanosis. Blood gas analysis: PaO_2 5.2kPa, SaO_2 70%. Please judge the degree of hypoxia:

    A. extremely mild　　　B. mild　　　　C. moderate　　　　D. severe　　　　E. extremely severe

第10章

吸 痰 法

Aspiration of Sputum

一、目的

借助吸引装置清除呼吸道的分泌物,保持呼吸道通畅,改善肺通气功能,预防吸入性肺炎、肺不张、窒息等并发症的发生。

二、适应证

1. 老年体弱者。

2. 昏迷、危重、麻醉未苏醒者。

3. 各种原因所致的咳嗽反射迟钝或会厌功能不全,不能自行清除呼吸道分泌物或误吸呕吐物的患者。

4. 各种原因引起的窒息患者。

5. 正在行机械通气的患者出现以下情况:

(1) 出现明显痰鸣音或从人工气道观察到有痰液冒出。

(2) 动脉血氧饱和度(SaO_2)和动脉血氧分压(PaO_2)明显下降。

(3) 患者机械通气时,呼吸机上显示气道峰压明显增加(使用容量控制模式)或潮气量明显下降(使用压力控制模式)。

(4) 患者机械通气时,呼吸机波形图上显示,压力 - 时间或流速 - 时间曲线中的吸气相和呼气相同时出现锯齿图形。

三、禁忌证

1. **绝对禁忌证** 通常无,但对颅底骨折患者禁忌经鼻腔吸痰。

2. **相对禁忌证** 严重缺氧者、严重心律失常者。

四、操作前准备

1. 患者准备

(1) 测量生命体征(心率、血压、呼吸),身体健康评估。

(2) 宣讲吸痰目的,嘱患者尽力配合操作者操作。

2. 器械准备

(1) 中心吸引装置和 / 或电动吸引器。

(2) 治疗盘:治疗碗 2 个(内盛无菌生理盐水,分别用于吸痰前预吸及吸痰后冲洗导管)、已消毒的吸痰管(或一次性吸痰管)数根、无菌镊子及无菌缸、

> 有相对禁忌证的患者在吸痰时应同时给予氧气吸入。

一次性治疗巾、一次性无菌手套、手电筒、弯盘。

　　(3) 压舌板、口咽气道管、连接吸引器上的玻璃接管、插电板。

3. 操作者准备

(1) 了解患者病情,同时进行身体健康及合作程度评估。

(2) 检查患者意识状态及口腔、鼻腔,取出活动义齿。

(3) 检查气道分泌物的量、黏稠程度和部位。

五、操作步骤

　　1. 操作者检查吸引器储液瓶内的消毒液(需 200ml),拧紧瓶盖,连接导管,接通电源,打开开关,调节合适负压,将吸引器放于床边适当处。

　　2. 操作者洗手,戴口罩。

　　3. 将所用物品携带至床旁,核对患者,向患者解释操作目的,取得患者同意,以配合操作。

　　4. 用手电筒检查患者口腔、鼻腔。

　　5. 协助患者将头偏向一侧,略向后仰,铺治疗巾于颌下。

　　6. 戴手套,连接吸痰管,打开吸引器开关,试吸少量生理盐水,检查吸引器是否通畅,润滑导管前端。

　　7. 根据吸痰采用的不同入口进行下列操作并进行相应指标监测:

　　(1) 经口 / 鼻腔吸痰:①嘱患者张口,昏迷者用压舌板或口咽通气管协助张口;②一手反折吸痰管末端,另一手用无菌持物钳持吸痰管前端,插入口咽部,然后放松导管末端;③先吸口咽部分泌物,再吸气管内分泌物,在患者吸气时顺势将吸痰管经咽喉插入气管达一定深度(约 15cm),将吸痰管自深部向上提拉,左右旋转缓慢上提吸净痰液;④吸痰管取出后,吸生理盐水冲净痰液,以免堵塞;⑤吸痰结束后,取出压舌板或口咽通气管;⑥必要时更换无菌钳及吸痰管,经鼻腔吸引。

　　(2) 经气管插管 / 气管切开吸痰:①将呼吸机氧浓度调到 100%,给患者吸纯氧 2min;②一手断开呼吸机与气管导管接口,将呼吸机接口放于无菌纸巾上,用戴无菌手套的另一手迅速并轻轻地沿气管导管送入吸痰管,感觉吸痰管遇有阻力后加负压,轻轻旋转上提并吸引;③吸痰结束后立即接呼吸机通气,再次吸纯氧 2min,待血氧饱和度升至正常水平后再将氧浓度调到原有水平;④吸痰管取出后,吸生理盐水冲净痰液,以免堵塞;如需要继续吸痰,需重新更换吸痰管。

　　8. 吸痰完毕,关上吸引器开关,擦净患者面部分泌物,脱手套。

　　(1) 协助患者取安全、舒适体位,安置好患者后处理用物。

　　(2) 洗手、取口罩。

　　(3) 记录。

六、并发症及处理

　　1. 吸入性肺炎　吸痰可增加下呼吸道细菌聚居,并发吸入性肺炎,更容易发生在经气管插管吸痰的患者。临床表现为新出现的吸入性肺部感染的症状、体征以及相应的实验室检查结果。因此,对此类患者吸痰时需先吸引口腔分泌物,然后在气囊放气后吸痰。

　　2. 低氧血症　通常在吸痰过程中均可发生低氧血症,对于原有低氧血

吸痰吸引器的合适负压为:
　　成人 40~53.0kPa
(300~400mmHg)
　　儿童 <40kPa
(250~300mmHg)

吸痰监测内容:肺部呼吸音、SaO_2、呼吸频率与节律、心率与节律、血压、痰的性状及痰量、咳嗽有 / 或无力、颅内压、呼吸机参数。

每次吸痰时间 <15s,每次吸痰间隔时间 3~5min。

气管内吸痰不是常规性的,仅在患者有痰时才用。

经气管插管 / 气管切开吸痰时,吸纯氧的目的是预防吸痰时造成的低氧血症。

经气管插管 / 气管切开吸痰的注意事项:吸痰管最大外径 < 气管导管内径的 1/2;先吸气管切开处,再吸口、鼻部;进吸痰管时不可用负压;吸痰时不能在气管内上下提插。

吸痰时先吸口腔分泌物,然后在气囊放气后吸痰,可作为预防并发吸入性肺炎的有效措施。

症的患者更能加重其低氧血症,因此在吸痰前可考虑先给予氧气吸入,提高患者的血氧分压。

3. 气管组织或支气管黏膜损伤 通常认为气道黏膜损伤的程度与吸引的负压和持续时间成正比,严格遵守操作规程可减少该并发症的发生。

4. 支气管收缩/支气管痉挛 突发哮喘样症状,肺部出现哮鸣音。按支气管哮喘急性发作处理,并立即停止吸痰。

5. 颅内压升高 与脑血流量变化有关。可出现呕吐、意识障碍等。应立即停止吸痰,按颅内压升高处理。

6. 高血压或低血压 应立即停止吸痰,给予对症处理。

7. 心律失常 应立即停止吸痰,给予对症处理。

七、相关知识

1. 采取吸痰急救措施的注意事项

(1) 严格执行无菌操作。

(2) 吸痰动作要轻柔,以防止损伤黏膜。

(3) 痰液黏稠的,可配合叩背、蒸汽吸入、雾化吸入等方法使痰液稀释;吸痰中患者如出现发绀、心率下降等缺氧症状时,应当立即停止吸痰,待症状缓解后再吸。

(4) 小儿吸痰时,吸痰管应细些,吸力要小些。

(5) 贮液瓶内液体不得超过满刻度的 2/3,以防损坏机器。

2. 经气管插管/气管切开入口吸痰预防并发症的措施

(1) 保证呼吸机接头和吸痰管不被污染。

(2) 吸引前和吸引后给予纯氧吸入 2min。

(3) 吸痰应先吸口、鼻腔分泌物,然后再气囊放气后吸痰(除低压高容气囊外)。

(4) 控制吸痰时间:每次吸痰时间 <15s,每次吸痰间隔时间 3~5min,因为吸引过程中肺容积减少可被较长时间的持续负压吸引所增加。

(华中科技大学同济医学院附属同济医院　熊盛道)

(四川大学华西临床医学院/华西医院　万学红)

> 经气管插管/气管切开吸痰有两种方法,分别为开放式和封闭式吸痰。前者吸痰时患者需断开呼吸机,后者则采用封闭式吸痰装置与呼吸机相连。封闭式吸痰可预防低氧血症和吸入性肺炎发生。

> 根据吸痰管的插入深度,吸痰包括深吸痰(deep suction)和浅吸痰(sallow suction)。前者是指吸痰管插入深度以遇到阻力后停止,后者是以预测深度(人工气道长度加上人工气道相连接的连接管的长度)为准。浅吸痰可作为防止气管黏膜损伤的措施。

测 试 题

1. 成人患者经口/鼻腔吸痰时,吸引装置首选的负压范围为
   A. <100mmHg　　　B. <150mmHg　　　C. <200mmHg　　　D. <250mmHg　　　E. <300mmHg

2. 有关气管插管/气管切开患者吸痰的适应证,下列**错误**的是
   A. 突发呼吸困难　　B. 氧分压下降　　C. 气道峰压增高　　D. 潮气量下降　　E. 常规吸痰

3. 为防止气道黏膜损伤,最好的吸痰措施是采用
   A. 深吸痰法　　　　B. 浅吸痰法　　　C. 开放式吸痰　　　D. 封闭式吸痰　　　E. 反复吸痰

4. 通常每次吸痰的时间为
   A. <30s　　　　　B. <25s　　　　　C. <20s　　　　　D. <15s　　　　　E. <10s

5. 通常每次吸痰间隔的时间为

    A. 1~3min　　　　　　B. 2~4min　　　　　　C. 3~5min　　　　　　D. 4~6min　　　　　　E. 5~7min

6. 为了达到吸痰时充分吸净痰液的目的,最重要的细节是

    A. 吸尽口咽部分泌物　　　　　　　　　　B. 吸痰管尽量达到气管深部

    C. 缓慢上提吸痰管时左右旋转　　　　　　D. 延长气管内吸痰时间

    E. 缩短吸痰间隔时间

7. 男,91 岁。因左侧肢体偏瘫 10 余年,饮水呛咳 3 年余,诊断脑梗死住院。查体:T 36.8℃,P 96 次 /min,R 25 次 /min,BP 160/90mmHg。神志清楚,双下肺可闻及湿性啰音,心率 100 次 /min,节律齐。WBC 12.5×10^9/L,N 0.82。胸部 X 线示双下肺感染。第 4d 夜间突发血氧饱和度下降至 70%,体温升高至 37.8℃。急查胸部 X 线示左肺不张。该患者目前首选的治疗措施是

    A. 无创双正压通气　　　B. 高流量吸氧　　　C. 气管插管　　　　　D. 气管切开　　　　　E. 经口 / 鼻腔吸痰

8. 为预防吸痰感染并发症的发生,下列操作**不正确**的是

    A. 严格遵守无菌操作原则　　　　　　　　B. 操作时动作轻柔,避免损伤呼吸道黏膜

    C. 加强口腔护理,保持口腔清洁　　　　　D. 为吸净痰液,吸痰时可反复抽插吸痰管

    E. 按需吸痰

9. To aspirate sputum for accepted tracheotomy and mechanically ventilated patient,which is the first and most important measure preferred

    A. 2 minutes of pure oxygen absorption　　　　B. adjust the appropriate negative pressure

    C. attract oral secretions　　　　　　　　　　D. attract after balloon deflation

    E. attract before balloon deflation

10. An accepted tracheotomy and mechanically ventilated patient appeared sudden irritability,ventilation machine showed peak airway pressure was significantly increased,which is the most effective measure preferred at this time

    A. decrease PEEP　　　　　　　　　　　　B. increase the tidal volume

    C. increase the oxygen concentration　　　　D. aspirate sputum immediately

    E. check the ventilation machine

第11章

皮下、皮内注射

Subcutaneous and Intradermal Injection

第1节 皮 下 注 射
Subcutaneous Injection

一、目的

经皮下给药。

二、适应证

1. 需在一定时间内达到药效,不宜口服和静脉注射的药物。
2. 预防接种。

三、禁忌证

1. 对注射药物过敏。
2. 注射局部有各种皮损、炎症、硬结、瘢痕或位于皮肤病处,注射时需避开。

四、核对医嘱

核对医嘱、治疗单和注射记录卡(患者床号、姓名、病历号、药物名称、浓度、剂量、给药时间和途径)。

> 医嘱单与执行单应执行双人核对。

五、操作前准备

1. 患者准备
(1) 评估患者治疗情况、用药史及药物过敏史。
(2) 向患者解释皮下注射目的、操作方法、药物的作用、配合要点。
(3) 协助患者采取舒适体位,充分暴露注射部位。
(4) 评估患者注射部位皮肤和皮下组织情况。

> 评估患者是否适合注射和配合程度。

> 注射部位有各种皮损、炎症、硬结、瘢痕或皮肤病处需避开。

2. 环境准备 清洁、安静、光线适宜,必要时用屏风遮挡患者。
3. 操作者准备 洗手、戴口罩。
4. 物品准备 治疗车,包括以下物品:①注射盘:安尔碘、75%酒精、无菌棉签、1~2ml注射器、砂轮、按医嘱备药液;②无菌盘;③注射记录卡;④速

> 检查各类物品的有效期、注射器包装完好性、药品质量等。

干手消毒剂;⑤锐器桶、医疗废物桶、生活垃圾桶。

六、操作步骤

1. 药品准备

(1) 用 75% 酒精消毒药物瓶口。

(2) 取出注射器,检查活塞,拔下针帽,检查针头。

(3) 核对和抽取药液并排气至针乳头处,套好针帽,置于无菌盘内备用。

2. 核对　携用物至患者床前,核对患者床号和姓名(请患者说出自己的床号和姓名),执行查对制度。

> 严格查对患者床号、姓名、药品名称、浓度、药品剂量、时间、用法。

3. 选择注射部位　上臂三角肌下缘、股外侧、腹部、后背等。

4. 消毒皮肤　安尔碘消毒皮肤 2 遍,直径大于 5cm,待干。

5. 注射

(1) 二次核对和排气。

(2) 左手绷紧皮肤,右手持注射器进针,示指固定针栓,针尖斜面向上与皮肤呈 30°~40°,迅速将针梗的 1/2~2/3 刺入皮下。

> 避开皮损、硬结等处,过瘦的患者注射时可捏起注射部位皮肤。推药速度应缓慢、均匀。

(3) 左手抽回血,如无回血即可推药。

(4) 注射完毕,用无菌干棉签按压在针刺处,快速拔针,按压片刻。

6. 注射后处理

(1) 再次核对,合理安置患者。

(2) 处理用物。

(3) 洗手、记录。

> 记录注射时间、药品名称、浓度、剂量和患者的反应。

七、并发症处理

常见并发症为断针。

(1) 原因:常为进针手法不当,针头质量差或已有损坏未查出,患者肌肉紧张、身体移动。

(2) 预防和处理:熟练掌握注射手法;操作前认真检查注射器质量;协助患者采取舒适体位;若发生断针,操作者保持镇静,嘱患者勿移动,一手固定局部,下压皮肤,暴露针梗,另一手持止血钳夹住断端,迅速拔出;若针头断端已埋入皮下,应让患者保持原体位,采用外科手术切开取针。

八、相关知识

长期注射者,应教育患者建立轮流交替注射部位的计划,以避免局部出现硬结、影响药物吸收。

第 2 节　皮 内 注 射
Intradermal Injection

一、目的

将少量药液或生物制品注射于表皮与真皮之间。

二、适应证

1. 进行药物过敏试验,以观察有无过敏反应。
2. 预防接种。
3. 局部麻醉的起始步骤。

三、禁忌证

1. 对该药物过敏。
2. 注射局部有各种皮损、炎症、硬结、瘢痕或位于皮肤病处,注射时需避开。

四、核对医嘱

> 医嘱单与执行单应执行双人核对。

核对医嘱、治疗单和注射记录卡(患者床号、姓名、病历号、药物名称、浓度、剂量、给药时间和途径)。

五、操作前准备

1. 患者准备

> 评估患者是否适合注射和配合程度。

(1) 评估患者治疗情况、用药史及药物过敏史。
(2) 向患者解释皮内注射目的、操作方法、药物的作用、配合要点。

> 注射部位有各种皮损、炎症、硬结、瘢痕或皮肤病处需避开。

(3) 协助患者采取舒适体位、暴露注射部位皮肤。
(4) 评估患者注射部位皮肤情况。

2. 环境准备

清洁、安静、光线适宜,必要时用屏风遮挡患者。

3. 操作者准备　洗手、戴口罩。

> 检查各类物品的有效期、注射器包装完好性、药品质量等。

4. 物品准备　治疗车,包括以下物品:①注射盘:75% 酒精、无菌棉签、1ml 注射器、砂轮、按医嘱备药液;②无菌盘;③注射记录卡;④速干手消毒剂;⑤锐器桶、医疗废物桶、生活垃圾桶。做药物过敏试验时备 0.1% 盐酸肾上腺素和 5ml 注射器。

六、操作步骤

1. 药品准备

(1) 用 75% 酒精消毒药物瓶口。
(2) 取出注射器,检查活塞,拔下针帽,检查针头。
(3) 核对和抽取药液并排气至针乳头处,套好针帽,置于无菌盘内备用。

> 严格查对患者床号、姓名、药品名称、浓度、药品剂量、时间、用法。

2. 核对　携用物至患者床前,核对患者床号和姓名(请患者说出自己的床号和姓名),执行查对制度。

3. 选择注射部位　根据皮内注射的目的选择部位,如药物过敏试验常选用前臂掌侧下段;预防接种常选用上臂三角肌下缘;局部麻醉则选择麻醉处。

4. 消毒皮肤　用 75% 酒精棉签消毒注射部位皮肤,待干。若患者酒精过敏,可选择 0.9% 生理盐水进行皮肤清洁。

5. 注射

(1) 二次核对和排气。

（2）左手绷紧皮肤,右手持注射器,针尖斜面向上与皮肤呈5°进针。

（3）待针头斜面完全进入皮内后,放平注射器,左手拇指固定针栓,注入0.1ml 药液,使局部隆起形成一半球状皮丘,皮肤变白并显露毛孔。

（4）注射完毕,快速拔针,勿按压针眼。

6. 注射后处理

（1）再次核对,合理安置患者。

（2）处理用物。

（3）洗手、记录。

> 避开皮损、硬结等处。推药速度应缓慢、均匀。

> 记录注射时间、药品名称、浓度、剂量和患者的反应。注射20min 后双人判断皮试结果,并将结果记录在病历上。

七、并发症处理

常见并发症为过敏性休克,预防和处理如下。

1. 皮内注射前询问患者有无过敏史,尤其是青霉素、链霉素等容易引起过敏的药物,如有过敏史应停止该项试验。

2. 皮试期间,嘱患者不可随意离开。观察患者有无异常反应,正确判断皮试结果,若为阳性则不可使用（破伤风抗毒素除外,可采用脱敏注射）。

3. 注射盘内备有 0.1% 肾上腺素,以供急救使用。一旦发生过敏性休克,立即组织抢救:①立即停药,使患者平卧,报告医生,就地抢救。②立即皮下注射 0.1% 肾上腺素 1ml,小儿剂量酌减。症状如不缓解,每隔半小时皮下或静脉注射肾上腺素 0.5ml,直至脱离危险期。③给予氧气吸入,改善缺氧症状。④根据医嘱给予药物治疗。⑤若发生呼吸心搏骤停,立即进行复苏抢救。⑥密切观察病情,患者生命体征、神志和尿量等变化。

八、相关知识

1. 做药物过敏试验消毒皮肤时,忌用含碘消毒剂消毒,以免着色影响对局部反应的观察及与碘过敏反应相混淆。

2. 如皮试结果不能确认或怀疑假阳性时,应采取对照试验。方法:更换注射器及针头,在另一前臂相应部位注入 0.1ml 生理盐水,20min 后对照观察反应。

（北京大学第一医院　丁炎明）

（北京协和医院　张抒扬）

<hr>

测 试 题

1. 皮下注射针头与皮肤呈
   A. 5°~10°　　　　　B. 30°~40°　　　　　C. 70°~80°　　　　　D. 90°　　　　　E. 以上都对

2. 皮下注射进针深度
   A. 针梗全部刺入皮下　　　　　B. 针梗 1/3~1/2　　　　　C. 针梗 1/2~2/3
   D. 针梗 1/3~3/4　　　　　E. 针梗 2/3~ 全部刺入皮下

3. 皮下注射常用部位**不包括**
   A. 大腿外侧　　　　　B. 前臂内侧　　　　　C. 后背　　　　　D. 腹部　　　　　E. 上臂三角肌下缘

4. 注射前需核对的内容**不包括**

A. 药品名称　　　　　B. 床号　　　　　C. 患者姓名　　　　　D. 患者年龄　　　　　E. 药品剂量

5. Which of the following means of medication administration is the fastest absorption

A. oral medication
B. subcutaneous injection
C. intramuscular injection
D. intravenous injection
E. intradermic injection

6. 通过皮下注射给予药物治疗,以下哪一项**除外**

A. 预防接种　　　B. 局部麻醉　　　C. 胰岛素治疗　　　D. 刺激性强的药物　　　E. 小剂量用药

7. 以下哪种因素**不是**皮下注射出血的原因

A. 注射时针头刺破血管
B. 患者凝血机制障碍
C. 拔针后局部按压时间长
D. 按压部位不准确
E. 服用抗凝剂

8. 对局部已经形成硬结者,**错误**的处理方法是

A. 用伤湿止痛膏外贴硬结处
B. 用 50% 硫酸镁湿热敷
C. 将云南白药用食醋调成糊状涂于局部
D. 取新鲜马铃薯切片浸入 654-2 注射液后敷于硬结处
E. 局部冷敷

9. 下面哪项**不是**皮下注射胰岛素发生低血糖的原因

A. 注射后局部热敷、按摩引起温度改变
B. 在运动状态下注射
C. 注射胰岛素剂量过大
D. 注射部位过浅
E. 餐前 30min 注射短效胰岛素

10. 注射时发生断针,以下哪项处理**不正确**

A. 立即用一手捏紧局部肌肉
B. 保持原体位,勿移动肢体或做肌肉收缩动作
C. 让患者床旁多活动
D. 迅速用止血钳将断针的针体拔出
E. 针体已完全没入体内,需在 X 线定位后通过手术将残留针体取出

第12章

肌内注射
Intramuscular Injection

一、目的

经肌肉吸收给药。将一定量的药液注入肌肉组织,使药物沿结缔组织迅速扩散,再经毛细血管及淋巴管的内皮细胞间隙迅速通过膜孔转运吸收进入体循环,达到预防和治疗疾病的目的。由于肌肉内所含血管比皮下组织和皮内组织多,药物吸收迅速,可以迅速达到全身,使药物在较短时间内发挥作用。

二、适应证

1. 药物不能或不宜口服、皮下注射,需在一定时间内产生药效者。
2. 刺激性较强或药量较大不宜皮下注射的药物,如油剂、混悬液。
3. 要求比皮下注射更迅速发生药效,不宜或不能作静脉注射的药物。

三、禁忌证

1. 注射部位有炎症、瘢痕、硬结或皮肤受损。
2. 有严重出、凝血异常的患者。
3. 破伤风发作期、狂犬病痉挛期。
4. 癫痫抽搐、不能合作的患者。
5. 2岁以下的婴幼儿不宜选择臀大肌注射。

四、核对医嘱

核对医嘱、治疗单和注射记录卡(患者床号、姓名、病历号、药物名称、浓度、剂量、给药时间、给药途径)。

> 医嘱单与执行单应执行双人核对。

五、操作前准备

1. 患者准备
(1) 评估患者病情、治疗情况、用药史及药物过敏史。
(2) 了解患者的意识状态、肢体活动能力、对用药的认知情况和合作程度。
(3) 向患者解释肌内注射目的、操作方法、药物的作用、配合要点。
(4) 协助患者采取舒适体位、暴露注射部位皮肤。

> 评估患者是否适合注射和配合程度。

注射部位有各种皮损、炎症、硬结、瘢痕或皮肤病处需避开。

检查各类物品的有效期、注射器包装完好性、药品质量等。

严格查对患者床号、姓名、药品名称、浓度、药品剂量、时间、用法。

对于长期注射的患者,应该经常更换注射部位,并选择细长针头。

注意避开皮损、硬结等处,消瘦者及患儿进针深度酌减。推药速度应缓慢、均匀。两种药物同时注射时,先注射刺激性弱的药物,再注射刺激性强的药物;两种药物有配伍禁忌,需分别注射在不同部位。

(5) 评估患者注射部位皮肤情况、组织状况。

2. 环境准备 清洁、安静、光线适宜,必要时用屏风遮挡患者。

3. 操作者准备 洗手、戴口罩。

4. 物品准备 治疗车,包括以下物品:①注射盘:安尔碘、75%酒精、无菌棉签、2~5ml注射器、砂轮、按医嘱备药液;②无菌盘;③注射记录卡;④速干手消毒剂;⑤锐器桶、医疗废物桶、生活垃圾桶。

六、操作步骤

1. 药品准备

(1) 用75%酒精消毒药物瓶口。

(2) 取出注射器,检查活塞,拔下针帽,检查针头。

(3) 核对和抽取药液并排气至针乳头处,套好针帽,置于无菌盘内备用。

2. 核对 携用物至患者床前,核对患者床号和姓名(请患者说出自己的床号和姓名),执行查对制度。

3. 选择注射部位 注射部位一般选择肌肉肥厚,远离大神经、大血管的部位。成人常选择臀大肌,2岁以下婴幼儿选择臀中肌、臀小肌(详见"相关知识")。

4. 消毒皮肤 安尔碘消毒皮肤2遍,直径大于5cm,待干。

5. 注射

(1) 二次核对和排气。

(2) 左手绷紧局部皮肤,右手持注射器,以中指固定针栓,用手臂带动手腕力量,将针头迅速垂直刺入,深度为针梗长度的1/2~2/3。

(3) 松开左手,抽动活塞,如无回血,缓慢推注药液。若有回血,说明针头刺入血管,应立即拔出针头,压迫止血。

(4) 注射完毕,快速拔针,用棉签或棉球轻压针眼处片刻。

6. 注射后处理

(1) 再次核对,合理安置患者。

(2) 处理用物。

(3) 洗手、记录。

七、并发症处理

1. 坐骨神经损伤

(1) 原因:部位选择不正确;注射药量多、刺激性强或推药速度太快,压迫或刺激神经。

(2) 表现:患侧肢体疼痛,走路跛行,长期损伤可致肌肉萎缩。

(3) 预防及处理:正确选择注射部位和正规推注药液;损伤后及时处理,可给予红外线、电磁波照射或按摩理疗;使用营养神经的药物。

2. 晕厥或晕针

(1) 原因:心理因素和疼痛反应,由于精神紧张,过度恐惧或药物刺激性强,推药过快,引起剧烈疼痛而使交感神经兴奋,血管收缩,头部供血不足;患者体质虚弱或过度疲劳使应激能力下降。

(2) 表现:心跳加速,呼吸急促,面色苍白,出冷汗。

(3) 预防及处理:评估患者有无晕厥史,在注射前作好解释工作,使患者有充分的心理准备;注射时告诉患者要放松,可一边推注药液一边与患者交流,分散注意力,消除紧张情绪;提高注射水平,成人注射应做到"两快一慢",即进针快、推药慢、拔针快,以达到无痛注射;若因空腹注射发生晕厥,可让患者平卧,吸氧并口服葡萄糖水。

3. 断针

(1) 原因:进针手法不当;针头质量差或已有损坏未查出;患者肌肉紧张、身体移动。

(2) 预防和处理:熟练掌握注射手法;操作前认真检查注射器质量;协助患者采取舒适体位;若发生断针,操作者保持镇静,嘱患者勿移动,一手固定局部,下压皮肤,暴露针梗,另一手持止血钳夹住断端,迅速拔出;若针头断端已埋入皮下,应让患者保持原体位,采用外科手术切开取针。

4. 感染

(1) 原因:无菌操作不严格。

(2) 表现:注射部位红肿热痛、化脓,体温升高,血白细胞升高。

(3) 预防:严格无菌操作;注射前做好注射部位评估,避开有炎症、瘢痕、硬结、皮肤受损的部位;若发生感染,可进行局部抗感染治疗,必要时结合全身抗生素治疗。

5. 局部硬结

(1) 原因:多次在同一部位注射;药物刺激性大,吸收缓慢;注射的深度不够。

(2) 表现:局部皮肤发红,凸起;接触时有硬感,患者有疼痛感;在同一部位再次注射时患者疼痛难忍,操作者推药困难。

(3) 预防与处理:交替更换注射部位;选用细长针头进行深部注射;发生硬结后采用局部热敷、理疗等方法。

八、相关知识

1. 肌内注射常用的几种体位

(1) 卧位

1) 侧卧位:上腿伸直,放松,下腿稍弯曲。

2) 俯卧位:足尖相对,足跟分开,头偏向一侧。

3) 仰卧位:患者自然平躺于床上。

(2) 坐位:患者端坐于床旁或就诊椅(供臀部注射);采取"手臂插腰"姿势(供上臂三角肌注射)。

2. 肌内注射不同部位的定位法

(1) 臀大肌注射的定位方法

1) 十字法:从臀裂顶点向左侧或向右侧画一水平线,再从髂嵴最高点作一垂线,将一侧臀部分为四个象限,其外上象限(避开内角)为注射区(图 12-1)。

2) 连线法:从髂前上棘至尾骨作一连线,其外上 1/3 处为注射部位(图 12-1)。

(2) 臀中肌、臀小肌注射法定位

1) 以示指尖和中指尖分别置于髂前上棘和髂嵴下缘处,髂嵴、示指、中指便构成一个三角形,注射部位在示指和中指构成的角内(图 12-2)。

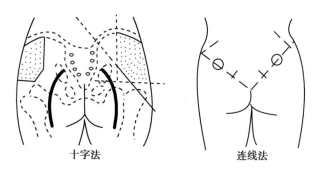

图 12-1　臀大肌注射定位法

十字法　　　连线法

2）以髂前上棘外侧三横指处(以患者自己手指宽度为标准)。

(3) 股外侧肌注射法定位：大腿中段外侧,宽大约 7.5cm,位于膝关节上 10cm,髋关节下 10cm 左右。

(4) 上臂三角肌注射法定位：上臂外侧,肩峰下 2~3 横指(此处肌肉不如臀部丰厚,只能作小剂量注射)。

3. 肌内特殊注射法介绍　Z 形注射法。注射前以左手示指、中指、环指使待注射部位皮肤及皮下组织朝同一方向侧移(侧移 1~2cm),绷紧固定局部皮肤,维持到拔针后,迅速松开左手,此时侧移的皮肤和皮下组织复原,原先垂直的针刺通道随即变成 Z 形。Z 形注射法的优点：皮肤和皮下组织复位,

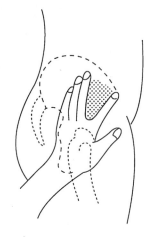

图 12-2　臀中肌、臀小肌注射定位法

改变针道,使得细菌不易进入深部组织,在一定程度上降低细菌感染的发生率；将药物封闭于肌肉组织内,有利于药物均匀弥散、充分吸收,减轻肿痛不适感；使药物不易从肌肉组织渗到皮下组织,减少药物对皮下组织的刺激。

(北京大学第一医院　丁炎明)

(北京协和医院　张抒扬)

测 试 题

1. 臀大肌注射的连线定位法的起点和终点分别是
   A. 髂嵴、尾骨
   B. 髂嵴、臀裂顶点
   C. 髂前上棘、尾骨
   D. 髂前上棘、髂后上棘
   E. 髂前上棘、臀裂顶点

2. 下列哪项**不是**肌内注射前操作者评估患者的内容
   A. 病情和治疗情况
   B. 注射部位皮肤状况
   C. 过敏史
   D. 家族史
   E. 意识状态和合作意向

3. 以下肌内注射操作**错误**的是
   A. 正确选择注射部位
   B. 取合适体位,使肌肉放松
   C. 常规消毒皮肤
   D. 垂直进针
   E. 注射刺激性较强的药物,针头应该全部刺入

4. **不符合**无痛注射技术的一项是
   A. 分散患者注意力
   B. 取合适体位,使肌肉放松
   C. 进针后、注射前禁忌抽动活塞
   D. 做到"两快一慢",即进针快、拔针快、注药慢
   E. 肌内注射刺激性强的药物宜采取深部注射

5. 下列与注射时预防感染有关的主要措施是
   A. 选择无钩、无弯曲的锐利针头
   B. 注意药物配伍禁忌
   C. 注射部位皮肤消毒直径 5cm 以上
   D. 不可在硬结、瘢痕处进针
   E. 不可使用变色、混浊的药液

6. 行臀大肌注射时,应避免损伤
   A. 臀部动脉　　　　B. 臀部静脉　　　　C. 坐骨神经　　　　D. 臀部淋巴管　　　　E. 骨膜

7. Please choose the right angle of intramuscular injection
   A. 15°　　　　B. 30°　　　　C. 45°　　　　D. 60°　　　　E. 90°

8. The nurse is preparing to give a medication to a patient. Prior to doing this, she reviews the five "rights" of drug administration

   except
   A. the right medication
   B. the right dose
   C. the right order
   D. the right route
   E. the right time

9. 肌内注射时,为使臀部肌肉松弛,应采取的姿势为
   A. 俯卧位,足尖分开,足跟相对
   B. 侧卧位,上腿伸直,下腿稍弯曲
   C. 仰卧位,双腿稍弯曲
   D. 坐位时,躯干与大腿成 90°角
   E. 立位时,身体须笔直

10. 上臂三角肌肌内注射的部位是
    A. 上臂外侧、三角肌上均可
    B. 上臂外侧、自肩峰下 2~3 横指
    C. 上臂三角肌上 2~3 横指
    D. 肩关节以下、肘关节以上均可
    E. 上臂肩峰下均可

第 13 章

动脉血气分析
Arterial Blood Gas Analysis

一、目的

通过动脉穿刺获取动脉血标本,主要用于动脉血气分析。

二、适应证

1. 对不明原因呼吸困难患者的辅助诊断。
2. 判断低氧血症的程度及可能机制。
3. 判定酸碱平衡紊乱。
4. 监测及指导呼吸机的使用。

三、禁忌证

1. 穿刺部位感染(绝对禁忌证)。
2. 对凝血功能障碍或重症血小板减少者需谨慎操作(相对禁忌证)。

四、操作前准备

1. 患者准备

(1) 向患者解释动脉穿刺的目的、操作过程及可能的风险。

(2) 告知需要配合的事项:主要是在穿刺时保持相应的肢体稳定。

(3) 运动会影响血气分析结果,应在安静休息 10~20min 后进行。

(4) 根据采血部位调整患者体位。

(5) 暴露采血部位(桡动脉、股动脉)。

2. 物品准备

(1) 常用消毒液:2.5% 碘酊和 75% 酒精,或 0.5% 聚维酮碘,或安尔碘皮肤消毒剂(任选其一)。

(2) 注射器:2ml 注射器或动脉血气针。

(3) 药物:2ml 肝素 1 支。

(4) 无菌物品:消毒棉签、消毒棉球若干、胶布 1 卷、无菌橡皮塞 1 个。

(5) 其他:小垫枕 1 个、冰盒 1 个或冰桶 1 只。分类处理垃圾桶 3 个(生活垃圾桶、医疗垃圾桶、锐器盒),治疗车(上层放操作所需物品,下层放分类处理垃圾桶)。

> 目前临床上更常用 0.5% 聚维酮碘或安尔碘进行皮肤消毒。
>
> 注射器备用 1 份。

3. 操作者准备

(1) 穿刺前做到,熟悉动脉穿刺过程及可能并发症,以及预防和处理措施。

(2) 核对患者信息。

(3) 了解患者的病情及动脉穿刺的目的

(4) 如患者吸氧,记录其吸氧浓度。

(5) 戴帽子、口罩,洗手。

(6) 将准备穿刺的注射器用肝素冲洗,完全排去肝素,防止气泡残留。

五、操作步骤

1. 桡动脉穿刺(图 13-1)

(1) 体位:患者取坐位或平卧位,前臂外展,掌心向上,手腕下放小垫枕,手掌稍背伸,暴露穿刺部位。

(2) 穿刺点选择:穿刺部位在掌横纹上 1~2cm 动脉搏动明显处(或桡骨茎突近端约 1cm 处)。

(3) 消毒:用 0.5% 聚维酮碘或安尔碘,消毒患者穿刺部位皮肤(动脉搏动最强点),消毒范围 5cm。术者消毒左手示指、中指和环指。

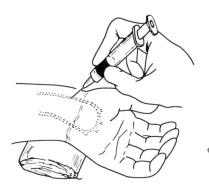

图 13-1 桡动脉穿刺

(4) 穿刺

1) 以左示指和中指在穿刺部位相距约 1cm 轻轻按压,以固定要穿刺的动脉。

2) 右手执肝素化注射器或动脉血气针,在两指间垂直或与动脉走向呈约 45° 角逆血流方向穿刺。

3) 见血液顶入注射器时,固定注射器,直至采集到足够用于检测的动脉血标本(2ml)。用棉球按压穿刺部位,拔出注射器。

4) 穿刺成功后,观察注射器中有无气泡,若有气泡,则将其排出,轻轻转动注射器使血液和肝素充分混合,然后将针头插入橡皮塞中密封。

(5) 按压:穿刺点用无菌干棉球按压 5~10 min,直至完全止血。

2. 股动脉穿刺

(1) 体位:患者取平卧位,下肢稍外展,暴露穿刺部位。

(2) 穿刺点选择:操作者触摸腹股沟动脉搏动最强点(髂前上棘与耻骨结节体表连线处中点下方 1~2cm)作为穿刺点。

(3) 消毒:消毒患者穿刺部位皮肤,消毒范围 5~10cm。

(4) 穿刺:操作者将左手示指和中指置于股动脉搏动最强处,稍用力固定皮肤(示指、中指略分开约 0.5cm),然后在示指与中指之间搏动最强处垂直穿刺。

以下同桡动脉。

3. 穿刺后观察

观察穿刺部位是否有出血、肿胀或疼痛,观察采血部位远端肢体末梢的颜色和动脉搏动情况,对比双侧肢体是否有差异。

4. 血气标本处理

(1) 将血气标本固定在冰盒上(或放入冰桶中),10min 内送检。

桡动脉穿刺出现出血、血供障碍、血栓、血肿的危险性小。

也可用 2.5% 碘酊,以动脉搏动最强点为中心,向周边环形扩展,消毒范围 5cm,以 75% 酒精脱碘 2 次。

动脉血如果接触到空气,会造成动脉血气测定值发生变化,因此,须将针头密闭,与空气隔绝。如果血液中混有小气泡,迅速将其排出即可,不会对结果造成明显影响。

采集的动脉血标本要冷藏并尽快送检,以避免血细胞代谢造成对检查结果(如血液气体分压和血液酸碱度)的影响。

(2) 申请单上填写患者的吸入氧浓度和血红蛋白浓度。

六、注意事项

1. 穿刺不成功时,切勿粗暴地反复穿刺,以免造成动脉壁损伤和出血。

2. 动脉穿刺时,采用专用血气针,动脉血会自动顶入注射器内。穿刺过程中勿抽拉针栓形成负压,使得无法准确判断是否是动脉血标本。

3. 穿刺过程中出现动脉痉挛时造成穿刺及采集困难,且有形成血栓的风险。若针头已在动脉腔内,应稍等待。如造成穿刺失败,应热敷,待痉挛缓解后再行穿刺。

七、并发症及处理

1. **穿刺部位出血**　皮下瘀血或血肿。常见于按压不充分、反复穿刺、刺穿血管后壁等情况。按压是预防出血的重要手段。部分凝血功能差的患者在穿刺后,应根据实际情况按压更长的时间,确定无出血后方可终止按压。出现皮下出血或血肿时应先冷敷,24h 后可进行热敷等处理。

2. **血栓形成**　多见于反复穿刺和过度按压的情况,应注意预防。一旦形成血栓应请血管外科等相关专科紧急处理。

3. **手掌缺血**　可发生于 Allen 试验阳性患者,建议穿刺前常规行 Allen 试验。

4. **感染**　主要原因为消毒不严格,严格消毒可避免。

八、相关知识

1. **Allen 试验**　术者用双手分别按压患者的尺动脉和桡动脉,嘱患者反复用力握拳和放松 5~7 次,直至手掌变白。松开对尺动脉的按压,保持对桡动脉的按压,观察手掌的颜色变化。若手掌颜色在 10s 内迅速恢复正常为 Allen 试验阴性。若 10~15s 手掌颜色无法恢复正常为 Allen 试验阳性,提示桡动脉和尺动脉之间的侧支循环不良,此种情况不宜进行桡动脉穿刺。否则,一旦发生桡动脉闭塞,将会出现手掌缺血的严重情况。

2. **股三角及股动脉的解剖特点**　股三角位于腹股沟股前内侧部上 1/3,呈倒三角形,底部为腹股沟韧带,外侧界为缝匠肌内侧缘,内侧界为长收肌内侧缘。股三角内的结构从外向内依次为股神经、股动脉及其分支、股静脉及其属支及股管。股动脉由髂外动脉延续而来,在腹股沟韧带中点处进入股三角。股动脉在该处位置表浅,易于触摸。

(北京大学第一医院　陈建军　李海潮)

(中山大学附属第一医院　肖海鹏)

测　试　题

1. Allen 试验主要是用于检查
   A. 手掌的神经支配特点
   B. 手掌的血液供应情况
   C. 是否存在桡动脉畸形
   D. 是否存在尺动脉畸形
   E. 是否存在静脉血栓

2. 进行动脉血气分析时,如果标本中混有气泡,可能造成的最明显改变是
   A. 氧分压升高　　　　　　　　　B. 二氧化碳分压升高　　　　　　C. pH 降低
   D. HCO_3^- 降低　　　　　　　　　E. BE 降低

3. 有关动脉血气分析检查的要求,下述**不正确**的是
   A. 患者必须在停止吸氧后采集标本　　　　B. 标本内不能混有气泡
   C. 标本必须低温送检　　　　　　　　　　D. 送检化验单需要注明吸氧浓度
   E. 标本需充分混匀

4. 血气分析样本如果在室温放置时间延长,可能造成检查结果的偏差,其中**不可能**出现的是
   A. 样本 CO_2 分压升高　　　　　　B. 样本 HCO_3^- 下降　　　　　C. 样本 pH 降低
   D. 样本 O_2 分压下降　　　　　　　E. 样本 pH 升高

5. 留取血气标本后,穿刺部位的按压时间应为
   A. 1~3min　　　　B. 3~5min　　　　C. 5~10min　　　　D. 10~15min　　　　E. 15~20min

6. 血气分析时,如果注射器内残留的肝素较多,可能对血气分析检查结果造成影响,其中最**不可能**出现的是
   A. AG 下降　　　　B. pH 下降　　　　C. pH 升高　　　　D. O_2 下降　　　　E. CO_2 分压升高

7. 动脉血二氧化碳分压($PaCO_2$)升高最常见于
   A. 弥散功能障碍　　　　　　　　　B. 肺泡通气量下降
   C. 通气血流比例失衡　　　　　　　D. 肺内分流
   E. 食物中碳水化合物比例增加

8. Allen 试验:术者双手压迫患者的尺、桡动脉,嘱患者反复握拳和放松____次直至手掌变白。松开对尺动脉的压迫,若手掌在____s 内颜色恢复正常为阴性
   A. 5~7,10　　　　B. 6~8,10　　　　C. 7~9,5　　　　D. 8~10,5　　　　E. 8~10,10

9. Which item would change greatly when a air bubble mix in the artery blood sample from a healthy person
   A. $PaO_2\uparrow$　　　　B. $PaCO_2\uparrow$　　　　C. pH $\downarrow$　　　　D. $HCO_3^-\downarrow$　　　　E. BE $\downarrow$

10. Which sequence of the structures is correct from outside to inside in the femoral triangle
    A. femoral vein, femoral artery, femoral nerve　　　B. femoral artery, femoral vein, femoral nerve
    C. femoral nerve, femoral vein, femoral artery　　　D. femoral nerve, femoral artery, femoral vein
    E. femoral artery, femoral nerve, femoral vein

第14章

静 脉 穿 刺

Venous Puncture

一、目的

1. 通过外周静脉穿刺获取静脉血标本进行血常规、血生化、血培养等各项血液化验检查。建立外周静脉输液和输血通路,也需要进行外周静脉穿刺。

2. 深静脉穿刺(包括锁骨下静脉、颈内静脉或股静脉)的目的是在外周静脉穿刺困难的情况下获取静脉血标本;也可通过留置导管建立深静脉通路,用于肠外营养或快速补液治疗、经静脉系统的血流动力学(如 Swan-Ganz 导管、中心静脉压、电生理)等检查、介入治疗(如射频消融、深静脉滤网)等。

二、适应证

1. 需要留取静脉血标本的各种血液实验室检查。
2. 需要开放静脉通路输液或输血治疗。
3. 其他需要经静脉系统进行的相关检查和治疗。

三、禁忌证

穿刺部位有感染为绝对禁忌证,有明显出血倾向者为相对禁忌证。

四、操作前准备

1. 核对医嘱

2. 患者准备

(1) 向患者解释静脉穿刺的目的、方法、注意事项、操作过程、可能的风险。

(2) 告知需要配合的事项:如在穿刺过程中保持合适的体位,肢体不随意活动等。

(3) 输液患者评估药物过敏史,输血患者确认血型等。

(4) 评估患者的配合程度以及穿刺部位的皮肤状况、静脉充盈度及管壁弹性等。

(5) 如果准备静脉输液或输血,可提前协助患者如厕,并取舒适安全卧位。

双人核对医嘱或移动护理终端、执行单、化验单。

如患者不能配合,必要时需他人配合约束穿刺肢体。

3. 物品准备

（1）治疗车上层物品

1）采血：治疗盘、皮肤消毒剂、无菌棉签、真空采血针（或注射器）、真空采血管、垫巾、止血带、医嘱执行单（或移动护理终端）、化验单（或采血条码）等。

2）静脉输液：医嘱执行单（或移动护理终端）、输液架、输液卡、外周静脉留置针、输液器、治疗盘、皮肤消毒剂、无菌棉签、胶布、止血带、透明敷料、无菌输液接头、药液、手表等。

3）密闭式输血：除以上静脉输液用物外，准备输血器和核对好的血液制品。

（2）治疗车下层物品：医用垃圾桶、生活垃圾桶、试管架、锐器盒等。

（3）其他：快速手消毒液等。

4. 操作者准备

（1）操作者修剪指甲，按照六步洗手法洗手，戴帽子、口罩，必要时戴手套。

（2）再次评估穿刺部位，按要求准备好采血管顺序或静脉输液输血的相关用物。

（3）了解静脉穿刺采血和输液输血的并发症以及预防和处理措施。

5. 环境准备　清洁、安静、光线适宜，注意保护患者隐私。

五、操作步骤

1. 经外周静脉穿刺

（1）核对：采取两种以上方式核对患者信息，核对患者、医嘱单（或移动护理终端）与化验单（或采血条码）是否一致，核对真空采血管与化验项目是否相符。

（2）确定穿刺部位：静脉采血常选用肘部静脉，如肘正中静脉、贵要静脉和头静脉（图14-1）等。经外周静脉输液和输血常选用前臂静脉和手背静脉等。如持续腐蚀性药液治疗、肠外营养、使用 pH 小于 5 或大于 9 的液体、渗透压大于 900mOsm/L 的液体治疗，不宜使用外周静脉，应改用中心静脉。

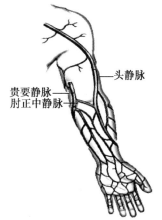

头静脉
贵要静脉
肘正中静脉

图 14-1　肘部静脉示意图

协助患者取平卧位或坐位，暴露前臂和上臂，穿刺部位下方铺垫巾，上臂稍外展，于穿刺点上方约 6cm 处扎止血带，嘱患者握拳，选取充盈、弹性良好的静脉，避开静脉瓣、关节部位及瘢痕、炎症及有硬结的部位。

（3）第一次消毒：松开止血带，操作者手消毒，用无菌棉签蘸取消毒液，以穿刺点为中心螺旋式消毒注射部位皮肤，直径大于 5cm，充分待干。待干过程中准备好采血针。

（4）第二次消毒：扎止血带，进行第二次消毒，充分待干。

（5）穿刺：再次核对患者与医嘱单是否相符，检查针尖斜面无倒钩、毛刺，一手拇指绷紧穿刺部位下端皮肤，一手拇指和示指持采血针，针尖斜面向

临床常用的皮肤消毒剂有 2% 葡萄糖酸氯己定乙醇溶液、有效碘浓度不低于 0.5% 的聚维酮碘或 2% 的碘酊溶液和 75% 酒精。

使用移动护理终端时先扫描患者腕带，显示相关医嘱信息后再扫描采血条码。

扎止血带的松紧以能放入 2 手指为宜，扎紧时间不宜超过 1min，止血带末端向上，避免污染无菌区域。

穿刺进针要果断、速度快，避免在皮下反复穿刺。

上,沿静脉走行与皮肤成 20°~30° 角快速刺入皮肤(图 14-2)。见回血后针头再沿静脉走行向前送入少许,固定采血针,将采血针另一端插入真空采血管内进行采血,采血至需要量后,松开止血带,嘱患者松拳,拔针后用无菌干棉签按压穿刺点 3~5min。将采血针弃于锐器盒内。

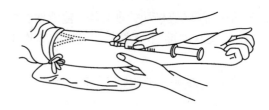

图 14-2 静脉穿刺进针示意图

(6) 经外周静脉穿刺结束后处理

1) 再次核对患者的信息和医嘱及化验单(或采血条码)。用快速手消毒液按照六步洗手法洗手,并协助患者取舒适体位。

2) 按垃圾分类处理原则清理用物。

3) 妥善处理并及时送检血标本,以免影响检验结果。

4) 流动水洗手并做好相关记录。

(7) 经外周静脉输液及输血,可按照上述静脉穿刺的原则及相关护理操作规程进行。

2. 股静脉穿刺

(1) 确定穿刺部位:患者取平卧位,下肢稍外展外旋,在腹股沟处触摸股动脉搏动最明显处,其内侧即为股静脉穿刺部位。(图 14-3)

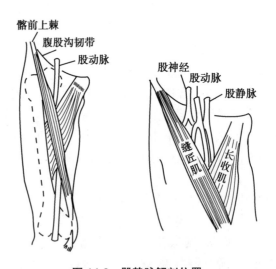

图 14-3 股静脉解剖位置

(2) 消毒穿刺部位皮肤:用无菌棉签蘸取消毒液,以穿刺点为中心螺旋式消毒注射部位皮肤,直径大于 5cm。同时消毒操作者左手示指和中指。

(3) 穿刺:左手示指和中指扪及股动脉搏动最明显处固定。右手持注射器,针头和皮肤呈 90° 或 45°,在股动脉内侧 0.5cm 处刺入。缓慢进针,持续抽吸注射器针栓,见有暗红色回血时提示针头已进入股静脉,固定针头,抽取所需要的静脉血量。拔出针头后用无菌干棉签局部按压止血 3~5min。

（4）静脉穿刺结束后处理

1）用快速手消毒液按照六步洗手法洗手，协助患者取舒适卧位。

2）按照医疗垃圾处理原则清理用物。

3）妥善处理并及时送检血标本，以免影响检验结果。

4）流动水洗手并做好记录。

（5）注意事项

1）穿刺动作应轻柔。未抽到回血时可先向深部刺入，然后边退针边抽吸，直至有血液抽出；也可再次确定穿刺部位，稍微调整穿刺方向及角度后重新穿刺。切勿粗暴地多次反复穿刺，以免造成血管壁损伤和出血。

2）穿刺过程中，如果所抽出的血液为鲜红色，提示误穿入股动脉，应拔出针头，持续按压 5~10min 后重新确定穿刺部位再行穿刺。

六、并发症处理

1. **穿刺部位出血**　可造成皮下淤血或血肿，常见于按压不充分、反复穿刺、刺穿血管壁等情况。准确穿刺及出血后充分按压是预防出血的重要手段。部分凝血功能差的患者在穿刺后应根据实际情况延长按压时间，确定无出血后方可终止按压。

2. **静脉炎**　是静脉壁内膜炎症，见于经外周静脉输液的部位。穿刺部位可出现疼痛、触痛、红肿、发热、硬结、静脉条索等表现。出现静脉炎时应拔除静脉导管，患肢抬高，制动，避免受压，再根据病因采取相应处理措施。

3. **药物渗出与外渗**　见于经外周静脉输液时穿刺部位肿胀，输液滴速可能变慢。应立即停止在原部位输液，抬高患肢，观察渗出或外渗区域的皮肤颜色、温度、感觉等变化及关节活动和肢体远端血运的情况。

4. **静脉导管堵塞**　发生堵塞时应分析堵管原因，不能强行推注生理盐水等冲管液体。确认堵塞时需及时拔管。

5. **导管相关性血流感染**　可疑导管相关性血流感染发生时，应立即停止输液，拔除导管，导管尖端送培养，同时抽取血培养送检。

6. **输液反应**　发生输液反应时应立即停止输液，更换药液，对症处理。剩余药液和输液器送检。

7. **输血反应**　发生输血反应时应立即减慢或停止输血，更换输血器，用生理盐水维持静脉通路，对症处理，密切观察病情变化。保留余血、血袋及输血器，同时上报相关部门。

七、相关知识

1. 采血前需根据检查内容告知患者应进行的准备，如血生化检查前一天应尽量避免摄入过于油腻的食物，并于早餐前空腹状态下（禁食 8h 后）采血。

2. 应根据检查项目的不同，选择不同类型的采血管。真空采血装置采血时，推荐采血管顺序：①血培养管；②凝血项目管；③血沉管；④血清管；⑤肝素血浆管；⑥EDTA 管；⑦血糖管。

3. 抗凝试管注入血标本后，应轻柔颠倒混匀 6~8 次，使血液和抗凝剂充分混合；如为干燥试管，则不宜剧烈晃动。

4. 真空采血装置采集血培养标本时,厌氧瓶优先,每瓶的采血量为 8~10ml,先消毒瓶口再注入血液,使血液与培养液混匀。

5. 推荐使用真空采血装置采集静脉血标本。如果条件不具备,使用注射器留取血标本时,应拔掉针头,沿试管壁将血液缓慢注入,以防溶血或出现泡沫。此外,过度振荡也会引起溶血。

6. 静脉输液治疗时,应根据治疗方案选择管径最细、管腔数最少、创伤最小的血管通路装置。尽可能减少三通、延长管、无针接头等输液附加装置的使用。

(北京协和医院 郭 娜 刘玮楠)

(北京协和医院 张抒扬)

测 试 题

1. 下列哪项**不是**深静脉
    A. 肘正中静脉   B. 锁骨下静脉   C. 股静脉   D. 颈内静脉   E. 以上均不是

2. 有关静脉穿刺所致大面积皮下出血的处理方式,叙述正确的是
    A. 立即热敷   B. 口服止血药物   C. 24h 后热敷   D. 观察   E. 止血带止血

3. Which item is most similar between the samples from vein and artery
    A. pH   B. PO_2 C. PCO_2 D. HCO_3^- E. K^+

4. For which kind of examination would patient be asked to keep fasting
    A. hepatitis B virus surface antigen   B. complete blood cell
    C. liver function and renal function   D. C-reactive protein
    E. renal function

5. 留取血标本的过程中,下面哪项**不正确**
    A. 采血针连接采血管时固定针头   B. 血培养采血时血液注入培养瓶前后需消毒瓶口
    C. 静脉穿刺部位有手背静脉和足背静脉   D. 留取血标本后,要反复过度振荡防止凝血
    E. 皮下出血或血肿在 24h 后可进行热敷

6. 穿刺出血的常见原因**不包括**以下哪项
    A. 按压不充分   B. 反复穿刺   C. 刺穿血管壁
    D. 静脉穿刺后局部按压 3~5min   E. 患者凝血机制差

7. 临床上做静脉穿刺取血时,**不正确**的操作是
    A. 采取生化血标本应在晨起空腹时   B. 可以在输液、输血针头处抽取血标本
    C. 脱水患者血管充盈不良,可以局部按摩   D. 血培养标本应注入无菌容器内
    E. 严格执行无菌操作制度和查对制度

8. 股静脉穿刺时,穿刺点位置及针头与皮肤的角度应为
    A. 股动脉内侧 0.5cm,针头与皮肤呈 90° 或 45°
    B. 股动脉外侧 0.5cm,针头与皮肤呈 90° 或 45°
    C. 股动脉内侧 0.5cm,针头与皮肤呈 60°
    D. 股动脉外侧 0.5cm,针头与皮肤呈 90°
    E. 股动脉外侧 0.5cm,针头与皮肤呈 60°

9. 肘正中静脉取血时,针头与皮肤的角度为

　　A. 10°~20°　　　　B. 15°~25°　　　　C. 20°~30°　　　　D. 30°~35°　　　　E. 40°~45°

10. 真空采血装置采血时,按照推荐采血管顺序,首先采血的是

　　A. 血清管　　　　B. EDTA 管　　　　C. 血培养管　　　　D. 血糖管　　　　E. 血沉管

第15章

穿脱隔离衣

Donning and Removing Isolation Gown

一、目的

1. 保护医务人员避免受到血液、体液和其他感染性物质污染。
2. 保护患者避免感染。

二、适应证

1. 接触经接触传播的感染性疾病患者如传染病患者、多重耐药菌感染等患者时。
2. 对患者实行保护性隔离时，如大面积烧伤、骨髓移植等患者的诊疗、护理时。
3. 可能受到患者血液、体液、分泌物、排泄物喷溅时。

三、禁忌证

无。

四、操作前准备

1. **患者准备**　无。
2. **材料准备**　①隔离衣。②挂衣架。③衣夹。④洗手池。⑤洗手液。⑥帽子、口罩。⑦刷子。⑧消毒液。⑨毛巾。
3. **操作者准备**
(1) 取下手表,卷袖过肘,洗手。
(2) 穿隔离衣前要戴好帽子、口罩。

五、操作步骤

1. **取衣**　手持衣领从衣夹上取下隔离衣,将清洁面朝向自己,将衣服向外折,露出肩袖内口。

> 要手持衣领取衣,同时将清洁面朝向自己。

2. **穿隔离衣**
(1) 一手持衣领,另一手伸入袖内并向上抖,注意勿触及面部。一手将衣领向上拉,使另一手露出来。依次穿好另一袖。
(2) 两手持衣领顺边缘由前向后扣好领扣。
(3) 扣好袖口或系上袖带。

> 注意两手持衣领顺边缘由前向后扣好领扣。

（4）从腰部向下约 5cm 处自一侧衣缝将隔离衣后身向前拉,见到衣边捏住,依法将另一边捏住,两手在背后将两侧衣边对齐,向一侧按压折叠,以一手按住,另一手将腰带拉至背后压住折叠处,在背后交叉,回到前面打一活结,系好腰带。

3. 脱隔离衣

（1）解开腰带,在前面打一活结。

（2）解开袖口,在肘部将部分袖子塞入工作服内,暴露前臂。

（3）消毒双手,从前臂至指尖顺序刷洗 2min,清水冲洗,擦干。

（4）解开衣领。

（5）一手伸入另一侧袖口内,拉下衣袖过手,用遮盖着的手在外面拉下另一衣袖。

（6）解开腰带,两手在袖内使袖子对齐,双臂逐渐退出。

（7）双手持领,将隔离衣两边对齐,用衣夹夹衣领挂好。

六、并发症及处理

无。

七、相关知识

1. 如挂在半污染区的隔离衣,清洁面向外;如挂在污染区的隔离衣,清洁面向内。

2. 标准预防是指针对医院所有患者和医务人员采取的一组预防感染措施。包括手卫生,根据预期可能的暴露选用手套、隔离衣、口罩、护目镜或防护面屏,以及安全注射;也包括穿戴合适的防护用品处理患者环境中污染的物品与医疗器械。标准预防是基于患者的血液、体液、分泌物(不包括汗液)、非完整皮肤和黏膜均可能含有感染性因子的原则。

3. **个人防护用品** 用于保护医务人员避免接触感染性因子的各种屏障用品,包括口罩、手套、护目镜、防护面罩、防水围裙、隔离衣、防护服、鞋套等。

（北京大学人民医院 马 慧 陈江天）

（北京大学人民医院 陈 红）

旁注：
- 两手在背后注意将两侧衣边对齐,向一侧按压折叠。
- 注意腰带要打一活结。
- 消毒双手时要从前臂至指尖顺序刷洗2min。
- 解衣领前,一定要消毒双手。
- 要用遮盖着的手在外面拉下另一衣袖。
- 两手在袖内要使袖子对齐。
- 注意将隔离衣两边对齐。

测 试 题

1. 穿脱隔离衣前的操作者准备**不包括**

A. 戴帽子　　　B. 戴口罩　　　C. 套鞋套　　　D. 洗手　　　E. 卷袖过肘

2. 穿隔离衣的正确顺序为

A. 扣领扣—穿袖子—系袖带—系腰带　　　B. 穿袖子—扣领扣—系袖带—系腰带

C. 穿袖子—扣领扣—系腰带—系袖带　　　D. 穿袖子—系袖带—系腰带—扣领扣

E. 扣领扣—系腰带—穿袖子—系袖带

3. 脱隔离衣的正确顺序为

A. 解开腰带—消毒双手—解开袖口—解开衣领

B. 消毒双手—解开腰带—解开袖口—解开衣领

C. 解开衣领—解开袖口—解开腰带—消毒双手
D. 解开腰带—解开袖口—消毒双手—解开衣领
E. 解开衣领—消毒双手—解开腰带—解开袖口

4. Infection chain include some links except
    A. source of infection
    B. hand
    C. susceptible hosts
    D. route of transmission
    E. modes of transmission

5. Removing isolation gown, the correct hand hygiene time is
    A. three minutes
    B. one minute
    C. two minutes
    D. four minutes
    E. one and a half minutes

6. 穿隔离衣时
    A. 应单手持衣领顺边缘由前向后扣好领扣
    B. 应两手持衣领顺边缘由前向后扣好领扣
    C. 应两手持衣领顺边缘由后向前扣好领扣
    D. 应两手持衣领由后向前扣好领扣
    E. 应两手持衣领由前向后扣好领扣

7. 穿隔离衣时
    A. 应从腰部向下约 5cm 处自一侧衣缝将隔离衣后身向前拉,见到衣边捏住
    B. 应从腰部向下约 4cm 处自一侧衣缝将隔离衣后身向前拉,见到衣边捏住
    C. 应从腰部向下约 3cm 处自一侧衣缝将隔离衣后身向前拉,见到衣边捏住
    D. 应从腰部向下约 6cm 处自一侧衣缝将隔离衣后身向前拉,见到衣边捏住
    E. 应从腰部向下约 7cm 处自一侧衣缝将隔离衣后身向前拉,见到衣边捏住

8. 准备穿隔离衣取衣时,应
    A. 手持衣袖从衣夹上取下隔离衣
    B. 手持袖口从衣夹上取下隔离衣
    C. 手持衣襟从衣夹上取下隔离衣
    D. 手持衣领从衣夹上取下隔离衣
    E. 手持腰带从衣夹上取下隔离衣

9. 脱隔离衣时,消毒双手的正确时机是
    A. 解开腰带后　　B. 解开衣领后　　C. 解开袖口前　　D. 解开腰带前　　E. 解开衣领前

10. 悬挂隔离衣时,正确的是
    A. 如挂在半污染区的隔离衣,清洁面向外
    B. 如挂在半污染区的隔离衣,清洁面向内
    C. 如挂在污染区的隔离衣,清洁面向外
    D. 无论挂在半污染区或污染区的隔离衣,均清洁面向内
    E. 无论挂在半污染区或污染区的隔离衣,均清洁面向外

第16章

常用头面部隔离技术

Common Head and Face Isolation Technology

一、目的

1. **外科口罩** 用于阻止血液、体液和飞溅物传播。

2. **医用防护口罩** 用于阻止经空气传播的直径≤5μm的感染因子，或防止近距离(<1m)接触经飞沫传播的疾病而发生感染。

3. **护目镜** 防止患者的血液、体液等具有感染性物质溅入人体眼部。

4. **防护面罩** 防止患者的血液、体液等具有感染性物质溅到人体面部。

二、适应证

1. **外科口罩** 一般诊疗活动；手术室工作或护理免疫功能低下患者、进行体腔穿刺等操作时应佩戴外科口罩。

2. **医用防护口罩** 接触经空气传播或近距离接触经飞沫传播的呼吸道传染病患者时，应戴医用防护口罩。

3. **护目镜或防护面罩** 下列情况应使用护目镜或防护面罩。

(1) 在进行诊疗、护理操作，可能发生患者血液、体液、分泌物等喷溅时。

(2) 近距离接触经飞沫传播的传染病患者时。

(3) 为呼吸道传染病患者进行气管切开、气管插管等近距离操作，可能发生患者血液、体液、分泌物喷溅时，应使用全面型防护面罩。

三、禁忌证

无。

四、操作前准备

1. **患者准备** 无。

2. **材料准备**

(1) 外科口罩、医用防护口罩、护目镜、防护面罩。

(2) 洗手池。

(3) 洗手液。

3. **操作者准备** 洗手。

> 空气传播指带有病原微生物的微粒子(≤5μm)通过空气流动导致的疾病传播。
>
> 飞沫传播指带有病原微生物的飞沫核(>5μm)，在空气中短距离(1m内)移动到易感人群的口、鼻黏膜或眼结膜等导致的传播。
>
> 应根据不同的操作要求选用不同类型的头面部防护。
>
> 佩戴前应检查有无破损，佩戴装置有无松懈。每次使用后应清洗与消毒。

79

五、操作步骤

1. 外科口罩的佩戴方法

（1）将口罩罩住鼻、口及下巴，口罩下方带系于颈后，上方带系于头顶中部。

（2）将双手指尖放在鼻夹上，从中间位置开始，用手指向内按压，并逐步向两侧移动，根据鼻梁形状塑造鼻夹。

（3）调节系带的松紧度。

外科口罩只能一次性使用。

2. 医用防护口罩的佩戴方法

（1）一手托住防护口罩，有鼻夹的一面背向外。

（2）将防护口罩罩住鼻、口及下巴，鼻夹部位向上贴近面部。

（3）用另一只手将下方系带拉过头顶，放在颈后双耳下。

（4）再将上方系带拉至头顶中部。

（5）将双手指尖放在金属鼻夹上，从中间位置开始，用手指向内按鼻夹，并分别向两侧移动和按压，根据鼻梁的形状塑造鼻夹。

戴医用防护口罩应进行面部密合性试验。

检查方法：将双手完全盖住防护口罩，快速呼气，若鼻夹附近有漏气，调整鼻夹，若漏气位于四周，应调整到不漏气为止。

医用防护口罩的效能持续应用6~8h，遇污染或潮湿，应及时更换。

3. 摘口罩方法

（1）不要接触口罩前面（污染面）。

（2）先解开下面的系带，再解开上面的系带。

（3）用手仅捏住口罩的系带丢至医疗废物容器内。

4. 戴护目镜或防护面罩的方法　戴上护目镜或防护面罩，调节舒适度。

5. 摘护目镜或防护面罩的方法　捏住靠近头部或耳朵的一边摘掉，放入回收或医疗废物容器内。

六、并发症及处理

无。

七、相关知识

1. 穿戴防护用品应遵循的程序

（1）清洁区进入潜在污染区：洗手→戴帽子→戴医用防护口罩→穿工作衣裤→换工作鞋后→进入潜在污染区。

（2）潜在污染区进入污染区：穿隔离衣或防护服→戴护目镜/防护面罩→戴手套→穿鞋套→进入污染区。

（3）为患者进行吸痰、气管切开、气管插管等操作，可能被患者的分泌物及体内物质喷溅的诊疗护理工作前，应戴防护面罩或全面型呼吸防护器。

2. 脱防护用品应遵循的程序

（1）离开污染区进入潜在污染区前：摘手套、消毒双手→摘护目镜/防护面罩→脱隔离衣或防护服→脱鞋套→洗手和/或手消毒→进入潜在污染区，洗手或手消毒。

（2）离开潜在污染区进入清洁区前：洗手和/或手消毒→脱工作服→摘医用防护口罩→摘帽子→洗手和/或手消毒后，进入清洁区。

（3）离开清洁区：沐浴、更衣→离开清洁区。

离开隔离区前应对佩戴的眼镜进行消毒。

（北京大学人民医院　陈江天　马　慧）

（北京大学人民医院　陈　红）

测 试 题

1. 拟对外伤后血气胸患者行胸腔引流术需佩戴
   - A. 外科口罩
   - B. 医用防护口罩
   - C. 外科口罩 + 护目镜
   - D. 医用防护口罩 + 护目镜
   - E. 医用防护口罩 + 防护面罩

2. 为开放性肺结核咯血患者行气管镜检查需佩戴
   - A. 外科口罩
   - B. 外科口罩 + 护目镜
   - C. 医用防护口罩
   - D. 医用防护口罩 + 护目镜
   - E. 医用防护口罩 + 全面型防护面罩

3. The clinical situation in which a medical protective mask needs to be replaced is
   - A. already worn 2h
   - B. already worn 3h
   - C. already worn 4h
   - D. already worn 5h
   - E. already worn 6h

4. The correct way to remove a surgical mask is
   - A. untie the top tie
   - B. pinch the outer side of the mask into the paper basket by hand
   - C. pinch the inner side of the mask into the paper basket by hand
   - D. hold the mask's tie with your hand and throw it into the medical waste container
   - E. pinch the inner side of the mask with your hand and throw it into the medical waste container

5. 医务人员由清洁区进入潜在污染区穿戴防护用品的正确顺序是
   - A. 洗手→戴帽子→穿工作衣裤→换工作鞋→戴医用防护口罩
   - B. 洗手→戴帽子→戴医用防护口罩→穿工作衣裤→换工作鞋后
   - C. 洗手→戴医用防护口罩→戴帽子→穿工作衣裤→换工作鞋后
   - D. 洗手→戴医用防护口罩→戴帽子→换工作鞋后→穿工作衣裤
   - E. 戴帽子→洗手→戴医用防护口罩→穿工作衣裤→换工作鞋后

6. 医务人员由潜在污染区进入污染区穿戴防护用品的正确顺序是
   - A. 戴手套→戴护目镜 / 防护面罩→穿隔离衣或防护服→穿鞋套
   - B. 戴护目镜 / 防护面罩→穿隔离衣或防护服→戴手套→穿鞋套
   - C. 穿隔离衣或防护服→戴护目镜 / 防护面罩→戴手套→穿鞋套
   - D. 戴手套→穿隔离衣或防护服→戴护目镜 / 防护面罩→穿鞋套
   - E. 穿隔离衣或防护服→戴手套→戴护目镜 / 防护面罩→穿鞋套

7. 医务人员离开污染区进入潜在污染区前摘脱防护用品的正确顺序是
   - A. 摘手套、手消毒→摘护目镜 / 防护面罩→脱隔离衣 / 防护服→脱鞋套→洗手
   - B. 摘护目镜 / 防护面罩→摘手套、手消毒→脱隔离衣 / 防护服→脱鞋套→洗手
   - C. 脱隔离衣 / 防护服→摘手套、手消毒→摘护目镜 / 防护面罩→脱鞋套→洗手
   - D. 摘手套、手消毒→摘护目镜 / 防护面罩→脱鞋套→脱隔离衣 / 防护服→洗手
   - E. 摘手套、手消毒→脱隔离衣 / 防护服→摘护目镜 / 防护面罩→脱鞋套→洗手

8. 医务人员离开潜在污染区进入清洁区前摘脱防护用品的正确顺序是
   - A. 洗手→摘医用防护口罩→脱工作服→摘帽子→洗手
   - B. 洗手→脱工作服→摘医用防护口罩→摘帽子→洗手
   - C. 脱工作服→洗手→摘医用防护口罩→摘帽子→洗手
   - D. 脱工作服→洗手→摘帽子→摘医用防护口罩→洗手
   - E. 洗手→摘帽子→脱工作服→摘医用防护口罩→洗手

9. 急性心肌梗死患者心搏骤停拟气管插管,需佩戴
    A. 外科口罩   B. 医用防护口罩
    C. 护目镜 + 外科口罩   D. 护目镜 + 医用防护口罩
    E. 全面型防护面罩

10. 医用防护口罩面部密合性试验正确的操作是
    A. 快速呼气→检查鼻夹附近有无漏气,并调整鼻夹
    B. 双手完全盖住防护口罩→检查鼻夹附近有无漏气,并调整鼻夹
    C. 双手完全盖住防护口罩→快速呼气→检查鼻夹附近有无漏气,并调整鼻夹检查口罩四周是否漏气,并调整到不漏气为止
    D. 双手完全盖住防护口罩→快速呼气→检查鼻夹附近有无漏气,并调整鼻夹
    E. 双手完全盖住防护口罩→快速呼气→检查口罩四周是否漏气,并调整到不漏气为止

第 17 章

心电图操作

Electrocardiogram Operation

一、目的

了解被检者的心电活动情况,是心脏疾病最常用的检测手段之一。

二、适应证

1. 记录人体正常的心电活动。
2. 观察和诊断各种心律失常。
3. 诊断心肌梗死及观察其演变过程。
4. 是房室肥大、药物和电解质紊乱等的辅助诊断手段。
5. 对心脏起搏器植入前后患者的心电监测。
6. 围术期心脏评估和监测。

三、操作前准备

1. 环境及器械(物品)准备

(1) 诊查环境应注意保护被检者隐私,室内温度不应低于18℃,检查床的宽度最好大于80cm。

(2) 心电图机、外接电缆、导联电缆、探查电极(四肢及胸部)、心电图记录纸。

(3) 导电膏、棉签(纱布)、酒精。

(4) 分规、记录笔、报告单。

(5) 检查心电图机的工作性能(标准样机检测标准)。

2. 着装准备 检查者按医疗卫生管理规定的要求着装,衣帽整洁得体。

3. 核对申请单 核对患者姓名、年龄、性别、住院号、心电图编号、临床诊断、检查目的等信息。

4. 患者准备 向患者解释心电图检查的目的、方法、注意事项及配合要求。

四、操作步骤

1. 按顺序连接并检查心电图机的电源线、导联线、探查电极。
2. 打开心电图机的开关。使用直流电源者检查电压是否正常。
3. 安装记录纸,检查记录纸是否充足。

4. 首先描记标定电压 1mV=10mm 的方波,同时检查各导联记录的同步性、灵敏度、阻尼及频响。

5. 协助患者仰卧(必要时也可采取其他适宜的体位),充分暴露前胸及手腕、脚踝,放松肢体、保持平静呼吸。

6. 处理皮肤(肥皂水清洗、酒精去脂、必要时剃毛发);将导电膏涂于放置电极处的皮肤上,以减少皮肤阻抗。

7. 严格按照统一标准,准确安放常规 12 导联心电图的探查电极。

(1) 肢体导联:电极应选择双上肢腕关节内侧和双下肢踝关节内侧的上方。

RA:右上肢

LA:左上肢

RL(N):右下肢

LL:左下肢

(2) 胸前导联(图 17-1)

1) 选择肋间:先找到胸骨角(Louis 角),其两侧分别与左右第 2 肋软骨相连接,为计数肋骨和肋间隙顺序的主要标志。第 2 肋骨下面的间隙为第 2 肋间隙,依次向下数肋间至第 4 肋间隙、第 5 肋间隙。

2) 选择胸前导联电极位置

V_1:胸骨右缘第 4 肋间

> 不能仅以导联线的颜色分辨上肢、下肢或左右,必须按照标记符号进行辨识。

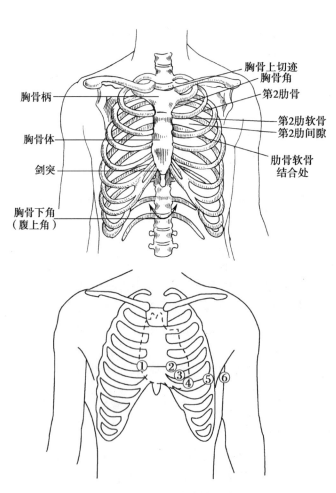

图 17-1　胸前导联的位置

V_2:胸骨左缘第4肋间

V_3:V_2与V_4连线中点(通常先确定V_4的部位)

V_4:左锁骨中线第5肋间

V_5:左腋前线与V_4同一水平处

V_6:左腋中线与V_4同一水平处

8. 若病情需要记录18导联心电图,需加做如下导联(图17-2):

V_7:左腋后线与V_4同一水平处

V_8:左肩胛线与V_4同一水平处

V_9:左脊柱旁线与V_4同一水平处

V_3R:右胸与V_3相对应处

V_4R:右胸与V_4相对应处

V_5R:右胸与V_5相对应处

《 女性乳房下垂者应托起乳房,将V_3、V_4、V_5的电极安置在乳房下的胸壁上,而不应安置在乳房上。

《 描记V_7、V_8、V_9导联时患者必须采取仰卧位,可选扁平电极或吸杯电极(背部电极最好用一次性监护电极连接),不应取侧位进行描记。

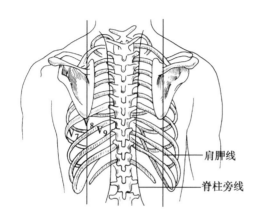

图 17-2　V_7、V_8、V_9**导联的位置**

肩胛线

脊柱旁线

若怀疑有右位心时加做上肢反接后的肢体导联,反接后的V_1与V_2及加做V_3R、V_4R、V_5R、V_6R导联(图17-3)。

9. 描记心电图

(1) 设定纸速为25mm/s。

《 怀疑有右位心时,应加做V_3R、V_4R、V_5R、V_6R,尤其注意上肢的肢体导联需反接。

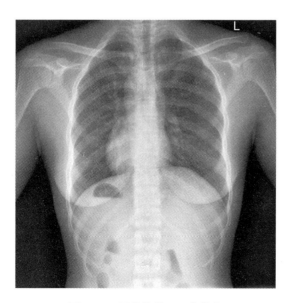

图 17-3　正位胸片——右位心

> 遇有心律失常时应做长程 II 或 V_1 记录,最好做多导联同步记录。

(2) 观察基线是否稳定,有无交流电或其他干扰。如有,应设法排除。

(3) 每个导联记录长度不少于 3~4 个完整的心动周期。

(4) 对急性缺血性胸痛患者,首次心电图检查必须加做 V_7、V_8、V_9、V_3R、V_4R、V_5R,并将胸前各导联的放置部位用记号笔做标记,以便以后进行动态比较。

(5) 对于电压过高而描记失真的导联,应选用 1mV=5mm 的标准作补充记录。

(6) 记录的心电图必须标明患者的姓名、性别、年龄、检查日期和时间。手动记录要标明导联。不能仰卧的患者应注明体位。

10. 心电图操作结束后,去除电极,清洁被检者皮肤,关闭开关,拔掉电源,为下次使用做好准备。

五、并发症处理

局部皮肤不良反应。

1. 原因 胸部探查电极的吸附时间过长或对导电膏过敏。

2. 表现 局部皮肤出现小水疱或红、痒、皮疹。

3. 预防及处理 一般无需特殊处理,去掉电极观察,严重者可予抗过敏治疗。

六、相关知识

心脏约 2/3 位于正中线的左侧,1/3 位于正中线的右侧,前方对向胸骨体和第 2~6 肋软骨,后方平对第 5~8 胸椎。心脏在发育过程中沿心脏纵轴向左轻度旋转,故左半心位于右半心的左后方。若平第 4 肋间隙通过心脏做一水平切面并标以钟面数字,有助于对心腔位置关系的了解:右室在 5~8 点;右房在 8~11 点;左房在 11~1 点;左室相当于 2~5 点;房间隔和室间隔大致在 10 点半和 4 点半位置,与身体正中面约成 45°角。

(北京协和医院 刘震宇 王 亮)

(北京协和医院 张抒扬)

测 试 题

1. 常规心电图描记应是
   A. 3 导联   B. 6 导联   C. 9 导联   D. 12 导联   E. 18 导联

2. V_1 导联位于
   A. 胸骨右缘第 4 肋间   B. 胸骨左缘第 4 肋间
   C. 胸骨右缘第 3 肋间   D. 胸骨左缘第 3 肋间
   E. 胸骨右缘第 2 肋间

3. 描记 V_4 导联时,探查电极应放置于
   A. 胸骨右缘第 4 肋间   B. 胸骨左缘第 4 肋间
   C. V_3 与 V_5 连线中点   D. 左锁骨中线与第 5 肋间相交处
   E. 胸骨左缘第 2 肋间

4. V_7 导联位于
   A. 左肩胛线与 V_2 同一水平
   B. 左肩胛线与 V_3 同一水平
   C. 左肩胛线与 V_4 同一水平
   D. 左腋后线与 V_3 同一水平处
   E. 左腋后线与 V_4 同一水平处

5. V_3R 导联位于
   A. 胸骨右缘第 4 肋间
   B. 胸骨右缘第 5 肋间
   C. 胸骨右缘第 6 肋间
   D. 右胸与 V_3 相对应处
   E. 右胸与 V_4 相对应处

6. 12 导联心电图的常规走纸速度为
   A. 10mm/s　　　B. 25mm/s　　　C. 50mm/s　　　D. 75mm/s　　　E. 100mm/s

7. 12 导联心电图的标定电压为
   A. 5mm/mV　　　B. 10mm/mV　　　C. 15mm/mV　　　D. 20mm/mV　　　E. 25mm/mV

8. 心电图坐标格上平均 P-P 间距为 20 小格(纸速为 25mm/s),其心率为
   A. 60 次 /min　　　B. 75 次 /min　　　C. 90 次 /min　　　D. 100 次 /min　　　E. 120 次 /min

9. 心电图的右上肢导联的标记为
   A. RA　　　B. LA　　　C. RL(N)　　　D. LL　　　E. AR

10. 胸骨角(Louis 角)对应的是
    A. 第一肋骨　　　B. 第二肋骨　　　C. 第三肋骨　　　D. 第四肋骨　　　E. 第五肋骨

第18章

刷 手
Surgical Hand Scrub

一、目的

有效预防和控制手术人员身上的病原体传播到患者的手术部位,防止术后感染的发生。

二、适应证

所有参加手术的人员都必须进行手术前刷手。

三、禁忌证

1. 手臂皮肤有破损或有化脓性感染者。
2. 参加手术的人员患有传染性疾病,且处于传染期者(如流感等)。

四、操作前准备

1. 更换刷手衣(要求内部衣衫不能露出刷手衣的领口及袖口外,刷手衣下沿要完全掖于刷手裤内)、换手术室用鞋、戴好医用帽子(勿使头发暴露)和口罩(罩住口鼻)。

2. 修剪指甲,去除甲下污垢,摘除手部饰品。

3. 将刷手衣袖挽至肘上 10cm 以上。

4. 刷手物品准备:消毒毛刷,普通肥皂或皂液,无菌小方巾,0.5% 聚维酮碘,70% 酒精,0.1% 新洁尔灭(苯扎溴铵),洁肤柔洗手液和洁肤柔消毒凝胶。

五、操作步骤

(一) 肥皂水刷手法

1. **普通刷手**　先用普通肥皂按六步洗手法洗手。

2. **肥皂水刷手**　用消毒毛刷蘸肥皂水依次刷手指尖、手、腕、前臂至肘上 10cm 处(由远及近,沿一个方向顺序刷洗),两上肢交替进行刷洗。刷完一次后用流动清水将肥皂水冲去(手指向上,肘部屈曲朝下,先冲手部,再冲前臂,最后冲上臂,使水流自手部流向肘部)。按上述方法刷洗 3 遍,时间共 10min。冲洗后保持拱手姿势(双手勿低于肘、高于肩为标准)。

3. **擦手**　用无菌小方巾,先擦干双手,之后对角折叠成三角形(底边向

> 注意刷手及浸泡消毒范围、各步骤所需的时间,浸泡后保持拱手姿势,已消毒的部位不能触及有菌的物品。

里,尖向外,平放于一只手背上,另一只手持方巾底边两角对合),由手腕向前臂、肘部到上臂(肘上 10cm 处)顺序擦干,先擦干一侧,翻转手巾再擦另一侧,擦过肘部的手巾不能再接触手和前臂。

4. **泡手** 将手、前臂到肘上 6cm 处完全浸泡在 70% 酒精或 0.1% 新洁尔灭(苯扎溴铵)内,共 5min。

5. 手臂浸泡后保持拱手姿势,待其自然晾干。刷手后,不可再触及非无菌的任何物品,若不慎碰触非无菌的物品时,应重新刷手。

（二）简易刷手法

1. **普通刷手** 先用普通肥皂按六步洗手法洗手。

2. **消毒液刷手** 用消毒毛刷蘸洁肤柔洗手液依次刷指尖、手、腕、前臂至肘上 10cm 处(由远及近,沿一个方向顺序刷洗),刷时用相当力量,注意甲缘下及指间部位,保持指尖朝上、肘朝下,两上肢沿手、腕、前臂、肘上交替进行刷洗,刷完一次后用清水将洁肤柔洗手液冲洗干净(先冲手部,再冲前臂,最后冲上臂,使水流自手部流向肘部),时间 3min。冲洗后保持拱手姿势。

3. **擦手** 用无菌小方巾,先擦干双手,之后对角折叠成三角形,从手腕向前臂、肘部到上臂(肘上 10cm 处)顺序擦干,先擦干一侧,翻转手巾再擦另一侧,擦过肘部的手巾不能再接触手和前臂。

4. **涂手** 用 5~10ml 洁肤柔消毒凝胶(约含乙醇 55%,DP300 约 0.12%)均匀涂于两手、前臂和肘上 6cm 一遍,双手搓擦至干。

（三）聚维酮碘刷手法

1. 先用肥皂和水把手和前臂清洗一遍,再用干净一次性纸巾或干毛巾擦干。

2. **聚维酮碘刷手** 用消毒的软毛刷蘸取 0.5% 聚维酮碘刷手。刷手顺序采用三段法:先刷双手,顺序为指端、甲缘及两侧甲沟,再由拇指的桡侧起渐次到背侧、尺侧、依次刷完五指及指蹼,然后再刷手掌、手背;再刷双前臂;最后刷双上臂至肘上 6cm。刷手时间 5min,要求用力适当,均匀一致,从手到臂,交替逐渐上行,顺序不可逆转,不可留有空白区。刷手时间的安排并不是均匀分配,刷双手的用时要多一些。

3. **擦手** 用无菌小方巾擦干手部后,对角折叠成三角形,放于前臂并使三角形的底边朝上,另一手抓住下垂的两角,并拉紧和旋转,逐渐向上移动至肘上 6cm。再用另一块无菌小方巾以同样的方法擦干对侧手和臂。注意毛巾移动方向只能从手到上臂,切忌相反。擦手的目的是为了方便戴无菌手套,因此擦手不一定把聚维酮碘擦得十分干净,适当留下一些聚维酮碘会形成一层保护膜,更加有利于无菌操作。

4. **刷手完成后体位** 双手保持在胸前,双肘成半屈位。消毒后的双手保持不能低过腰际以下,也不能高过肩部的位置。刷手后,不可再触及非无菌的任何物品,如误触及非无菌物品,必须重新刷手。

六、相关知识

1. **消毒药品** 种类很多,如 1:1 000 苯扎溴铵,1:2 000 氯己定液等。使用这些浸泡液刷手时间可缩短为 5min。浸泡前一定要冲干净手臂上的肥皂水,以免影响杀菌药效。

2. **连台手术的刷手** 若前一台手术为无菌或清洁手术,手套未破,需

刷手注意:
1. 注意手指甲缝、指关节、指蹼处、腕部尺侧和肘后方等部位的刷洗。
2. 无菌毛刷、无菌小方巾接触到上臂后,不能再返回接触手部和前臂。
3. 刷手冲洗过程应保持双手位于胸前并高于肘部,保证水由手部流向肘部。

连续施行另一台手术时,可不用重新刷手,仅需将手、前臂和肘上 6cm 浸泡 70% 酒精或 0.1% 新洁尔灭溶液 5min,或用洁肤柔消毒凝胶涂擦手和前臂一遍,再穿无菌手术衣和戴无菌手套。若前一台手术为污染手术,则施行下一台手术前应重新刷手。

3. 六步洗手法洗手　采用流动水洗手,使双手充分湿润。取适量肥皂或者一般消毒洗手液,均匀涂抹至整个手掌、手背、手指和指缝。认真揉搓双手至少 15s,应注意清洗双手所有皮肤,清洗指尖、指背和指缝,具体揉搓步骤为:

> 六步洗手法口诀:
> 内、外、夹、弓、大、立。

第一步(内):洗手掌。掌心相对,手指并拢,相互揉搓。

第二步(外):洗背侧指缝。掌心对手背,沿指缝交叉,相互揉搓,双手交换进行。

第三步(夹):洗掌侧指缝。掌心相对,双手指交叉,指缝相互揉搓。

第四步(弓):洗指背。弯曲各手指关节,半握拳把指背放在另一手掌心旋转揉搓,双手交换进行。

第五步(大):洗拇指。右手握住左手大拇指旋转揉搓,双手交换进行。

第六步(立):洗指尖。将 5 个手指尖并拢放在另一手掌心旋转揉搓,双手交换进行。

最后在流动水下彻底冲洗双手,擦干。

(中山大学附属第一医院　赖佳明)
(华中科技大学同济医学院附属同济医院　刘　争)

测　试　题

1. 医护人员在以下哪一类情况下可以参加手术
   A. 霍乱　　　　　　B. 禽流感　　　　　C. 手背皮肤有破损　　　D. 指甲甲沟炎　　　E. 慢性肝炎

2. 关于手术前刷手,以下描述正确的是
   A. 目前刷手已经改进,只用洁肤柔消毒凝胶消毒手和前臂两遍就可以做手术
   B. 如果用肥皂水刷手,应该要刷洗两遍,时间共 10min
   C. 擦手时用无菌小方巾由手向前臂、肘部到上臂顺序擦干,先擦干一侧,翻转手巾再擦另一侧,擦过肘部的手巾不能再接触手和前臂
   D. 刷手完成后,手接触到自己上臂衣服,要再浸泡 70% 酒精 5min,不必重新刷手
   E. 简易刷手法刷手时,刷手时间可缩短到 1min

3. 以下哪一种消毒药品**不可以**用于手术前刷手
   A. 1 : 1 000 苯扎溴铵　　　　　　　　B. 洁肤柔消毒凝胶
   C. 1 : 2 000 氯己定液　　　　　　　　D. 石炭酸(苯酚)
   E. 洁肤柔刷手液

4. The disinfectant solutions below can be used for hand brushing before operation except
   A. 1 : 1 000 benzalkonium bromide　　　B. Jifro disinfectant gel
   C. 1 : 2 000 chlorhexidine solution　　　D. carbolic acid
   E. Jifro brushing solution

5. Under which circumstance below, re-scrubbing is not needed when participating in another operation continuously

    A. It is a thyroid surgery previously

    B. It is a VATS lobectomy

    C. The aseptic clothes and gloves wearied in surgery are imported with original packaging

    D. The gloves are broken after previous surgery

    E. Hands and forearms have been scrubbed with Jifro disinfectant gel for three times before surgery

6. 关于六步洗手法洗手步骤，以下正确的是

    A. 采用流动水洗手，使双手充分浸湿

    B. 取适量肥皂液，均匀涂抹至整个手掌、手背、手指和指缝

    C. 揉搓双手至少 15s

    D. 在流动水下彻底冲洗双手，擦干

    E. 以上均正确

7. 连续施行另一台手术时，以下哪一种情况下可以不用重新刷手

    A. 上一台为甲状腺手术

    B. 手术时穿戴的无菌衣服和手套为原装进口

    C. 上一台手术完毕后发现手套已经破损

    D. 手术前已经用洁肤柔消毒凝胶涂擦手和前臂三遍

    E. 上一台为肝脓肿切开引流术

8. 医务人员洗手六步法的第四步是

    A. 掌心相对揉搓   B. 手指交叉掌心对手背揉搓，交换进行

    C. 手指交叉掌心相对揉搓   D. 拇指在掌中揉搓，交换进行

    E. 弯曲手指关节在掌心揉搓，交换进行

9. 手卫生是指

    A. 洗手   B. 卫生手消毒

    C. 外科手消毒   D. 医务人员洗手、卫生手消毒和外科手消毒的总称

    E. 吃饭前要洗手

10. 甲状腺腺瘤连台手术（2 台），第一台手套未破，可以不用重新刷手，但在重新穿无菌手术衣和戴无菌手套前要

    A. 将手、前臂和肘上 6cm 浸泡 70% 酒精 5min

    B. 将手、前臂和肘上 6cm 浸泡 0.1% 新洁尔灭溶液 5min

    C. 灭菌王涂擦手和前臂一遍

    D. 洁肤柔消毒凝胶涂擦手和前臂一遍

    E. 以上措施都可以选择

第 19 章

手术区消毒

Surgical Area Disinfection

一、目的

手术区域消毒的目的是消灭拟作切口处及其周围皮肤上的病原微生物,防止其进入创口内。因此,手术区域准备是无菌操作的一个重要环节。

二、适应证

手术部位的皮肤、黏膜等有大量细菌,是引起伤口感染的主要原因。因此,凡是准备接受手术者均需要进行手术区域的消毒。

三、禁忌证

对某种消毒剂过敏者应更换其他消毒剂进行消毒。

四、消毒前准备

1. **消毒剂**　常用消毒剂有 0.5% 的聚维酮碘(单质碘与聚乙烯吡咯烷酮的不定型结合物)、2.5% 碘酊加用 75% 酒精脱碘、0.5% 碘尔康溶液或 1∶1 000苯扎溴铵溶液(新洁尔灭)。

2. **患者准备**

(1) 手术前应对手术区进行清洗、剃毛和酒精消毒,并加以保护。范围较广的剃毛原是皮肤准备的常规,例如任何腹部手术须剃去从乳头水平至耻骨联合水平、双侧腋中线之间的全部体毛。临床研究证明,毛发经过洗涤剂清洗后细菌明显减少,只要将切口部位的粗毛剃去而不必剃去一般的细汗毛,使皮肤消毒剂能充分发挥作用即可,并不增加手术切口的感染率。剃毛时间以接近手术为佳(但不应在手术室内进行)。剃毛时勿损伤皮肤,应用安全剃刀,也可用除毛剂。

(2) 择期手术患者在病情允许的情况下,术前一天应沐浴更衣,用肥皂温水洗净皮肤,尤其手术区域必须洗净。注意清除脐孔和会阴等处的积垢,以免影响手术台上的皮肤消毒。如手术野周围皮肤上留有膏药或胶布粘贴痕迹,需用乙醚或松节油擦净。

(3) 颅脑手术应剃除一部分或全部头发,并用 75% 酒精涂擦,最后用无菌巾包裹。

(4) 心血管手术、器官移植术、人工材料植入术等手术前须用 2.5% 碘酊

严格规范的消毒是预防术后切口感染的重要环节。

术前应仔细询问患者有无对碘及酒精等的过敏史。

术前注意沟通,确认知情很重要。

和75%酒精涂擦,骨科选择性手术,如手术野无皮肤破损,术前通常不做备皮,除非毛发很长,应在术前当天剃毛备皮。

(5) 儿外科手术除在头部外不必去毛。

(6) 择期手术,若发现患者皮肤切口及周围有红疹、毛囊炎、小疖肿等炎症,应延期手术,以免造成切口感染。

(7) 烧伤后和其他病变的肉芽创面施行植皮术前,需换药以尽量减轻感染和减少分泌物。

3. 材料准备

(1) 手术扇形台。

(2) 消毒剂。

(3) 消毒棉球。

(4) 托盘1只。

(5) 卵圆钳2把。

4. 操作者准备

(1) 消毒者剪短指甲。

(2) 进入手术室后更换手术衣、裤、鞋。

(3) 戴好口罩和帽子。

(4) 消毒者进行手及手臂消毒。

(5) 进入手术室后,洗手护士传递消毒器械。

> 手术者穿戴口罩、手术衣帽进手术室,手术帽应包裹全部头发。术者自身消毒也是无菌屏障的重要组成部分。

五、操作步骤

1. 消毒步骤

(1) 一般由一助完成消毒。消毒者站在患者右侧,检查消毒区皮肤清洁情况。

(2) 消毒者手臂消毒后(不戴手套),从器械护士手中接过盛有浸蘸消毒液的消毒弯盘与无菌卵圆钳。在门诊小手术无器械护士配合下,可直接从操作台上拿取卵圆钳夹取消毒纱球进行消毒。对于甲状腺、乳腺、骨科等无菌手术,应戴无菌手套进行消毒铺巾,结束后更换手套。

> 注意消毒液不能浸蘸过多,以纱球充分浸湿消毒液但不滴下为佳,以减少皮肤黏膜的刺激。

(3) 第一遍消毒由手术中心开始,向周围皮肤无遗漏地涂布消毒液。

(4) 待第一遍消毒液晾干后,夹取干净的消毒纱球以同样的方式涂布消毒液一遍,如此反复至少三遍。

> 注意每一遍消毒范围都应以不超过前一次消毒范围为准。

(5) 普遍用聚维酮碘进行手术区皮肤消毒。因其为强效杀菌剂,且对皮肤刺激性小,不用脱碘。

2. 消毒方式

(1) 环形或螺旋形消毒,用于小手术野的消毒。

(2) 平行或叠瓦形消毒,用于大手术野的消毒。

3. 消毒原则

(1) 离心形消毒:清洁切口皮肤消毒应从手术野中心部位开始向周围涂擦。

(2) 向心形消毒:感染伤口或肛门、会阴部的消毒,应从手术区外周清洁部向感染伤口或肛门、会阴部涂擦。

> 总体原则为先消毒相对洁净区域,再消毒相对污染区域。

4. 不同手术部位所采用的消毒溶液 由于手术患者年龄和手术部位不同,手术部位消毒所用的消毒剂种类也不同。

（1）婴幼儿皮肤消毒：一般用 75% 酒精或 0.75% 碘酊消毒。会阴部、面部等处手术区，用 0.3% 或 0.5% 聚维酮碘消毒。

（2）颅脑外科、骨外科、心胸外科手术区皮肤消毒：一般用 0.5% 聚维酮碘进行手术区皮肤消毒。

（3）普通外科手术的皮肤消毒：用 0.5% 聚维酮碘进行手术区皮肤消毒。

（4）会阴部手术消毒：会阴部皮肤黏膜用 0.5% 聚维酮碘消毒 3 遍。

（5）五官科手术消毒：面部皮肤用 75% 酒精消毒 2~3 遍，口腔黏膜、鼻部黏膜用 0.5% 聚维酮碘或 2% 红汞消毒。

（6）植皮术对供皮区的皮肤消毒：用 75% 酒精涂擦 2~3 遍。

（7）皮肤受损污染者的消毒：烧伤清创和新鲜创伤的清创，用无菌生理盐水反复冲洗，至创面基本上清洁时用无菌纱布拭干。烧伤创面按其常规处理。普通创伤的伤口内用 3% 过氧化氢冲洗后，再用无菌生理盐水冲洗伤口内多余的过氧化氢溶液。也可用稀释 10 倍的聚维酮碘消毒液冲洗或浸泡伤口进行消毒，外周皮肤按常规消毒，一般用 0.5% 聚维酮碘。创伤较重者在缝合伤口前还需重新消毒铺巾。

5. 手术野皮肤消毒范围　手术切口周围 15~20cm 的区域。

（1）头部手术皮肤消毒范围（图 19-1）：头及前额。

（2）口、唇部手术皮肤消毒范围（图 19-1）：面唇、颈及上胸部。

（3）颈部手术皮肤消毒范围（图 19-1）：上至下唇，下至乳头连线，两侧至斜方肌前缘包括部分前肩部。

确定消毒区域时，应对可能的手术范围有预先判断，尽量避免手术过程中二次消毒。例如，虽为上腹部手术，但术前判断可能开胸或手术可能扩大至下腹部。消毒时应将可能的手术区域均进行消毒，而不限于上腹部。更广泛的消毒范围有利于无菌操作的执行。

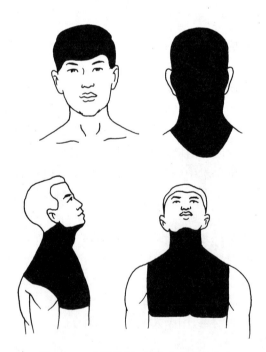

图 19-1　头及前额、颈部手术消毒范围

（4）锁骨部手术皮肤消毒范围：上至颈部上缘，下至上臂上 1/3 处和乳头上缘，两侧过腋中线。

（5）胸部手术皮肤消毒范围（侧卧位）（图 19-2）：前后过中线，上至颈部、腋窝及上臂 1/3 处，下至脐水平线下可达髂前上棘。

（6）乳腺根治手术皮肤消毒范围：前至对侧锁骨中线，后至腋后线，上达颈部，并消毒上臂及腋窝，下过脐平行线。如大腿取皮，则大腿过膝，周围消毒。

（7）上腹部手术皮肤消毒范围（图19-3）：上至乳头，下至耻骨联合，两侧至腋中线。

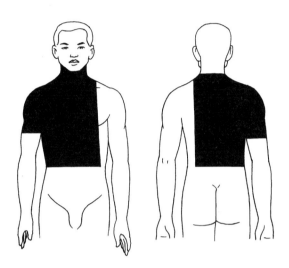
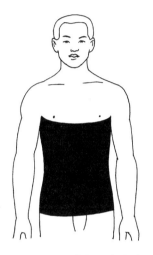

图19-2　胸部手术皮肤消毒范围　　　　图19-3　上腹部手术皮肤
　　　　　　　　　　　　　　　　　　　　　　　　消毒范围

（8）下腹部手术皮肤消毒范围：上至剑突，下至大腿中上1/3，两侧至腋中线。

（9）腹股沟及阴囊部手术皮肤消毒范围（图19-4）：上至脐水平线，下至大腿中上1/3，两侧至腋中线。

（10）颈椎手术皮肤消毒范围：上至颅顶，下至两腋窝连线。

（11）胸椎手术皮肤消毒范围：上至肩，下至髂嵴连线，两侧至腋中线。

（12）腰椎手术皮肤消毒范围：上至两腋窝连线，下过臀部，两侧至腋中线。

（13）肾脏手术皮肤消毒范围（图19-5）：前后过中线，上至腋窝，下至腹股沟。

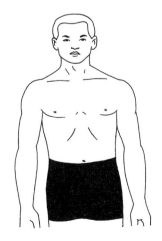
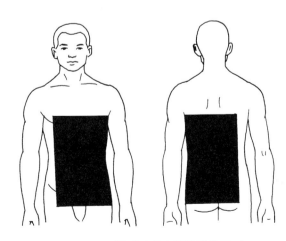

图19-4　腹股沟及阴囊部　　　　图19-5　肾脏手术皮肤消毒范围
手术皮肤消毒范围

95

（14）会阴部手术皮肤消毒范围：耻骨联合、肛门周围及臀，大腿中上 1/3 内侧。

（15）四肢手术皮肤消毒范围：周围消毒，上下各超过一个关节。

六、相关知识

1. 面部、口唇和会阴部黏膜、阴囊等处，不能耐受碘酊的刺激，宜用刺激性小的聚维酮碘溶液消毒。

2. 涂擦各种消毒溶液时，应稍用力，以便增加消毒剂渗透力。

3. 清洁伤口应以切口为中心向四周消毒；感染伤口、肛门会阴部、肠造口关闭术等，则应由手术区外周开始向感染伤口或有细菌污染处消毒。已接触消毒范围边缘或污染部位的消毒纱布，不能再返擦清洁处。

4. 消毒范围要包括手术切口周围 15~20cm 的区域，如有延长切口的可能，则应扩大消毒范围。

5. 腹部手术消毒时，先在脐窝中滴数滴消毒溶液，待皮肤消毒完毕后再擦净。

6. 碘酊纱球勿蘸过多消毒液，以免流散他处，烧伤皮肤。脱碘必须干净。

7. 消毒者双手勿与患者皮肤或其他未消毒物品接触，消毒用钳不可放回手术器械桌。

（上海交通大学医学院附属瑞金医院　何永刚　邓　漾）
（华中科技大学同济医学院附属同济医院　刘　争）

测 试 题

1. 一次外科值班，遇到急诊阑尾切除术，正确的消毒范围是
   A. 上至剑突下，下至脐水平线　　　　B. 上至乳头连线，下至脐水平线
   C. 上至剑突下，下至腹股沟韧带　　　D. 消毒阑尾手术切口周围 15~20cm 的区域
   E. 上至乳头连线下，下至腹股沟韧带以上

2. 实习医生小张为一位接受内痔切除手术的患者进行手术区消毒，以下哪项是正确的
   A. 从肛门到四周皮肤　　　　　　　　B. 从左侧臀部到右侧臀部
   C. 从阴囊到骶尾部　　　　　　　　　D. 从骶尾部到阴囊
   E. 从肛门周围皮肤到肛门

3. 实习医生小刘为一位接受巨大背部脂肪瘤切除术的患者进行皮肤消毒，下列操作中哪项是**错误**的
   A. 可选用 0.5% 的聚维酮碘液进行消毒
   B. 由手术区中心部向四周涂擦
   C. 用 3 块纱球分别蘸取消毒液反复消毒了 3 遍
   D. 消毒范围为切口周围 10cm 区域
   E. 因为有延长切口可能，其将消毒范围适当扩大了一些

4. 为一位拟行人工流产手术的患者进行手术野消毒，应选用下列哪种消毒液
   A. 2.5% 碘酊　　　　　　　　B. 红汞　　　　　　　　C. 70% 酒精
   D. 络合碘　　　　　　　　　E. 2% 呋喃西林

5. 手术进行中，你的前臂不小心触碰到患者的输液架，此时应
   A. 更换另一手套　　　　　　B. 重新洗手、穿无菌衣、戴手套

C. 用75%酒精消毒术者前臂衣袖   D. 更换无菌衣及手套

E. 重新更换手术无菌单

6. 一位患者将接受甲状腺切除术,正确的皮肤消毒范围是

   A. 上至下唇,下至锁骨水平,两侧至斜方肌前缘包括前肩部

   B. 上至舌骨水平,下至锁骨水平,两侧至斜方肌前缘及胸部腋中线

   C. 上至舌骨水平,下至乳头连线,两侧至斜方肌前缘包括前肩部

   D. 上至下唇,下至乳头连线,两侧至斜方肌前缘包括前肩部

   E. 上至下唇,下至脐孔水平线,两侧至斜方肌前缘包括前肩部

7. The scope of operation disinfection should be _____ around incision.

   A. 5~10cm   B. 10~15cm   C. 15~20cm   D. 20~30cm   E. 30~40cm

8. 当刷洗完毕手臂进入手术室时,应保持的手臂姿势是

   A. 手臂向上高举   B. 手臂自然下垂   C. 胸前拱手姿势

   D. 手臂向前伸   E. 双手放置背后

9. 对横结肠造瘘关闭术的手术野进行消毒,正确涂擦消毒液的顺序是

   A. 由手术区中心向四周做环形涂擦   B. 由手术区外周向瘘口周围涂擦

   C. 由手术区的上方向下方涂擦   D. 由手术区的一侧向另一侧涂擦

   E. 以上均不对

10. 以下对手术区消毒描述**不正确**的是

   A. 手术区消毒的目的是消灭拟作切口处及其周围皮肤的病原微生物,使其达无菌的要求

   B. 手术区皮肤消毒范围为包括手术切口周围15cm的区域,如有手术延长切口的可能,则应事先相应扩大皮肤消毒范围

   C. 消毒完毕,操作者要再用消毒液擦手一次

   D. 肛门区手术,消毒液涂擦顺序为肛门、会阴及手术区外周

   E. 消毒时常用2.5%碘酊涂擦皮肤,待碘酊干后,再以75%酒精涂擦两遍,将碘酊擦净

第20章

铺单(铺巾)

Clothing

一、目的

1. 显露手术切口所必需的皮肤区,使手术区域成为无菌环境。
2. 遮盖手术区外的躯体其他部位,以避免或尽量减少术中污染。

二、操作前准备

1. 患者准备

(1) 已完成由外科医师、麻醉医师、手术室护士三方进行的手术安全核查。

(2) 除局部麻醉外,手术患者已完成相应的麻醉工作。

(3) 根据手术需要已对手术患者完成留置导尿。

(4) 手术患者已根据具体的手术方式选择好相应的手术体位,相应手术部位已作醒目标记。

(5) 手术患者的手术区皮肤已进行了正确的消毒。

2. 材料准备

(1) 根据不同手术需要准备相应的一整套无菌巾单,以腹部手术为例:通常需要消毒巾 4~6 块,中单 2 条,薄膜手术巾 1 块,剖腹单 1 条。

(2) 如无薄膜手术巾,通常准备巾钳 4 把。

3. 操作者准备

(1) 需要两个人操作,一位铺巾者,另一位为传递消毒巾和配合有关操作的洗手护士或医生。

(2) 操作者均已洗手。

(3) 操作者了解患者病情、拟行手术方案及主刀者的切口设计。

三、操作步骤(以腹部手术为例)

1. 洗手护士将四块手术巾,按 1/4 和 3/4 折叠后逐一递给铺巾者。

2. 铺巾者接第 1 块消毒巾,手术巾在距皮肤 10cm 以上高度放下,盖住切口的下方(图 20-1)。

3. 第 2 块消毒巾盖住切口的对侧。

4. 第 3 块消毒巾盖住切口的上方。

5. 第 4 块消毒巾盖住铺巾者的贴身侧。

术前安全核查,确认手术方式、切口部位、方向、长度等很重要。

手术野四周及托盘上的无菌单为 4~6 层,手术野以外为 2 层以上。

拿无菌巾位置正确,无菌巾高低合适。
铺巾顺序及方向正确。
铺巾范围大小合适。

不向内挪动治疗巾。

6. 用巾钳夹住无菌巾之交叉处固定(图20-2)，或用薄膜手术巾覆盖切口。

7. 洗手护士协助铺巾者铺中单。

8. 铺巾者穿手术隔离衣或更换穿好手术隔离衣的术者进行铺大单。

9. 铺大单时洞口对准手术区，指示大单头部的标记应位于切口上方。两侧铺开后，先向上展开，盖住麻醉架，再向下展开，盖住手术托盘及床尾，遮盖除手术区以外身体所有部位。

> 巾钳的拿法及放置方向正确。

> 医护配合，2人操作。

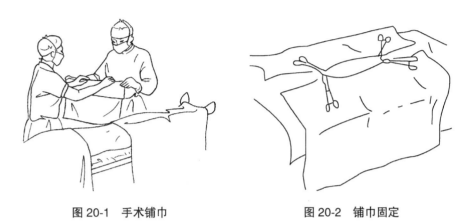

图20-1　手术铺巾　　　　　　图20-2　铺巾固定

四、操作中注意事项

1. 铺巾者与洗手护士的手不能接触。

2. 铺巾时每块手术巾的反折部靠近切口。

3. 消毒的手臂不能接触靠近手术区的灭菌敷料，铺单时双手只接触手术单的边角部。

4. 放下的手术巾不能移动，若手术巾位置不正确，只能由手术区向外移动，否则取走之，用新手术巾重新铺巾。

5. 铺无菌单时如被污染应当即更换。

6. 固定最外一层无菌单或固定吸引、电刀线等不得用巾钳，以防钳子移动造成污染，可用组织钳固定。

7. 大单的头端应盖过手术架，两侧和足端部应垂下超过手术台边缘30cm。

> 切记无菌原则，有错必纠。

五、相关知识

1. **一般原则**　铺巾者未穿上手术衣铺巾、单时，应先铺"脏区"（如会阴部、下腹部），后铺洁净区；先铺下方，后铺上方；先铺对侧，后铺操作侧；穿上手术衣时，先铺操作侧，后铺对侧。

2. **一次性铺巾**　相对于传统的灭菌布料铺巾，现在越来越多地采用一次性手术铺巾，这种铺巾采用的面料材料有SMS、木浆水刺布、PE复合浸渍无纺布等，具有良好的隔阻能力、抗燃能力和低纤维絮。同时在铺巾上附有粘纸条，以方便铺巾与患者躯体以及铺巾之间的固定。

（上海交通大学医学院附属瑞金医院　费　健　邓　漾）

（华中科技大学同济医学院附属同济医院　刘　争）

测 试 题

1. 患者，男性，56 岁，拟行胃癌根治术，已完成上腹部手术区域的消毒。你作为手术第一助手已完成手部消毒，未穿手术衣，铺巾时，第一块手术巾应铺在
   A. 切口上方　　　　B. 切口对侧　　　　C. 切口己侧　　　　D. 切口下方　　　　E. 随便铺

2. 患者，女性，45 岁，急诊行腹腔镜胆囊切除术，上腹部手术区域已完成消毒，未穿手术衣的张医师正在为患者铺巾，他的第二块手术巾应铺在
   A. 切口上方　　　　B. 切口对侧　　　　C. 切口己侧　　　　D. 切口下方　　　　E. 随便铺

3. 手术野四周及托盘上的无菌单应为
   A. 4~6 层　　　　B. 1~2 层　　　　C. 3~4 层　　　　D. 4~5 层　　　　E. 7~8 层

4. 以下论述哪项是正确的
   A. 铺巾者与洗手护士的手能接触　　　　B. 铺巾时每块手术巾的反折部远离切口
   C. 消毒的手臂能接触靠近手术区的灭菌敷料　　　　D. 若手术巾位置不正确，能由手术区向内移动
   E. 铺无菌单时如被污染应当即更换

5. The range of operation clothing under operation table should be more than
   A. 5cm　　　　B. 10cm　　　　C. 30cm　　　　D. 20cm　　　　E. 25cm

6. 患者，男性，65 岁，拟行胰十二指肠切除术，上腹部手术区域已完成消毒。主刀王医生完成了手消毒，并穿上了手术衣，她在进行铺巾时，第一块铺巾应铺在
   A. 切口上方　　　　B. 切口对侧　　　　C. 切口己侧　　　　D. 切口下方　　　　E. 随便铺

7. 洗手护士将手术巾递给铺巾者时，应如何折叠后传递
   A. 1/2 和 1/2 折叠　　　　B. 任意折叠　　　　C. 1/4 和 3/4 折叠　　　　D. 1/3 和 2/3 折叠　　　　E. 无需折叠

8. 以下哪项**不属于**铺巾前的患者准备
   A. 手术安全核查　　　　　　　　　　B. 相应的麻醉工作
   C. 手术区皮肤消毒　　　　　　　　　D. 放置腹腔引流管
   E. 标记手术部位和放置手术体位

9. 在上腹部手术铺大单的过程中，以下哪项是**不正确**的
   A. 大单洞口应对准手术区　　　　　　B. 先向上展开，盖住麻醉架
   C. 再向下展开，盖住手术托盘及床尾　　D. 遮盖除手术区以外身体所有部位
   E. 指示大单头部的标记应位于切口下方

10. How many towel forceps should be used to hold four sterile towels in place during the clothing
    A. one forcep　　　　B. two forceps　　　　C. three forceps　　　　D. four forceps　　　　E. five forceps

第 21 章

穿脱手术衣、戴无菌手套

Wearing and Removing the Surgical Gowns and Surgical Gloves

一、目的

建立无菌屏障,隔绝手术人员皮肤及衣物上的细菌,防止细菌移位到手术物品和患者手术切口而引起污染。任何一种洗手方法,都不能完全消灭皮肤深处的细菌,这些细菌在手术过程中逐渐移行到皮肤表面并迅速繁殖生长。所以,外科洗手之后仍不能直接接触无菌物品和手术切口,必须穿上无菌手术衣,戴上无菌手套,方可进行手术。

二、操作前准备

1. 在穿无菌手术衣与戴无菌手套前,手术人员必须完成外科洗手,并经消毒液刷手和晾干。

2. 由巡回护士打开无菌手术衣的外层包布,备好无菌手套。

三、操作步骤

1. 穿无菌手术衣

(1) 从已打开的无菌手术衣包内取一件折叠的手术衣,手不得触及下面的手术衣。在手术室内找一较为空旷处,注意手术衣远离胸前及手术台和其他人员。打开折叠,辨认手术衣的前后及上下,用双手分别提起手术衣的衣领两端,轻抖开手术衣,内面朝自己,有腰带的一面向外。

(2) 将手术衣略向上抛起,顺势双手同时插入袖筒内,两臂平举伸向前,不可高举过肩,此时巡回护士在后面协助穿衣,牵拉衣袖,双手即可伸出袖口(若为无接触戴手套,双手不伸出袖口),不得用未戴手套的手拉衣袖或接触其他部位。

(3) 巡回护士从背后系紧颈部和后部的衣带。

(4) 双手戴好无菌手套后,解开并提起前襟的腰带,将右手的腰带递给已戴好无菌手套的手术人员,或由巡回护士用无菌持物钳夹持,自身向左后旋转,使腰带绕穿衣者一周,穿衣者自行在左侧腰间系紧(某些一次性手术衣需要双手交叉提左右腰带略向后递送,由护士在身后给予系紧腰带)。

(5) 穿好手术衣、戴好手套,在等待手术开始前,应将双手互握置于胸前。双手不可高举过肩、垂于腰下或双手交叉放于腋下。

穿手术衣时,不得用未戴手套的手牵拉衣袖或接触手术衣其他处,以免污染。

系腰带时,不得自行将腰带从后方绕至前方,须交由巡回护士或已戴好无菌手套的助手配合。

穿上无菌手术衣、戴上无菌手套后,肩部以下、腰部以上、腋前线前、双上肢为无菌区。手臂应保持在胸前,高不过肩,低不过腰,双手不可交叉放于腋下。

戴手套时,未戴手套的手,只允许接触手套的内面,不可接触手套的外面。已戴好手套的手,不可接触未戴手套的手或另一手套的内面。

手套破损必须及时更换,更换时应以手套完好的手脱去需更换的手套,但不可触及该手的皮肤。

2. 戴无菌手套

(1) 接触式戴无菌手套法

1) 选用与自己手尺码相一致的无菌手套一副,由巡回护士拆开外包,术者取出内层套袋。将两只手套合掌并捏住套口的翻折部而一并取出。

2) 左手捏住两只手套内侧的套口翻折部并使手套各指自然下垂。

3) 先将右手伸入右手套内,再用已戴好手套的右手指插入左手套的翻折部,以助左手伸入手套内。

4) 先后整理两个手术衣袖口,将手套翻折部翻回盖住手术衣袖口。双手相互略作调整使各手指完全贴合手套。

5) 注意在未戴手套前,手指不能接触手套的外面,已戴手套后,手套外面不能接触皮肤。手套外面的润滑粉需用无菌盐水冲净。

(2) 无接触戴手套法

1) 穿上无菌手术衣后,双手伸至袖口处,手不出袖口。

2) 选用与自己手尺码相一致的无菌手套一副,由巡回护士拆开外包,术者隔着衣袖取出内层套袋,打开并平铺置于无菌台上。

3) 左手在袖口内手掌朝上摊平,右手隔着衣袖取左手套放于左手手掌上,手套的手指指向自己,各手指相对。

4) 左手四指隔着衣袖将套口翻折部的一侧双层折边抓住,右手隔着衣袖将另一侧双层折边翻于袖口上,包住左手四指,然后将单层折边向上提拉并包住整个左手。右手隔着衣袖向上提拉左手衣袖,左手顺势伸出衣袖并迅速伸入手套内。

5) 同样方法戴右手手套。

6) 双手最后略作调整使各手指完全贴合手套。

3. 脱手术衣

(1) 他人帮助脱衣法:脱衣者双手向前微屈肘,巡回护士从背后解开各衣带,转至前方面对脱衣者,抓住衣领将手术衣从肩部向肘部翻转,然后再向手的方向扯脱,如此则手套的腕部就随着翻转于手上。

(2) 单人脱手术衣法:巡回护士解开背后的衣带,脱衣者自己左手抓住右肩手术衣外面,自上拉下至腕部,使衣袖翻向外。右手隔着衣袖用同法拉下左肩手术衣。最后脱下全部手术衣,使衣里外翻,此时手套的腕部翻转于手上。将手术衣扔于污衣袋中,保护手臂及洗手衣裤不被手术衣外面所污染。

4. 脱手套

方法一:先用戴手套的右手抓住左手手套的翻折部外面,向下拉扯并脱下手套,不触及另一手的皮肤。再用已脱手套的左手拇指伸入左手套翻折口部右手掌鱼际肌之间,其他各指协助,提起手套翻转脱下,手部皮肤不接触手套的外面。

方法二:如未脱手术衣脱手套时,用戴手套的右手抓住左手套腕部向下拉扯手套脱至手掌部,再以左手指抓住右手套腕部脱去右手手套,最后用右手指在左手掌部推下左手手套。

四、相关知识

1. 传统后开襟手术衣穿法 前面部分介绍的是全遮盖式手术衣穿法,

此外还有传统后开襟手术衣穿法,步骤如下。

(1) 手臂消毒后,抓取手术衣,双手提起衣领两端,远离胸前及手术台和其他人员,认清手术衣里外及上下,双手分别提起手术衣的衣领两端,抖开手术衣,内面朝向自己。

(2) 将手术衣向空中轻掷,两手臂顺势插入袖内,并略向前伸。

(3) 由巡回护士在身后协助拉开衣领两角并系好背部衣带,穿衣者将手向前伸出衣袖。可两手臂交叉将衣袖推至腕部,或用手插入另一侧手术衣袖口内面,将手术衣袖由手掌部推至腕部,避免手部接触手术衣外面。

(4) 穿上手术衣后,稍弯腰,使腰带悬空,两手交叉提起腰带中段,腰带不要交叉,将手术衣带递于巡回护士。

(5) 巡回护士从背后系好腰带,避免接触穿衣者的手指。

2. 戴湿手套法　目前,多数医院使用经高压蒸汽灭菌的干手套或一次性无菌干手套,有条件医院一般不宜采用。

(1) 手消毒后,趁湿戴手套,先戴手套,后穿手术衣。

(2) 从盛手套的盆内取湿手套一双,盛水于手套内。

(3) 左手伸入手套后,稍抬高左手,让积水顺腕部流出戴好。然后左手伸入右手套反折部的外圈戴右手套,抬起右手,使积水顺腕部流出。

(4) 穿好手术衣,将手套反折部位拉到袖口上,不可露出手腕。

3. 连台手术中,若前一台手术为无菌或清洁手术,手术完毕手套未破,则连续施行下一台手术时,可不用重新刷手,但应按上述方法先脱去手术衣,再脱手套,仅需浸泡酒精或新洁尔灭溶液 5min,灭菌王涂擦手和前臂,再穿无菌手术衣和戴无菌手套。若前一台手术为污染手术,则施行下一台手术前应重新刷手消毒。

(浙江大学医学院附属第一医院　余松峰)
(华中科技大学同济医学院附属同济医院　刘　争)

测　试　题

1. 关于穿手术衣、戴无菌手套,下列说法正确的是
   A. 手术时穿手术衣、戴手套可以防止手术部位的血液、脓液等污染手术人员
   B. 手术人员只要严格完成外科洗手及消毒,就可以直接接触手术部位
   C. 穿手术衣与戴手套前,手术人员必须完成七步法洗手并用消毒液刷手
   D. 严格按照七步法洗手及消毒液刷手,才能完全消灭手部皮肤的细菌
   E. 任何外科操作时都应该穿无菌手术衣、戴无菌手套

2. 手术者穿上无菌手术衣,戴好无菌手套后的无菌区域是
   A. 肩以上　　　　B. 背部　　　　C. 腰以下　　　　D. 腰以上肩以下　　　　E. 膝盖以上肩以下

3. 戴好手套后双手位置姿势正确的是
   A. 双手互握置于胸前　　　　　　B. 双手自然下垂
   C. 双手交叉放于腋下　　　　　　D. 双手可高举过肩
   E. 双手交叉自然下垂

4. 下列关于戴手套的描述**错误**的是
   A. 进行侵入性操作或手术时,应当戴无菌手套
   B. 进行非无菌操作时,可以戴普通手套

　　C. 戴手套前应当洗手

　　D. 若不是无菌操作,不同患者之间可以不换手套

　　E. 脱手套后应当洗手

5. 戴无菌手套时,已消毒但未戴手套的手只允许接触手套的哪一面

　　A. 手套的背面　　　　　　　　　　B. 手套的掌面

　　C. 套口翻转部的内面　　　　　　　D. 套口翻转部的外面

　　E. 以上都正确

6. 在进行阑尾手术时,示指手套不小心被缝针刺破,这时应该

　　A. 重新洗手　　　　　　　　　　　B. 以碘酊、酒精消毒

　　C. 终止手术　　　　　　　　　　　D. 另换无菌手套

　　E. 再加戴一双手套

7. 假设你正在做肠穿孔修补手术,已经在关腹了,碰巧隔壁手术间请求你台上急会诊,你应该

　　A. 立即脱掉手术衣和手套,走到隔壁手术间,重新穿手术衣、戴手套,上台手术

　　B. 立即脱掉手术衣和手套,走到隔壁手术间,重新洗手消毒,然后穿手术衣、戴手套,上台手术

　　C. 立即脱掉手术衣和手套,重新消毒洗手,然后穿手术衣、戴手套,走到隔壁手术间,上台手术

　　D. 立即走到隔壁手术间,脱掉手术衣和手套,重新穿手术衣、戴手套,上台手术

　　E. 立即走到隔壁手术间,脱掉手术衣和手套,重新洗手消毒,然后穿手术衣、戴手套,上台手术

8. 当你完成一台手术,需要马上进行第二台手术时,如何更换手套及手术衣

　　A. 不需更换　　　　　　　　　　　B. 先脱手术衣,再脱手套

　　C. 先脱手套,再脱手术衣　　　　　D. 无需洗手,另穿手术衣

　　E. 手部可随意接触

9. 关于无接触戴手套法,下列说法**错误**的是

　　A. 仅适用于穿好无菌手术衣后进行

　　B. 穿好手术衣后戴手套前,双手不伸出衣袖口

　　C. 如双手已伸出衣袖口,将双手缩回衣袖内再开始戴手套

　　D. 取手套置于手掌时,手套的手指指向自己,各手指相对

　　E. 无接触戴手套可以完全避免手接触手套外面

10. 穿无菌手术衣及戴手套时,下列哪项是**错误**的

　　A. 任何时候,手部皮肤都不能触碰手套的外面

　　B. 先穿无菌手术衣,后戴干手套

　　C. 先戴湿手套,后穿无菌手术衣

　　D. 连台手术应先脱手套、后脱手术衣,再浸泡消毒,先穿手术衣、后戴手套

　　E. 紧急抢救手术,来不及按常规洗手,用碘酊和酒精消毒双手和前臂,应先戴手套、后穿手术衣,再戴一副手套

第 22 章

手术基本操作

Essential Surgical Skills

切开(分离)、缝合、结扎是临床医学各科,特别是外科手术的基本技巧。基本操作的训练有助于锻炼医生手的灵活性和稳定性,培养左右手的协调配合能力。熟练掌握外科基本操作技术,对全面提高外科手术质量、提高医疗服务水平有非常重要的意义。

第 1 节 切 开
Cutting

一、目的

切开的目的主要是解剖、暴露各种组织,清除脓肿和病变组织,也是外科手术的必要步骤。

二、切开前的基本准备

1. 再次检查患者资料、病变部位和预定术式,使手术切口与病变部位及手术方式一致。

2. 所有的切口均应在预定切口区用深色笔画标记线。

3. 针对手术选用相应的麻醉方式。

4. 手术区域的消毒、铺巾、麻醉。

5. 手术人员的消毒、无菌准备。

三、器械的准备

切开的主要器械是手术刀,手术刀分为刀片和刀柄两部分。刀片通常有圆和尖两种类型以及大、中、小三种规格。使用前用持针器夹持刀片背侧上方,刀尖对外侧,和刀柄的沟槽嵌合推入即可,不可用手操作。术毕用持针器夹住刀片下方取出刀片。

四、执刀方式

根据切口的部位、大小和性质的不同,执刀的方式常有以下四种。

1. **执弓法** 适用于较大的胸腹部切口(刀和皮肤呈 15°角)。

2. 抓持法 适用于范围较广的大块组织切割,如截肢等。

3. 执笔法 适用于小的皮肤切口或较为精细组织的解剖等(手术刀和组织间保持45°角)。

4. 反挑法 先将刀锋刺入组织,再向上反挑。适用于胆管、肠管的切开,局部的小脓肿切开等。

五、切口的选择原则

1. 最能直接抵达病变部位,以便获得手术区域的暴露。

2. 减少组织损伤,避开可能的主要血管和神经。

3. 切口大小要选择合适,以方便手术为原则,对简单的手术提倡微创切口,而复杂的恶性肿瘤根治等手术则尽量要求足够的显露。

4. 方向尽量保持和皮纹一致,注意术后的瘢痕不影响外观(如乳腺、甲状腺)和关节的功能。

5. 各种探查手术还要考虑便于手术切口的延长。

六、技术操作

1. 皮肤切开(图22-1)

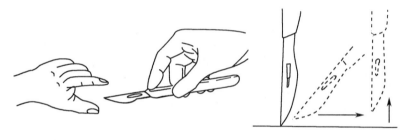

图22-1 皮肤切开法

(1) 切开前再次消毒一次,用齿镊检查切口的麻醉情况,通知麻醉师手术开始(非局部麻醉时)。

(2) 切开时不可使皮肤随刀移动,术者应该分开左手拇指和示指,绷紧、固定切口两侧皮肤,较大切口应由术者和助手用左手掌边缘或纱布垫相对应地压迫并绷紧皮肤。

(3) 刀刃与皮肤垂直,否则切成斜形的创口,不易缝合,影响愈合;切开时用力要均匀,一刀切开皮肤全层,避免多次切割致切口不整齐。要点是垂直下刀,水平走行,垂直出刀,用力均匀。

(4) 电刀切开技术方法:先按前述方法将皮肤切至真皮层,再在术者和助手使用齿镊相对提起组织后,使用电刀逐层切开皮肤、皮下组织。

2. 浅部脓肿切开

(1) 用尖刀刺入脓肿腔中央,向两端延长切口,如脓肿不大,切口最好到达脓腔边缘。

(2) 切开脓腔后,以手指伸入其中,如有间隔组织,可轻轻地将其分开,使成单一的空腔,以利于排脓。如脓腔较大,或因局部解剖关系,不宜作大切口者,可在脓腔两侧切开做对口引流。

(3) 填入蓬松湿盐水纱布或聚维酮碘纱布,或凡士林纱布,并用干纱布或棉垫包扎。

3. **深部脓肿切开**

(1) 切开之前先用针穿刺抽吸,找到脓腔后,将针头留在原处,作为切开的标志。必要时也可借助体表超声进行切开前定位。

(2) 先切开皮肤、皮下组织,然后顺针头的方向,用止血钳钝性分开肌层,到达脓腔后,将其充分打开,并以手指伸入脓腔内检查。

(3) 手术后置入干纱布条,一端留在外面,或置入有侧孔的橡皮引流条或引流管以及能冲洗的双套管引流管。

(4) 若脓肿切开后,腔内有多量出血时,可用干纱布按顺序紧紧地填塞整个脓腔,以压迫止血。术后 2d,用无菌盐水浸湿全部填塞的敷料后,轻轻取出,改换成烟卷或凡士林纱布引流。

(5) 术后作好手术记录,特别应注意引流物的数量。原则上应将脓液送做细菌培养加药敏试验。

4. **腹膜切开**

(1) 术者与一助交替提起腹膜,用刀柄或手指检查确保无腹腔内其他组织。

(2) 在两钳之间先切小口,术者与助手分别用弯止血钳直视下夹住对侧的腹膜,然后再扩大,直视下扩大腹膜切口至与皮肤切口大小一致(或稍大)。

5. **胆管、输尿管的切开**　原则上应在管道的前壁预定切口的两侧做细丝线悬吊后,再用尖刀片在两线之间切开,避免直接切开可能伤及管道后壁。

第 2 节　基本缝合法
Practical Suture Techniques

一、目的

缝合的目的是借缝合的张力维持伤口边缘相互对合以消灭空隙,有利于组织愈合。切口的良好愈合与正确选用缝合方法、合理选择缝合材料及精细的操作技术有关。在临床上因缝合不当而发生严重并发症,危及患者生命的情况并非少见。临床医师必须要注意掌握常见的缝合方法及原则。

二、适应证

手术切口和适宜一期缝合的新鲜创伤伤口。

三、禁忌证

污染严重或已化脓感染的伤口。

四、器械准备(以腹部手术缝合为例)

缝线:1、4、7 号丝线若干(供术者作选择用);常规腹部外科的缝针数套;手术刀 1 把;无齿镊、有齿镊各 1 把;持针器 1 把;小直止血钳 2 把;线剪 1 把;三种型号的手套各 1 盒。

切开腹膜过程中始终上抬腹壁,以避免误伤腹腔内脏器。

1. 外科缝合材料选择:有多种外科缝合材料(缝线),适用的范围各不相同,应注意合理选择缝线。

(1) 丝线:广泛使用于皮肤、胃肠道、肌肉、筋膜等组织。

(2) 金属线:张力缝合或骨缝合。

(3) 单纤维尼龙线:与无创伤针联合使用。用于各种精细缝合(如血管吻合等)。

(4) 多纤维尼龙线:用于腹部和其他部位的减张缝合。

(5) 可吸收缝线:用于胆管、输尿管及部分要求精细的皮肤缝合以减少术后瘢痕形成。因该类缝线可被人体降解吸收,减少异物残留,且不用拆线,目前越来越多地被使用。

2. 使用丝线时的注意事项

(1) 丝线反应虽轻,但为不吸收的永久性异物,因此尽可能先用较细丝线或少用。

(2) 丝线经过反复加温消毒及长期浸泡后抗张力都有下降,在做重要的结扎时须注意其抗张力强度。

(3) 使用丝线时须打湿,以增强其拉力。

五、操作方法

根据缝合后切口边缘的形态分为单纯、内翻、外翻缝合三类,每类又有间断或连续缝合两种。

1. **单纯缝合法**　为外科手术中广泛应用的一种缝合法,缝合后切口边缘对合(图 22-2)。

(1) 单纯间断缝合法(interrupted suture)(图 22-2A):简单、安全,不影响创缘的血运,最常用。常用于皮肤、皮下组织、腹膜等的缝合。一般皮肤缝合的针距 1~2cm、边距 0.5~1cm。

(2) 单纯连续缝合法(continuous suture)(图 22-2B):在第一针结束后,用缝线继续缝合整个伤口,结束前一针出针后,将对侧线尾拉出形成双线,与针侧线尾打结固定。优点是节省用线和时间,减少线头,创缘受力较均匀,对合较严密;缺点是一处断裂则全松脱。常用于缝合腹膜、胃肠道和血管等,不适于张力较大组织的缝合。

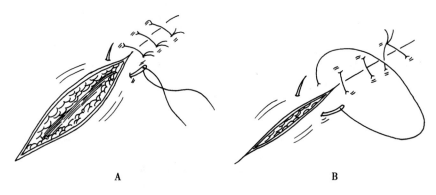

A　　　　　　　　　　　　　　B

图 22-2　单纯缝合法

(3) "8"字形缝合法(图 22-3):实际上是两个间断缝合,缝针斜着交叉缝合呈"8"字。结扎较牢固且可节省时间。常用于缝合腱膜、腹直肌鞘前层及缝扎止血。

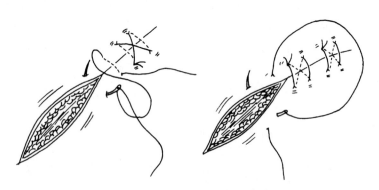

图 22-3　"8"字缝合法

2. **内翻缝合法**(mattress suture)　缝合后切口内翻,外面光滑,常用于胃肠道吻合。

(1) 垂直褥式内翻缝合法:又称 Lembert 缝合法。分间断与连续两种,常用的为间断法。在胃肠及肠肠吻合时用以缝合浆肌层。

（2）水平褥式内翻缝合法

1）间断水平褥式内翻缝合法：又称 Halsted 缝合法。用以缝合浆肌层或修补胃肠道小穿孔。

2）连续水平褥式内翻缝合法：又称 Cushing 缝合。多用于缝合浆肌层。

3）连续全层水平褥式内翻缝合法，又称 Connell 缝合法。多用于胃肠吻合时缝合前壁全层。

（3）荷包口内翻缝合法：在组织表面以环形缝合一周，结扎前将中心内翻包埋，用于埋藏阑尾残端，缝合小的肠穿孔或固定胃、肠、膀胱、胆囊造瘘等引流管。

3. 外翻缝合法　缝合后切口外翻，内面光滑。常用于血管吻合、腹膜缝合、减张缝合等，有时亦用于缝合松弛的皮肤（如老年或经产妇腹部、阴囊皮肤等），防止皮缘内卷，影响愈合。

（1）间断水平褥式外翻缝合法（图 22-4）

（2）间断垂直褥式外翻缝合法（图 22-5）

（3）连续外翻缝合法

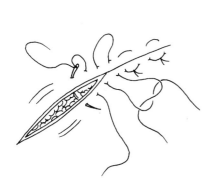

图 22-4　间断水平褥式外翻缝合法　　图 22-5　间断垂直褥式外翻缝合法

4. 皮内缝合法　从切口一端进针，交替经两侧切口边缘的皮内穿过，直至切口的另一端穿出，最后抽紧，两端可绑小棉球固定，常用于颈部甲状腺手术切口。

六、缝合注意事项

1. 无论何种缝线（可吸收或不可吸收）均为异物，因此应尽可能选用较细缝线或少用。一般选用线的拉力能胜过组织张力即可。为了减少缝线量，肠线宜用连续缝合，丝线宜用间断缝合。

2. 不同的组织器官有不同的缝合方法，选择适当的缝合方法是做好缝合的前提条件。

3. 1 号丝线用作皮肤、皮下组织及部分内脏，或用于小血管结扎；4 号或 7 号丝线作较大血管结扎止血，肌肉或肌膜、腹膜缝合时应用；10 号丝线仅用于减张性缝合及在结扎未闭的动脉导管时用；5-0、7-0 丝线作较小血管及神经吻合用。

4. 增加缝合后切口抗张力的方法是增加缝合密度而不是增粗缝线。虽然连续缝合的力量分布均匀，抗张力较用间断缝合者强，但缺点是一处断裂

腹腔镜皮肤切口也可用皮内间断缝合，愈合瘢痕小。

7-0 相当于头发粗细。

109

将使全部缝线松脱,伤口裂开,同时连续缝合的线较多,异物反应亦较大,特别是伤口感染后的处理较间断缝合伤口更为困难,如无特殊需要,一般少用连续缝合。

5. 缝合切口时应将创缘各层对合好。缝合皮肤、皮下时,垂直进针和出针,包括切口 2/3 深度,不宜过深或过浅,两侧深度相当。结扎时以将创缘对拢为宜,不宜过紧或过松,过浅或过松将留下死腔、积血积液,或切口对合不齐,导致伤口感染或裂开;过深或过紧则皮缘易内卷或下陷,过紧尚可影响切口血液循环,妨碍愈合。以间断缝合为例,一般情况下,每针边距 0.5~0.6cm,针距 1.0~1.2cm,相邻两针间的四点形成正方形为佳。

6. 结扎张力适当。结扎过紧,会造成组织缺血坏死、组织切割,造成感染或脓肿。结扎过松,遗留死腔,形成血肿或血清肿,导致感染而影响愈合。

7. 已经感染的伤口除皮肤外,不宜用丝线缝合。

8. 剪线。根据深浅不同,使用专用的弯头(体腔深部)和直头(表浅部位)的线剪。剪线时由打结者将两线头尽量并拢牵直,由持剪者将线剪尖端略微张开,沿线滑下,在接近线头 3~4mm 处将剪刀倾斜 45°,可刚好保留 2~3mm 线头处将线剪断。原则上,体内组织结扎的丝线线头保留 2mm;肠线线头保留 3~4mm;血管缝线保留 5~8mm;皮肤缝合的线头应留长,一般为 5~8mm,便于以后拆除。

> "靠、滑、斜、剪"四步法。

第 3 节　结　扎
Ligation

一、目的

正确而熟练地打结是外科医生必备而又重要的基本功,是保证手术成功的关键。因为手术中的止血和缝合均需进行结扎,而结扎是否牢固可靠又与打结的方法是否正确有关。不正确的打结方法可能造成额外组织损伤,线结出现松动、滑脱,会引起术后出血、吻合口漏等并发症,轻者给患者带来痛苦,重者危及患者生命。可见,打结是外科手术操作中十分重要的技术,要求临床医师在学习和工作中首先了解正确的打结方法,然后逐渐熟练掌握。

二、结的种类

1. **平结**(square knot)　又称方结、缩帆结,是外科手术中主要的打结方式。其特点是结扎线来回交错,第一个结与第二个结方向相反,着力均匀,不易滑脱,牢固可靠。用于较小血管和各种缝合时的结扎。

2. **三重结**(triple knot)　在平结基础上再重复第一个结,共三个结,第二个结和第三个结方向相反,加强了结扎线间的摩擦力,防止结线松散滑脱,因而牢固可靠,用于较大血管的结扎。重复两个二重结即为四重结,仅在结扎特别重要的大血管时采用。

3. **外科结**(surgical knot)　也叫渔民结,打第一个结时缠绕两次,打第二个结时仅缠绕一次,其目的是让第一个结圈摩擦力增大,打第二个结时不易滑脱和松动,使结扎更牢固。大血管或有张力缝合后的结扎强调使用外科结(图 22-6)。

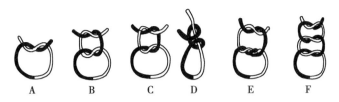

图 22-6　结的种类
A. 单结;B. 平结;C. 假结;D. 滑结;E. 外科结;F. 三重结

其中假结和滑结容易滑脱,是初学者常犯的错误,应尽量避免。

三、打结的方法

常用的打结方法有如下三种。

1. 单手打结法　是最常用的一种方法。打结速度快,节省结扎线,左右手均可进行,简便迅速。

2. 双手打结法　也较常采用。较单手打结法更加牢固可靠,主要用于深部或组织张力较大的缝合结扎,缺点是打结速度较慢,结扎线需较长。

3. 器械打结法　用持针器或止血钳打结。常用于体表小手术或线头短用手打结有困难时,仅术者一人操作,方便易行,节省线。在张力缝合时,为防止滑脱,可在第一个结时连续缠绕两次形成外科结。

此外,对深部组织如胸、腹、盆腔的组织结扎,应实行深部打结法,即在完成线的交叉后,左手持住线的一端,右手示指尖逐渐将线结向下推移,再略超过结的中点和左手相对用力,直至线结收紧。

四、打结注意事项

1. 无论用何种方法打结,第一结和第二结的方向必须相反,否则即成假结,容易滑脱;即使两结的方向相反,如果两手用力不均匀,只拉紧一根线,即成滑结。两种结均应避免。

2. 打结时,每一结均应放平后再拉紧,如果未放平,可将线尾交换位置,忌使成锐角,否则,稍一用力即会将线扯断。

3. 结扎时,两手用力应缓慢均匀。两手的距离不宜离线结处太远,特别是深部打结时,最好是用一手指按线结近处,徐徐拉紧,否则均易将线扯断或未结扎紧而滑脱。

4. 临床工作实践中,结扎组织和血管时,应在第一个单结完成后,让助手松开止血钳,打结者再次收紧线结确保可靠后再打第二个结,必要时可由助手用止血钳夹住第一结。

5. 重要的血管和组织需要施行两次以上的结扎;大的血管使用细线结扎比粗线更可靠,粗线难以完全阻断血流且更容易滑脱。

6. 娇嫩、易碎、重要的组织要求打结时左、右手以及线结三点应成一条直线,对结扎的组织不能有撕扯的张力。

(西安交通大学第二附属医院　张　澍　尚　琪　李宗芳)

测 试 题

1. 患者拟行皮下肿物切除,在皮肤切开的操作时,下列描述,哪一项是**错误**的
   A. 妥善固定皮肤
   B. 手术前在预定的切口画出标志线
   C. 一点一点逐渐切开,以防切入过深
   D. 手术刀和切口皮肤垂直
   E. 皮肤切开后深度一致

2. When you need to do vascular anastomosis, which is the proper method ?
   A. eversion suture
   B. continuous suture
   C. inverted suture
   D. connell suture
   E. cushing suture

3. 以下哪一项的切开方式有**错误**
   A. 腹膜切开适合用执弓法
   B. 执弓法适用于较大的胸腹部切口
   C. 抓持法适用于范围较广的大块组织切割,如截肢等
   D. 执笔法适用于小的皮肤切口或较为精细组织的解剖等
   E. 反挑法适用于胆管、肠管的切开,局部的小脓肿切开等

4. 腹部切口闭合缝皮时,以下哪一项是**错误**的
   A. 切口两侧组织应按层次严密正确对合
   B. 针距、边距两侧应一致
   C. 不留死腔
   D. 缝合线结扎得愈紧愈好
   E. 手腕用力,垂直进、出针,顺针的弧度拔针

5. 进入手术室后有关切开前准备工作的描述,**错误**的是
   A. 术前核对患者的临床资料、病变部位、术式
   B. 手术区的常规消毒、铺巾及麻醉
   C. 一般中小手术可不用在预定切口画线
   D. 选择合适的手术刀
   E. 用持针器夹持刀片背侧,和刀柄沟槽嵌合即可

6. 胃肠道吻合后壁多采用以下哪一种方法
   A. Lembert 垂直褥式内翻缝合法
   B. 连续水平褥式内翻缝合法
   C. 单纯间断缝合法
   D. 连续扣锁(毯边)缝合法
   E. "8"字形缝合法

7. 以下脓肿切开的要点中,哪一项是**错误**的
   A. 深部脓肿切开前最好先穿刺
   B. 切口宜小,以加快愈合
   C. 深部脓肿皮肤、皮下切开后,应用止血钳钝性分离肌肉
   D. 手指伸入脓腔分开间隔以利排脓
   E. 如有出血应用干纱布填塞脓腔

8. 以下打结方法的描述中,正确的是
   A. 大血管使用粗线结扎更可靠
   B. 结扎血管时,首先应让助手松开止血钳
   C. 第一个结方向应和第二个结一致并重叠
   D. 打结时以右手为主要力量进行
   E. 深部打结应用一手指按压线结近处,两指靠拢,徐徐拉紧

9. 下列关于缝线选择的描述,正确的是
   A. 血管缝合使用可吸收线
   B. 多纤维尼龙线用于肠管缝合
   C. 溃疡穿孔可吸收线缝合
   D. 皮肤缝合通常采用 1 号丝线
   E. 10 号丝线用于肠肠吻合

10. 下列缝合方法选择的要点中,**错误**的是
    A. 单纯连续缝合法适用于张力较大的组织如腱膜缝合
    B. "8"字形缝合法适用于缝扎止血
    C. 连续扣锁缝合法闭合和止血的效果较好
    D. 荷包内翻缝合适用于阑尾残端、小肠破口的封闭
    E. Lembert 缝合法适合胃肠吻合的浆肌层缝合

第 23 章

换 药

Dressing Change

一、目的

1. 观察伤口的情况和变化。

2. 针对各种伤口的清洁或污染程度,通过规范的换药操作,创造有利条件,促进伤口愈合。

3. 保护伤口,避免再损伤。

4. 预防及控制伤口继发性感染。

二、适应证

切口感染是术后发热的常见原因。

1. 术后无菌伤口,如无特殊反应,术后 3d 第一次换药(也有术后 3~4d 第一次换药;如环境许可、伤口无红肿、渗出,采用伤口暴露的方法,便于观察)。

2. 伤口有血液或液体流出,需立即换药检视并止血。

3. 感染伤口,分泌物较多,需每天换药甚至多次换药。

4. 新鲜肉芽创面,隔 1~2d 换药。

5. 严重感染或放置引流的伤口及粪瘘等,应根据引流量的多少决定换药的次数。

注意:引流条逐日外退少许,使伤口由底部起逐步愈合。

6. 有烟卷、皮片、纱条等引流物的伤口,每日换药 1~2 次,以保持敷料干燥。

7. 硅胶管引流伤口,隔 2~3d 换药一次,引流 3~7d 更换或拔除时给予换药。拔除引流管后,如有需要可以置入纱条引流,避免引流口皮肤过早闭合、引流不畅、影响痊愈。随后伴随每日引流物的减少,换药至伤口愈合。

三、换药的操作前准备

1. 患者准备

(1) 了解换药部位情况,对操作过程可能出现的状况做出评估。

(2) 告知患者换药的目的、操作过程及可能出现的情况。

(3) 使患者采取相对舒适、适宜换药操作、伤口暴露最好的体位,注意保护患者隐私。

(4) 应注意保暖,避免患者着凉。

(5) 如伤口较复杂或疼痛较重,可适当给予镇痛或镇静药物以减轻或解除患者的痛苦和恐惧不安。

2. 操作者准备

(1) 了解情况:了解伤口情况,协助患者体位摆放。

(2) 安排时间:避开患者进食时间,避免陪护人员在场;操作前半小时换药地点勿进行清扫。

(3) 决定顺序:给多个患者换药时,先处理清洁伤口,再处理污染伤口,避免交叉感染。

(4) 无菌准备:清洁的工作衣、帽、口罩,操作者洗手、剪指甲等。

(5) 换药地点:根据用品多少、参与人员多少、伤口大小及操作的复杂程度,可以选择在病房或换药室进行。一些需要辅以麻醉措施的大换药,必要时需要进入手术室进行。

(6) 操作者手卫生:多个换药时,每个换药操作前、后均要规范洗手。

3. 材料准备

(1) 治疗车:车上载有以下物品。

1) 换药包:内含治疗碗(盘)2个,有齿、无齿镊各1把或血管钳2把,手术剪1把。

2) 换药用品:2%(也有用2.5%)碘酊和75%酒精棉球或聚维酮碘、生理盐水、棉球若干;根据伤口所选择的敷料、胶布卷,无菌手套。

(2) 其他用品:引流物、探针、注射器(5ml或20ml)、汽油或松节油、棉签。

(3) 根据伤口需要酌情备用胸、腹带或绷带。必要时备酒精灯、火柴、穿刺针等。

(4) 合理放置器械:通常选择患者右侧床边适当位置,避免物品受污染。

> 物品准备原则:
> 1. 用什么,取什么。
> 2. 用多少,取多少。
> 3. 先干后湿。
> 4. 先无刺激性,后有刺激性。
> 5. 先用后取,后用先取。

四、操作步骤

1. 一般换药方法

(1) 暴露伤口,揭去敷料:在做好换药准备后,用手揭去外层敷料,将玷污敷料内面向上放在弯盘中,再用镊子轻轻揭取内层敷料。如分泌物干结黏着,可用盐水湿润后再揭下,以免损伤肉芽组织和新生上皮。

(2) 观察伤口,了解渗出:关注揭下敷料吸附的渗出物,观察伤口有无红肿、出血,有无分泌物及其性质,注意创面皮肤、黏膜、肉芽组织的颜色变化。如有引流管,还要注意观察引流物和引流管固定状况。

(3) 清理伤口,更换引流:用双手执镊操作法。一把镊子可直接接触伤口,另一把镊子专用于从换药碗中夹取无菌物品,递给接触伤口的镊子(两镊不可接触)。先以酒精棉球自内向外消毒伤口周围皮肤两次(如引流管周围有分泌物,在消毒皮肤时暂不触及,需另用酒精棉球擦拭管周分泌物并消毒),然后以盐水棉球轻轻拭去伤口内脓液或分泌物,拭净后根据不同伤口,适当安放引流物(纱布、凡士林纱布条,皮片或引流管)。

(4) 覆盖伤口,固定敷料:根据引流物种类或伤口渗出决定所需纱布量,盖上无菌干纱布,以胶布粘贴固定,胶布粘贴方向应与肢体或躯体长轴垂直。一般情况下,敷料宽度占粘贴胶布长度的2/3,胶布距敷料的边缘约0.5cm。如创面广泛、渗液多,可加用棉垫。关节部位胶布不易固定时可用绷带包扎。

2. 缝合伤口的换药

(1) 更换敷料:一般在缝合后第3d检查有无创面感染现象。如无感染,切口及周围皮肤消毒后用无菌纱布盖好;对缝线处有脓液或缝线周围红肿者,应挑破脓头或拆除局部缝线,按感染伤口处理,定时换药。

(2) 存在引流:对于手术中渗血较多或有污染、放置皮片或硅胶管引流的伤口,如渗血、渗液湿透外层纱布,应随时更换敷料。盖纱布时,先将若干纱布用剪刀剪一 Y 形缺口,夹垫于引流管与皮肤之间,以免管壁折叠影响引流,甚至使局部皮肤受压造成坏死。

(3) 拔除引流:引流物(如皮片、硅胶管等)一般在手术后 24~48h 取出,局部以 75% 酒精消毒后,更换无菌敷料。烟卷引流在换药时,要一手用镊子夹住其边缘,适度上下提拉,同时用针筒插入中央乳胶管抽吸积液。如需更换,须在术后 5~7d,待窦道形成后方可实行。拔除后应先以引流纱条替代,之后 1~2d 换药时视伤口渗出量多少决定是否继续放入纱条,还是用更细小的引流纱条取代以利于伤口的愈合。T 形引流管一般在术后 2~3 周视全身和局部引流状况给予拔除。双套管的更换或拔除则视患者局部引流状况而定,最好在术后 5~7d 以后再更换。

(4) 伤口异常:如果患者伤口疼痛或 3~4d 后尚有发热,应及时检查伤口是否有感染可能。一般手术后 2~3d,由于组织对缝线的反应,针眼可能稍有红肿,可用 75% 酒精湿敷;如见针眼有小水疱,应提前拆去此针缝线;如局部红肿范围大,并触到硬结,甚至波动,应提前拆除缝线,伤口敞开引流,按脓腔伤口处理。

(5) 拆线:详见后面拆线部分。

3. 不同创面的换药

(1) 浅、平、洁净的创面:用无菌盐水棉球拭去伤口渗液后,盖以凡士林纱布。干纱布保护,1~2d 换药一次。

(2) 肉芽过度生长的创面:正常的肉芽色鲜红、致密、洁净、表面平坦、易出血。如发现肉芽色泽淡红或灰暗,表面呈粗大颗粒状,水肿发亮高于创缘,可将其剪除,再用盐水棉球拭干,压迫止血。也可用 10%~20% 硝酸银液烧灼,再用等渗盐水擦拭,若肉芽轻度水肿,可用 3%~10% 高渗盐水湿敷。

(3) 脓液或分泌物较多的创面:此类伤口宜用消毒溶液湿敷,以减少脓液或分泌物。湿敷药物视创面情况而定,可用 1∶5 000 呋喃西林或漂白粉硼酸溶液等。每天换药 2~4 次,同时可根据创面培养的不同菌种,选用敏感的抗生素。对于有较深脓腔或窦道的伤口,可用生理盐水或各种有杀菌去腐作用的溶液进行冲洗,伤口内放置适当的引流物。

(4) 慢性顽固性溃疡:此类创面由于局部循环不良、营养障碍、早期处理不当或由于特异性感染等原因,使创面长期溃烂,久不愈合。处理此类创面时,首先找出原因,改善全身状况。搔刮创面、红外线照射、高压氧治疗、局部用生肌散等,都有利于促进肉芽生长。

五、引流物的种类和使用

1. 常用引流物

(1) 凡士林纱条:用于新切开的脓腔或不宜缝合的伤口。优点是保护肉芽和上皮组织,不与创面粘连,易于撕揭而不疼痛。缺点是不易吸收分泌物,不适宜渗出物较多或深部伤口。

(2) 纱布引流条:生理盐水或药液浸湿后对脓液有稀释和吸附作用。用于切开引流后需要湿敷的伤口。

（3）硅胶引流条：用于术后渗血，或脓腔开口较小的伤口。

（4）烟卷引流：将纱布卷成长形作引流芯，然后用乳胶皮片包裹，形似香烟。主要利用管芯纱布的毛细管作用引流，质地柔软，表面光滑，多用于腹腔引流，或肌层深部脓肿的引流。

（5）硅胶引流管：用于腹腔引流、深部感染引流，或预防深部感染。

（6）双腔引流管：为平行的管，顶端均有数个侧孔，一个管进空气，另一个用于引流。

（7）双套引流管：是将一细的引流管套入另一粗的引流管，各自的顶端也均有数个侧孔，粗管可进入空气，细管用于引流。双腔管和双套管主要用于腹腔内部位较深和分泌物持续大量产生区域的引流。有的双套管在粗细管间还有一根毛细管，可用于持续滴注药物或冲洗液。

（8）特殊管状引流物：多为适应某些空腔脏器的特点，或特殊的引流功能要求而制。如：T管引流，专门用于胆道引流；蕈状导尿管引流，用于膀胱及肾盂造口，也用于胆囊造口的引流。

2. 引流物的放置与拔除

（1）引流物的选择

1）切口内少量渗液可用硅胶皮条引流。

2）脓液较多时可用烟卷引流。

3）脏器腔内或腹腔引流可用硅胶管、双腔或双套管引流。

4）脓腔引流可用硅胶皮条、凡士林纱条或纱布引流条引流。

（2）引流物的放置

1）脓腔应先排净脓液，清洗，吸干余液后再放置引流。

2）探明伤口深度、方向、大小，将引流物一端放置底部，向上稍拔出少许，使之与底部肉芽稍有距离，以利肉芽由底部向上生长，另一端放在伤口的浅面，便于换药时拔出。

3）腹腔引流最好从切口外另戳孔引出，以免影响主要切口的愈合。

4）纱布引流时应去除碎边，以防异物遗留在伤口内。

5）引流物应妥善固定。

6）长期放置引流时，应定期更换引流物。

（3）引流物的拔除

1）术后预防性引流一次性拔除。

2）脓腔引流逐渐拔除。

3）拔除时应去除固定缝线、松动、旋转，使其与周围组织充分分离。

4）多条多根引流物应逐条或逐根拔除。

5）应注意拔除引流物的数量、完整性，有无残留物。

六、相关知识

1. 严格执行无菌操作规范　操作前做好手卫生。凡接触伤口的物品，均须无菌，防止污染及交叉感染；各种无菌敷料从容器中取出后，不得放回。污染的敷料须放入弯盘或污物桶内，不得随便乱丢。

2. 换药顺序　先无菌伤口，后感染伤口，对特异性感染伤口，如气性坏疽、破伤风等，应在最后换药或指定专人负责。

多个换药操作的先后原则：

1. 先无菌，后感染。

2. 先缝合，后开放。

3. 先感染轻，后感染重。

4. 先一般，后特殊。

3. **特殊感染伤口的换药** 如气性坏疽、破伤风、铜绿假单胞菌等感染伤口,换药时必须严格执行隔离技术,除必要物品外,不带其他物品,用过的器械要专门处理,敷料要焚毁或深埋。

4. **换药时伤口分泌物识别**

(1) 血液:血性、淡血性、鲜红血性、陈旧血性。

(2) 血浆:淡黄色清亮液体。

(3) 脓液:颜色、气味、黏稠度等根据细菌种类而不同。

(4) 空腔脏器漏出液:胆汁、胰液、胃肠道液体和尿液等。

(上海交通大学附属第六人民医院 邹 扬)

(西安交通大学第二附属医院 李宗芳)

渗出物的描写:

伤口渗出物颜色、量、气味、混浊程度等的描写对病情的判断十分重要,是换药时关注的主要内容。

测 试 题

1. 对于肉芽生长过度的伤口处理的方法是

A. 用凡士林纱布覆盖

B. 用 5% 氯化钠溶液湿敷

C. 用手术剪将其剪平

D. 用呋喃西林纱布湿敷

E. 用鱼石脂软膏外敷

2. 下列换药操作中**错误**的是

A. 用手揭去外层敷料

B. 玷污敷料内面向上放在弯盘内

C. 两把镊子分别用于接触伤口与敷料

D. 酒精棉球清洁伤口周围皮肤应由外向内

E. 胶布粘贴方向应与肢体或躯体长轴垂直

3. 应由专人负责换药并处理污物、敷料的伤口是

A. 气性坏疽术后伤口

B. 乳腺癌改良根治术伤口

C. 急性蜂窝织炎伤口

D. 压疮创面

E. 急性化脓性阑尾炎手术伤口

4. Concentration of skin disinfectant alcohol is

A. 30%　　　B. 50%　　　C. 70%　　　D. 90%　　　E. 95%

5. 以下哪项**不是**烟卷引流在换药时的注意点

A. 用镊子夹住其边缘,适度上下提拉

B. 用针筒插入中央乳胶管抽吸积液

C. 如需更换或拔除,在术后 2~3d

D. 拔除后应先以纱条引流替代

E. 引流管要稍离伤口底部,以便伤口愈合

6. Usually the time of dressing change after operation for sterile wound is

A. 1st day　　　B. 2nd day　　　C. 3rd day　　　D. 5th day　　　E. 7th day

7. 凡士林油纱填塞深部伤口,下列描述中正确的是

A. 凡士林纱布应全部塞入伤口,表面不可留有尾端

B. 凡士林纱布填入不可过深,深部留有较大空间利于组织生长

C. 凡士林纱布塞入伤口应达底部,但不太紧密以利引流

D. 凡士林纱布塞入伤口,需填塞紧密以防脓液形成

E. 凡士林纱布不塞入伤口,仅做表面覆盖

8. 下列手术切口换药先后顺序中,正确的是

A. 胆囊切除术、结肠造瘘术、疝修补术

B. 甲状腺次全切除术、胃癌根治术、结肠造瘘术

C. 结肠造瘘术、胆总管探查术、乳腺癌根治术

D. 乳腺癌根治术、肛旁脓肿切开术、胆总管探查术

E. 肛旁脓肿切开术、疝修补术、胆总管探查术

9. 对于肠瘘患者的换药,下列引流物中合适的是

A. 硅胶引流条　　　B. 烟卷引流条　　　C. 负压球　　　D. 纱条　　　E. 双套管

10. 患者,女,45 岁。化脓性胆管炎,行胆总管探查术。术后胆总管引流选用

A. 胶片引流　　　B. 橡皮引流管　　　C. 烟卷引流条　　　D. 纱布引流条　　　E. 凡士林纱布引流

第24章

拆　　线

Suture Removal

一、目的

1. 不论清洁伤口或感染伤口，一切皮肤不可吸收缝线作为异物均需在适当的时间被剪除。

2. 手术切口发生某些并发症时（如切口化脓性感染、皮下血肿等）拆除切口内缝线，便于充分引流和线段异物的去除。

拆线时间的确定：原则上应早期，以减少针眼炎症反应，改善局部血液循环。拆线的早晚应考虑以下几点：

1. 切口部位以及各部位血液循环情况。

2. 切口的大小、张力。

3. 全身一般情况、营养状况。

4. 年龄。

二、适应证

1. 正常手术切口，已到拆线时间，切口愈合良好，局部及全身无异常表现者。

2. 头面颈部手术后 4~5d；下腹部、会阴部手术后 6~7d；胸部、上腹部、背部、臀部手术后 7~9d；四肢手术后 10~12d；近关节处手术和减张缝线需 14d。

3. 伤口术后有红、肿、热、痛等明显感染者，应提前拆线。

三、延迟拆线的指征

1. 严重贫血、消瘦，轻度恶病质者。

2. 严重失水或水、电解质紊乱尚未纠正者。

3. 老年体弱及婴幼儿患者伤口愈合不良者。

4. 伴有呼吸道感染，咳嗽没有控制的胸、腹部切口。

5. 切口局部水肿明显且持续时间较长者。

6. 有糖尿病史者。

7. 服用糖皮质激素者。

8. 腹内压增高，大量腹腔积液等。

四、操作前准备

1. 患者准备

（1）了解拆线伤口的愈合情况，对拆线过程可能出现的状况做出评价。

（2）告知患者拆线的目的、操作过程及可能出现的情况。

（3）患者应采取相对舒适、适宜操作、拆线部位显露最好的体位，注意保护患者隐私。

（4）应注意保暖，避免患者着凉。

（5）如拆线过程较复杂或有不适，操作之前需要给予充分的解释，以解除患者的恐惧并获得更好的配合。

2. 操作者准备

（1）了解情况：了解伤口情况，协助患者体位摆放。

（2）安排时间：避开患者进食及病房探视时间，操作前半小时勿清扫。

（3）决定顺序：多个拆线操作时，先安排清洁伤口，再处理污染伤口，避免交叉感染。

（4）无菌准备：清洁的工作衣、帽、口罩，操作者洗手、剪指甲等。

（5）拆线地点：根据拆线部位和操作的复杂程度，可以选择在病房或换药室进行。

（6）操作者手卫生：多个患者拆线时，注意操作前、后均要规范洗手，以免发生交叉污染。

3. 材料准备

（1）拆线包：内含治疗碗（盘）2 个，有齿、无齿镊各 1 把或血管钳 2 把，拆线剪刀一把。

（2）换药用品：2%（也有用 2.5%）碘酊和 75% 酒精棉球或聚维酮碘，生理盐水棉球若干，根据伤口所选择的敷料、胶布卷，无菌手套。

五、操作步骤（图24-1）

1. 消毒　取下切口上的敷料，依次用碘酊和酒精或用聚维酮碘（目前已普遍采用聚维酮碘消毒的方法）由内至外消毒缝合切口及周围皮肤 5~6cm，待干。

2. 剪线　用镊子夹起线头轻轻提起，把埋在皮内的线段拉出针眼之外 1~2mm，将剪尖插进线结下空隙，紧贴针眼，在由皮内拉出的部分将线剪断。

3. 拉线　随即将皮外缝线向切口的缝线剪断侧拉出，动作要轻巧。如向对侧硬拉可能因张力原因使创口被拉开，且患者有疼痛感。

4. 覆盖　酒精棉球或聚维酮碘再擦拭一次，覆盖敷料，胶布固定。

拆线过程中避免皮肤外的线段经过皮下，增加感染的机会。

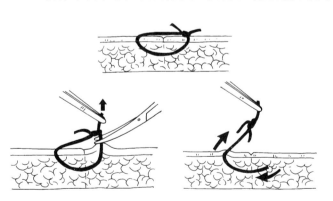

图 24-1　拆线过程示意图

六、相关知识

1. 蝶形胶布的使用　拆线后如发现伤口愈合不良、裂开，可用蝶形胶布在酒精灯火焰上消毒后，将伤口两侧拉合固定，包扎。

2. 间断拆线　对于切口长、局部张力高、患者营养情况较差以及存在其他不利于伤口愈合因素的患者,到了常规拆线的时间,可采用先间断拆去一半的缝线,余下的在1~2d后拆除。这样既减轻了延迟拆线造成皮肤针眼瘢痕,也确保了伤口的安全愈合。

3. 拆线后伤口24h内避免沾湿。

4. 短期(6~8周)内避免剧烈活动,以免由于张力变化对伤口形成不利的影响。老年、体弱和服用糖皮质激素者开始活动的时间更为延后。

(上海交通大学附属第六人民医院　邹　扬)

(西安交通大学第二附属医院　李宗芳)

测 试 题

1. 以下部位手术后拆线时间正确的是
    A. 肘部手术后9~11d
    B. 头皮缝合后8~9d
    C. 阑尾切除术后7~9d
    D. 腹壁减张缝线后8~9d
    E. 前臂术后7~9d

2. 拆线操作时,以下哪项是**错误**的
    A. 用镊子提起皮外缝线并剪断
    B. 在线头的线结下剪断缝线
    C. 在皮下段剪断缝线
    D. 向剪断线段的一侧拉出缝线
    E. 避免皮肤外线段经过皮下

3. 拆线后哪项处理是正确的
    A. 拆线后两周内不应沾湿
    B. 拆线后短期内避免剧烈活动
    C. 先拆一侧伤口的缝线,再拆另外一侧
    D. 拆线后伤口评价为Ⅱ/甲,应用蝶形胶布
    E. 阑尾切除术后应当间断拆线

4. 以下哪种情况应当拆线
    A. 肘部手术后10d,线头处不适
    B. 胃大部切除术后5d,伤口疼痛
    C. 头皮缝合后3d,局部有疼痛
    D. 阑尾炎手术后3d,切口红、肿,有渗出
    E. 腹壁疝修补术后3d,局部隐痛

5. Suture removal time after head and neck surgery is
    A. 2~3 days
    B. 3~4 days
    C. 4~5 days
    D. 5~6 days
    E. 6~7 days

6. Usually the time of removing tension sutures after operation is
    A. 5th day
    B. 7th day
    C. 9th day
    D. 12th day
    E. 14th day

7. 下列各项中,**不属于**延迟拆线因素的是
    A. 严重贫血、消瘦,轻度恶病质者
    B. 切口表面不平整,缝线间距不一
    C. 大量腹腔积液
    D. 有糖尿病史者
    E. 服用糖皮质激素者

8. 拆线后伤口多少小时内避免沾湿
    A. 8h
    B. 16h
    C. 24h
    D. 48h
    E. 72h

9. 患者,男,69岁。直肠癌根治术后第4d,体温39.5℃,换药时见腹部正中切口中段皮肤微红、稍隆起,压痛明显,敷料干燥。目前应该进行的操作是
    A. 涂3%过氧化氢
    B. 红外线照射
    C. 涂2%碘酊
    D. 拆线引流
    E. 涂10%硝酸银

10. 下列手术切口拆线操作,先后顺序的安排是
    A. 胆囊切除术、结肠造瘘术、疝修补术
    B. 甲状腺次全切除术、胃大部切除术、结肠造瘘术
    C. 结肠造瘘术、胆总管探查术、乳腺癌根治术
    D. 乳腺癌根治术、结肠造瘘术、胆总管探查术
    E. 结肠造瘘术、疝修补术、胆总管探查术

第 25 章

体表肿物切除术

Superficial Mass Resection

一、目的

1. **诊断作用**　了解体表肿物的性质。

2. **治疗作用**　切除肿物不仅能去除病变,同时可解决肿物引起的局部压迫或不适等情况,特殊部位手术如脸部等,可满足患者对美容效果的要求。

二、适应证

全身各部位的体表肿物,如皮脂腺囊肿、表皮样囊肿、皮样囊肿、腱鞘囊肿等,以及一些体表的良性肿瘤,如纤维瘤、脂肪瘤、表浅血管瘤等。

三、禁忌证

1. 全身出血性疾病者。
2. 肿物合并周围皮肤感染情况者。

四、操作前准备

1. **患者准备**

(1) 测量生命体征(心率、血压、呼吸),评估全身状况,确定对手术的耐受性。

(2) 向患者解释操作目的、操作过程和可能的风险。

术前沟通,确认知情同意很重要。 ≫

(3) 告知需要配合的事项(操作过程中需保持体位,如有头晕、心悸、气促等不适及时报告)。

(4) 签署知情同意书。

不提倡剔除毛发,只在毛发较多较长时,使用剪刀剪去即可。 ≫

(5) 术前清洗局部,剪去毛发,局部若涂有油质类药物时,可用松节油轻轻擦去。

2. **材料准备**　治疗车,车上载有以下物品。

(1) 切开缝合包:包括治疗碗、无菌杯、洞巾、消毒巾、布巾钳、圆刀片、刀柄、小止血钳、组织钳、有齿镊、组织剪、3-0 号线、4-0 号线、中圆针、三角针、持针器、纱布、弯盘等。

目前多使用活力碘进行消毒,若使用碘酊消毒,则需要75%酒精脱碘。 ≫

(2) 消毒用品:0.5% 活力碘。

使用普鲁卡因需皮试。 ≫

(3) 麻醉药物:1% 利多卡因 10ml 或 1% 普鲁卡因 10ml。

（4）其他：注射器（10ml）1 个、注射用生理盐水、甲醛（福尔马林）溶液的标本瓶 1 个；抢救车 1 辆；无菌手套 2 副；胶布 1 卷等。

3. 操作者准备

（1）核对患者信息。

（2）掌握体表肿物切除操作相关知识，并发症的诊断与处理方法。

（3）了解患者病情、操作目的及术前辅助检查情况。

（4）协助患者体位摆放，操作者戴帽子、口罩，并准备器械。

五、操作步骤

1. 体位 根据体表肿物部位取患者舒适体位。

2. 消毒铺单

（1）准备：术者手术洗手，在消毒小杯内放入数个棉球或纱布，助手协助，倒入适量 0.5% 活力碘。 《 *按六步洗手法洗手。*

（2）消毒：使用 0.5% 活力碘消毒手术区域两遍（手术切口周围 30cm 范围，由内向外）。 《 *消毒应由相对清洁区至相对不洁区。*

（3）铺巾：术者再次手术洗手，穿手术衣，戴无菌手套，铺无菌洞巾，洞巾中心对准操作区域。

3. 麻醉 沿表浅肿物周围，使用 1% 利多卡因作局部浸润麻醉，皮肤切口线可加用皮内麻醉。

4. 切除肿物

（1）根据肿物大小不同而采用梭形或纵形切口（应平行于皮纹方向，避开关节、血管等部位）。

（2）切开皮肤后，用组织钳将一侧皮缘提起，用剪刀沿肿物或囊肿包膜外做钝性或锐性分离。

（3）按相同方法分离肿物的另一侧及基底部，直到肿物完全摘除。对于囊肿而言，若分离时不慎剥破囊肿，应先用纱布擦去其内容物，然后继续将囊肿完全摘除，之后可用生理盐水冲洗术野。如果是腱鞘囊肿，需将囊肿连同其茎部的病变组织以及周围部分正常的腱鞘与韧带彻底切除，以减少复发机会。

（4）检查术野是否有活动性出血并予处理，缝合切口，一般不放置引流，根据肿瘤部位，多于术后 5~7d 拆线。 《 *根据切口的位置和张力，可以适当选择皮内缝合。*

5. 标本处理 记录肿物的位置、外形、大小、硬度、性质及与周围组织的毗邻关系等；若为囊肿，还需描述囊壁及囊内容物情况。将标本置于福尔马林溶液标本瓶中，送病理检查。

六、并发症及处理

1. 出血 出血少，可以局部加压包扎；出血多，需重新拆开切口止血。

2. 感染 脓液送细菌培养及药敏检查；定期更换敷料，有时需要伤口引流及使用抗生素；感染恢复期，可局部热敷或理疗。

3. 复发 了解病变性质后，再次手术治疗。

七、相关知识

1. 若病变病理检查为恶性，需再次手术扩大切除范围，或行相关后期治疗。

2. 合并感染的体表肿物(如皮脂腺囊肿),术后易发生切口感染,可考虑术中引流(如橡皮片引流)。

3. 若皮脂腺囊肿术中破裂,极易复发。

(华中科技大学同济医学院附属同济医院 吴剑宏)

(西安交通大学第二附属医院 李宗芳)

测 试 题

1. 以下关于体表肿物切除的注意事项中,正确的是
   A. 多选择梭形或纵形切口
   B. 需完整切除肿瘤
   C. 肿物需送病理检查
   D. 若分离时不慎剥破囊肿,应先用纱布擦去其内容物,然后继续将囊肿完全摘除
   E. 以上都是

2. 关于体表肿物切除时切口选择的描述,哪一项是**错误**的
   A. 多选择梭形或纵形切口　　　　B. 切口平行于皮纹方向　　　　C. 切口垂直于皮纹方向
   D. 避开关节　　　　　　　　　　E. 避开血管

3. 体表肿物切除的适应证**不包括**以下哪项
   A. 皮脂腺囊肿　　　　　　　　　B. 表皮样囊肿、皮样囊肿　　　　C. 腱鞘囊肿
   D. 淋巴瘤　　　　　　　　　　　E. 纤维瘤、脂肪瘤

4. 下列关于体表肿物切除的术前准备,哪一项是正确的
   A. 术前沟通,让患者了解手术目的
   B. 签署手术同意书
   C. 测量生命体征(心率、血压、呼吸),评估全身状况
   D. 手术器械准备
   E. 以上都是

5. 体表肿物切除后记录应包括下列哪一项
   A. 肿物的位置　　　　　　　　　B. 肿物的硬度、性质
   C. 肿物的大小,与周围组织的毗邻关系　　　D. 若为囊肿,还需描述囊壁及囊内容物情况
   E. 以上都是

6. 以下哪一项**不是**体表肿物切除需要使用的器械
   A. 尖刀片　　　B. 止血钳　　　C. 组织剪　　　D. 持针器　　　E. 三角针

7. 患者,男,65岁,因发现左侧腹股沟皮肤包块1个月,溃烂3d入院。体格检查:左侧腹股沟区皮肤包块,大小2cm×2cm,宽基底,菜花状,溃烂,伴恶臭,质硬,固定。以下最合适的处理是
   A. 立即行体表肿物切除并送检　　　　B. 局部3%过氧化氢冲洗,湿盐水纱布覆盖
   C. 予以静脉抗生素抗感染治疗　　　　D. 体表肿物局部切除送检,以明确诊断
   E. 密切观察

8. 颜面部体表小包块切除术后4d,切口局部红肿,首要的处理是
   A. 暂不处理,密切观察
   B. 轻压切口四周,询问有无疼痛并观察切口渗液
   C. 酒精纱布湿敷

D. 切口拆线,敞开切口并换药

E. 口服抗生素治疗

9. 患者,女,20 岁,左肘部皮肤肿物局部切除术后,病理证实为黑色素瘤,以下处理正确的是

   A. 肿瘤科门诊随访,行后续综合治疗　　　　B. 告知患者病情,行扩大切除手术

   C. 密切观察,定期外科门诊随访　　　　　　D. 口服抗生素治疗

   E. 以上都不是

10. 患者,男,19 岁,发现骶尾部皮肤包块 1d。要求行体表肿物切除术,以下处理**错误**的是

   A. 触诊包块,了解包块质地、边界、活动度等

   B. 对于体表肿块,无需行直肠指诊

   C. 详细检查局部皮肤,观察有无窦道

   D. 告知患者若手术,切口愈合不良、感染可能性大

   E. 以上都不是

第 26 章

体表脓肿切开引流

Superficial Abscess Incision and Drainage

一、目的

1. 组织感染形成脓肿时,应及时切开引流,以减少毒素吸收,减轻中毒症状,防止脓液向周边蔓延而造成感染扩散。

2. 将脓液送细菌培养并做细菌药敏试验以指导抗感染治疗。

二、适应证

1. 体表组织的化脓性感染伴脓肿形成。

2. 需行细菌药敏试验以指导抗感染治疗。

三、禁忌证

1. 全身出血性疾病者。

2. 化脓性炎症早期,脓肿尚未形成,以及抗生素治疗有效,炎症有吸收消散趋势。

四、操作前准备

1. 患者准备

(1) 测量生命体征(心率、血压、呼吸),评估全身状况。

(2) 向患者解释操作的目的、操作过程和可能的风险。

(3) 告知需要配合的事项(操作过程中需保持体位,如有不适及时报告)。

(4) 签署知情同意书。

(5) 术前清洗局部,剪去毛发,局部若涂有油质类药物时,可用松节油轻轻擦去。

2. 材料准备 治疗车,车上载有以下物品。

(1) 切开包:包括治疗碗、无菌杯、洞巾、消毒巾、布巾钳、尖刀片、圆刀片、刀柄、小止血钳、组织钳、有齿镊、组织剪、3-0 号线、4-0 号线、中圆针、三角针、持针器、纱布、弯盘等。

(2) 消毒用品:0.5% 活力碘。

(3) 麻醉药物:1% 利多卡因 10ml 或 1% 普鲁卡因 10ml。

(4) 其他:注射器(10ml 2 个)、注射用生理盐水、无菌凡士林纱布若干条、无菌细橡皮管 1 根;抢救车 1 辆;无菌手套 2 副;胶布 1 卷等。

术前沟通,确认知情同意很重要。

不提倡剔除毛发,只在毛发较多较长时,使用剪刀剪去即可。

使用普鲁卡因需皮试。

3. 操作者准备

（1）核对患者信息。

（2）了解患者病情、操作目的等情况。

（3）掌握浅表脓肿切开引流操作相关知识，并发症的诊断与处理。

（4）术前协助患者体位摆放，操作者戴帽子、口罩，并准备器械。

五、操作步骤

1. 体位　根据脓肿部位取患者舒适体位。

2. 消毒铺单

（1）准备：术者手术洗手，在消毒小杯内放入数个棉球或纱布，助手协助，倒入适量 0.5% 活力碘。　　　　　　　　　　　　　　《　按六步洗手法洗手。

（2）消毒：使用 0.5% 活力碘消毒手术区域两遍（手术切口周围 30cm 范围，由内向外）。　　　　　　　　　　　　　　　　　　　　《　消毒应由相对清洁区至相对不洁区。

（3）铺巾：术者再次手术洗手，穿手术衣，戴无菌手套，铺无菌洞巾，洞巾中心对准操作区域。

3. 麻醉　浅表脓肿可采用 1% 利多卡因局部浸润麻醉，但应注意注射药物时应从远处逐渐向脓腔附近推进，避免针头接触感染区域。

4. 切开及排脓

（1）于脓肿波动明显处，用尖刀做一适当的刺入，然后用刀向上反挑一切口，即可见脓液排出，注射器抽取适量脓液送细菌培养及做药敏试验。

（2）待脓液排尽后，以手指伸入脓腔，探查其大小、位置以及形状，据此考虑是否延长切口，并清除坏死组织。

（3）脓腔内有纤维隔膜将其分隔为多个小房者，应用手钝性分离，使其变为单一大脓腔，以利引流。

（4）术中切忌动作粗暴而损伤血管导致大出血，或挤压脓肿造成感染扩散。

5. 引流

（1）脓肿排尽后，应使用凡士林纱布引流。将凡士林纱布条一端送到脓腔底部，充填脓腔，纱条另一端留置于脓腔外。注意引流口宽松无狭窄，引流物不应填塞过紧。外部以无菌纱布包扎。

（2）术后第 1d，更换包扎敷料及引流条，根据引流液量及脓腔愈合情况，逐步更换为盐水引流条，并最终拔除。

（3）因局部解剖关系切口不能扩大或脓腔过大者，可在两极做对口引流，充分敞开脓腔，以稀释的过氧化氢溶液（1.5%~2%）和生理盐水冲洗脓腔。

6. 标本处理　记录脓肿部位、大小、脓液量与性质，将脓液送细菌培养并做细菌药敏试验。　　　　　　　　　　　　　　　　　　《　脓液一定要送细菌培养并做药敏试验。

六、并发症及处理

1. 出血　脓肿壁渗血不应盲目止血，以凡士林纱布条填塞压迫可达止血目的。

2. 感染扩散　局部引流调整，全身敏感抗生素使用。

七、相关知识

1. 在波动最明显处做切口。

2. 切口在脓腔最低位,长度足够,以利引流。

3. 切口方向选择与大血管、神经干、皮纹平行,避免跨越关节,以免瘢痕挛缩而影响关节功能。

4. 切口不要穿过对侧脓腔壁而达到正常组织,以免感染扩散。

5. 脓肿切开后切口经久不愈,可能与脓腔引流不畅、异物存留或冷脓肿等有关。

（华中科技大学同济医学院附属同济医院　吴剑宏）

（西安交通大学第二附属医院　李宗芳）

测 试 题

1. 脓肿切开选择切口方向时,应注意
   A. 切口应平行于皮纹
   B. 应避免跨越关节,以免瘢痕挛缩而影响关节功能
   C. 切口方向选择与大血管、神经干平行
   D. 切口不要穿过对侧脓腔壁而达到正常组织
   E. 以上均正确

2. 以下关于脓肿切开时机的描述,**错误**的是
   A. 感染初期　　　　　　　　　B. 脓肿波动明显时　　　　　　C. 全身反应明显时
   D. 穿刺到脓液时　　　　　　　E. B超显示脓肿内部已经分隔时

3. 脓肿切开后**错误**的处理是
   A. 清除坏死组织　　　　　　　B. 脓肿切开后行常规引流
   C. 脓肿较大时行对口引流　　　D. 术后应使用抗生素治疗
   E. 清除脓肿后,一期缝合关闭切口

4. 脓肿切开引流后经久不愈,可能的原因是
   A. 脓腔引流不畅　　　　　　　B. 异物存留　　　　　　　　　C. 合并糖尿病
   D. 特殊感染,如结核杆菌等　　E. 以上均有可能

5. 脓肿切开的位置应为
   A. 脓肿波动最明显处　　　　　B. 脓肿边缘　　　　　　　　　C. 脓肿最中央
   D. 压痛最明显处　　　　　　　E. 脓肿顶部

6. 以下关于体表脓肿切开的术前准备,哪一项是正确的
   A. 术前沟通,让患者了解手术目的
   B. 签署手术同意书
   C. 测量生命体征(心率、血压、呼吸),评估全身状况
   D. 手术器械准备
   E. 以上都需要

7. 以下哪一项**不是**体表脓肿切开引流需要使用的器械
   A. 尖刀片　　　　　　　　　　B. 止血钳　　　　　　　　　　C. 皮肤钉合器
   D. 组织剪　　　　　　　　　　E. 持针器

8. 以下有关脓肿切开后引流的说法,**错误**的是
   A. 纱布类引流物的引流原理是依赖其虹吸作用
   B. 引流物能增加切口感染的机会
   C. 引流可通过重力、溢流、毛细管作用或吸引而完成
   D. 填塞既可引流又可压迫止血,但如果留置过久亦可引起感染
   E. 引流物应尽可能早拔除

9. 有关体表脓肿切开引流术,以下说法**错误**的是
   A. 避免挤压脓肿,造成感染扩散
   B. 脓肿波动明显时行脓肿切开
   C. 对于脓性指头炎、手部腱鞘炎患者,应待脓肿形成后再予以切开
   D. 脓腔切开后常规引流,可使用凡士林纱条、碘仿纱条、橡皮片、引流管等
   E. 引流管为细菌逆行污染提供了途径

10. 脓肿切开引流术后,应记录的内容包括
   A. 部位　　　　　B. 大小　　　　　C. 量　　　　　D. 性质　　　　　E. 以上都是

第 27 章

清 创 术

Debridement

一、目的

对新鲜开放性损伤,及时、正确地采用手术方法清理伤口可以修复重要组织,使开放污染的伤口变为清洁伤口,防止感染,有利于伤口一期愈合。

二、适应证

1. 伤后 6~8h 以内的新鲜伤口。
2. 污染较轻,不超过 24h 的伤口。
3. 头面部伤口,一般在伤后 24~48h 以内,争取清创后一期缝合。

三、禁忌证

1. 超过 24h、污染严重的伤口。
2. 有活动性出血、休克、昏迷的患者,必须首先进行有效的抢救措施,待病情稳定后,不失时机地进行清创。

四、操作前准备

1. 患者准备

(1) 综合评估病情,如有颅脑损伤或胸、腹严重损伤,或已有轻微休克迹象者,需及时采取综合治疗措施。

(2) X 线摄片,了解是否有骨折及骨折的部位和类型。

(3) 防治感染,早期、合理应用抗生素。

(4) 与患者及家属谈话,做好各种解释工作,如一期缝合的原则、发生感染的可能性和局部表现、若不缝合下一步的处理方法、对伤肢功能和美容的影响等。争取得到清醒患者配合,并签署有创操作知情同意书。

(5) 良好的麻醉状态。

2. 材料准备
无菌手术包、无菌软毛刷、肥皂水、无菌生理盐水、3% 过氧化氢溶液、2.5% 碘酊、75% 酒精、0.5% 聚维酮碘、0.5% 苯扎溴铵(新洁尔灭)、止血带、无菌敷料、绷带等。

3. 操作者准备

(1) 戴帽子、口罩、手套。

(2) 了解伤情,检查伤部,判断有无重要血管、神经、肌腱和骨骼损伤;针

对于出现并发症的伤口(例如脂肪液化或感染)进行二次手术处理时也要进行清创操作,但此类情况不在本章内阐述。

清创术应在伤后越早越好。

以下情况可适当放宽清创时间:污染轻、局部血液循环良好或气候寒冷;伤后早期应用过抗生素;头颈颜面、关节附近有大血管、神经等重要结构暴露的伤口。

X 线片检查同时可提示伤口内有无金属异物存留。

对伤情,进行必要的准备,以免术中忙乱。

五、操作步骤

1. 清洗

(1) 伤口周围皮肤的清洗:先用无菌纱布覆盖伤口,剃去伤口周围的毛发,其范围应距离伤口边缘 5cm 以上,有油污者,用酒精或乙醚擦除。更换覆盖伤口的无菌纱布,戴无菌手套,用无菌软毛刷蘸肥皂液刷洗伤肢及伤口周围皮肤 2~3 次,每次用大量无菌生理盐水冲洗,每次冲洗后更换毛刷、手套及覆盖伤口的无菌纱布,至清洁为止。注意勿使冲洗液流入伤口内。

(2) 伤口的清洗:揭去覆盖伤口的纱布,先用无菌生理盐水冲洗伤口,并用无菌小纱布球轻轻擦去伤口内的污物和异物,然后用 3% 过氧化氢溶液冲洗,待创面呈现泡沫后,再用无菌生理盐水冲洗干净。擦干皮肤,用碘酊、酒精或聚维酮碘在伤口周围消毒后,铺无菌巾准备手术。

2. 清理
术者按常规洗手、穿手术衣、戴无菌手套。依解剖层次由浅入深仔细探查,识别组织活力,检查有无血管、神经、肌腱与骨骼损伤,在此过程中如有较大的出血点,应予止血。如四肢创面有大量出血,可用止血带,并记录上止血带的压力及时间。

(1) 皮肤清创:切除因撕裂和挫伤已失去活力的皮肤。对不整齐、有血供的皮肤,沿伤口边缘切除 1~2mm 的污染区域并加以修整。彻底清除污染、失去活力、不出血的皮下组织,直至正常出血部位为止。对于撕脱伤剥脱的皮瓣,切不可盲目直接缝回原位,应彻底切除皮下组织,仅保留皮肤,行全厚植皮覆盖创面。

(2) 清除失活组织:充分显露潜行的创腔、创袋,必要时切开表面皮肤,彻底清除存留其内的异物、血肿。沿肢体纵轴切开深筋膜,彻底清除挫裂严重、失去生机、丧失血供的组织,尤其是坏死的肌肉,应切至出血、刺激肌组织有收缩反应为止。

(3) 重要组织清创

1) 血管清创:血管仅受污染而未断裂,可将污染的血管外膜切除;完全断裂、挫伤、血栓栓塞的肢体重要血管,则需将其切除后吻合或行血管移植;挫伤严重的小血管予以切除,断端结扎。

2) 神经清创:对污染轻者,可用生理盐水棉球小心轻拭;污染严重者,可将已污染的神经外膜小心剥离切除,并尽可能保留其分支。

3) 肌腱清创:严重挫裂、污染、失去生机的肌腱应予以切除;未受伤的肌腱应小心加以保护。

4) 骨折断端清创:污染的骨折端可用刀片刮除、咬骨钳咬除或清洗;污染进入骨髓腔内者,可用刮匙刮除。与周围组织失去联系、游离的小骨片酌情将其摘除;与周围组织有联系的小碎骨片,切勿草率地游离除去。大块游离骨片在清创后用 0.1% 苯扎溴铵溶液浸泡 5min,再用生理盐水清洗后原位回植。

(4) 再次清洗:经彻底清创后,用无菌生理盐水再次冲洗伤口 2~3 次,然后以 0.1% 苯扎溴铵溶液浸泡伤口 3~5min。若伤口污染较重、受伤时间较长,可用 3% 过氧化氢溶液浸泡,最后用生理盐水冲洗。更换手术器械、手套,伤口周围消毒后重新铺无菌巾。

备皮操作可由巡回护士完成。

一般情况下,碘酊及酒精禁用于无角质层覆盖的人体组织,例如开放创面,呼吸道、消化道和泌尿道黏膜。

洁净或轻微污染伤口消毒时以伤口边缘为中心向外周延伸至少 15cm,重度污染或感染伤口清创时应由外周距离伤口至少 15cm 处向伤口边缘消毒。

四肢伤可在伤口近端预置充气式止血带以备用。

有多种消毒剂可用于伤口内清洗,应酌情使用。

骨折修复和内固定后,应术中透视检查骨折修复及固定情况是否满意。

(5) 修复

1) 骨折的整复和固定:清创后应在直视下将骨折整复,若复位后较为稳定,可用石膏托、持续骨牵引或骨外固定器行外固定。下列情况可考虑用内固定:①血管、神经损伤行吻合修复者;②骨折整复后,断端极不稳定;③多发骨折、多段骨折。但对损伤污染严重、受伤时间较长、不易彻底清创者,内固定感染率高,应用时应慎重考虑。

2) 血管修复:重要血管损伤清创后,应在无张力下一期吻合。若缺损较多,可行自体血管移植修复。

3) 神经修复:神经断裂后,力争一期缝合修复。如有缺损,可游离神经远、近端或屈曲邻近关节使两断端靠拢缝合。缺损 >2cm 时行自体神经移植。若条件不允许,可留待二期处理。

4) 肌腱修复:利器切断、断端平整、无组织挫伤,可在清创后将肌腱缝合。

(6) 伤口引流:伤口表浅、止血良好、缝合后无死腔,一般不必放置引流物。伤口深、损伤范围大且重、污染严重的伤口和有死腔,可能有血肿形成时,应在伤口低位或另外做切口放置引流物,并保持引流通畅。

(7) 伤口闭合:组织损伤及污染程度较轻、清创及时(伤后 6~8h 以内)彻底者,可一期直接或减张缝合;否则,宜延期缝合伤口。有皮肤缺损者可行植皮术。若有血管、神经、肌腱、骨骼等重要组织外露者,宜行皮瓣转移修复伤口,覆盖外露的重要组织。最后用酒精消毒皮肤,覆盖无菌纱布,并妥善包扎固定。

六、并发症及处理

1. 体液和营养代谢失衡　根据血电解质、血红蛋白、血浆蛋白的测定等采取相应措施。

2. 感染　合理使用抗菌药和破伤风抗毒素或免疫球蛋白。术后应观察伤口有无红肿、压痛、渗液及分泌物等感染征象,一旦出现应拆除部分乃至全部缝线敞开引流。

3. 伤肢坏死或功能障碍　术后应适当抬高伤肢,以利血液和淋巴回流。注意定期观察伤肢血供、感觉和运动功能。摄 X 线片了解骨折复位情况,如复位不佳,需待伤口完全愈合后再行处理。

七、相关知识

1. 脉冲式伤口冲洗器　是一种高科技脉冲式直流电驱动变速柔和振动冲洗装置,它自控变速,将抗生素、冲洗液根据不同的软组织,以脉冲式的方式将冲洗液喷射到创伤组织内,同时利用前置的冲洗盘以柔软的方式刷洗创伤组织,将异物以及坏死组织清除。脉冲式伤口冲洗器同时将沉积在伤口内的冲洗液吸到回收瓶内,以使伤口保持清洁,并减少手术清创反复冲刷创伤组织造成的二次损伤。

2. 负压封闭引流技术(vacuum sealing drainage,VSD)　是一种处理各种复杂创面和用于深部引流的全新方法,相对于现有各种外科引流技术而言,VSD 技术是一种革命性的进展。VSD 的原理是利用医用高分子泡沫材料作为负压引流管和创面间的中介,高负压经过引流管传递到医用泡沫材料,且均匀分布在医用泡沫材料的表面,由于泡沫材料的高度可塑性,负压可以到达被引流区的每一点,形成一个全方位的引流。较大块的、质地不太硬的块状引出物在高负压作用下被分割和塑形成颗粒状,经过泡沫材料的孔隙进入引流管,再被迅速吸入收集容器。而可能堵塞引流管的大块引出物则被泡沫材料阻挡,只能附着在泡沫材料表面,在去除或更换引流时与泡沫材料一起离开机体。通过封闭创面与外界隔绝,防止污染和交叉感染,并保证负压的持续存在。持续负压使创面渗出物立即被吸走,从而有效保持创面清洁并抑制细菌生长。由于高负压经过作为中介的柔软的泡沫材料均匀分布于被引流区的表面,可以有效地防止传统负压引流时可能发生的脏器被吸住或受压而致的缺血、坏死、穿孔等并发症。在这个高效引流系统中,被引流区的渗出物和坏死组织将及时地被清除,被引流区内可达到"零积聚",创面能够很快地获得清洁的环境。在有较大的腔隙存在时,腔隙也将因高负压的存在而加速缩小。对浅表创面,透性粘贴薄膜和泡沫材料组成复合型敷料,使局部环境更接近生理性的湿润状态。高负压同时也有利于局部微循环的改善和组织水肿的消退,并刺激肉芽组织生长。

（北京协和医院　林　进）

（北京大学人民医院　姜保国）

测　试　题

1. 面颊部开放性损伤,受伤后 12h 就诊,局部处理宜
    A. 按感染伤口处理,换药不清创　　　　　B. 清创不缝合
    C. 清创延期缝合　　　　　D. 清创一期缝合
    E. 使用 VSD

2. 受伤达 12h 的严重污染伤口,应采取措施为
    A. 清创及一期缝合　　　　　B. 清创及延期缝合
    C. 清创后不予缝合　　　　　D. 无需清创
    E. 继续观察到 24h,根据伤口情况再行处理

3. 清创过程中,下列哪项操作是**错误**的
    A. 用肥皂水和自来水刷洗伤口周围皮肤两遍
    B. 用 2.5% 碘酊和 75% 酒精消毒创面和周围皮肤
    C. 剪除失活的组织和被污染的皮缘
    D. 清除伤口内的全部异物
    E. 污染严重的神经组织只需小心剥离外膜即可

4. 创伤性炎症如果不并发感染、异物存留,炎症消退的时间是
    A. 1~2d　　　　B. 3~5d　　　　C. 6~8d　　　　D. 12~14d　　　　E. 14~16d

5. Which treatment is wrong in open fracture debridement
    A. remove inactive tissue totally　　　　　B. remove all the comminuted fragments
    C. salvage the wound with plenty of saline　　　　　D. keep the injured nerve as much as possible
    E. remove all foreign body as much as possible

6. 下列哪项**不适合**立即行清创治疗
    A. 不超过 24h 的轻度污染伤口　　　　　B. 受伤 24~48h 的头面部伤口

C. 有活动性出血、休克的患者　　　　D. 受伤 6~8h 的新鲜伤口

E. 患者没钱缴纳医疗费用

7. 下列哪种情况**无需**放置引流

A. 伤口表浅　　　　　　　　　　　B. 污染严重的伤口

C. 有死腔的伤口　　　　　　　　　D. 血肿、损伤范围大且重的伤口

E. 伤口创面渗血较多

8. 下列哪项是**不正确**的

A. 重要血管损伤清创应在无张力下一期缝合

B. 神经断裂后力争一期缝合

C. 损伤污染严重、受伤时间较长的骨折应用内固定

D. 利器切断、断端平整、无组织挫伤的肌腱可清创后缝合

E. 伤口内可能存在金属异物时应在清创前拍摄 X 线片

9. 关于清创缝合,下列哪项**不正确**

A. 一般可在伤口内做局部浸润麻醉

B. 仅有皮肤或皮下裂开者可做单层缝合

C. 伤口污染较重者,皮肤缝线可暂不结扎,24h 后无感染再行结扎

D. 清除污物、异物,切除失活组织,彻底止血

E. 患者处于休克状态时先行急救治疗

10. 下列描述**错误**的是

A. 即使受伤超过 24h,仍可考虑清创后一期缝合的是头面部、大血管和神经暴露的伤口

B. 受伤 12h,污染较重的伤口可清创后延期缝合

C. 战地伤已 6h,清创后一期缝合

D. 大块皮肤撕脱的伤口,清创后行中厚皮片移植

E. 清创前应先清理伤口周围皮肤

第 28 章

局部封闭技术

Local Block

一、目的

1. 止痛。不仅可以早期止痛,减少形成顽固性、难治性疼痛的可能性,还可能协助医师判断疼痛产生的原因和部位。

2. 诊断性治疗。

3. 软化纤维瘢痕组织。

4. 降低局部创伤免疫反应。

二、适应证

1. 慢性劳损性疾病,如腰肌筋膜炎、跟痛症、滑囊炎等。

2. 急性损伤性疾病,如急性腰扭伤、软组织扭伤和挫伤、创伤性滑膜炎等。

3. 骨 - 纤维管压迫综合征,如弹响指、桡骨茎突部狭窄性腱鞘炎、腕管综合征等。

4. 退行性变疾病,如腰椎间盘突出症、骨关节炎等。

5. 其他疾病,如尾骨痛等。

三、禁忌证

1. 拒绝接受封闭或对封闭异常担心。

2. 穿刺部位或邻近皮肤有局部感染。

3. 怀疑局部疼痛可能与局部感染有关。

4. 痛点处或痛点邻近处的 X 线片提示有骨或软组织病理性病变,如骨肿瘤。

5. 有正在治疗中的全身慢性感染,如结核病。

6. 凝血功能异常。

7. 有消化道反复出血史,特别是近期有消化道出血。

8. 严重的高血压或糖尿病。

9. 不能使用激素(未说明原因)或对激素、麻醉药过敏。

四、操作前准备

1. 患者准备

(1) 向患者解释此项操作的目的、操作过程和可能的风险。

操作前沟通、确认知情同意很重要,应使患者知晓封闭治疗不一定解决所有症状。

（2）告知需要配合的事项（操作过程中注意避免剧烈活动,保持体位,如有头晕、心悸、气促等不适及时告知）。

2. **材料准备**　治疗车,车上载有以下物品。

（1）消毒用品:2.5% 碘酊和 75% 酒精,或安尔碘。

如需使用普鲁卡因,需要先询问过敏史或进行皮试。

（2）药品:麻醉药(常用为利多卡因或罗哌卡因),糖皮质激素(常用为复方倍他米松 0.5~1ml 或曲安奈德 0.5~1ml)。

（3）其他:注射器(5ml 1 个、20ml 1 个)、输液贴 1 个、无菌棉签若干。

3. **操作者准备**　操作者洗手,摆好患者体位,打开需要用的药品。

五、操作步骤

1. **体位**　充分暴露穿刺点即可。

不可注射到皮下,更不能注入皮内,以免造成皮肤发白、变薄。如患者皮下脂肪很少,则应从组织肥厚一些的部位进针。

2. **穿刺点选择**　应仔细寻找压痛点,要求找到压之最疼痛的一点,然后估计进针的深度,此时要想一想该进针点下方的解剖,有没有重要的神经、血管经过。如系肌肉起止点处的疼痛,如网球肘,高尔夫球肘,针尖必须抵到肱骨外上髁或内髁,但不是在外上髁或内髁的顶点,那里的皮肤很薄,很容易造成皮肤萎缩。如果压痛点偏内髁内侧,进针时就应该想到周围的重要结构,如肱动脉、肱静脉和正中神经,切不可损伤它们。如系神经卡压,该神经如紧贴骨骼,针尖必须抵到骨,比如上臂桡神经卡压,针尖必须抵到肱骨。

不要从皮肤十分厚而坚韧的部位进针,如局部封闭跟骨骨刺引起的疼痛,可从跟骨内侧皮肤较薄处对准痛点进针,到位后再注入药物,效果会更好。

3. **消毒**　严格执行无菌技术,消毒部位用碘酊和酒精或安尔碘消毒 2~3 遍。

4. **抽药前一定核对药物的有效期和浓度。**

5. **注射**　从合适部位进针,到达应该到达的部位后(如骨膜处、腱鞘内等),回抽药物,确定针头不在血管内后再推药。

某些常用的局部麻醉药(如利多卡因)同时也可能影响心律,因此切忌直接注射至血管内,每次更换注射点后均需先回抽证实无回血后再给药,同时也应避免药物过量。

6. 拔针后注射点用无菌输液贴覆盖。

7. 在任何部位做局部封闭后,都应该让患者休息并观察 10~15min,注意部分患者可能出现头晕、步态不稳的情况。

六、并发症及注意事项

不要注入肌腱内,因为激素有软化纤维组织的作用,可能造成肌腱断裂。

1. 局部难以治愈的感染,软化纤维组织的作用导致肌腱断裂甚至跟腱断裂,皮肤皮下脂肪组织明显萎缩、发白等。感染可能导致肢体的残疾,感染可沿腱鞘或组织间隙蔓延,治疗不及时可能累及骨与关节,甚至不得不截肢。

2. 激素注射后可发生如下改变:减少炎症部位免疫细胞数目,减少血管扩张,稳定溶酶体膜,抑制巨噬细胞的吞噬作用,减少前列腺素及相关物质生成。应该注意,凡是激素可能发生的副作用,局部封闭时都可能发生,如骨质疏松、股骨头无菌性坏死等。只是局部封闭时激素的用量小,间隔时间长,单位时间起作用的激素量更小,可能发生激素副作用的概率小而已。因此不可频繁注射。

3. 局部封闭所用的局部麻醉药,注射后都可能产生头晕、步态不稳的情况,注射点愈近头部就愈易发生。这可能是局部麻醉药被吸收后导致全身小血管扩张造成的,因此,局部封闭后要求患者休息并观察 15~20min。

4. 注射时万万不可将药物直接注入神经干内,这将造成患者剧烈的麻痛,接着是该神经干支配区的感觉麻痹、运动丧失,极少数患者可能发生不可逆的神经损伤。所以,如果患者在穿刺过程中感觉麻痛,应立即改变穿刺方向,切不可将药物注入神经干内。

5. 邻近脏器的损伤。如在胸背部做局部封闭造成张力性气胸,膝部注射导致膝关节内血肿等,所以要想到穿刺点下方的脏器和可能发生的危险并加以避免。

> 尽可能用最小号的针头注射,使穿刺的创伤减少到最低程度。

七、相关知识

1. 关于每年可做几次局部封闭的问题,目前还没有定论。这和每次的用药量和用药的间隔时间有很大的关系。如复方倍他米松一次用 1 支和用多支影响是不同的。复方倍他米松中的二丙酸倍他米松在体内难以溶解且可以持续产生作用 3 周,用药后 3 周至 1 个月再次封闭时,体内已经没有外来的激素,相当于每天用泼尼松 2.8mg 左右,这样的剂量不应该有太大的影响。曲安奈德在体内大概可维持 1 周左右,因此再注射要求相隔 1 周左右。

2. 麻醉剂常用罗哌卡因和利多卡因。罗哌卡因常用浓度为 0.5%,利多卡因用于神经阻滞的常用浓度为 1%~2%。局部用药时,复方倍他米松每次用量 0.2~1ml,同时加麻醉剂 1~2ml。曲安奈德局部封闭时每处 20~30mg,每次用量不超过 40mg,使用时可添加局部麻醉药(同复方倍他米松)。但因为局部封闭可以用于全身多处部位,随具体部位不同剂量也有所不同。

(北京协和医院　林　进)

(北京大学人民医院　姜保国)

测　试　题

1. 狭窄性腱鞘炎,疗效较好的方法是
   - A. 理疗
   - B. 限制活动
   - C. 内服止痛药物
   - D. 伤湿止痛膏局部贴敷
   - E. 局部封闭

2. 男性,20 岁。运动后左踝痛半个月,为持续性隐痛,活动后加剧,休息可减轻。无全身不适,既往史无特殊。检查:左踝轻度肿胀,皮肤无炎症,外踝前下方压痛,前踝压痛,跖屈轻度受限。X 线片:踝关节骨结构无明显异常,关节周围软组织影像增厚。在此期间如给予对症治疗,下列哪一项是**错误的**
   - A. 理疗
   - B. 非甾体抗炎药
   - C. 局部注射 2% 利多卡因 2ml
   - D. 局部注射醋酸泼尼松龙 25mg
   - E. 外用中草药熏洗

3. 治疗髌骨软化症,下列哪项措施应慎用
   - A. 理疗
   - B. 口服氨糖美辛
   - C. 制动休息
   - D. 股四头肌运动练习
   - E. 关节内注射醋酸泼尼松

4. What is the contraindication of using local block
   - A. carpal tunnel syndrome
   - B. muscle twist
   - C. osteoarthritis of knee joint
   - D. flexor tendon stenosing tenosynovitis
   - E. local infection

5. What is wrong about local block
   - A. indications include chronic injuries
   - B. the injection spot should precise
   - C. avoid injecting into blood vessels
   - D. oral analgesics must be taken together

E. patients should be observed for 15 minutes after local block

6. 可采取利多卡因局部封闭治疗的是
   A. 胸壁结核
   B. 原发性骨肿瘤
   C. 转移性骨肿瘤
   D. 非特异性肋软骨炎
   E. 化脓性关节炎

7. 关于胫骨结节骨软骨炎的治疗，**不宜**采用的方法是
   A. 减少膝关节剧烈活动可缓解症状
   B. 症状明显时可行膝关节短期制动
   C. 局部封闭
   D. 成年后仍有症状可行钻孔和植骨术
   E. 一般无需服用镇痛药

8. 关于醋酸泼尼松龙局部封闭，下列说法**错误**的是
   A. 适用于诊断明确的慢性损伤性炎症
   B. 严格无菌操作
   C. 注射部位准确
   D. 防止注入神经干内
   E. 必须配合口服止痛药治疗

9. 下列哪种疾病**不适合**采用局部封闭治疗
   A. 蜂窝织炎
   B. 肱骨外上髁炎
   C. 肩周炎
   D. 棘上韧带炎
   E. 桡骨茎突腱鞘炎

10. 下列哪种局部封闭用药需要皮试
   A. 醋酸泼尼松龙
   B. 复方倍他米松
   C. 利多卡因
   D. 罗哌卡因
   E. 普鲁卡因

第29章

手法复位技术

Manipulative Reduction

一、目的

通过术者的手法技术操作使移位的骨折段或脱位的关节获得解剖和 / 或功能复位。

二、适应证

1. 新鲜的闭合骨折。
2. 稳定和易于外固定的骨折。
3. 关节脱位。

三、禁忌证

1. 开放性骨折。
2. 肢体高度肿胀难以复位及固定。
3. 骨折并发重要的血管、神经损伤。
4. 关节内骨折。
5. 整复后不易维持复位的不稳定骨折。
6. 患者无法配合麻醉和 / 或操作。

> 应严格掌握禁忌证。

四、操作前准备

1. 患者准备

(1) 测量患者的生命体征,评估患者的一般情况。

(2) 向患者说明手法复位的优点和缺点,告知患者手法复位可能失败,并由患者自己选择是否接受手法复位。

(3) 向患者解释手法复位的具体步骤,告知患者在操作过程中应配合的事项(如充分放松患肢肌肉、有不适随时告知术者)。

(4) 确认患者既往无麻醉药物过敏史。

> 良好的沟通才会有满意的配合。

2. 材料准备

(1) 治疗车。

(2) 消毒用品:2.5% 碘酊、75% 酒精。

(3) 局部麻醉药:2% 利多卡因 10ml。

(4) 其他:无菌手套、消毒棉签、10ml 的无菌注射器。

(5) 座椅或检查床。

3. 操作者准备

(1) 需要两人或多人操作。

(2) 术者仔细观阅患者的影像学资料,明确骨折或脱位的部位、移位情况、是否稳定等特征。

(3) 术者熟练掌握骨折或脱位手法复位的相关技术,对于手法复位中出现的并发症及复位失败等情况可以妥善处理。

(4) 术者洗手,戴帽子和无菌手套;助手协助患者摆放体位并显露出骨折部位。

五、操作步骤(图 29-1)

1. 体位　根据具体的骨折或脱位部位和需要进行的手法复位操作而采取不同的体位。以常见的桡骨远端骨折为例,患者取直立坐位,患肢外展。

2. 消毒　用 2.5% 碘酊,以骨折部位的血肿进针点为中心,向周边环形扩展,以 75% 酒精脱碘 2 次。

3. 麻醉　以 10ml 无菌注射器吸入 2% 利多卡因 10ml,取骨折部位肿胀最明显处进针,回抽见淤血后将利多卡因注射入血肿内,等待 5~10min。

4. 肌松弛位　将患肢各关节置于肌松弛的体位,以减少肌肉对骨折段的牵拉。

5. 对准方向　将远端骨折段对准近端骨折段所指的方向。

6. 拔伸牵引　对骨折段施以适当的牵引力和对抗牵引力。在患肢远端,沿其纵轴牵引,矫正骨折移位。牵引时必须同时施以对抗牵引以稳定近端骨折段。根据骨折移位情况施以不同的拔伸手法以矫正短缩、成角和旋转移位。

7. 手摸心会　术者参考影像学资料所示的移位,用双手触摸骨折部位,体会骨折局部情况,并决定复位手法。

8. 反折、回旋　反折手法用于具有较锐尖齿的横行骨折,术者两拇指抵压于突出的骨折端,其余两手各指环抱下陷的另一骨折端,先加大其原有成角,两拇指再用力下压突出的骨折端,待两拇指感到两断端已在同一平面时,即可反折伸直,使两断端对正。回旋手法用于有背向移位、也称"背靠背"的斜行骨折(即两骨折面因旋转移位而反叠),先判断发生背向移位的旋转途径,然后以回旋手法循原途径回旋复位。

9. 端提、捺正　端提手法用于矫正前臂骨折的背、掌侧方移位,术者在持续手力牵引下,两拇指压住突出的骨折远端,其余各指握住骨折近端向上提拉。捺正手法用于矫正前臂骨折的内、外侧方移位,使陷者复起、突者复平。

10. 扳正、分骨　尺、桡骨和掌、跖骨骨折时,骨折段可因成角移位及侧方移位而互相靠拢,此时可采用扳正手法。术者用两手拇指及其余各指分别挤捏骨折背侧及掌侧骨间隙,矫正成角移位和侧方移位,使靠拢的骨折两端分开。儿童青枝骨折仅有成角移位时,可采用分骨手法。术者用两手拇指压住成角的顶部,其余四指分别扳折远、近骨折段即可矫正。

(左侧边注)

需 1~2 名助手施以对抗牵引。

因手法复位桡骨远端骨折需采用血肿内局部麻醉,回抽注射器时可见淤血,而误穿刺至静脉内时,回抽注射器也可见深色血液。为避免无法鉴别局部麻醉注射器针头是穿刺至静脉内还是血肿内,通常采取腕部背侧进针,以避开腕部掌侧重要血管、神经。背侧局部麻醉注射时仅需避开肌腱。

需待麻醉生效后方可操作,不可过急。

牵引时最重要的不是牵引力的大小,而是牵引的持续状态,即避免因急躁而使用暴力,否则轻者造成患者肌肉抵抗复位失败,重者可能造成二次损伤。

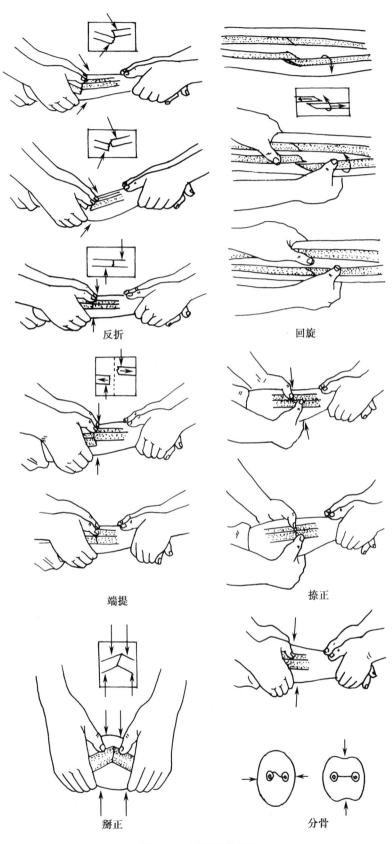

反折

回旋

端提

捻正

掰正

分骨

图 29-1　骨折复位手法

六、并发症及处理

1. 麻醉药物过敏　注射局部麻醉药时出现心悸、气促、面色苍白等表现,应立即停止注射,并给予抗过敏治疗。

2. 手法复位失败　可因以下原因引起。

(1) 适应证选择不当,如极度不稳定的骨折。

(2) 受伤时间过久,局部软组织肿胀严重。

(3) 患者不能充分配合。

(4) 术者操作手法不当。一次手法复位失败,可待患者稍事休息后再次尝试手法复位,若再次失败,应转为切开复位,切不可反复多次尝试和粗暴操作。

3. 罕见并发症　包括复位过程中骨折端伤及血管、神经,出现患肢麻木、苍白、皮温下降等。应立即停止操作,转为切开复位,并探查、修复相应的血管、神经。

> 手法复位失败后不可反复多次尝试,尤其应避免粗暴操作。

七、相关知识

1. 骨折复位的基本原则

(1) 早期复位。

(2) 无痛。

(3) 患肢放松位。

(4) 牵引与对抗牵引。

(5) 远端对近端。

(6) 手法操作轻柔。

(7) 首选闭合复位。

(8) 力争解剖复位,保证功能复位。

2. 解剖复位　骨折段通过复位,恢复了正常解剖关系,对位(两骨折端的接触面)、对线(两骨折端在纵轴上的关系)完全良好。

3. 功能复位　由于各种原因未能达到解剖复位,但骨折愈合后对肢体功能无明显影响。功能复位的标准如下。

(1) 旋转、分离移位:必须完全纠正。

(2) 短缩移位:成人下肢骨折不应超过 1cm,上肢不应超过 2cm,儿童下肢骨折短缩应在 2cm 以内。

(3) 成角移位:具有生理弧度的骨干,允许与其弧度一致的10°以内的成角。侧方成角必须完全复位侧方移位。

(4) 长骨干横行骨折,骨折端对位至少应达到 1/3,干骺端骨折对位应不少于 3/4。

(北京协和医院　林　进)

(北京大学人民医院　姜保国)

测 试 题

1. 以下哪项**不是**手法复位的禁忌证
   A. 新鲜骨折　　　　　　　　　B. 开放骨折　　　　　　　　　C. 关节内骨折
   D. 极度不稳定骨折　　　　　　E. 伴神经损伤的骨折

2. 对于具有较尖锐齿的横行骨折,可采用下面哪种复位手法

    A. 端提   B. 捺正   C. 回旋   D. 反折   E. 分骨

3. 以下哪项**不是**骨折复位的基本原则

    A. 早期复位   B. 首选闭合复位

    C. 反复闭合复位直至成功   D. 力争解剖复位

    E. 复位后必须固定

4. When perform local anesthesia before reduction, the anesthetic should be injected to

    A. skin   B. muscle   C. hematoma   D. bone   E. nerve

5. Which patients have high risk of manipulative reduction failure

    A. children   B. patients with transverse fractures

    C. patients with unstable fractures   D. patients with fresh fracture

    E. patients with intra joint fracture

6. 下列关于手法复位前的准备工作,哪项是**不正确**的

    A. 嘱患者尽量放松配合

    B. 手法复位前均需准备局部麻醉药备用

    C. 如操作者力气较大,可单独完成桡骨远端骨折的手法复位

    D. 操作前需仔细阅读X线片,选择合适的复位手法

    E. 如患者签字拒绝手法复位,可建议考虑手术复位

7. 下列哪种骨折可尝试手法复位

    A. 腰椎压缩性骨折   B. 不完全骨折   C. 颈椎骨折

    D. 锁骨骨折   E. 尺骨鹰嘴骨折

8. 下列哪项**不是**桡骨远端骨折手法复位失败的可能原因

    A. 患者体形矮小、桡骨直径过细   B. 复位前未给予局部麻醉

    C. 患处过度肿胀   D. 复位过程中患者疼痛难忍,无法配合操作

    E. 骨折端粉碎程度较高,极度不稳定

9. 以下哪项手法复位结果**不符合**功能复位的标准

    A. 儿童下肢长骨短缩1cm   B. 成人下肢长骨短缩2mm

    C. 长骨干横行骨折,骨折端对位达到1/2   D. 与股骨干弧度一致的5°成角

    E. 旋转移位4°

10. 以下哪种骨折类型**不适用**手法复位

    A. 外踝骨折   B. 腕舟状骨骨折   C. 胫骨平台骨折

    D. Colles骨折   E. 第5跖骨基底骨折

第 30 章

石膏绷带固定技术

Plaster Fixation

一、目的

维持治疗或功能体位,固定骨折脱位。

二、适应证

1. 骨折脱位的固定,包括临时固定及长期治疗所需固定。

2. 肢体肌腱、血管、神经损伤,吻合术后,维持肢体功能位置,保护上述组织避免进一步损伤。

3. 肢体矫形术后,固定肢体,对抗软组织挛缩,防止畸形再发。

4. 骨关节炎症、结核等,可固定肢体,减轻疼痛,促进修复,预防畸形。

5. 运动损伤,包括韧带、肌腱损伤,石膏固定可减轻疼痛,促进修复,减少后遗症发生。

6. 畸形的预防,如运动神经麻痹后神经功能未恢复前,预防肌肉挛缩引起的畸形,将关节固定于功能位。

三、禁忌证

1. 开放性损伤,包括软组织缺损及开放骨折。

2. 肢体严重肿胀,张力水疱形成,血液循环障碍者。

3. 局部皮肤病患者酌情应用。

4. 儿童、年老、体弱、神志不清及精神异常,不能正确描述固定后感觉及异常者谨慎使用。

四、操作前准备

1. **使用器材** 石膏绷带、温水(35~40℃)、普通绷带、棉衬及袜套、石膏床、拆除石膏所需剪锯及撑开器等。

2. **患者准备** 采取舒适的体位,脱掉内外衣,暴露固定肢体。局部清洗,需要手法复位者可局部消毒麻醉。维持治疗所需要的位置,确定固定范围,测量确定石膏夹板或管型的长度。

3. **操作者准备** 核对患者信息。根据所测量长度准备石膏;助手协助维持患者肢体位置。

4. **交代事项** 向患者交代包扎时的注意事项,并向家属和患者说明石

选择石膏绷带时要查看有效期及密封袋是否失效。长期暴露空气中,石膏绷带上的部分熟石膏会吸收水分变成生石膏,生石膏浸水后不再发生固化反应,石膏强度会受影响。

膏固定的必要性。

五、操作步骤

1. 石膏夹板

（1）根据治疗所需的固定范围,确定石膏夹板长度,剪裁相应长度的棉衬及合适大小的袜套。

（2）棉质袜套贴皮肤套在患肢,外附适当厚度的棉衬。

（3）根据测量长度,在平整的桌面上反复叠加石膏绷带,上肢需要叠加至12层,下肢需要叠加至14~16层。

（4）将铺好的石膏绷带卷成柱状,手掌堵在两端浸入温水中,浸透后（水中气泡基本消失）,两手掌相对挤出多余水分（至不滴水为度）,在石膏桌上展开抹平。

（5）将石膏夹板置于做好衬垫的患处,助手维持位置,扶托石膏时应用手掌,禁用手指。在跨越关节的部位可在两侧适度剪开,可减轻石膏夹板皱褶,防止皮肤压迫,也可达到美观的效果。操作者用普通绷带自远端向近端缠绕,绷带不能有皱褶,不能扭转,后一次与前次缠绕重叠1/3,松紧度合适。固定可靠后,双手掌塑形,使石膏与肢体尽可能贴附,同时调整肢体关节的屈伸角度达到治疗所需位置。

（6）石膏硬化后,再用绷带加固1~2层,可在适当位置标记日期。上肢可应用三角巾悬吊于颈部。

（7）固定完成后,检查患肢的末梢血液循环（P）、肢体末端活动情况（M）、皮肤感觉功能（S）。

2. 石膏管型

（1）确定固定肢体部位,局部皮肤清洗,剪裁相应大小的棉质袜套套在患肢上,外附适当厚度棉衬,骨突处加衬垫。

（2）助手维持患肢位置。操作者先按所需长度制作一6~8层石膏托置于患肢（上臂置于外侧,前臂置于背侧,下肢置于后侧）以维持固定所需位置,选择合适大小的石膏绷带若干,两手掌堵住绷带两端浸入温水中,对掌挤出多余水分。

（3）在放好衬垫的患肢上自近端向远端滚动,相邻重叠1/3~1/2,适度拉紧展平,石膏绷带不能出现皱褶,松紧度合适,助手同时用手掌抹平,使相邻层面贴附牢靠,反复缠绕达12~14层,同时塑形、表面抹平达到美观。塑形过迟可造成管型断裂,失去固定效果。肘、踝关节处可采用"8"字法缠包,以加强牢固度。

（4）修整两端,远端肢体要充分外露,便于观察血液循环,近端要圆滑平整,避免损伤局部皮肤。抹平时手掌均匀用力,避免局部凹陷造成皮肤压迫。

（5）石膏包扎完毕后,检查患肢的末梢血液循环（P）、肢体末端活动情况（M）、皮肤感觉功能（S）,并标记注明石膏固定及拆除日期。

六、术后护理

1. 石膏固定患者3~5d内应列入交班内容,正常情况下,肢体末端温暖、红润、感觉灵敏、活动自如。

2. 观察、记录石膏外液体和血液渗出的时间、颜色及渗液的污染范围及

　　骨突部位如踝及腓骨小头等,可加厚棉衬,防止压疮。

　　对掌挤压石膏卷两端是为了减少石膏流失,确保石膏夹板强度。

　　石膏固定范围一般需要固定骨折部位的远端及近端关节。如前臂骨折需要固定肘关节及腕关节;小腿部位骨折需要固定膝关节及踝关节;另外,下肢的长腿骨折应尽可能使用前后托,这样可以防止单独后托在膝关节固定过程中,力臂较长发生断裂,从而影响固定效果。固定关节的位置根据复位需要而确定,一般情况下要固定在功能位。如肘关节固定在屈曲90°位,前臂旋转中立位,但肱骨髁上骨折时,为了维持复位,有时需要固定肘关节在大于90°的屈曲位;背侧移位的桡骨远端骨折需要固定腕关节于掌屈位。固定范围根据骨折类型及治疗需要也可有变化。如桡骨远端骨折一般情况下远端固定至掌指关节,近端不超肘关节,但远端尺桡骨双骨折或骨折不稳定,需要控制前臂旋转时,石膏固定近端要超过肘关节。

石膏内有无异常气味。

3. 石膏固定后即应指导患者进行肌肉等长收缩和未固定关节的功能活动。

4. 出现石膏内组织疼痛时,勿填塞棉花敷料,勿使用止痛药,必要时需开窗或打开石膏检查有无异常。

七、并发症及处理

1. **皮肤压疮** 主要原因是骨突处未加衬垫,包扎过紧,石膏接触皮肤的部分不平坦,特别是操作时在石膏固化前手指挤压造成局部凹陷,接触皮肤的一面则局部突出压迫皮肤,时间长则出现压疮。操作时塑形及抹平石膏应使用手掌,避免手指挤压,发现挤压应及时矫正,恢复石膏夹板或管型表面顺滑。

2. **神经麻痹** 主要发生在表浅神经,如腓总神经、尺神经等,原因是不熟悉这些表浅神经的解剖,保护不足,局部压迫时间过长,相应神经麻痹。早期发现并及时解除压迫可能恢复,时间过长则难以恢复,重在预防。短腿石膏近端应远离腓骨小头 3~4 横指,长腿石膏腓骨小头处加充足衬垫,局部塑形不可过紧。

3. **筋膜间室综合征** 闭合骨折早期肢体肿胀,局部血肿或软组织反应会使肿胀加重,石膏固定过紧会进一步限制间室容积的扩大,造成间室内压力增高,影响血液回流,最终发生筋膜间室综合征。早期发现应及时彻底松解石膏,解除肢体的外部挤压因素,患者往往表现为剧烈疼痛,止痛药难以控制,被动活动足趾会加剧疼痛,应高度警惕,及时处理,重在预防,骨折早期固定不可过紧,要密切观察。

4. 关节固定时间过久会发生僵硬,粘连,特别是非功能位固定会造成肢体功能障碍,应及时拆除石膏,尽早进行关节功能练习,恢复关节活动度,必要时辅助理疗,或应用非甾体抗炎止痛药。

5. 石膏固定会造成失用性肌肉萎缩、骨质疏松,固定期间应做等长肌肉收缩练习,拆除石膏后加强肌肉力量训练及负重练习。

八、相关知识

1. 石膏的塑形固化是利用了无水硫酸钙(熟石膏)遇水变成带结晶水的硫酸钙(生石膏)结晶硬化的原理,临床上可制作成不同规格的石膏绷带。熟石膏喷洒在纱布上制成卷带,密封防水保存,使用时拆封加水进行操作。石膏硬化速度与水的温度有关,冷水可降低硬化速度,可根据需要决定水的温度。传统石膏价廉,操作方便,但不耐磨、不防水,容易断裂,重量大。

2. 随着技术改进,临床上目前有高分子材料制作的类石膏夹板或卷带,其原理也是高分子有机材料遇水或空气中的水蒸气硬化成塑料样结构,硬化之前同样可以进行塑形,但硬化后质地硬,容易造成皮肤压迫,特别是边缘锐利,要注意防护,衬垫要充足。新型石膏耐磨、防水、不易断裂,但费用高。

(北京大学人民医院 姜保国 王艳华)

(北京大学第三医院 姬洪全)

腓总神经麻痹是石膏固定过程中相对常见及严重的并发症。要熟悉其解剖及走行部位,一般位于腓骨小头下 2~3 横指处,位置表浅,位于骨面无肌肉覆盖,轻微压迫即可造成麻痹,出现足下垂,影响踝关节功能。使用长腿石膏托或管型石膏时要高度重视腓骨小头部位的保护。

缠绕绷带时不可过紧,往往骨折端经过手法整复后还要进一步肿胀,绷带缠绕过紧会影响血液回流,加重局部肿胀。要及时发现并松解绷带。告知患者发现异常肿胀、疼痛及肢体颜色变化要及时复查处理。

神经、血管、肌腱吻合术后,需要维持上述组织处于松弛状态,确保缝合效果及组织修复,邻近的关节可能需要固定在非功能位。如跟腱断裂修复术后需要固定踝关节于跖屈位。

高分子材料制成的类石膏夹板固化后硬度大,很难再塑形;修剪的残端很锐利,要格外注意皮肤保护,残端要用衬垫包裹;跨越关节部位要两侧剪开,防止过多皱褶压迫皮肤。

测 试 题

1. 短腿石膏固定踝关节骨折时,近端要离开腓骨小头一段距离,一般为 3~4 横指,目的是
   A. 加强固定　　　　　　　　　　B. 舒适　　　　　　　　　　C. 避免皮肤压疮
   D. 避免神经压迫　　　　　　　　E. 提高膝关节活动度

2. 踝关节骨折不需要手法复位,采取石膏固定时,踝关节应采取何种位置
   A. 内翻位　　　　　　　　　　　B. 外旋位　　　　　　　　　C. 中立位
   D. 极度背屈位　　　　　　　　　E. 跖屈位

3. 安装石膏夹板或管型时,助手需要手扶石膏,术者进行绷带缠绕,此时助手应采取手掌平托石膏,此操作的目的是
   A. 患者舒服　　　　　　　　　　B. 避免石膏局部变形造成压迫
   C. 术者操作方便　　　　　　　　D. 助手可坚持更长时间
   E. 避免石膏水分过快流失

4. Which of the following can increase the effectiveness of external casting or splinting for the treatment of fracture
   A. position of the joint that should be involved in the cast
   B. extent of extremities that should be covered
   C. the cast or splint should have close contact with the contours of the extremity
   D. the cast or splint should be adjusted when it is loosed
   E. all above mentioned

5. Which of the following is the most important measure in preventing pressure area when a cast of plaster is made
   A. proper molding around bony prominences following the normal contour of the extremity
   B. application of great amount of padding
   C. quick massage the layer of plaster as they are applied
   D. trim the margin of both end
   E. using bandage as little as possible

6. 制作完成的石膏绷带要密封保存,其目的是
   A. 便于运输　　　　　　　　　　B. 防止粉尘污染
   C. 防止变质失效　　　　　　　　D. 储存方便
   E. 减少粉尘吸入

7. 石膏固定术后,患者剧烈疼痛,有加重趋势,此时的处理正确的是
   A. 使用更强的止痛药　　　　　　B. 抬高患肢
   C. 请疼痛科会诊　　　　　　　　D. 检查石膏松紧度,酌情松解石膏
   E. 解释病情,继续观察

8. 跟腱断裂术后,采取石膏托固定,踝关节的位置应固定于
   A. 功能位　　　　　　　　　　　B. 跖屈位
   C. 背伸位　　　　　　　　　　　D. 只要限制活动即可,位置可随意选择
   E. 根据患者舒适程度确定

9. 老年人髌骨骨折无移位,采取长腿石膏托固定 1 周,突感憋气、心慌,呼吸急促,此时的处理正确的是
   A. 拍片检查骨折是否移位　　　　B. 检查石膏松紧度,重新固定
   C. 抬高患肢　　　　　　　　　　D. 使用抗生素处理肺炎
   E. 胸部检查除外肺栓塞

10. 目前高分子材料的类石膏使用逐渐普及,使用过程中要更加关注
    A. 空气污染   B. 使用者的保护
    C. 患者的经济承受能力   D. 废料的处理
    E. 硬化后造成的损伤及压迫

第31章

牵 引 术
Traction

一、目的

复位固定,纠正畸形,缓解疼痛,促进愈合,方便护理。

二、适应证

1. 骨折急救时应用,可临时稳定骨折端,减轻疼痛,防止休克发生,避免加重损伤。

2. 骨折脱位治疗时,牵引可实现复位,矫正畸形,维持对位。

3. 对于关节畸形或挛缩,牵引可达到纠正关节挛缩的目的。

4. 术前牵引可纠正骨折短缩畸形或软组织挛缩,便于术中复位;术后牵引可悬吊患肢,减轻肿胀。

5. 对于腰腿痛、颈肩痛,牵引可使轻、中度突出的椎间盘复位,缓解疼痛。

6. 骨骼病变包括骨肿瘤、骨髓炎和骨结核等,用皮肤牵引可防止发生病理性骨折。

三、禁忌证

1. **绝对禁忌** 局部皮肤缺损感染;软组织感染;骨髓炎(为骨牵引禁忌)。

2. **相对禁忌** 张力水疱形成;严重骨质疏松;骨缺损或关节漂浮;牵引可造成血管、神经损伤加重者。

四、操作前准备

1. **器材准备** 长宽适合的胶布条、牵引床、牵引架、牵引弓、固定肢体的皮肤牵引套、骨针、牵引绳、不同重量的牵引砣、床尾调高或垫高器材、局部麻醉药、电钻、皮肤消毒剂、无菌手套等。

2. **患者准备** 牵引部位皮肤清洗,剃毛发。

3. **操作者准备** 核对患者信息;手部清洗;确定牵引方式,如采用骨牵引需确定牵引针进针部位及进针方向并做标记。

五、操作步骤

1. 皮牵引

（1）骨隆起部位加衬垫保护；使用胶布时应剔去局部毛发；粘贴胶布或直接安装不同大小规格的皮牵引套，在受牵引的皮肤部位可涂抹苯甲酸酊，帮助胶布黏着，绷带包扎加固。

（2）越过肢体最远端安装撑木，防止牵引带压迫肢体。

（3）牵引绳与撑木连接，将肢体抬高或置于牵引架上。

（4）牵引绳一端穿过牵引床或架上的滑轮，调整肢体高度，使牵引绳与肢体力线一致。

（5）牵引绳另一端在距地面适当高度连接牵引砣。

（6）确定牵引重量，一般不超过5kg。使用胶布者1~2h待粘贴牢固后加重量牵引，可维持3~4周。

（7）检查牵引部位的皮肤，避免包扎过紧使皮肤褶皱及骨突部位压迫。

2. 骨牵引

（1）皮肤消毒，包括对侧出针部位；铺无菌单；进针点局部麻醉药分层麻醉到骨膜；助手将穿针部位皮肤向肢体近端稍做推移。

（2）经皮插入骨牵引针到骨膜，垂直骨干纵轴，与邻近关节面平行，用骨锤敲击或骨钻穿过骨质（骨皮质部分严禁锤击进针，防止骨质劈裂），对侧出针部位软组织及皮肤注射局部麻醉药，牵引针直接穿出。

（3）调整牵引针两侧长度对称，连接牵引弓，牵引针两端用抗生素药瓶或特制尾帽保护，以免刺伤患者或划破床单，调整进出针部位的皮肤保持平整，酒精纱布覆盖，定期滴加酒精防止感染。

（4）牵引绳一端与牵引弓连接，另一端通过牵引床或牵引架的滑轮，在距地面适当高度连接牵引砣。调整肢体高度使牵引绳与肢体力线一致，适度抬高床尾，利用体重对抗牵引。

（5）选择牵引重量为体重的1/12~1/7，应根据不同部位、年龄、体重等进行调整。

（6）牵引安装完成后要定期测量肢体长度，观察肢体肿胀、肢体活动及血液循环情况。

3. 常用的骨牵引

（1）颅骨牵引

1）适应证：颈椎骨折脱位等外伤患者。（颈椎病患者很少采用，只有在下颌等牵引处皮肤过敏或其他特殊情况无法使用皮肤牵引的颈椎病患者才可行颅骨牵引法）

2）穿刺部位：连接两耳外耳道，做头部冠状线，再做头顶正中矢状线相交一点，以此为中点，在冠状线上放颅骨牵引钳，两钉齿的位置即为颅骨钻孔部位。

3）牵引重量：体重的1/12，第1、2颈椎用4kg，以后每下降一椎体增加1kg。复位后其维持量为3~4kg。

（2）股骨髁上牵引

1）股骨干骨折、股骨粗隆间骨折、髋臼骨折、骨盆骨折。

2）穿刺部位：在髌骨上缘2cm处或内收肌结节上2横指处。由内向外

使用小腿牵引套或粘贴胶布时也需要注意保护腓总神经。

局部麻醉要分层注射到骨膜，确保麻醉效果。

安装牵引针时，助手适度向近端拉皮肤的目的是防止牵引时牵引针向远端过度牵拉皮肤，造成针道周围皮肤坏死。

牵引针穿过骨骼时，穿过松质骨时使用骨锤更安全，此时需要助手维持肢体位置，术者掌控进针方向。使用电钻容易控制方向，也省时省力，但存在软组织缠绕牵引针的风险。

进针,防止进针时损伤股动脉。

3) 牵引重量:体重的 1/10~1/7,维持量为 3kg。

（3）胫骨结节牵引

1) 有移位股骨及骨盆环骨折、髋关节中心脱位及陈旧性髋关节脱位等（临床上因胫骨结节位置表浅易定位,四周软组织少,操作简捷,胫骨结节牵引较股骨髁上牵引更常用）。

2) 穿刺部位:胫骨结节顶端下、后各 2cm;由外向内进针,防止伤及腓总神经。

3) 牵引重量:体重的 1/7,7~8kg,维持量为 3~5kg。

（4）跟骨牵引

1) 胫腓骨骨折、髋关节和膝关节轻度挛缩畸形的初期或辅助性治疗。

2) 穿刺部位:内踝尖与跟骨后下缘连线中点由内向外进针。

3) 牵引重量:4~6kg。

（5）尺骨鹰嘴牵引

1) 肱骨髁上骨折。

2) 穿刺部位:肘关节屈曲 90°,前臂中立位,于肘部内侧、尺骨鹰嘴顶点向下 3cm 处由内向外进针。

3) 牵引重量:2~4kg。

六、并发症及处理

1. 皮牵引可因包扎过紧或牵引重量过重出现皮肤水疱、压疮,严重者坏死。骨突部位保护不足造成皮肤压疮、表浅神经麻痹,如腓总神经麻痹。定期检查牵引带的松紧度、远端肢体血液循环状况。

2. 骨牵引安装时可发生神经、血管损伤,如股内侧血管神经束、胫后血管神经束、腓总神经等。预防为主,熟悉牵引部位的局部解剖结构,选择合适进针点及方向。

3. 骨牵引针道的软组织感染,骨髓炎。加强针道护理,定期用 75% 酒精消毒针道周围皮肤。发生感染者可静脉应用抗生素,针道周围及时清洗换药。穿针处感染应保持引流通畅,局部干燥,感染严重则需要去除牵引针更换位置再牵引。

4. 长期制动可发生深静脉血栓（deep venous thrombosis,DVT）、肺栓塞（pulmonary embolism,PE）等,可加强护理,鼓励肢体做等长肌肉收缩活动,必要时可注射或口服预防血栓形成的药物。

5. 晚期并发症还包括:坠积性肺炎、压疮、关节僵硬、肌肉萎缩等。

进针点一般选在有血管、神经束通过的一侧,避免牵引针偏斜造成损伤。

七、相关知识

牵引的作用原理是力学作用力与反作用力定律。牵引力量根据具体情况决定,初始重量可较大（一般复位重量是维持重量的 1.5~2 倍）,畸形矫正或复位后可改用维持重量。牵引方向根据治疗目的决定,骨折牵引一般与近端轴线一致,对抗牵引的反作用力可由身体重量提供,也可以由牵引装置作用于被牵引肢体的两端实现。跨关节牵引会造成关节韧带的过度拉长而损伤,应注意牵引重量不宜过大或时间过长。牵引种类很多,除了上述常用的皮牵引和骨牵引,临床工作中还会遇到多种牵引,如外固定架牵引、支架牵引等。维持有效牵引要注意调整牵引重量、牵引方向及牵引体位,滑动牵引要注意调整床尾高度,避免身体滑动造成牵引失效。牵引重量开始宜大,一段时间后根据影像结果决定减轻重量,保持合适的维持重量。牵引方向特别是四肢骨折的牵引,应与骨折近端的纵轴一致。牵引体位既要舒适,又要兼顾治疗需要。

(北京大学人民医院　姜保国　王艳华)

(北京大学第三医院　姬洪全)

测　试　题

1. The purpose of adding cotton to bone prominence area while applying skin traction is for
   A. comfortableness
   B. prevention of skin compression
   C. increasing of traction force
   D. convenience of nursing
   E. avoiding over traction

2. The weight of skin traction should be less than
   A. 3kg
   B. 7kg
   C. 5kg
   D. 10kg
   E. 12kg

3. The direction of traction in the treatment of fracture of extremities should be
   A. in line with proximal end of fracture
   B. in line with distal end of fracture
   C. perpendicular to fracture line
   D. parallel to fracture line
   E. in opposite direction with muscle strength

4. 骨牵引时需要抬高床尾,目的是
   A. 促进血液回流
   B. 舒适
   C. 体重对抗牵引
   D. 患者随时观察血运情况
   E. 改变牵引角度

5. 骨牵引时可选择自内向外或自外向内进针,主要依据是
   A. 操作者方便
   B. 患者舒适
   C. 操作安全性
   D. 肢体侧别
   E. 操作者及助手的喜好

6. 老年患者下肢骨折进行牵引治疗期间,鼓励患者做肌肉的收缩活动,首要目的是
   A. 减轻疼痛
   B. 防止肌肉萎缩
   C. 防止感染
   D. 促进血液循环,防止血栓形成
   E. 骨折复位

7. 老年股骨粗隆间骨折,进行下肢牵引保守治疗,治疗期间往往被忽视且容易造成猝死的并发症是
   A. 坠积性肺炎
   B. 泌尿系结石
   C. 皮肤压疮
   D. 心功能不全
   E. 下肢血栓形成

8. 跟骨骨牵引时,牵引针要尽可能垂直肢体纵轴线或平行胫骨远端关节面,主要目的是
   A. 减轻疼痛
   B. 操作方便
   C. 牵引装置美观
   D. 两侧受力均匀,便于牵引方向调整
   E. 患者感觉舒适

9. 股骨干骨折进行股骨髁上牵引保守治疗,骨折远端向后内侧移位,牵引方向如何确定
   A. 水平牵引,牵引方向与下肢轴线一致即可　　B. 向外成角牵引,纠正内侧移位
   C. 水平牵引,压迫近端协助复位　　　　　　　D. 向前向外牵引,纠正移位
   E. 根据影像估计牵引方向与骨折近端一致

10. 骨折进行骨牵引治疗时,牵引重量如何确定
   A. 骨折类型　　　　　　　　　　B. 软组织条件
   C. 患者承受能力　　　　　　　　D. 患者体重及牵引部位
   E. 医师经验

第32章

创伤急救四项技术
Four Techniques of First Aid

第1节　创伤急救——止血技术
Techniques of First Aid—Hemostasis

一、目的

快速、有效地控制外出血，减少血容量丢失，避免低血容量休克发生。

二、适应证

1. 周围血管创伤性出血。
2. 特殊感染截肢不能用止血带，如气性坏疽。
3. 动脉硬化症、糖尿病、慢性肾功能不全者，慎用止血带或休克裤。

三、操作前准备

1. **器材准备**　止血器材，包括急救包、纱布垫、纱布、三角巾、绷带、弹性橡皮带、空气止血带、休克裤等。

2. **止血药物**　生理盐水及必要的止血药，如凝血酶、去甲肾上腺素、氨甲环酸、止血粉等。

3. **操作者准备**　协助伤者采取舒适体位；根据伤者出血伤口的具体情况，选择适当止血器材；告知伤者即将采取的止血措施及具体方法，消除伤者紧张、恐惧情绪，争取伤者配合。

四、操作步骤

1. **指压止血法**　指压止血法是一种简单有效的临时性止血方法，主要针对动脉出血，它根据动脉的走向，在出血伤口的近心端，用指压住动脉处，向骨骼方向加压，达到临时止血的目的。指压止血法适用于头部、颈部、四肢的动脉出血，依据出血部位的不同，可分为如下几种方法。

（1）头顶出血压迫法：方法是一手扶住头部，另一手在伤侧耳前，对准下颌关节上方，用拇指压迫颞动脉（图32-1）。

（2）头颈部出血压迫法：方法是用一手扶住头部，另一手拇指将伤侧的颈总动脉向后压迫（图32-2）。

禁止同时压迫两侧的颈总动脉，否则会造成脑缺血坏死。

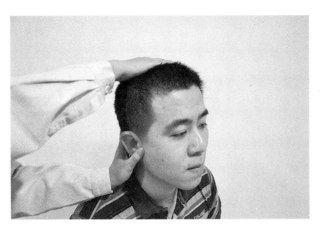

图 32-1 头顶出血压迫法

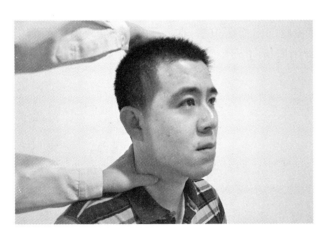

图 32-2 头颈部出血压迫法

（3）面部出血压迫法：用一手扶住头部，另一手拇指压迫下颌角处的面动脉（图 32-3）。

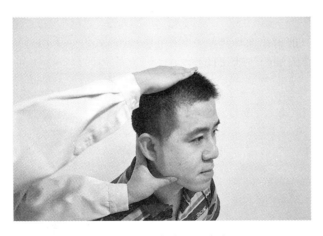

图 32-3 面部出血压迫法

（4）头皮出血压迫法：头皮前部出血时，压迫耳前下颌关节上方的颞动脉。头皮后部出血则一手扶住头部，另一手压迫耳后突起下方稍外侧的耳后动脉（图 32-4）。

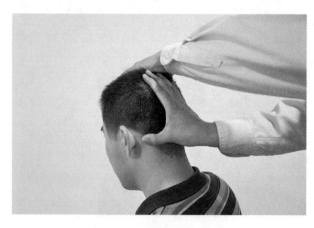

图 32-4　头皮出血压迫法

（5）腋窝和肩部出血压迫法：在一手扶住头部，另一手拇指在锁骨上窝对准第一肋骨用拇指向下压迫锁骨下动脉（图 32-5）。

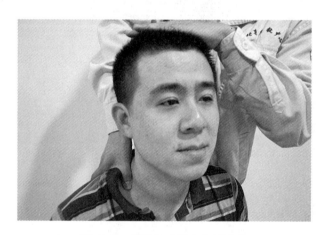

图 32-5　腋窝和肩部出血压迫法

（6）上臂、前臂出血压迫法：一手将患肢抬高，另一手用拇指压迫伤侧肘窝肱二头肌腱内侧的肱动脉（图 32-6）。

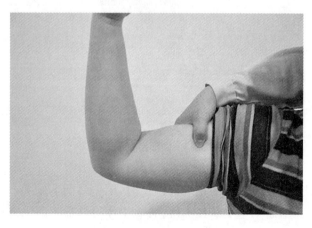

图 32-6　前臂出血压迫法

（7）手部出血压迫法：用两手指分别压迫腕部的尺动脉、桡动脉（图32-7）。

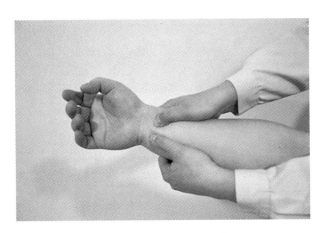

图32-7　手部出血压迫法

（8）手指出血压迫法：用拇指及示指压迫伤指尺、桡两侧的指动脉（图32-8）。

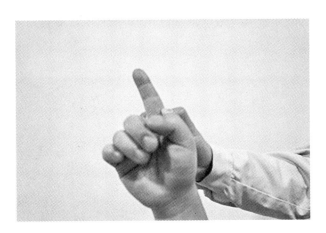

图32-8　手指出血压迫法

（9）下肢出血压迫法：用两手拇指重叠向后用力压迫腹股沟中点稍下方的股动脉及腘动脉（图32-9）。

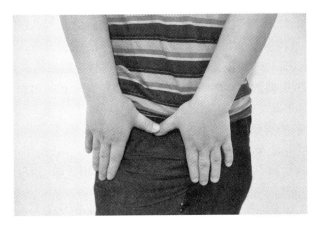

图32-9　下肢出血压迫法

（10）足部出血压迫法：用两手拇指分别压迫足背𧿹长伸肌腱外侧的足背动脉和内踝与跟腱之间的胫后动脉（图32-10）。

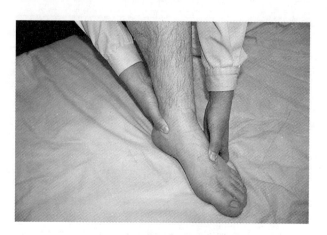

图 32-10　足部出血压迫法

2. 加压包扎止血法　此种止血方法多用于静脉出血和毛细血管出血。用消毒纱布或干净的毛巾、布块折叠成比伤口稍大的纱垫盖住伤口，再用绷带或折成条状的布带或三角巾紧紧包扎，其松紧度以能达到止血目的为宜（图32-11）。

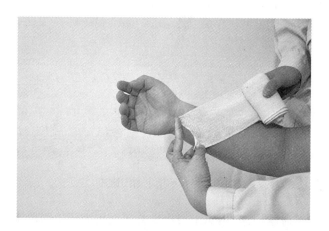

图 32-11　加压包扎止血法

3. 填塞止血法　广泛而深层的软组织创伤，如腹股沟或腋窝等部位活动性出血，以及内脏实质性脏器破裂，如肝粉碎性破裂出血，可用灭菌纱布或子宫垫填塞伤口，外加包扎固定。外部加压敷料应超出伤口至少5cm。

4. 止血带止血法　止血带一般适用于四肢大动脉的出血，并常常在采用加压包扎不能有效止血的情况下才选用止血带。

（1）止血带的类型

1）橡皮管止血带：常用弹性较大的橡皮管，便于急救时使用。

2）弹性橡皮带（驱血带）：用宽约5cm的弹性橡皮带，抬患肢，在肢体上重叠加压，包绕几圈，以达到止血目的。

3）充气止血带：压迫面宽而软，压力均匀，还有压力表测定压力，比较安全。常用于四肢活动性大出血或四肢手术过程中应用。

在做好彻底止血准备之前，不得将填入的纱布抽出。否则可导致无法控制的大出血。

（2）止血带应用要点

1）止血带不可直接缠在皮肤上，止血带的相应部位要有衬垫，如三角巾、毛巾、衣服等均可。

2）止血带绕扎部位：标准位置上肢为上臂上 1/3，下肢为大腿中、上 1/3。近年也有资料显示止血带可打在伤口近端 5cm 位置，避开关节处，但要求止血带宽度至少 2.5cm。

3）原则上应尽量缩短使用止血带的时间，通常可允许 1h，目前也有资料显示 2h 内。

4）成人上肢止血带压力不高于 300mmHg，下肢不高于 500mmHg，儿童减半。如病情危急需持续应用，可松开止血带（局部加压包扎）1~2min 继续应用，再次应用时必须改变止血带放置位置。松开止血带期间，如果肢体出血严重，可以辅助指压止血。

5）止血带的解除要在输液、输血和准备好有效的止血手段后，在密切观察下缓慢放松止血带。若止血带缠扎过久，组织已发生明显广泛坏死时，在截肢前不宜放松止血带。

6）应用止血带的时间和部位要求有明显记录及标志。

5. 止血粉止血法　目前有很多止血粉剂应用于创伤现场，如沸石、止血王等，可填充伤口处，适当加压，快速止血。还有资料显示氨甲环酸对于创伤出血效果很好。

五、并发症及处理

1. 持续出血　因加压包扎及止血带止血中压力不足导致。需要调整绷带及止血带压力。

2. 皮肤瘀斑、水疱　创伤后伤口周围软组织肿胀，应用加压包扎及止血带止血均可加重皮肤受压，从而产生瘀斑及张力性水疱。加压包扎及止血带止血后应密切观察局部肿胀情况，调整绷带及止血带压力。

3. 伤者烦躁不安及伤口远端疼痛加重　主要原因为阻断肢体供血时间过久，导致肢体缺血性疼痛。可根据出血控制情况调整绷带及止血带压力。

4. 神经损伤　常见于：①伤者存在骨折及关节脱位，已有局部神经压迫，此时继续伤口局部加压包扎，进一步加重神经损伤；②止血带放置位置不当引起，应用止血带止血应放置正确位置。

5. 肢体缺血坏死　止血带应用压力过高及持续时间过长所致。应严格遵守止血带应用规范。

6. 止血带休克　放松止血带时，大量血液流向患肢，造成全身有效血容量急剧减少导致休克。放松止血带时应遵循"慢放 - 观察 - 再慢放 - 再观察"的原则，不要一放到底。

7. 下肢深静脉血栓　使用止血带会造成患肢远端静脉血流淤滞和血管内皮损伤，同时可加剧伤者的高凝状态，有深静脉血栓形成倾向。严格遵守止血带应用规范及尽量减少止血带使用时间尤为重要。

六、相关知识

成人的血液约占其体重的 8%，失血总量达到总血量的 20% 以上时，可导致失血性休克。当出血量达到总血量的 40% 时，则可危及生命。各种出

应用止血带的松紧要合适，压力是使用止血带的关键问题之一。止血带的松紧应该以出血停止、远端不能摸到脉搏为度。

严禁同一部位反复捆扎止血带。

止血带压力较低，只阻断静脉，致使静脉回流受阻，反而加重出血。

强调应用止血带时注意放置位置，预设压力值，严格控制应用时间。

血中,以动脉出血最为危险,其特点是伤口呈喷射状搏动性向外涌出鲜红色的血液,如伤口持续向外溢出暗红色的血液,则为静脉出血,而毛细血管损伤则是伤口向外渗出鲜红色的血液。急救止血过程中,各种止血方法可单独应用,也可联合应用,达到快速、可靠、安全的止血目的。

第2节 创伤急救——包扎技术
Techniques of First Aid—Bandage

一、目的

保护伤口;减少污染;压迫止血;固定骨折、关节、敷料;减轻伤者疼痛。

二、适应证

1. 头面部、躯干及四肢开放性损伤。
2. 头颅外伤伴脑组织外露、胸腹部开放性损伤伴脏器外露及骨断端外露的伤口需特殊方式包扎。
3. 特殊原因需开放、暴露的伤口不能包扎,如颜面部烧伤等。
4. 局部骨折并伴有神经损伤症状的伤口禁忌行加压包扎。

三、操作前准备

1. **器材准备** 无菌敷料、绷带、三角巾等,急救现场没有上述常规包扎材料时,可用身边的衣服、手绢、毛巾等材料进行包扎。
2. **操作者准备** 戴手套,观察并检查伤口,根据伤口具体情况准备适当包扎器材。告知伤者即将采取的包扎方法,消除伤者紧张、恐惧心理;协助伤者采取舒适体位,去除内外衣,尽量暴露需包扎部位。

> 不要在伤口内应用消毒剂、消炎粉;不要在伤口表面涂抹任何药物。

四、操作步骤

包括绷带包扎及三角巾包扎(进行包扎前,均应以无菌敷料覆盖伤口及创面,包扎关节固定时应使其处于功能位)。绷带的正确持法:左手持绷带头,右手持绷带卷,以绷带外面贴近包扎部位。绷带包扎的顺序:注意"三点一走行",即绷带起点、终点、着力点及缠绕走行,通常遵循由左到右,由远心端向近心端的顺序缠绕。

1. 绷带包扎法

(1) 环形包扎法:常用于肢体较小部位的包扎,或用于其他包扎法的开始和终结。包扎时打开绷带卷,把绷带斜放伤肢上,用手压住,将绷带绕肢体包扎一周后,再将带头和一小角反折过来,然后继续绕圈包扎,第二圈盖住第一圈,包扎3~4圈即可(图32-12)。

(2) 螺旋包扎法:绷带卷斜行缠绕,每卷压着前面的一半或三分之一。此法多用于肢体粗细差别不大的部位(图32-13)。

(3) 反折螺旋包扎法:螺旋包扎时,用一拇指压住绷带上方,将其反折向下,压住前一圈的一半或三分之一。多用于肢体粗细相差较大的部位(图32-14)。

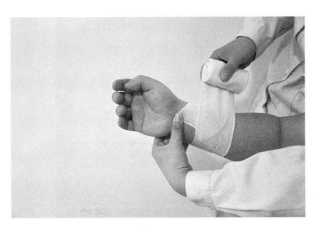

图 32-12　环形包扎法

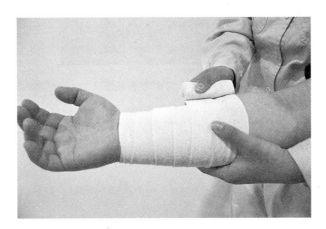

图 32-13　螺旋包扎法

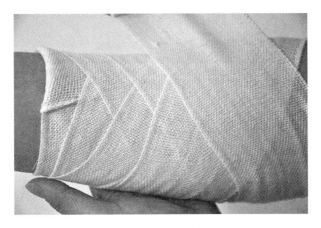

图 32-14　反折螺旋包扎法

（4）"8"字包扎法：多用于肘关节、膝关节、足跟部位的包扎。在关节上方开始做环形包扎数圈，然后将绷带斜行缠绕，一圈在关节下缠绕，两圈在关节凹面交叉，反复进行，每圈压过前一圈一半或三分之一（图 32-15）。

（5）回返包扎法：用于头部、指（趾）末端及断肢残端的包扎。先行环形包扎，再将绷带反转 90°，反复来回反折。第一道在中央，以后每道依次向左右延伸，直至伤口全部覆盖，最后进行环形包扎，压住所有绷带返折处（图 32-16）。

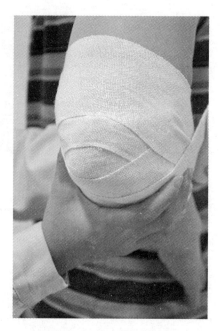

图 32-15 "8"字包扎法

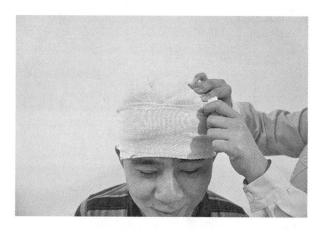

图 32-16 回返包扎法

包扎完毕,绷带末端可用胶布粘合,如没有胶布,可采取末端撕开打结或末端反折打结固定。

2. 三角巾包扎法

(1) 头顶帽式包扎法:将三角巾底边折边并齐眉,中点对鼻梁,顶角向后盖住头部,两底角从耳郭上方向后压住顶角,在枕骨粗隆下交叉反折向前,在前额打结,将后面顶角拉平,压迫伤口后,将多余部分整理后塞入交叉处。适用于头顶部出血的包扎(图 32-17)。

(2) 头、耳部风帽式包扎法:将三角巾顶角与底边中心线各打一结,顶角置于前额齐眉处,底边于枕后,包住头部,将两底边向面部拉紧,并分别向内折成宽条状,在颏部交叉拉至枕部,在底边结上打结。适用于颜面部、下颏部出血的包扎(图 32-18)。

(3) 面具式包扎法:将三角巾顶角打一结,提住两底角,顶角结兜住下颏部,底边拉向枕后,两底角拉紧在枕后交叉压住底边,再绕前至前额处打结。用手提起眼、口、鼻处,剪开小洞。用于面部创伤出血的包扎(图 32-19)。

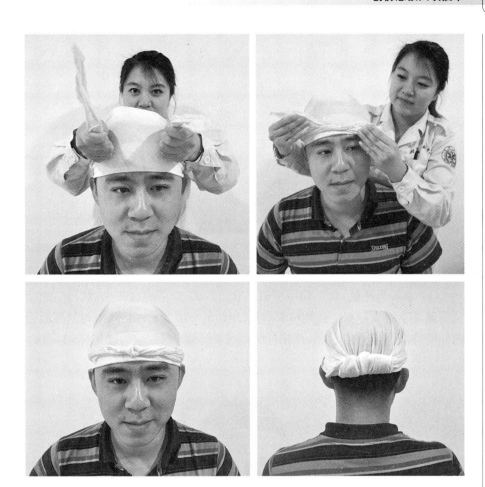

图 32-17　头顶帽式包扎法

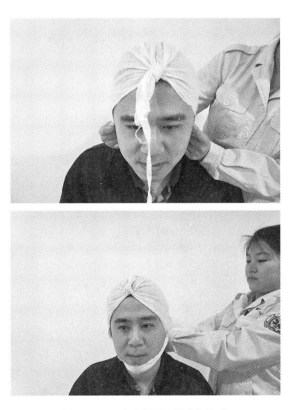

图 32-18　头、耳部风帽式包扎法

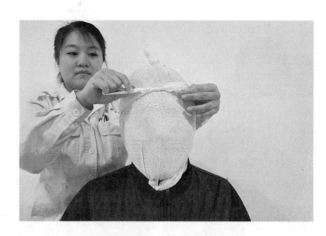

图 32-19　面具式包扎法

（4）单眼包扎法：将三角巾折成条状，以 2/3 向下斜放于伤侧眼部，此端从伤侧耳下绕头后部经健侧耳至前额，压住另一端绕行。另一端与健侧眉弓向外反折，于耳上拉向枕部，两端打结。用于伤侧眼球脱落的包扎（图 32-20）。

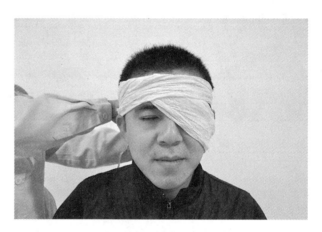

图 32-20　单眼包扎法

（5）双眼包扎法：将三角巾折成条状，中点放于枕部下，两端从耳下绕至面部，在两眼处交叉盖眼，从耳上拉向枕部打结。用于双侧眼部外伤及单侧受伤眼球未脱落者的包扎（图 32-21）。

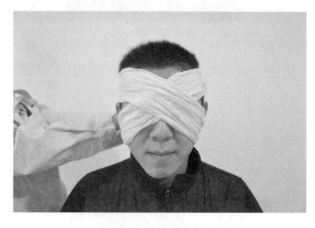

图 32-21　双眼包扎法

(6) 下颌兜式包扎法:将三角巾折成四指宽,一端扣上系带,把毛巾托住下颌向上提,系带与三角巾一端在头上颞部交叉绕前,在耳旁扎结(图 32-22)。

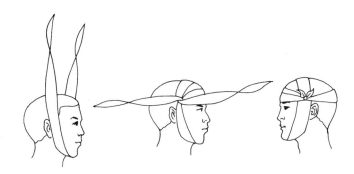

图 32-22 下颌兜式包扎法

(7) 单肩包扎法:三角巾折成燕尾状(90°)放于肩上,夹角对准颈部,燕尾底边两角包绕上臂上部并打结,再拉紧两燕尾角,分别经胸背拉到对侧腋下打结(图 32-23)。

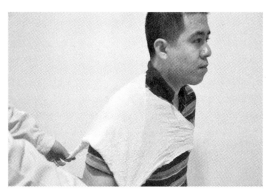

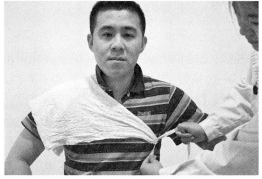

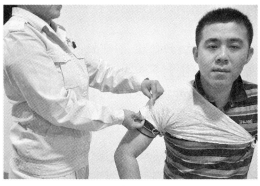

图 32-23 单肩包扎法

(8) 双肩包扎法：三角巾折成燕尾状（120°），夹角对准颈后正中，燕尾分别披在两肩处，燕尾角向前包住肩部至腋下，与燕尾底边打结（图 32-24）。

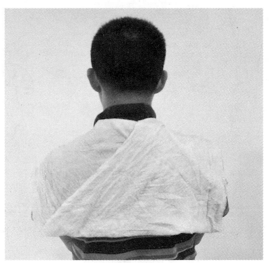

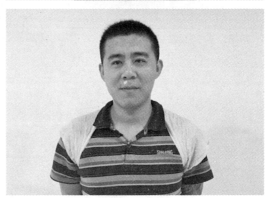

图 32-24　双肩包扎法

(9) 胸背部包扎法：三角巾折成燕尾状（100°），夹角对准胸骨上窝，两燕尾角过肩于背后，与底边系带，围胸在后背打结，将一燕尾角系带拉紧绕横带后上提，与另一燕尾角打结（图 32-25）。

(10) 侧胸包扎法：三角巾盖在伤侧胸部，顶角绕过伤侧肩部到背部，底边围胸到背部，两底边角打结，再与顶角打结（图 32-26）。

(11) 三角巾腹部包扎法：将三角巾底边向上，顶角向下，两底角绕到腰后打结，顶角由腿间拉向后面与底角结再打一结。用于无内脏脱出的腹部外伤包扎（图 32-27）。

(12) 三角巾四肢包扎法：包扎膝、肘部时，将三角巾扎叠成比伤口稍宽的带状，斜放伤处，两端压住上下两边绕肢体一周，在肢体侧方打结固定（图 32-28）。手指（脚趾）平放三角巾中央，朝向顶角，底边横于腕部，将顶角折回盖手（足）背部，两底角绕到背部交叉，围绕腕部一圈后在背部打结（图 32-29）。

(13) 三角巾单侧臀部包扎法：燕尾底边包绕至伤侧大腿根部，在腿根部内侧打结，两燕尾角分别通过腰腹部至对侧腰间打结，后片应大于前片并压住（图 32-30）。

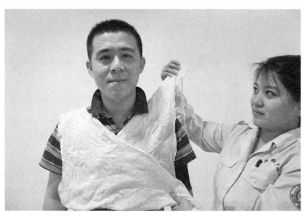

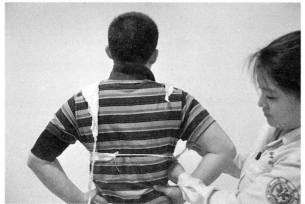

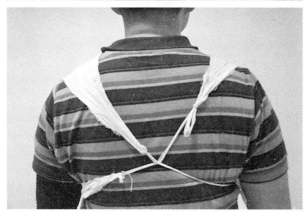

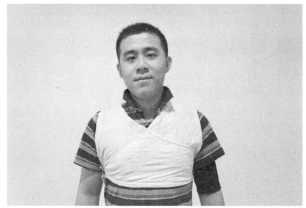

图 32-25　胸背部包扎法

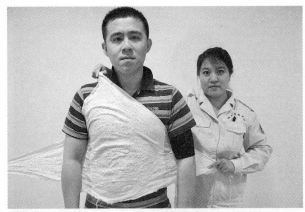

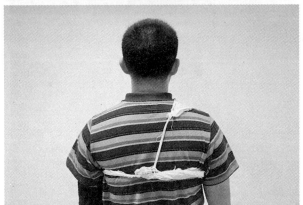

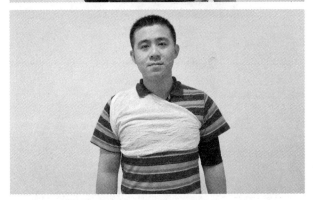

图 32-26　侧胸包扎法

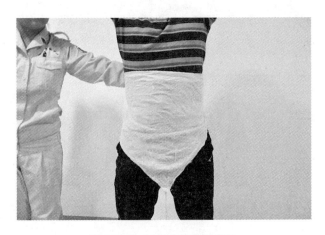

图 32-27　三角巾腹部包扎法

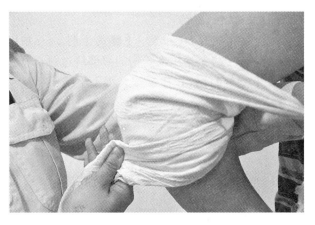

图 32-28　三角巾四肢包扎法(1)

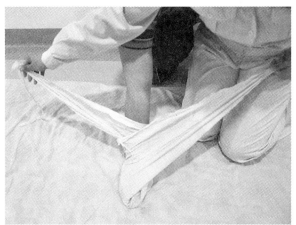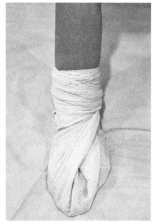

图 32-29　三角巾四肢包扎法(2)

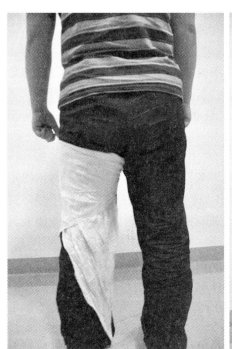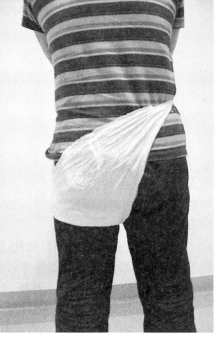

图 32-30　三角巾单侧臀部包扎法

（14）三角巾前臂悬挂包扎法

1）大手挂：将伤肢屈曲成80°~85°（手略高于肘）。三角巾展开于臂胸之间，顶角与肘部方向一致，上端从未受伤的肩部绕过颈部，至对侧腋窝处，另一端拉起在锁骨上窝处打结，挂住手臂。用于手腕、手臂、肘部上肢中间部分的悬吊（图32-31）。

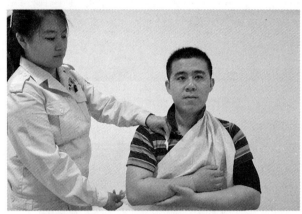

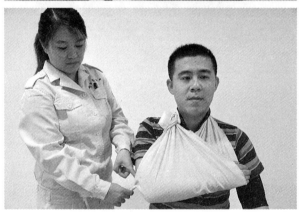

图32-31　大手挂

2）小手挂：将伤肢屈曲成30°（手指向肩）。三角巾展开盖住臂胸，顶角与肘部方向一致，先将顶角塞入肘后夹紧，再将底边从手部起塞入臂内，下端绕过背部在健侧锁骨上窝处打结，挂住手臂。用于手及肩部上肢两头部分的悬吊（图32-32）。

3. 特殊伤口的包扎处理

（1）存在较大异物的伤口包扎：先将两打敷料置于异物两侧，再用棉垫覆盖敷料及伤口周围，尽量使其挤靠住异物使其无法活动，然后用绷带将棉垫加压固定牢固（如异物过长、过大影响抢救及转运，可由专业救援人员切割）。

（2）腹部脏器溢出的伤口包扎：协助伤者仰卧屈膝位，在脱出脏器表面覆盖生理盐水纱垫，用碗、盆等器皿扣住脱出的内脏，再用宽胶布或三角巾固定（如急救现场无生理盐水纱垫，可用干净的塑料袋或保鲜膜替代）。脑组织外露也可应用此方法包扎。

（3）伴有创伤性气胸的伤口包扎：协助伤者半卧位，检查伤者呼吸情况及气管位置，判断是否存在开放性气胸；检查伤者胸壁、颈根部皮肤有无皮

禁忌于急救现场拔出异物及调整异物方向。

禁忌于急救现场还纳溢出的内脏；禁忌用手触摸脏器；禁忌给予伤者饮食及饮水。

包扎的目的是将开放性气胸变为闭合性气胸；将张力性气胸变为非张力性气胸。

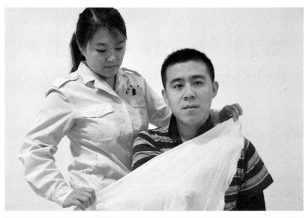

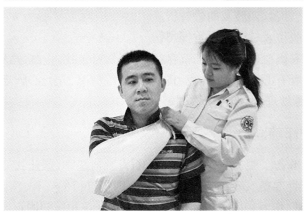

图 32-32　小手挂

下气肿及捻发感,判断是否存在张力性气胸。需立即在呼气末密封伤口,可用无菌敷料加塑料薄膜及宽胶布封闭三边,外部用棉垫加压包扎。

(4)伴有肢体离断伤的伤口包扎:大量敷料覆盖肢体断端,采取回返加压包扎,以宽胶布自肢端向向心端拉紧粘贴;离断肢体用无菌敷料包裹,外套塑料袋,放入另一装满冰块的塑料袋中保存。

(5)伴有颅底骨折的伤口包扎:头颅外伤者伴鼻腔、耳道流出较大量淡红色液体,高度怀疑颅底骨折存在。只包扎头部其他部位伤口,以无菌敷料擦拭耳道及鼻孔,禁忌压迫、填塞伤者鼻腔及耳道。

(6)开放性骨折伴骨断端外露的伤口包扎:禁止现场复位还纳、冲洗、上药。无菌敷料覆盖伤口及骨折端绷带包扎,包扎过程中应适度牵引防止骨折端反复异常活动。

五、并发症及处理

1. **包扎脱落**　主要由于包扎方法不当、绷带及三角巾尾端固定失效所致,需重新包扎。

2. **皮肤压疮及水疱**　创伤后伤口周围软组织水肿,包扎过紧可使皮肤进一步受压,从而产生压疮及水疱。包扎后应密切观察患肢肿胀情况,调整绷带及三角巾松紧度。

3. **肢体缺血坏死**　加压包扎力量过大、时间过长可使伤后组织缺血加重,严重者可导致肢体缺血坏死。包扎后观察肢体血运情况,适当调整绷带缠绕力度。

　　尽量避免应用止血带,为后期断肢再植创造条件;离断肢体保存禁止溶液浸泡。

　　伤口与颅腔相通,引流不畅可导致颅压增高及颅内感染。

第3节 创伤急救——固定技术
Techniques of First Aid—Fixation

一、目的

稳定骨折断端,防止骨折断端移位;缓解疼痛;减少出血;便于搬运。

二、适应证

1. 脊柱、骨盆、四肢及肋骨骨折。
2. 关节脱位及软组织严重挫裂伤。
3. 如伴有出血及开放性伤口存在,先行伤口包扎、止血,然后固定。
4. 如伤者有心搏骤停、休克、昏迷、窒息等情况,先行心肺复苏、抗休克、开放呼吸道等处理,后期行急救固定。

三、操作前准备

1. **器材准备** 绷带、三角巾、夹板、石膏及衬垫物、颈托及其他替代物。
2. **操作者准备** 表明身份,告知伤者即将进行的操作,消除伤者紧张、恐惧心理,协助伤者采取舒适体位,检查患肢,准备相应的固定器材。

可医生或护士单人操作,也可2人操作。

四、操作步骤

1. **头部固定** 下颌骨折固定的方法同头部十字包扎法(图32-33)。
2. **锁骨及肋骨骨折固定**

(1) 急救现场锁骨骨折简易固定法。

(2) 锁骨骨折"8字"固定:将两条三角巾叠成5cm宽的长带形,分别环绕两个肩关节,于肩后方打结;再分别将三角巾的底角拉紧,两肩关节保持后伸,在背部将底角拉紧打结(图32-34)。

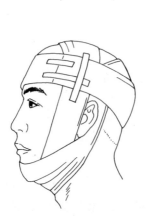

图32-33 头部固定

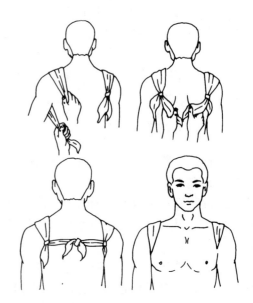

图32-34 锁骨骨折"8"字固定

174

(3) 肋骨骨折固定:行小手挂加宽带固定(图 32-35)。

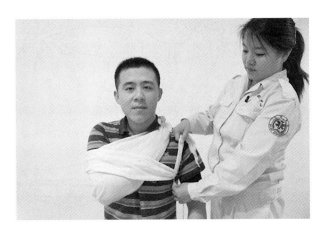

图 32-35　小手挂加宽带固定

3. 四肢骨折固定

(1) 肱骨骨折固定:用两条三角巾和一块夹板将伤肢固定,然后用一块燕尾式三角巾中间悬吊前臂,使两底角向上绕颈部后打结,最后用一条带状三角巾分别经胸背于健侧腋下打结(图 32-36)。

(2) 肘关节骨折固定:分为两种情况——肘关节伤后处于伸直位及屈曲位(图 32-37)。

《　主要介绍木质夹板。

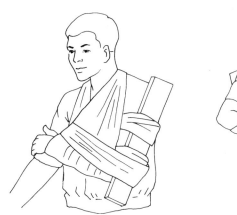

图 32-36　肱骨骨折固定

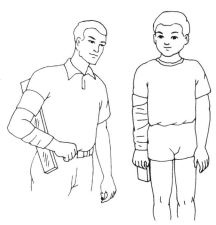

图 32-37　肘关节骨折固定

1) 肘关节骨折处于伸直位:将夹板置于掌侧(自指端至肩关节),可用一卷绷带或两块三角巾把肘关节固定。

2) 肘关节骨折处于屈曲位:将两条三角巾叠成宽带形,夹板置于肘关节内侧,分别以三角巾于上臂及前臂固定。

(3) 尺、桡骨骨折固定:夹板置于伤肢下方,用两块带状三角巾或绷带把伤肢和夹板固定,再用一块燕尾三角巾悬吊伤肢,最后用一条带状三角巾的两底边分别绕胸背于健侧腋下打结固定(图 32-38)。

(4) 股骨骨折固定:用一块长夹板(长度为伤者的腋下至足跟)放在伤肢侧,另用一块短夹板(长度为会阴至足跟)放在伤肢内侧,至少用四条带状三角巾,分别在腋下、腰部、大腿根部及膝部分别环绕伤肢包扎固定(图 32-39)。

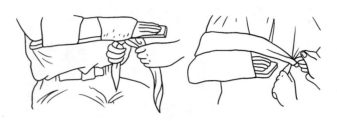

图 32-38 尺、桡骨骨折固定

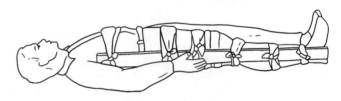

图 32-39 股骨骨折固定

目前还有特定的器材用于股骨骨折,如托马斯牵引架(图 32-40)、Hare 牵引夹板(图 32-41)等器材。

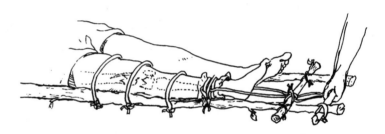

图 32-40 托马斯牵引架

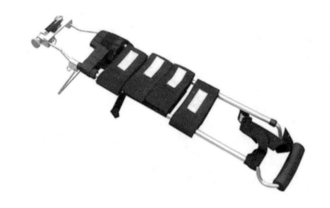

图 32-41 Hare 牵引夹板

关节骨性突起处必 》
须放置软垫。

脊柱、髋部外伤者, 》
禁忌尝试让伤者行走以
检查伤情,应就地固定。

(5) 胫、腓骨骨折固定:两块夹板分别置于小腿内、外侧,夹板长度超过膝关节,至少用三条带状三角巾固定(图 32-42)。

4. 脊柱骨折固定

(1) 颈椎骨折固定:首选颈托固定。伤者平卧,颈椎处于中立位,以双手拇指置于伤者前额,示指置于耳前,其余三指置于头部后方,抱紧伤者头部,避免旋转、过伸及过曲,可沿身体纵轴方向轻柔复位(图 32-43)。助手协助放

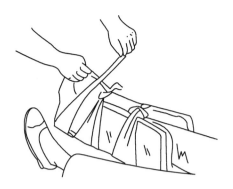

图 32-42　胫、腓骨骨折固定

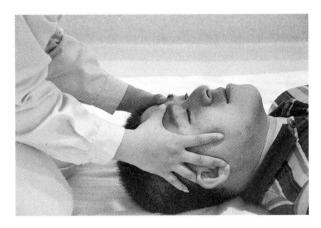

图 32-43　颈椎骨折固定

置颈托。如需移动,则需有专人保持此颈椎位置,多人同时搬运,保持"同轴性"移动,置于担架上后,颈部两侧放置沙袋固定头部。

（2）胸椎、腰椎骨折固定:伤者仰卧,多人协作,保持脊柱"同轴性",置于硬质担架上,以至少四条宽带式三角巾横行固定(图32-44)。

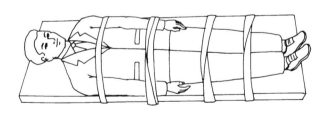

图 32-44　胸椎、腰椎骨折固定

5. 骨盆骨折固定　将一条带状三角巾的中段放于腰骶部,绕髋前至腹部打结;协助伤者轻度屈膝,膝下垫软垫,另取两条带式三角巾于膝部及踝部横行固定(图32-45)。或用一宽 20~30cm 的床单从伤者膝下传至股骨大转子位置,两端旋拧,最后用三角巾、胶布或者电线扎带固定(图32-46)。

注:此类方法适用于"开书样"骨盆骨折。

6. 操作要点

（1）怀疑脊柱骨折、骨盆骨折、大腿或小腿骨折,应就地固定,切忌随便移动伤者。

"同轴性"是指脊柱各个椎体间无相对运动,避免脊柱受到挤压、牵拉及扭转应力。

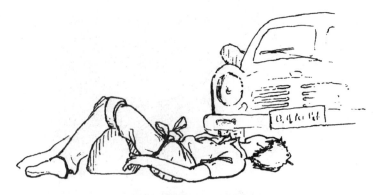

图 32-45　骨盆骨折固定

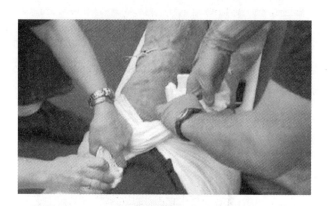

图 32-46　床单固定法

（2）固定应力求稳定牢固，采用超关节固定，固定材料的长度应超过固定两端的上、下两个关节。

（3）夹板不要直接接触皮肤，应先用毛巾等软物垫在夹板与皮肤之间，尤其在肢体弯曲处等间隙较大的地方，要适当加厚垫衬。

（4）固定要松紧适中。

五、并发症及处理

1. **固定失效**　由于固定过程中，绷带及三角巾固定打结不牢、固定力度不够导致，需重新固定。

2. **皮肤及软组织损伤**　由于固定过程中未使用足够的夹板内衬、固定过程中力度过大，导致皮肤受压而引起的继发损伤。注意使用软垫衬（尤其在有骨性突起处），固定过程中包扎力度适中，可有效减少此类并发症。

3. **肢体缺血坏死**　固定过紧、时间过长可使受伤的组织缺血加重，严重者可导致肢体缺血坏死。固定后应观察肢体远端血运情况，适当调整固定的松紧程度。

4. **神经损伤**　急救固定时要特别注意保护伤处及需固定部位的重要神经组织，避免固定造成神经损伤。可在固定物与皮肤间加软衬垫等避免神经损伤。

第 4 节　创伤急救——搬运技术
Techniques of First Aid—Handling

一、目的

将伤者运往安全地带或有条件进一步救治的医疗机构。

二、适应证

1. 经止血、包扎、固定处理后需进一步进行专业处理的创伤伤者。

2. 伤者所在环境有危险,如可能发生爆炸、燃烧、伴生物化学毒性伤害、交通事故二次伤害、泥石流、洪水等,应迅速将伤者转运至安全处。

3. 通常没有经过详细检查,病情不清的伤者不能搬运。但根据现场是否安全可将搬运分为紧急解救和非紧急解救,紧急解救即现场不安全,需尽快搬运,至安全后再行检查及处理。

4. 病情危重,需要实施现场急救的伤者,特别是生命体征不稳定,有窒息、大出血、严重骨折、内脏外溢、昏迷、休克的伤者,或存在其他危及生命的情况,应先行有效的止血、抗休克、心肺复苏等抢救治疗,病情基本稳定后,安排转运。

注:如果伤者所在环境有危险以及有发生二次伤害的可能,应在尽可能保护伤者的情况下迅速撤离现场。没有绝对禁忌证。

三、操作前准备

1. **器材准备**　绷带、三角巾、脊柱板及配套头部固定器、颈托、担架、可移动生命体征监测设备、除颤设备及急救、药品、输液设备等。

2. **救护者准备**

(1) 根据伤者病情,协助伤者保持相应体位。如无特殊病情,以伤者感觉舒适为最佳。

1) 仰卧位:绝大部分危重伤者均可采用,尤其是脊柱骨折、下肢骨折、腹部损伤的伤者。

2) 侧卧位:伤者昏迷伴呕吐,可采用此体位。

3) 半卧位:适用于呼吸困难、胸部外伤伴有血气胸的伤者。

(2) 如伤者清醒,表明身份,向伤者告知转运目的地、具体转运方法及转运过程中的注意事项,消除伤者恐惧、焦虑心理;根据伤者具体病情准备适当转运器材。

四、徒手搬运

徒手搬运通常应用于伤者病情较轻、没有脊柱损伤时的短距离搬运。

1. **单人搬运**

(1) **扶持法**:对病情较轻、能够站立行走者可采取此法。救护者站于伤者一侧,伤者的上肢揽着救护者的颈部,救护者用外侧的手牵其手腕,另一手伸过伤者背部扶持其腰部(图 32-47)。

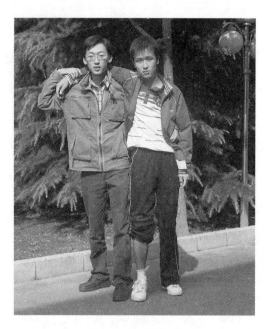

图 32-47 扶持法

(2) 抱持法:适用于体重较轻的伤者。如果伤者病情允许站立,则救护者站于伤者一侧,一手插至远侧腋下,手臂托其背部,一手托其腘窝处,将其抱起;如伤者无法站立,先协助伤者采取仰卧位,救护者屈一膝跪地,用一手将其背部稍稍扶托起,另一手从腋窝处托过,将伤者抱起。如伤者能够配合,可让其上肢抱持救护者颈部(图 32-48)。

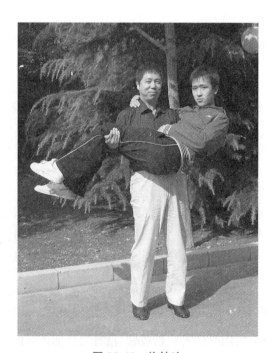

图 32-48 抱持法

(3) 背负法:救护者站在伤者身前,背向伤者,微弯背部,将伤者背起(图 32-49)。救护者双手扎紧自身的裤腰处,伤者一手握另一手的手腕部。

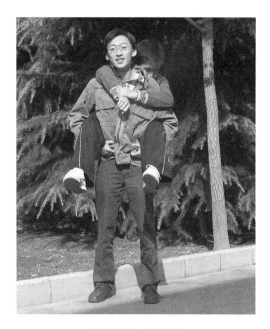

图 32-49　背负法

2. 双人搬运

（1）椅托式：又称座位搬运法。A、B 两名救护者在伤者两侧相对而立，甲以右膝、乙以左膝跪地，各以一手入伤者大腿之下而互相紧握，其他手彼此交替而抓住伤者裤带，手臂以支持伤者背部，适用于伤者清醒，但手臂受伤（图 32-50）。如伤者体重较大且意识清醒，则两名救护者双腕互握呈"＃"字状置于伤者臀下，伤者分别抱持救护者颈部，救护者抬其转运（图 32-51）。

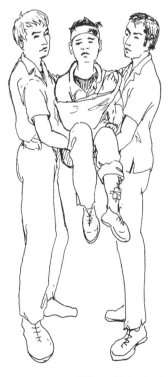

图 32-50　双人搬运（椅托式 1）

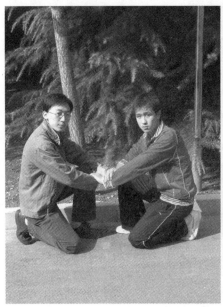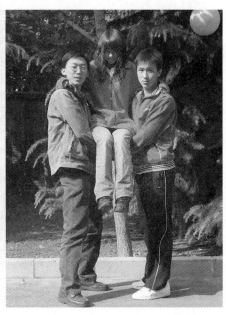

图 32-51　双人搬运(椅托式 2)

(2) 拉车式:伤者卧位。A、B 两名护送者,一人站在伤者头部后方,两手肘插到腋下,将其抱入怀内,双手交叉抓住伤者对侧腕部;另一人站其足部,站在伤者的两腿一侧,双手握持伤者双踝部。两人步调一致慢慢抬起伤者前行(图 32-52)。

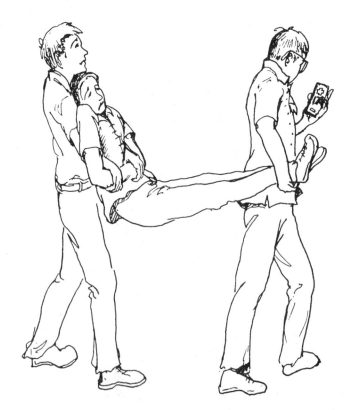

图 32-52　双人搬运(拉车式)

3. 三人搬运　常用于疑有脊柱损伤者。可以三人并排,立于伤者同侧,将伤者抱起,保持伤者头、颈、胸、腹平直,齐步一致前进(图 32-53)。

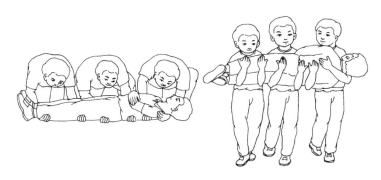

图 32-53　三人搬运

五、器械搬运

担架搬运:担架分为软式担架及硬式担架,脊柱损伤伤者均须用硬式担架搬运。本部分重点介绍脊柱损伤者硬式担架转运。

1. 头颈部固定锁法

(1) 头背锁:伤者俯卧时限制头颈活动的方法(图 32-54)。

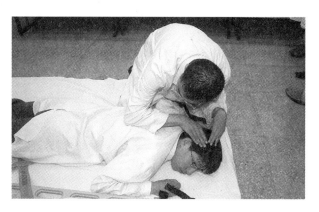

图 32-54　头背锁

(2) 头胸锁:伤者仰卧时限制头颈活动的方法(图 32-55)。用于不同锁转换时的过渡锁法。

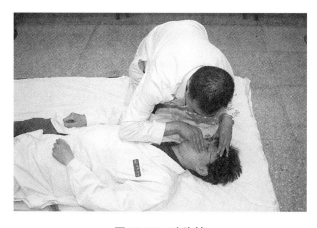

图 32-55　头胸锁

"锁"这里的含义是指急救人员在搬运伤者过程中用于固定伤者受伤部位的肢体动作。

头背锁指救护者双膝跪于伤者一侧,一手肘关节弯曲,前臂贴于脊柱部位,手掌固定于头枕部,另一手肘关节支点固定于地面,其余手掌固定于头额顶部。

头胸锁指救护者双膝跪于伤者一侧,一手肘关节弯曲,肘关节支点固定于胸骨,拇指和其余四指自然分开,固定于颧骨部,另一手肘关节支点固定于地面,拇指和其余四指自然分开,固定于额部。

胸背锁指救护者前臂垂直贴于伤者背部,以肘关节支点固定伤者,手掌分开固定于伤者枕骨部,另一手肘关节支点贴于前胸,前臂垂直,手腕屈曲,拇指及其余四指分开,固定于颧骨部。

(3) 胸背锁:伤者坐位或侧卧时限制头颈活动的方法(图 32-56)。

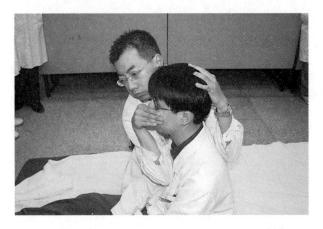

图 32-56　胸背锁

头锁指救护者双膝跪于伤者头部上方,肘关节固定于双侧大腿,四指自然分开,分别挤住头颞两侧,双手拇指固定于前额部。

(4) 头锁:伤者仰卧位稳定头颈固定方法,亦可应用于头部复位(图 32-57)。

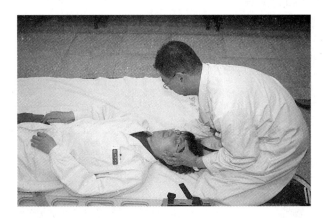

图 32-57　头锁

头肩锁指救护者跪于伤者头部上方,一肘关节固定于翻转侧大腿,手掌托于同侧肩后,拇指固定于肩前,另一手四指自然分开,挤于另一侧头颞部,拇指固定于前额。翻转时手臂可承托头颈部。

(5) 头肩锁:翻转伤者时稳定头颈的方法(图 32-58)。

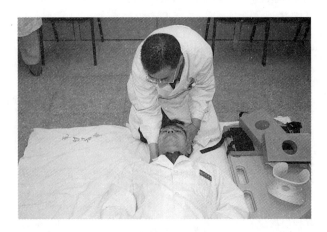

图 32-58　头肩锁

（6）双肩锁：伤者仰卧位平移时稳定头颈的方法（图 32-59）。适用于任何方向的移动。

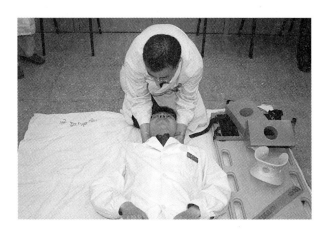

图 32-59　双肩锁

2. 颈托固定法　颈部测量、头锁稳定、调整颈托、环颈限制（图 32-60、图 32-61）。

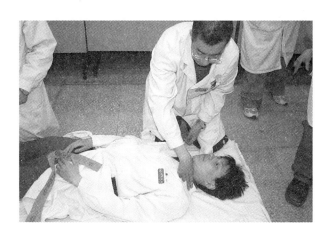

图 32-60　颈托固定法（1）

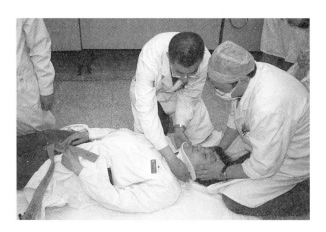

图 32-61　颈托固定法（2）

双肩锁指救护者跪于伤者头部上方，双手掌打开，掌心向上托于伤者肩后，双手拇指向上固定于肩部前方，两臂夹住头部（双臂置于耳上）。

颈部测量指拇指垂直掌心，与示指形成平面，拇指抵住伤者下颌处，测量其切线与肩峰最高处的指间距，以用来调整合适的颈托。

一人头锁固定，另一人放置颈托。

救护者 A 头肩锁固定伤者头部,B 一手固定于伤者肩部,另一手固定于伤者髋部,C 一手固定伤者前臂,另一手固定伤者膝部。

3. 翻转伤者法　头肩锁稳定、双人双臂交叉翻转伤者(图 32-62、图 32-63)。

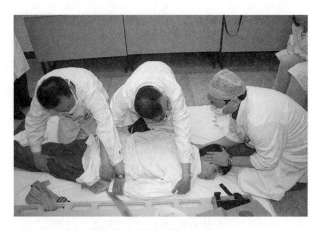

图 32-62　翻转伤者法(1)

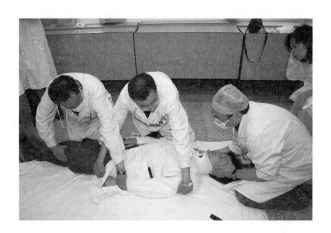

图 32-63　翻转伤者法(2)

4. 双臂交叉平推伤者法(图 32-64)

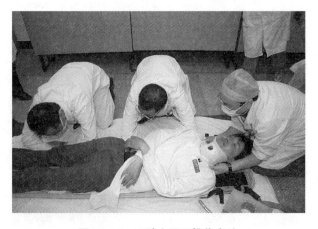

图 32-64　双臂交叉平推伤者法

5. 向上提拉,向下推移伤者法(图 32-65)

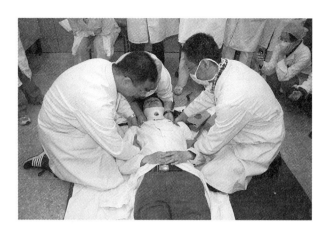

图 32-65　向上提拉,向下推移伤者法

6. 脊柱板躯干、下肢束带及头部固定器固定法(图 32-66)

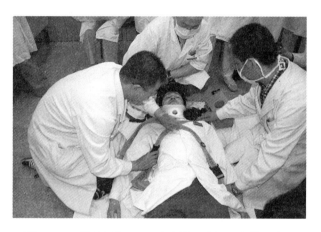

图 32-66　脊柱板躯干、下肢束带及头部固定器固定法

7. **伤者抬起方法**　蹲姿、起步(图 32-67、图 32-68)。

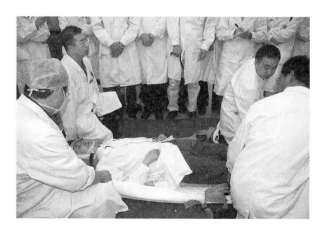

图 32-67　伤者抬起方法(1)

》　B、C 救护者一手手掌托于伤者腋下,向上方提拉伤者,另一手握于担架上方,在向上提拉的同时向下推移。

》　必须先上躯干、下肢约束带,再上头部固定器。

》　救护者四个人双膝跪地,一同站起,站起时保证伤者及担架平行于地面。

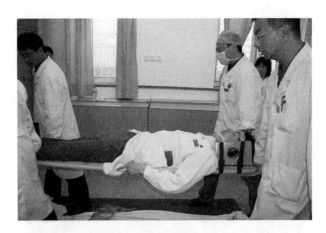

图 32-68　伤者抬起方法（2）

使用额颜束带时以头胸锁稳定伤者，手掌掌指固定于伤者额部及颌面两侧。

8. 头部固定器使用方法　底板固定、摆放伤者、头侧夹持、额颜束带固定（图 32-69、图 32-70）。

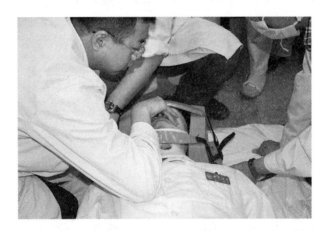

图 32-69　头部固定器使用方法（1）

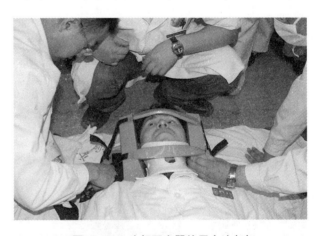

图 32-70　头部固定器使用方法（2）

束带可用三角巾在两手腕交叉固定于躯干前方。

9. 双手束带固定法（图 32-71）

10. 颈托及脊柱板固定步骤　颈托及脊柱板固定通常需由四人合作进行操作，其中 A 位于伤者的头顶部；B、C、D 分别位于伤者的一侧肩部、腿部

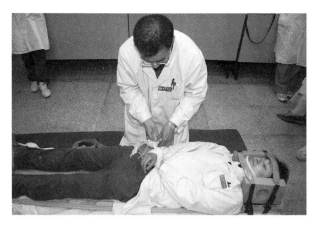

图 32-71　双手束带固定法

及对侧腰部,脊柱板放置在单人侧备用(面部对脊柱板)。伤者俯卧位,四肢伸展,头偏向一侧。

(1) 首先由 B 表明身份,判断意识,询问伤情。做头背锁稳定并报告稳定完毕。

(2) A 做头肩锁稳定(拟翻向 B、C 侧,则该侧手持肩)并报告。

(3) B 解锁放手,检查背部,将伤者双上肢放置身体两侧,一手抓对侧肩,一手抓对侧髋部,准备翻身。

(4) C 检查下肢伤情,将双下肢叠放一起,一手抓伤者对侧手腕,一手抓对侧下肢膝部,准备翻身。

(5) A 口令指挥,B、C 同时用力将伤者翻向自己成侧卧位。

(6) C 扶持伤者,B 行胸背锁稳定并报告。

(7) A 松开头肩锁,倒手再行头肩锁稳定并报告。

(8) A 口令指挥,B、C 稍向后退,同步向自己翻转伤者成仰卧位。

(9) B 行头胸锁稳定并报告。

(10) A 松开头肩锁,行头锁稳定并报告。

(11) B 用远离头端手的中指摸到喉结,滑到伤者胸骨中线处立起。

(12) A 轻柔地复位轻转头部将伤者鼻尖对准中指。

(13) B 进行头、颈、胸、腹、下肢检查。

(14) C 用手指测量伤者颈长,调整并安放颈托(其间 A 持续头稳定)。

(15) B 行头胸锁稳定并报告。

(16) A 松开头锁,改换头肩锁稳定并报告。

(17) B 解锁,两手分别抓住对侧肩、髋部。

(18) C 抓住伤者对侧手腕、膝部。

(19) A 口令指挥,B、C 同时将伤者翻向自己成侧卧位。

(20) D 协助将脊柱板对准伤者放置在其背侧。

(21) A 口令指挥,B、C 同时向前将伤者翻转仰卧在脊柱板上。

(22) B 行头胸锁稳定并报告,C 将伤者双腿放上脊柱板。

(23) A 松开头肩锁,行双肩锁稳定并报告。

(24) B、C 双臂叠放(D 扶持脊柱板),A 口令指挥将伤者平推至脊柱板中央。

(25) A 口令指挥,伤者位置上下调整

各种"锁法"固定时,肘部必须有支点,不得悬肘(除双肩锁外)。操作过程中,下一个锁没有锁定之前,上一个锁不准开锁!

1）B、C 分别一手扶肩,一手插到伤者腋窝下向上移动。

2）A 取双肩锁向下推移伤者。

（26）B 行头胸锁稳定并报告。

（27）A 改行头锁稳定并报告。

（28）B、C、D 准备躯干约束带。

（29）B、D 将方扣约束带锁钩挂住伤者肩部锁眼,拉向对侧斜下方,使约束带方扣位于对侧腋前线位置。

（30）B、D 再将插扣约束带锁钩挂住伤者腋下锁眼,并将插扣插入对侧方扣,拉紧插扣约束带,稳定躯体。

（31）C 将两根方扣约束带锁钩挂住伤者膝部两侧锁眼,拉向斜下方,使方扣位于对侧小腿外侧方;再将两根插扣约束带锁钩挂住伤者脚踝处锁眼,将插扣插入对侧方扣,拉紧插扣约束带固定下肢。

（32）B 行头胸锁稳定并报告。

（33）A、D 安放两侧头部固定器。

（34）A 上紧头部固定器上额约束带,B 松头锁。

（35）D 上头部固定器下颏约束带,B 松胸锁。

（36）A、B 蹲跪于伤者头侧两边,C、D 蹲跪于伤者下肢两边,挺直腰背,抬起脊柱固定板。

也可在第（7）步后,B、C 将伤者推向远端直接平躺于脊柱板上（D 扶持脊柱板）,直接至第（22）步,待完全上板后,再进行查体及躯体、肢体和头颈部的稳定。

六、转运途中需注意的情况

1. 有条件时,对重症伤者应使用心电监护仪及血氧饱和度仪监测。

2. 观察伤者面部、口唇及肢端颜色:发现异常立刻查找原因并采取相应措施。

3. **观察呼吸**　观察伤者胸部起伏,必要时停车检查。

4. **检查循环**　注意观察出血、脉搏、毛细血管充盈、皮肤的质量。

5. **观察瞳孔**　观测瞳孔大小及双侧对称情况。

6. **观察伤者的主要受伤部位**　注意局部有无渗血、包扎绷带或三角巾是否松弛脱落、止血带的状态等,发现问题及时处理。

7. 发现病情异常（呼吸、心搏骤停等）,应立即展开抢救,如开通呼吸道（如气管插管等）,心肺复苏术,进一步止血、包扎、固定等,待病情稳定后,继续转运。

8. 每隔半小时需对伤情再评估一次,重伤者每隔 15min 评估一次。

七、常见并发症的处理及预防

1. **窒息**　根据具体情况采用相应的对策。如改善伤者体位,使伤者成为稳定侧卧位（复原卧位）;清理口腔异物,插入口咽管,必要时实施气管插管、气囊人工呼吸及呼吸机,还可以酌情使用呼吸兴奋剂。对于现场处理效果不明显的伤者,应争分夺秒送医院,不要在现场及途中停留。预防措施:运送伤者前必须充分开放呼吸道;让伤者采取稳定侧卧位并妥善固定伤者体位;建立通畅的静脉通道;做好呼吸支持的各项准备。

2. **伤者坠地**　如搬运过程中出现伤者坠地,立即检查伤者,特别注意查明首先触地的部位,仔细检查伤者有无摔伤,还要检查伤者病情及原有的伤处,并酌情采取重新包扎、固定等措施。预防措施:应根据伤者体重、伤情及自身力量合理设计搬运方案。当伤者体重大时,应合理安排足够的人手,当人员不足时应等待增援,除非情况紧急,不要勉强搬运伤者。妥善固定伤者,特别是对躁动的伤者,应将其牢固固定在担架上,必要时应用镇静剂(呼吸衰竭伤者禁用)。在转运过程中,如果急救者发生疲劳应该立即停止转运,调整、休息后再继续转运。此外,要选择坚固的搬运工具,同时在运送过程中仔细观察路况,及时发现及排除障碍物等。

3. **伤情恶化**　转运过程需一定时间,有可能原发病情持续加重,甚至危及生命,转运途中必须仔细观察伤者生命体征的变化,发现异常及时给予相应处理。

(首都医科大学宣武医院　王长远　高志华)

(北京急救中心　刘　扬)

测　试　题

1. 下列出血病例中,可应用止血带的伤者是
   - A. 糖尿病伤者
   - B. 冠心病合并高血压伤者
   - C. 慢性肾功能不全伤者
   - D. 腕部离断伤的年轻伤者
   - E. 下肢动脉闭塞症伤者

2. 下列有关止血措施应用的描述,正确的是
   - A. 加压包扎止血适用于全身各处创伤性出血伤口
   - B. 指压止血法是一种迅速、有效、可持续的止血方法
   - C. 头顶出血时,可指压伤侧耳前、下颌关节下方止血
   - D. 头颈部出血时,可用拇指将伤侧颈总动脉向后压迫止血
   - E. 头颈部伤口出血单侧按压效果不佳,可加按对侧颈总动脉

3. 下列有关止血带应用的描述,**错误的**是
   - A. 止血带绕扎部位标准位置:上肢为上臂上 1/3,下肢为大腿中、上 1/3
   - B. 应尽量缩短使用止血带的时间,通常可允许 1h 左右
   - C. 若止血带缠扎过久,怀疑存在大面积组织坏死时,应尽快松开止血带
   - D. 止血带不可直接缠在皮肤上,止血带的相应部位要有衬垫
   - E. 应用止血带的时间和部位要求有明显记录及标志

4. 为右大腿粗钢钎前后贯通伤伤者实施现场包扎,以下操作**错误的**是
   - A. 调整伤者体位,使钢钎两端处于悬空位,同时能够观察大腿前、后方伤口
   - B. 准备多块无菌棉垫,分别放置于钢钎穿入、穿出伤口周围
   - C. 适当调整钢钎位置,使其不妨碍进一步的包扎及搬运
   - D. 右下肢预置气压止血带
   - E. 钢钎周边放置的棉垫可行加压包扎

5. The <u>incorrect</u> method of first aid dressing for intestinal overflow patients with abdominal knife stabbing injury
   - A. forbidding the wounded to eat or drink water
   - B. assist the injured in supine knee flexion position
   - C. return the overflowing intestinal tube quickly to prevent dry exposure and incarceration necrosis of intestinal tube
   - D. cover the surface of dislodged organs with normal saline gauze mats , and fasten the dislodged organs with bowls, basins and

other utensils

E. triangular towel dressing is the best method for field dressing

6. 左腕部离断伤伤者的急救包扎处理过程中,正确的是
   A. 迅速清理左腕伤口断端游离骨片,防止包扎中进一步损伤神经、血管
   B. 大量敷料覆盖肢体断端,采取回返加压包扎及宽胶布固定
   C. 离断左手置于低温生理盐水中保存
   D. 左上肢设置止血带,迅速止血
   E. 立即给予止血药物止血

7. 关于急救固定的注意事项,描述正确的是
   A. 脊柱、骨盆、四肢及肋骨骨折需要固定
   B. 关节脱位及软组织严重挫裂伤需要固定
   C. 如伴有出血及开放性伤口存在,先行伤口包扎、止血,然后固定
   D. 如伤者有心脏停搏、休克、昏迷、窒息等情况,先行心肺复苏、抗休克、开放呼吸道等处理,同时行急救固定
   E. 以上都对

8. The wrong treatment for tibia and fibular fractures is
   A. two splints are placed in the inside and outside of the calf respectively
   B. the splint length can not exceed the knee joint
   C. at least three banded triangular towels fixed
   D. care to avoid total peroneal nerve injury
   E. padding protection for protruding parts of joint

9. 转运过程中,以下哪项操作是错误的
   A. 转运过程中,医护人员始终守护在伤者上身靠近头端位置,便于观察及操作
   B. 应将头面部包严以免失温
   C. 一旦在途中发生紧急情况,如窒息、呼吸停止、抽搐时,应停止搬运,立即进行急救处理
   D. 昏迷躁动的伤者要用约束带防止坠伤,酌情盖好被服以免着凉或过热
   E. 随时观察伤者的病情变化,重点观察神志、呼吸、体温、出血、面色变化等情况,注意伤者姿势,给伤者保暖

10. The correct position of the brain trauma patients with coma and vomiting during transit is
    A. prostrate position　　　　B. crouching position
    C. side position　　　　D. sit position
    E. self-body bit

第 33 章

导 尿 术

Urethral (Foley) Catheterization

一、目的

1. **治疗** 解除尿潴留;手术中或危重患者监测尿量;下尿路手术后膀胱引流;神经源性膀胱间歇导尿及膀胱内注射药物;恢复尿道损伤患者的尿道连续性。

2. **诊断** 女性获取未受污染的尿标本作细菌培养;测量膀胱容量、压力及测定残余尿量;行膀胱尿道造影时经导尿管灌注造影剂和尿流动力学测定膀胱尿道功能等检查。

二、适应证

1. 尿潴留、充溢性尿失禁患者。
2. 获得未受污染的尿标本。
3. 尿流动力学检查,测定膀胱容量、压力、残余尿量。
4. 危重患者监测尿量。
5. 行膀胱检查(膀胱造影、膀胱内压测量图)。
6. 膀胱内灌注药物进行治疗。
7. 腹部及盆腔手术前准备。
8. 膀胱、尿道损伤或手术患者。

三、禁忌证

1. 急性下尿路感染。
2. 尿道狭窄及先天性畸形无法留置导尿管者。
3. 相对禁忌证为严重的全身出血性疾病及女性月经期。

四、操作前准备

1. **物品准备**

(1) 准备

1) 治疗车上层

A. 一次性无菌导尿包:无菌导尿用物包,包括初步消毒和导尿用物。

a. 初步消毒用物:弯盘 1 个,内盛镊子 1 把、纱布 1 块、消毒液棉球包 1 包(目前常用 0.5% 聚维酮碘棉球数个)和手套 1 只。

如果导尿操作是在手术室等特殊环境下完成,导尿用物应注意酌情合理放置,既不违反原则,也便于操作。

b. 导尿用物:外包治疗巾 1 条、方盘 1 个、弯盘 1 个、镊子 2 把、导尿管 1 根、10ml 注射器 1 支、生理盐水 10~20ml、消毒液棉球 1 包(内有 0.5% 聚维酮碘棉球 4 个)、润滑油袋(内有润滑棉片 1 个)、集尿袋 1 个、标本瓶 1 个、纱布 1~2 块、孔巾 1 条、手套 1 副。

B. 快速手消毒液。

C. 一次性垫巾(或小橡胶单及中单)。

2) 治疗车下层:生活垃圾桶、医疗垃圾桶。

3) 其他:围帘或屏风。

> 操作前做好物品检查工作。

(2) 检查:检查无菌导尿包在有效期内,密封性良好;快速手消毒液在有效期内。

2. 操作者准备

(1) 着装整洁。洗手,戴帽子、口罩。

> 核对患者信息,包括姓名、床号、腕带信息等内容。

(2) 核对患者信息。

> 评估患者情况。

(3) 评估患者病情、临床诊断、导尿目的;了解患者的意识、生命体征、心理状态等;判断患者的合作、理解程度。

(4) 评估外阴部皮肤、黏膜情况。

(5) 评估尿潴留患者膀胱充盈度。

3. 患者准备

> 解释交代全面,可保障患者知情权,消除患者紧张心理,并可取得配合。

(1) 患者及其家属了解导尿的目的、意义、操作过程、配合要点及注意事项;操作者交代导尿术可能存在的风险及并发症,必要时可签署《导尿同意书》。

(2) 清洗外阴:嘱患者自己清洗干净;如不能自理,操作者协助患者进行外阴清洁。

4. 环境准备

(1) 环境清洁、安静,光线充足。

> 防止患者着凉。

(2) 关好门窗,调节室温。

(3) 请现场无关人员离开病室。

> 保护患者隐私尤其重要,体现人文关怀。

(4) 用屏风或围帘遮挡患者。

五、操作步骤

> 导尿操作的关键点是认真查对,严格执行无菌操作原则,正确插管。

导尿操作过程基本分为清洁、消毒、铺巾、插导尿管、连接集尿袋五步。男、女导尿操作中的查对制度和无菌操作要求是相同的,但是由于解剖结构不同,操作过程有差异,下面分别叙述。

(一) 男性导尿术

1. 携用物至患者床旁。

> 严格执行查对制度,做好解释工作。

2. 核对、解释　再次核对患者姓名、床号及腕带信息;并再次向患者解释和交代。

> 尽量少暴露患者,并防止受凉,体现人文关怀。

3. 操作者站在患者右侧,松开床尾盖被,协助患者脱去对侧裤子,盖在近侧腿部,对侧腿用盖被遮盖。

> 注意体位,便于操作。

4. 准备体位　患者取屈膝仰卧位,两腿充分外展外旋,暴露局部区域。如患者因病情不能配合时,可协助患者维持适当的姿势。

5. 铺垫巾于患者臀下。

> 注意洗手时机。

6. 消毒双手。

7. 初步消毒外阴区　在治疗车上打开无菌导尿包的外包装,并将外包装袋置于床尾。取出初步消毒用物,弯盘(内放镊子及聚维酮碘棉球)置于患者两腿间。操作者左手戴手套,右手持镊子夹取聚维酮碘棉球,依次消毒阴阜、大腿内侧上1/3、阴茎、阴囊。左手用纱布包裹阴茎并提起阴茎将包皮向后推,暴露尿道口,自尿道口向外向后旋转擦拭尿道口、龟头至冠状沟。污棉球、镊子置外包装袋内。消毒完毕,将弯盘移至床尾,脱下手套置外包装袋内。将外包装袋移至治疗车下层。

初步消毒的顺序是从外向内;从上向下。每一个棉球只用一次。

8. 再次消毒双手。

嘱患者勿动肢体,保持安置体位,避免无菌区域污染。

9. 将导尿包放在患者两腿之间,按无菌操作原则打开治疗巾。戴好无菌手套后,取出孔巾,铺在患者的外阴处并暴露阴茎。

注意洗手时机。

治疗巾先打对侧,再打近侧。

10. 按操作顺序整理用物,取出导尿管并向气囊注水后抽空,检查是否渗漏。润滑导尿管。根据需要连接导尿管和集尿袋的引流管(有些情况可在引流尿液成功后再连接集尿袋),将消毒液棉球置于弯盘内。

11. 再次消毒　左手用纱布包住阴茎,将包皮向后推,暴露尿道口。右手持镊子夹消毒液棉球,再次消毒尿道口、龟头及冠状沟数次,最后一个棉球在尿道口加强消毒。

再次消毒的顺序是从内向外,从上向下。每一个棉球只用一次。

12. 导尿　根据导尿的目的完成导尿操作。

(1) 一次性导尿:左手继续用无菌纱布固定阴茎并向上提起,与腹壁成90°角,将弯盘置于孔巾口旁,嘱患者张口呼吸。用另一把镊子夹持导尿管,对准尿道口轻轻插入20~22cm,见尿液流出后再插入2~3cm。松开左手下移固定导尿管,将尿液引流到集尿袋内至合适量。如需做尿培养,弃去前段尿液,用无菌标本瓶接取中段尿液5ml,盖好瓶盖,放置稳妥处(操作结束后尿标本贴标签送检)。导尿完毕,轻轻拔出导尿管,撤下孔巾,擦净外阴。

向上提起阴茎的目的是使耻骨前弯消失,便于插管。

让患者缓慢深呼吸放松,使尿管容易插入。

对膀胱过度充盈者,放尿速度宜缓慢,首次放尿不超过500ml。

(2) 留置导尿:左手继续用无菌纱布固定阴茎并向上提起,与腹壁成90°角,将弯盘置于孔巾口旁,嘱患者张口呼吸。用另一把镊子夹持导尿管,对准尿道口轻轻插入20~22cm,见尿液流出后再插入5~7cm(基本插到导尿管分叉处),将尿液引流至集尿袋内。夹闭导尿管,连接注射器,根据导尿管上注明的气囊容积向气囊注入等量的无菌溶液,轻拉导尿管有阻力感,即证明导尿管固定于膀胱内。导尿成功后将包皮复位,撤下孔巾,擦净外阴。集尿袋固定于床旁并标注置管时间,安置妥当后放开夹闭的导尿管,保持引流通畅。

插管成功后应注意将包皮复位,以防止包皮嵌顿水肿。

集尿袋低于膀胱,防止逆行感染。

13. 整理用物　撤下一次性垫巾,脱去手套。导尿用物按医疗废弃物分类处理。

正确处理医疗废弃物。

14. 安置患者　协助患者穿好裤子,安置舒适体位并告知患者操作完毕。

体现人文关怀。

15. 消毒双手。

16. 观察并记录　询问患者感觉。观察患者反应及排尿等情况,并记录导尿时间、尿量、尿液颜色及性质等情况。

注意观察尿量、尿液颜色及性质,做好记录。

(二) 女性导尿术

1. 携用物至患者床旁。

2. **核对、解释**　再次核对患者姓名、床号及腕带信息;并再次向患者解释和交代。

严格执行查对制度,做好解释工作。

尽量少暴露患者,并防止受凉,体现人文关怀。

注意体位,便于操作。

3. 操作者站在患者右侧,松开床尾盖被,协助患者脱去对侧裤子,盖在近侧腿部,对侧腿用盖被遮盖。

4. **准备体位**　患者取仰卧屈膝位,两腿充分外展外旋,暴露局部区域。如患者因病情不能配合时,可协助患者维持适当的姿势。

5. 铺垫巾于患者臀下。

6. 消毒双手。

初步消毒的顺序是从外向内,从上向下。每一个棉球只用一次。

嘱患者勿动肢体,保持安置体位,避免无菌区域污染。

治疗巾先打对侧,再打近侧。

7. **初步消毒外阴区**　在治疗车上打开无菌导尿包的外包装,并将外包装袋置于床尾。取出初步消毒用物,弯盘(内放镊子及聚维酮碘棉球)置于患者两腿间。操作者左手戴手套,右手持镊子夹取聚维酮碘棉球,依次消毒阴阜、大腿内侧上 1/3、大阴唇。左手用纱布分开阴唇,消毒小阴唇、尿道口至肛门。污棉球、纱布、镊子置外包装袋内。消毒完毕,将弯盘移至床尾,脱下手套置外包装袋内。将外包装袋移至治疗车下层。

8. 再次消毒双手。

9. 将导尿包放在患者两腿之间,按无菌操作原则打开治疗巾。戴好无菌手套后,取出孔巾,铺在患者的外阴处并暴露会阴部。

10. 按操作顺序整理用物,取出导尿管并向气囊注水后抽空,检查是否渗漏。润滑导尿管。根据需要连接导尿管和集尿袋的引流管(有些情况可在引流尿液成功后再连接集尿袋),将消毒液棉球置于弯盘内。

再次消毒的顺序是从内向外,从上向下。每一个棉球只用一次。

11. **再次消毒**　左手用纱布分开并固定小阴唇,暴露尿道口。右手持镊子夹消毒液棉球,再次消毒尿道口、两侧小阴唇,最后一个棉球在尿道口加强消毒。

12. **导尿**　根据导尿的目的完成导尿操作。

注意左手分开并固定阴唇至导尿管插入所需深度。

注意观察尿道口。导尿管如误入阴道,要更换导尿管后再重新插入。

操作中指导患者缓慢深呼吸放松,使尿管容易插入。

对膀胱过度充盈者,排尿宜缓慢,首次放尿不超过 500ml。

(1) 一次性导尿:左手继续用无菌纱布分开并固定小阴唇,将弯盘置于孔巾口旁,嘱患者张口呼吸。用另一把镊子夹持导尿管,对准尿道口轻轻插入 4~6cm,见尿液流出后再插入 2~3cm。松开左手下移固定导尿管,将尿液引流到集尿袋内至合适量。如需做尿培养,弃去前段尿液,用无菌标本瓶接取中段尿液 5ml,盖好瓶盖,放置稳妥处(操作结束后尿标本贴标签送检)。导尿完毕,轻轻拔出导尿管,撤下孔巾,擦净外阴。

(2) 留置导尿:左手继续用无菌纱布分开并固定小阴唇,将弯盘置于孔巾口旁,嘱患者张口呼吸。用另一把镊子夹持导尿管,对准尿道口轻轻插入 4~6cm,见尿液流出后再插入 5~7cm,将尿液引流至集尿袋内。夹闭导尿管,连接注射器,根据导尿管上注明的气囊容积向气囊注入等量的无菌溶液,轻拉导尿管有阻力感,即证明导尿管固定于膀胱内。导尿成功后,撤下孔巾,擦净外阴。集尿袋固定床旁并注明导尿时间,安置妥当后放开夹闭的导尿管,保持引流通畅。

集尿袋低于膀胱,防止逆行感染。

正确处理医疗废弃物。

13. **整理用物**　撤下一次性垫巾,脱去手套。导尿用物按医疗废弃物分类处理。

安置患者,体现人文关怀。

14. **安置患者**　协助患者穿好裤子,安置舒适体位并告知患者操作完毕。整理床单位,保持病室整洁。

15. 消毒双手。

注意观察,作好记录。

16. **观察并记录**　询问患者感觉,观察患者反应及排尿等情况,记录导尿时间、尿量、尿液颜色及性质等情况。

六、并发症及处理

1. **尿路感染**　导尿相关尿路感染是医院感染中最常见的感染类型。其危险因素包括患者方面和导尿管置入与维护方面。患者方面的危险因素主要包括：患者年龄、性别、基础疾病、免疫力和其他健康状况等。导尿管置入和维护方面的危险因素主要包括：导尿管置入方法、导尿管留置时间、导尿管护理质量和抗菌药物临床使用等。导尿管相关尿路感染方式主要为逆行性感染。医务人员应针对危险因素，加强导尿管相关尿路感染的预防与控制工作。置管前严格掌握留置导尿管的适应证；仔细检查无菌导尿包；对留置导尿管的患者，应该采用密闭式引流装置；告知患者留置导尿管的目的、配合要点和置管后的注意事项。置管时严格遵循无菌操作原则，如导尿管被污染应当重新更换无菌导尿管。置管后保持尿液引流通畅，避免打折、弯曲；任何时候保证集尿袋高度在膀胱水平以下；活动或搬运时夹闭引流管，防止尿液逆流；任何时候防止移动和牵拉导尿管；保持尿道口清洁，定期更换集尿袋和导尿管。鼓励患者多饮水，达到自然冲洗尿路的目的。如患者出现尿路感染时，应及时更换导尿管，并留取尿液进行微生物病原学检查，必要时应用抗生素治疗。

2. **尿道损伤**　导尿时选择导尿管的型号过大或者是导尿管突然被外力（如患者烦躁或翻身时）牵拉，有时甚至会将整个导尿管拉出造成尿道损伤；导尿管气囊卡在尿道内口，气囊压迫膀胱壁或尿道，也会造成尿道黏膜的损伤。医务人员应正确选择导尿管型号，最大限度降低尿道损伤；置管时动作要轻柔，置管后将导尿管固定稳妥，防止脱出，从而避免损伤尿道黏膜。

3. **气囊破裂致膀胱异物**　导尿管气囊内注入液体过多、压力过大，或者是导尿管自身问题，可能会导致气囊破裂。插管前认真检查气囊质量；导尿时应根据导尿管上注明的气囊容积向气囊注入等量的无菌溶液。如发生气囊破裂，及时请泌尿外科会诊。

4. **导尿管阻塞**　导尿管被尿结晶沉渣或血块堵塞，引流不畅。医务人员应随时观察尿液引流情况，必要时请泌尿外科会诊。

5. **虚脱或血尿**　身体极度虚弱且膀胱过度充盈的患者一次性大量放尿，可导致腹压突然下降，大量血液进入腹腔血管，引起血压下降，产生虚脱；或因膀胱突然减压而引起膀胱通透性增加，黏膜充血、出血，发生血尿。因此，尿潴留患者放尿时速度宜缓慢，首次放尿不超过 500ml，以后每小时放尿 500ml。

6. **拔管困难**　因未抽净气囊内的液体，盲目拔管，会导致拔管困难。因此，拔管前应认真观察抽出的溶液量，在证明气囊内的液体完全抽吸干净后再拔管。必要时行超声检查。

七、相关知识

1. **解剖知识**　为避免损伤和导致泌尿系统的感染，导尿时医务人员必须掌握男性和女性尿道的解剖特点。成年男性尿道全长 18~20cm，有两个生理弯曲，即耻骨下弯和耻骨前弯。耻骨下弯固定无变化，而耻骨前弯则随阴茎位置不同而变化，如将阴茎向上提起与腹壁成 90° 角，耻骨前弯即可消失，便于插管。男性尿道有三个狭窄：尿道内口、尿道膜部和尿道外口。插管时切忌用力过快过猛而损伤尿道黏膜。女性尿道短,3~5cm 长,尿道短、直、粗,富于扩张性。尿道口在阴蒂下方,呈矢状裂。尿道外口靠近阴道口、肛门,容易发生尿路感染。老年妇女由于会阴肌肉松弛,尿道口回缩,看不清楚尿道口,此时可把两个手指插入阴道探查前壁,协助寻找尿道口;也可使用窥器协助。只有正确辨认尿道口后方可插导尿管,避免误入阴道。如导尿管误入阴道,应更换无菌导尿管重新插管。

2. **正确选择导尿管** 导尿管的种类一般分为:①单腔导尿管(没有球囊)用于一次性导尿术;②双腔导尿管用于留置导尿术;③三腔导尿管用于膀胱冲洗或向膀胱内滴药。一般成人宜使用 16~18Fr(1Fr=0.33mm 管径)导尿管,小儿宜使用 6~8Fr 导尿管。选择导尿管的粗细要适宜,对婴儿及疑有尿道狭窄者,导尿管宜细。

3. **2% 盐酸利多卡因凝胶的应用** 插导尿管前使用液状石蜡润滑导尿管,它只起到润滑作用。有黏性的 2% 盐酸利多卡因凝胶不仅能起到润滑作用,而且能起到麻醉尿道黏膜的作用。注入利多卡因凝胶 5min 后再行操作,以使凝胶发挥麻醉作用。

4. **正确把握留置导尿管时间** 每天应评估留置导尿管的必要性,不需要时应尽早拔除导尿管,尽可能缩短留置导尿管时间。拔管时应先将水囊内液体完全抽吸干净,夹闭引流管后将导尿管拔除。

(首都医科大学宣武医院　王亚军　陈晓松)

(西安交通大学第二附属医院　李宗芳)

测 试 题

1. When inserting a catheter for male patients, lift the penis upward in order to
   A. relax bladder neck muscles
   B. relieve symptoms of urethral irritation
   C. disappear pubic anterior curvature
   D. expand pubic inferior curvature
   E. prevent urine extravasation

2. 为女患者导尿时,导尿管插入的深度是
   A. 1~2cm
   B. 4~6cm
   C. 7~10cm
   D. 18~20cm
   E. 20~22cm

3. The purpose of indwelling catheterization does not include
   A. patients with urinary incontinence, to protect the skin of the external pudendal area and keep clean and dry
   B. preparation before pelvic surgery
   C. reduction of wound infection after surgery on anus and perineum
   D. rescue of critically ill patients; observation and monitoring of renal function
   E. take samples of mid-section urine for bacterial culture

4. A man aged 74 years presents with a history of passing no urine for 12 hours. He denies previous urinary symptoms but on direct questioning admits that he has needed to get out of bed two or three times each night to pass urine for several years. He is now very restless and uncomfortable, with a constant urge to pass urine, which of the following selection is right
   A. the patient should be assessed by urgent blood biochemistry immediately.
   B. the patient should take some anticholinergic drugs to relieve his symptoms.
   C. catheterization should be deferred until renal function has been assessed by urgent blood biochemistry false.
   D. early relief by catheterization takes priority over investigation

E. suprapubic cystostomy is preferred

5. When catheterization is performed for the female patient, the body position should be

    A. lateral position
    B. semi-horizontal position
    C. upright position
    D. high head, low feet
    E. bend knees and lie supine with legs outspread

6. 与导尿管相关的尿路感染方式是

    A. 顺行性感染
    B. 逆行性感染
    C. 自发性感染
    D. 医院感染
    E. 双向感染

7. The purpose of thoroughly cleaning the vulva before catheterization is to

    A. easily expose the urethral opening
    B. prevent contamination of the catheter
    C. remove microorganisms on the skin and mucosal surface of the outer vulva
    D. make patients clean and comfortable
    E. easy to fix the catheter

8. 女性患者导尿术中,第二次消毒时,首先消毒的部位为

    A. 大阴唇
    B. 小阴唇
    C. 肛门
    D. 尿道口
    E. 阴阜

9. During catheterization, the principle of the second disinfection is

    A. from top to bottom, from outward to inside
    B. from top to bottom, from inward to outside
    C. from bottom to top, from inward to outside
    D. from bottom to top, from outward to inside
    E. disinfection is carried out according to the requirements of patients

10. To prevent and control urinary tract infection related to the catheter, the correct approach is

    A. the catheter is mistakenly inserted into the vagina, and the catheter should be immediately pulled out and re-inserted with the original catheter
    B. the catheter water balloon should be fixed in the inner mouth of the urethra
    C. collecting bag height higher than bladder level
    D. changing collecting bag and catheter daily
    E. encouraging patients to drink more water

第 34 章

耻骨上膀胱穿刺造瘘术
Suprapubic Cystostomy

一、目的

耻骨上膀胱穿刺造瘘术是治疗急性尿潴留的主要方法之一，多数是在导尿失败时使用。该方法是用膀胱穿刺套管针做耻骨上膀胱穿刺，后插入导尿管引流尿液。该方法也可用于各种原因所致的慢性尿潴留，特别是那些无法手术、需长期保留导尿的患者；耻骨上膀胱造瘘的引流管不经过尿道，消除了导尿管对尿道的刺激，避免了长期留置尿道管导致的尿道炎沿输精管逆行感染，蔓延至附睾或睾丸导致尿管相关性附睾炎或睾丸炎。膀胱造瘘可减少此类并发症的风险，在定期更换造瘘管的情况下能长期保留。

二、适应证

1. 急性尿潴留，导尿不成功者。如尿道损伤、前列腺增生症、急性下尿路感染等疾病出现急性尿潴留，为解决尿液排出问题急需行此手术。

2. 膀胱排空障碍所致的慢性尿潴留，又不适合长期保留导尿管的患者。如前列腺增生症不适合手术的患者和神经源性膀胱、脊髓损伤、糖尿病性末梢神经炎等疾病。

3. 阴茎、尿道损伤，尿道整形，尿道吻合手术以及膀胱手术后的患者，同时留置导尿管和膀胱造瘘，双保险确保尿液不从吻合口处外溢，避免影响尿道局部的愈合，为确保尿路的愈合需行此项手术。

4. 配合经尿道前列腺切除术（transurethral resection of the prostate，TURP），降低膀胱压力，清晰术野，缩短手术时间，避免 TUR 综合征发生。

5. 双镜联合配合经尿道狭窄内切开术。

三、禁忌证

1. 有严重凝血功能障碍的患者不能行该手术。

2. 有下腹部及盆腔手术史致局部组织器官粘连严重者。

3. 盆腔巨大肿瘤致膀胱受压无法完成穿刺操作者。

4. 下腹部皮肤软组织有严重感染性疾病者。

5. 膀胱癌合并尿潴留患者。

6. 膀胱容量小于 100ml 的患者。

四、操作前准备

1. 患者准备

（1）向患者及其家属解释手术的目的、意义、过程和不适感觉，消除患者的紧张心理，以取得患者配合。

（2）操作者交代本手术可能存在的风险及并发症，患者及其家属知情同意并签署《膀胱穿刺造瘘同意书》。

（3）局部备皮。

（4）患者充分憋尿，确保膀胱处于充盈状态。

（5）确认操作穿刺部位，必要时行下腹部 B 超确认，超声科医师协助在穿刺位点做好标记，或者同时行 B 超定位下膀胱穿刺造瘘术。

2. 物品准备

（1）穿刺包：弯盘 2 个、止血钳 2 把、孔巾 1 块、棉球数个、纱布 4 块、小消毒杯 2 个、尖手术刀、膀胱穿刺套管针（trocar）（图 34-1）、持针器和缝针、缝线。

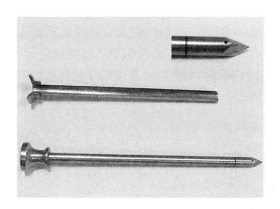

图 34-1　具有外护套和内封闭器的商用不锈钢套管针

小图中显示套管针的远端，顶端附近有一个孔

（2）10ml 注射器、心内注射针、导尿管、一次性引流袋、无菌手套。

（3）消毒用品：2.5% 碘酊和 75% 酒精。

（4）麻醉药物：2% 利多卡因 10ml 或 1% 普鲁卡因 10ml。

（5）所用物品须无菌。检查无菌导尿包是否过期，有无破损、潮湿。按需将用物准备齐全，置治疗车上层，携至患者床旁。

3. 操作者准备

（1）核对患者信息。

（2）着装整洁。洗手，戴帽子、口罩。

（3）了解患者病情，确认膀胱已高度充盈，明确临床诊断；判断患者的意识、生命体征、心理状态以及患者的合作理解程度。

五、操作步骤

1. 患者取平卧位，操作者站立于患者右侧。

2. 耻骨上能够叩及胀大或触及饱满的膀胱，确认膀胱，并确认处于其充盈状态或者膀胱已经充盈。操作过程中注意避免损伤腹膜，以使手术更加

确认膀胱已经充分充盈和注射器试穿是避免穿刺误伤其他器官的重要方法。

顺利。

3. 常规术野消毒、铺巾等。

4. **常用穿刺切口定位点** 下腹部正中线,耻骨联合上方2~3cm为穿刺部位。

5. **麻醉** 在选定的穿刺部位开始注射局部麻醉药麻醉,腹壁逐层麻醉,并将注射器在几乎垂直皮肤的角度刺入膀胱,回抽出尿液以确认正确的穿刺部位。对于过度肥胖者可选用心内注射针穿刺,直至抽出尿液为止。若穿刺角度不当,向上易伤腹腔脏器,向下可能刺入前列腺组织造成出血。

6. **切口** 在确定的部位做1~2cm的皮肤切口(可根据患者情况来选择横切口还是纵切口),用尖手术刀切开皮肤、皮下深浅筋膜和腹直肌前鞘。

7. **穿刺** 右手持握膀胱穿刺套管针(trocar)垂直进针,左手在下方保护,确保缓慢刺入。在通过腹直肌前鞘时会遇到阻力,在穿过膀胱前壁时会有明显的落空感。拔出针芯,可见尿液溢出,同时将套管针外鞘向脐的方向膀胱腔内深入2~3cm,目的是防止拔除针芯时尿液从外鞘迅速流出,套管针外鞘因膀胱壁迅速回缩而脱出膀胱,以及防止其后的置管过程中导尿管误插入前列腺部尿道。立刻沿套管针外鞘插入与其相应管径的球囊导尿管,一般用16~18Fr号导尿管。如使用全封闭的穿刺套管针则应放置普通导尿管。(图34-2、图34-3)

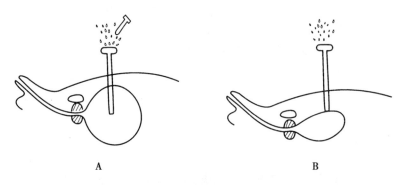

A   B

图34-2 套管针外鞘放置不当的原因

A. 当闭孔器取出时,尿液从套管针外鞘迅速渗出;B. 导致膀胱压力突然降低,从而导致套管针外鞘脱出膀胱,导致套管针外鞘错位

8. **插入导尿管** 尽量将导尿管多插入一些,见尿液流出后,导尿管的球囊内注入生理盐水5~10ml,拔除套管针外鞘,并适当外牵导尿管使球囊贴于膀胱壁,以减少尿液外渗,并减少膀胱壁渗血。连接引流尿袋。

9. **固定尿管** 皮肤切口缝合一针并固定造瘘管(导尿管)于皮肤上,若切口没有渗血可以不必缝合。伤口用剪口纱布覆盖,胶布固定。

10. **观察** 术后注意观察尿液颜色,如为血性尿液,可适当加压牵引导尿管以止血,必要时膀胱冲洗。

11. **护理** 每2~3d更换伤口敷料一次;每周更换引流尿袋一次;每月更换造瘘管一次。如发生造瘘管阻塞,应及时冲洗;多饮水,以防止产生膀胱结石。

导尿管上提,使球囊贴于膀胱壁,以免过长的导尿管刺激膀胱,并能保证引流通畅。

引流尿袋要低于膀胱水平,以防止尿液回流避免感染。

注意:首次用引流管放出尿液应不超过500ml,避免快速放尿引起膀胱出血。

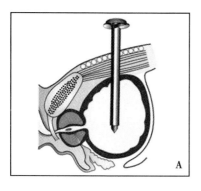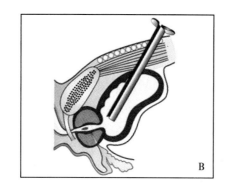
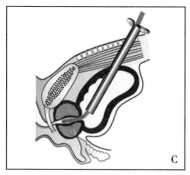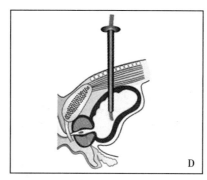

图 34-3　膀胱耻骨上膀胱造口套管针的放置

A. 膀胱耻骨上膀胱造口套管针入路；B. 因膀胱塌陷导致的耻骨上膀胱造口套管针倾斜；C. 套管针尖端接近膀胱颈部，无意中导致导尿管在尿道前进；D. 保持导管槽向脐的方向，头端微倾，可使导管安全置入膀胱腔

六、并发症及处理

1. **穿刺误入腹腔和伤及肠管**　伤及肠管是最严重的并发症，应该立即手术修补。对有下腹部手术史的患者因有可能伴有肠管粘连，需要在 B 超引导下完成穿刺定位。

2. **置管失败**　事先要选择好与穿刺套管针相应管径的导尿管（适当地在导尿管表面涂抹润滑剂有利于顺利插入）。

3. **膀胱出血和伤口渗血**　多数情况下，拉紧球囊导管和缝合切口就能很好地止血。

4. **尿外渗**　避免反复穿刺，保证造瘘管道通畅。

5. **造瘘管脱落**　一般发生在皮肤切口固定缝线已拆除而造瘘管球囊破裂的情况，若窦道已形成，可马上重置尿管并妥善固定。

6. **造瘘管头端误入前列腺部尿道**　穿过膀胱前壁出现落空感后拔出针芯，见尿液溢出后，将套管针外鞘向脐的方向（见图 34-3）膀胱腔内深入 2~3cm，目的其一是防止套管针外鞘脱出膀胱，其二是可以避免其后的置管过程中导尿管误插入前列腺部尿道。

7. **膀胱刺激症状**　部分患者对造瘘管有一个适应过程，如果膀胱刺激症状明显，可以口服治疗尿频的药物，如胆碱能受体阻断剂等（青光眼患者禁忌）。

8. **严重的泌尿道感染、难治性膀胱炎、败血症等**　对于长期卧床或者免疫功能低下的患者，术前必须做尿培养及药敏试验，根据药敏结果术前术后应用合适的抗菌药物。这样可以降低或避免术后严重感染的发生。

《 　早期局部出现急性腹膜炎表现应警惕肠管损伤的可能。

七、相关知识

目前,大多数的大型医疗单位基本上都使用一次性膀胱穿刺造瘘套装,该套装使用起来更加方便,操作更加简单。大体上有两种类型:①一件式套装(stamey percutaneous cystostomy set)(图 34-4、图 34-5)是由针芯和造瘘管组成。针芯插在造瘘管内,针芯内有中央孔。造瘘管尖端有一个固定用的球囊、猪尾状或蕈状固定装置。操作时将针芯插入造瘘管内,不用套管针穿刺,而是直接用该装置刺入膀胱,见尿液流出即拔出针芯,造瘘管球囊注入生理盐水即可;有猪尾状或蕈状固定装置的造瘘管会自动打开。②多件式套装:实际上是穿刺套管针的外鞘由人工合成材料制成的剥皮鞘替代,穿刺成功后退出针芯,插入造瘘管,球囊注水固定后,退出并撕开剥皮鞘,手术结束。剥皮鞘为一次性使用。

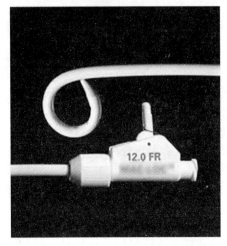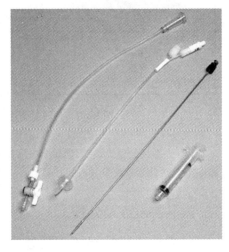

图 34-4　带有"猪尾"的耻骨上造瘘管　　图 34-5　带有"气囊"的耻骨上造瘘管

如果在基础麻醉下,可以在术中经膀胱镜或者经尿道切除镜监视下,膀胱内注满生理盐水,由助手行耻上膀胱穿刺造瘘。还有一种 Lowsley™ 牵引器(图 34-6、图 34-7),经尿道插入膀胱,挑起膀胱顶端在腹壁上形成突起,在顶端切开,引出牵引器头于腹壁外,夹住造瘘管牵引入膀胱。这样即便曾经

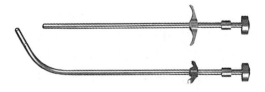

图 34-6　Lowsley™ 牵引器

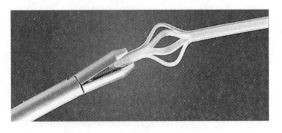

图 34-7　Lowsley™ 牵引器导管

有过腹部手术或者肠粘连,也可以安全地行耻上膀胱造瘘。还有其他方法,
这里就不一一赘述了。

(首都医科大学宣武医院　贾建国　高　伟)
(西安交通大学第二附属医院　李宗芳)

测 试 题

1. Which of the following are indications for suprapubic cystostomy
   A. acute urinary retention B. neurogenic bladder
   C. postoperative urethral anastomosis D. urethral laceration
   E. all of above

2. What is the most serious complication of suprapubic cystostomy
   A. urinary tract infection B. vesical calculi
   C. bowel injury D. falling away of the catheter
   E. urine extravasation

3. 膀胱造瘘管一般的更换时间是
   A. 1 周 B. 2 周 C. 1 个月
   D. 2 个月 E. 3 个月

4. What is the most exact method to avoid bowel injury during puncture
   A. percussion B. auscultation
   C. ultrasonographic guidance D. puncture suction of urine
   E. cystography

5. What are the common causes of acute urinary retention
   A. benign prostatic hyperplasia B. vesical calculi C. urethral trauma
   D. acute prostatitis E. all of above

6. What are the common causes of chronic urinary retention
   A. congenital spina bifida B. diabetic peripheral neuritis C. spinal cord injury
   D. urethral stricture E. all of above

7. Where is the puncture site for suprapubic cystostomy
   A. located the median of lower abdomen, 2~3 cm below the umbilicus
   B. located the median of lower abdomen, 2~3 cm above the pubis
   C. maxwell point
   D. midpoint of superior pubic margin
   E. none of the above

8. Which is not the contraindication of suprapubic cystostomy
   A. systemic hemorrhagic diseases B. urinary tract infection C. bladder tumor
   D. gigantic pelvic tumor E. bladder contracture

9. 膀胱造瘘术完成后首次排放尿液一般不超过多少毫升
   A. 100 B. 200 C. 500
   D. 800 E. 1 000

10. What is the possible cause of early bleeding after suprapubic cystostomy

    A. Long-term use of aspirin and other anticoagulants

    B. Systemic hemorrhagic diseases

    C. Vascular injury of bladder wall

    D. Excessive urination at the first time

    E. All of above

胸腔闭式引流术及胸腔闭式引流管拔除

Chest-Tube Insertion and Removal

第 1 节　胸腔闭式引流术
Chest-Tube Insertion

一、目的

充分引流胸腔内积气、积液,促进肺复张,恢复胸腔内负压。

二、适应证

1. 中、大量自发性气胸,开放性气胸,张力性气胸,血气胸(中等量以上)。
2. 气胸经胸膜腔穿刺术抽气后肺不能复张者。
3. 气胸合并胸腔内感染,疑有早期脓胸者。
4. 血胸(中等量以上)、乳糜胸。
5. 大量胸腔积液或持续胸腔积液需彻底引流,以便诊断和治疗。
6. 急性或慢性脓胸,胸腔内仍有脓液未能排出者。
7. 伴支气管胸膜瘘或食管胸膜瘘的脓胸或脓气胸。
8. 开放胸部手术、心脏手术或胸腔镜手术后。
9. 在机械通气治疗中出现气胸,但仍须进行机械辅助呼吸者。
10. 恶性肿瘤胸膜转移或顽固性气胸患者,需胸腔内注药行抗肿瘤或胸膜固定术。

三、禁忌证

1. 对有凝血功能障碍或重症血小板减少有出血倾向者,或正在接受抗凝治疗者。
2. 肝性胸腔积液,持续引流将导致大量蛋白质和电解质丢失,手术要慎重。
3. 结核性脓胸。

> 有凝血功能障碍或血小板减少等情况,术前要给予纠正。

四、操作前准备

1. 患者准备
(1) 测量生命体征(心率、血压、呼吸)。

在与患者沟通交流前,需要核对患者信息,包括姓名、年龄、住院号等,并进一步熟悉患者病史。

（2）向患者解释胸腔闭式引流的目的、操作过程、可能的风险,消除患者对这种相对简单手术的恐惧和焦虑。

（3）告知需要配合的事项（操作过程中需保持体位,如有头晕、心悸、气促等及时报告）。

（4）签署知情同意书。

（5）张力性气胸应立即胸膜腔穿刺抽气减压,保证生命体征平稳,以争取手术前的准备时间。

（6）外伤性血胸应补液维持循环。

2. 材料准备

（1）胸腔闭式引流手术包:包括刀柄、11 号手术刀片、弯止血钳、持针器、剪刀、1-0 带针丝线等。

皮肤消毒也可以使用 0.5% 的聚维酮碘消毒液。

（2）消毒用品:2.5% 碘酊和 75% 酒精。

（3）麻醉药物:2% 利多卡因 5ml。

此图为胸腔闭式引流瓶的原理示意图。闭式引流的基本原理是让胸腔内的气体与液体单向流出胸腔。因此,最早的闭式引流瓶是把引流管插入到引流瓶液面以下来达到此目的。但此类引流瓶要保证引流瓶不能过高,否则瓶内液体会被回吸到胸腔。进一步发展的引流瓶增加了液体收集装置,即图 35-1 所示的左侧两个瓶的联合。这样避免了引流瓶内液体回吸到胸腔的发生。进一步发展,增加了持续负压吸引的装置,也就是图 35-1 的三个瓶子联合,第三个瓶子连接在持续负压吸引上,保持胸腔内持续固定的负压,增加引流效果。近期出现引流装置除了具备上述功能外,还可以记录气体流量。

（4）其他:注射器（5ml 或 10ml 1 个）、胸腔闭式引流装置 1 个（图 35-1）、胸腔闭式引流连接配套管 1 套、胸腔闭式引流管 1 根（气胸选择 24~28F 引流管、胸腔积液选择 28~32F 引流管、脓胸选择 32~36F 引流管）、治疗床 1 张、抢救车 1 个、无菌手套 2 副、无菌生理盐水 1 000ml、胶布 1 卷。

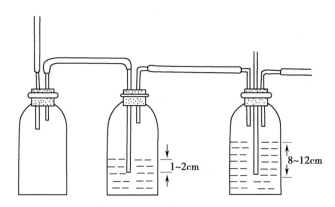

图 35-1　胸腔闭式引流装置示意图

3. 操作者准备

（1）需两个人操作。

（2）操作者洗手,戴帽子、口罩、无菌手套。

在核对患者 X 线胸片时,要注意胸片上的信息,姓名,性别,住院号,拍摄日期,左右侧等信息,与本患者相符,并确认引流的左右侧。

（3）了解病史并详细胸部查体,结合 X 线胸片、胸部 CT 等影像学资料以及超声检查等协助定位。

（4）掌握胸腔闭式引流操作相关知识、并发症的诊断与处理。

五、操作步骤

1. 体位　气胸患者常取坐位或斜坡仰卧位,双手抱头;胸腔积液患者常规取健侧半卧位或斜坡仰卧位。

2. 切口选择

（1）操作前再次核对患者信息、左右侧。

对于包裹性积液的引流,应根据病史、胸部查体,结合 X 线胸片、CT 等影像学资料以及超声检查等协助定位,标记切口。

切口避开浅静脉明显或局部皮肤感染灶处。

（2）通过叩诊、听诊结合胸片 X 线或 CT,确定切口部位。

（3）肋间切口一般可选择腋前线第 4、5 肋间,此处位于由背阔肌前缘、胸大肌外侧缘、经乳头的水平线所构成的"安全三角"内,肌肉相对少;也可选择腋中线第6、7肋间,此处可作为日后做进一步胸腔镜探查手术的观察孔。

3. 消毒铺单

4. 麻醉 10ml注射器吸入2%利多卡因10ml,注入皮下,做出皮丘;沿切口方向,形成一个2.0cm长局部皮肤麻醉区域;沿切口逐层浸润麻醉各层组织,直至肋骨骨膜;再斜向上进针,针尖行走于肋骨上缘,进针过程中保持负压,当进入胸腔后可有积液或气体抽出,此时退针少许,将剩余利多卡因注入以麻醉胸膜,麻醉完毕。

5. 切口、分离

(1) 沿皮肤麻醉区域,平行于肋间作1.0~2.0cm的切口。

(2) 两把止血钳平行于肋间,交替钝性分开胸壁各层肌肉,分离入路斜向上,止血钳尖端置于肋骨上缘,分离肋间肌直至胸膜,避免损伤肋间神经及血管束。

(3) 止血钳刺破壁层胸膜(明显突破感),进入胸膜腔,此时切口中有液体溢出或气体喷出,注意止血钳尖勿伤及肺组织。

(4) 如胸腔内有局部粘连(如包裹性积液),可以用戴无菌手套的手指循通道进入胸腔,分离可能存在粘连,保证引流效果。

6. 置管

(1) 用止血钳撑开、扩大创口,用另一把止血钳沿长轴夹住引流管前端,顺着撑开的止血钳将引流管送入胸腔,远端朝向胸膜腔顶部,在患者呼气时引流管内出现雾气或有大量积液外流,说明引流管确实在胸腔内。

(2) 调整引流管置入深度,确认所有侧孔均在胸膜腔内,一般其末端侧孔距皮缘至少5cm左右。

(3) 退出止血钳,助手协助把引流管远端接水封瓶或闭式引流袋,观察水柱波动是否良好,必要时调整引流管的位置。

7. 固定引流管 用皮针、缝线固定引流管,局部消毒,置管处无菌开口辅料覆盖,胶布固定。

8. 穿刺后的观察

(1) 症状上注意:有无气促、胸痛、头晕、心悸、咳嗽咳泡沫痰。

(2) 体征上注意:有无面色苍白、呼吸音减弱、血压下降。

(3) 必要时术后立即行胸部X线检查以评价引流管位置,胸腔残余积液量和积气。

六、并发症及处理

1. 胸膜反应 穿刺或置管过程中或置管后出现头晕、气促、心悸、面色苍白、血压下降,应立即停止操作,平卧,吸氧,皮下注射0.1%肾上腺素0.3~0.5ml。

2. 出血 多由于引流的位置靠近肋骨下缘损伤肋间血管所致,少数由于引流管所致胸内粘连带断裂或直接损伤心脏、大血管引起。但偶有损伤膈肌血管,凝血功能差的患者,引起活动性出血,出现低血压、出血性休克,需要输血、输液,甚至胸腔镜或开胸探查止血。

3. 引流不畅或皮下气肿、积液 多由于插管的深度不够或固定不牢致使引流管或其侧孔位于胸壁软组织中,或引流管被凝血块、纤维素条索堵

麻醉过程中间断负压回抽,如无液体或鲜血吸出,则注射麻醉药;如有鲜血吸出,且体外凝集,则提示损伤血管,应拔针、压迫,平稳后更换穿刺部位或方向再行麻醉。

术区有肋骨骨折的患者,操作时动作要轻柔,避免用力过大造成骨折加重、移位或损伤胸内脏器。

如果引流管侧孔留在皮下或胸壁内,术后常会导致皮下气肿或持续漏气。

引流管连接后,会有大量气体或液体流出,此时要适当控制流量,尤其是对长期肺不张的患者,气体或液体释放速度不可过快,需要间断释放,否则可能会引起复张性肺水肿。

操作结束后需要做三项工作,一是观察患者反应,判断引流效果、有无并发症出现;二是做好人文关怀,与患者简要交代治疗完成情况,下一步治疗计划,目前的注意事项等,询问是否有不适及有何问题需要解释等;三是整理操作后的医疗垃圾。

术后密切观察对及早发现并处理这些并发症至关重要。

塞。引流管连接不牢,大量漏气也可造成皮下气肿,需调整引流管位置甚至重新置管,或胸带加压包扎。

4. 复张性肺水肿 对于肺萎陷时间较长者,大量排出积气或积液后,受压肺泡快速复张后引起复张性肺水肿,突然出现气促、咳泡沫痰等表现。置管后排放气体或液体速度不能过快,交替关闭、开放引流管,可预防肺水肿及纵隔摆动的发生。治疗以限制液体入量、利尿为主,必要时可使用小剂量激素处理。

5. 肺不张 对于肺受压时间过长、实变,或肺内存在严重漏气者可能出现复张欠佳,需长期带管或进一步手术。

6. 重要脏器损伤 穿刺过于暴力、胸腔粘连可能致肺损伤;穿刺置管部位选择过低,可能有损伤肝、脾、膈肌的危险。故尽量避免暴力置管操作,胸腔粘连者经 B 超或 CT 引导下定位后置管,避免在肩胛下角线第 9 肋间和腋后线第 8 肋以下操作。

7. 其他并发症 包括心律失常、胸痛、局部皮肤红肿感染,予对症处理。

七、胸腔引流管的管理

1. 置管后及时复查 X 线或 CT 以明确肺复张情况及引流管位置,若怀疑引流不通畅、临床症状未缓解时应立即复查。

2. 观察胸腔漏气情况、水封瓶中液体波动情况及引流液的性状及引流量。

3. 避免引流管打折、扭曲,避免抬高引流瓶超过置管平面,尽量不要夹闭。

4. 定期挤压引流管以保持管腔通畅。

八、相关知识

1. 上述介绍为传统胸腔闭式引流方法,也可选择套管针穿刺置管。套管针有两种,一种为针芯直接插在特制的引流管内,用针芯将引流管插入胸腔后,拔出针芯,引流管就留在了胸腔内;另一种为三通金属套管,穿入胸腔后边拔针芯边从套管内送入引流管。

2. 经肋床置管引流,切口应定在脓腔底部。沿肋骨做 5~7cm 长切口,切开胸壁肌肉显露肋骨,切开骨膜,剪除一段 2~3cm 长的肋骨。经肋床切开脓腔,吸出脓液,分开粘连,安放一根较粗的闭式引流管。2~3 周后如脓腔仍未闭合,可将引流管剪断改为开放引流。

第 2 节 胸腔闭式引流管的拔除
Chest-Tube Removal

一、目的

胸腔积液、积气引流干净,肺复张完全后,拔除引流管,恢复胸膜腔负压环境。

> 如果引流一段时间后,仍然有漏气,需要判断引流装置的气密性是否完整,切口周边是否漏气,引流管最后一个侧孔位置,引流管是否刺入肺内等,除外肺以外其他原因导致的漏气。

> 引流管的通畅性判断,主要看引流管内液面波动情况。如果有气泡逸出,说明肺可能存在漏气;液面上下波动较大,但无气泡逸出,说明肺无漏气但胸腔内残腔较大,可见于肺叶切除术后;如液面波动较小,说明肺已复张;如无波动或很小,有可能是引流管堵塞。

二、适应证

胸腔闭式引流管针对不同的情况置入,主要是引流气体与液体,当其观察、治疗目的达到后,即可拔除。一般需要满足以下 1~3 条。

1. 气体引流　引流管通畅,无活动性漏气(嘱患者咳嗽,有液面波动,但无气体逸出)。

2. 液体引流　每日液体引流量 <200ml,颜色清亮。

3. 胸片显示　胸腔积气或积液已完全排出,肺膨胀良好,无明显积气与积液。

4. 特殊情况的胸腔闭式引流管拔管还需满足以下条件:

(1) 脓胸:胸腔内感染已控。

(2) 食管胸膜瘘、支气管胸膜瘘引起的脓胸:须经造影检查证实瘘口已闭合,且症状、体征消失。

(3) 机械通气患者气胸:已停机械通气,且气胸完全吸收。

> 非感染性渗液,引流量要控制在多少才可以拔除引流管,尚有争议。

三、禁忌证

1. 引流不完全,胸腔积气或积液未完全排出,肺复张不全。

2. 每日引流量较大或颜色较深(乳糜、浓血色、感染等)。

3. 漏气,咳嗽时仍有大量气泡逸出。

4. 胸腔内感染未控制。

5. 造影检查支气管胸膜瘘未愈合,或症状体征未消失。

6. 造影检查食管胸膜瘘未愈合,或检查已愈合但尚未恢复进食。

7. 仍需要机械通气的气胸或血气胸患者。

四、操作前准备

1. 患者准备

(1) 测量生命体征(心率、血压、呼吸、体温)。

(2) 向患者解释拔除胸腔闭式引流的目的、操作过程、拔管后气胸和胸腔积液复发等风险,消除患者紧张情绪,利于配合。

(3) 告知需要配合的事项(操作过程中需保持体位,如有胸闷、气促等及时报告)。

> 在与患者沟通交流前,需要核对患者信息,包括姓名、年龄、住院号等,并进一步熟悉患者病史。

2. 材料准备

(1) 拆线包:内含弯盘 2 个、中弯止血钳 1 把、镊子 1 把、剪刀 1 把、棉球 10 个、纱布 2 块、无菌油纱 1 块、小消毒杯 2 个。

(2) 消毒用品:2.5% 碘酊和 75% 酒精,或 0.5% 聚维酮碘。

(3) 其他:无菌手套 2 副、胶布 1 卷、无菌贴膜。

3. 操作者准备

(1) 两个人操作。

(2) 操作者洗手,戴帽子、口罩、无菌手套。

(3) 了解病史并进行详细胸部查体,结合术后复查 X 线胸片等影像学资料,再次确认已达拔管指征。

(4) 掌握胸腔闭式引流拔管操作相关知识、并发症的诊断与处理。

> 不同医生对于吸气末还是呼气末拔管看法不一,但两种方法对于防止气胸发生并无优劣。若患者为呼吸机辅助机械通气,则在呼气末拔管。

五、操作步骤

1. **体位** 仰卧位或斜坡仰卧位、立位等均可,双手抱头。

2. **消毒**

3. **拔管**

(1) 剪断引流管固定缝线。

(2) 轻轻转动引流管,确认引流管未被缝线缝住,嘱患者屏气,将胸腔闭式引流管迅速拔出。

(3) 助手迅速用纱布覆盖伤口,必要时可用不透气的无菌贴膜封闭伤口(如 3M 贴膜),或带针线缝合伤口,最后伤口加压包扎。

4. **拔管后的观察** 有无突发气促、胸闷症状;有无面色苍白、呼吸音减弱;拔管贴膜处有无液体、气体逸出体征;气胸患者拔管后常规检查立位呼气相胸片。

六、并发症及处理

1. **气胸复发** 拔管后再次出现胸闷、气促,查体患侧呼吸音减低,叩诊呈鼓音,复查 X 线胸片示患肺再次被压缩,一般是拔管时患者屏气不佳、配合不好,气体自切口进入,或肺破口未能完全愈合,气胸再次发作所致。气胸量少时可密切观察或胸膜腔穿刺排气,气胸量大时需再次置管引流。

2. **出血** 表现为拔管口有鲜血流出,严重者呈失血性休克表现,复查胸片见肋膈角变钝或消失,胸腔积血。多由拔管时伤及肺内粘连带或切口肋间血管出血。但偶有损伤膈肌血管,凝血功能差的患者,引起活动性出血,出现低血压、出血性休克,需要输血、输液,甚至胸腔镜或开胸探查止血。

3. **引流口排液** 多由于胸腔内残留少许积液自切口溢出,无需特殊处理,予加压包扎即可。同时纠正可能合并的心力衰竭、肝肾功能不全等引起胸腔积液的原因。

4. **引流管折断留置胸腔内** 多因置管时缝线不慎缝住引流管,拔管时被内部缝线切断所致。折断于距切口较近者可自体外拔出残留引流管,掉入胸腔者需再次经胸腔镜或开胸探查取出引流管。

5. **其他并发症** 包括伤口感染、愈合不佳、窦道形成等,予清创等对症处理。

七、相关知识

1. 上述介绍为传统胸腔闭式引流拔管方法,也有部分患者置管时留缝线备拔管时应用。此时需助手较好配合,操作者拔管、患者屏气时,助手迅速打结,关闭切口。

2. 慢性脓胸行胸腔开放引流管的患者,经长期引流,胸膜腔及纵隔已粘连固定,残腔局限,拔管对患者屏气无严格要求。

3. 全肺切除术后患者,一侧胸腔空虚,经调整引流管开放及关闭,已保持纵隔中立位,此时拔除引流管时需保持引流管夹闭状态,以防引流出大量积液、积气或屏气时纵隔再次移位。

脓胸患者引流管的拔除要慎重,可采用引流术后 2~3 周胸膜粘连固定后改为开放引流,然后分次逐渐拔除引流管,不留残腔。

　　4. 若是气胸患者拔管,一般在拔管前先夹闭引流管 12~24h,观察模拟拔管状态下患者的耐受情况、开放后是否有漏气,再决定是否拔除引流管。

(北京大学人民医院　姜冠潮)
(西安交通大学第二附属医院　李宗芳)

测 试 题

1. 下列暂**不需**行胸腔闭式引流的是
   A. 开放性气胸
   B. 车祸致胸部创伤,胸部 X 线片见左侧第 7、8 后肋有单处骨折,无明显气胸,肋膈角钝
   C. 食管胸膜瘘后左侧少量胸腔积液
   D. 气胸合并同侧胸膜腔内感染
   E. 开胸肺叶切除术后

2. 患者男性,50 岁,右肺下叶背段切除术后 1 月,胸闷,发热 37℃,胸部 CT 见右胸腔包裹性胸腔积液,3d 前急诊行胸腔闭式引流,引出 1 500ml 淡黄色液体,目前每日 150ml 淡红液体,但随呼吸有大量气泡逸出,胸片显示肺复张好,漏气最可能原因是
   A. 引流装置漏气
   B. 支气管胸膜瘘
   C. 引流管放到肺组织内
   D. 肺部小的漏气
   E. 胸腔残腔较大

3. 患者男性,40 岁,胸闷,左侧胸腔大量积液伴肺不张 1 月余,行胸腔闭式引流,引出淡红色液体 1 500ml,引流后曾出现剧烈咳嗽,自觉呼吸困难明显好转,但回到病房后很快出现气促呼吸困难,且较引流前更为严重,可能原因是
   A. 闭式引流过程引起了气胸
   B. 闭式引流过程引起胸腔内出血
   C. 胸膜反应
   D. 复张性肺水肿
   E. 肺动脉栓塞

4. Which is not the contraindication of closed drainage procedure
   A. patients with pneumothorax combined with heart failure and respiratory insufficiency
   B. tuberculous pleural effusions
   C. patients with severe platelet deficiency
   D. patients accepting hemodialysis suffered from moderate amounts of pleural effusion
   E. liver cirrhosis result in ascites, combined with moderate amounts of pleural effusion

5. 以下**不符合**胸腔闭式引流拔管指征的是
   A. 胸腔积液已完全排出,复查胸片肺完全复张
   B. 食管胸膜瘘抗感染后体温恢复正常
   C. 脓胸闭式引流术后胸腔内感染已控制
   D. 气胸行机械通气患者,行胸腔闭式引流后,气胸完全吸收,且已停止机械通气
   E. 引流管液面波动 2cm,每日引流清亮液体 100ml

6. Valsalva 动作是
   A. 深呼气后,在屏气状态下用力做呼气动作
   B. 深吸气后,在屏气状态下用力做呼气动作
   C. 深呼气后,屏住气
   D. 深吸气后,屏住气
   E. 屏住呼吸

7. 下列关于胸腔闭式引流术拔管后并发症的描述,**错误**的是
   A. 自发性气胸闭式引流拔管后复查胸片提示少量气胸,可予密切观察

B. 胸腔积液闭式引流拔管后出现引流口少量排液,无需特殊处理,予加压包扎即可

C. 拔管后患者如出现呼吸困难加重,可能出现漏气、气胸

D. 自发性气胸拔管后24h,换药见局部呈淡黄色,需及时深部彻底清除局部感染

E. 胸腔积液闭式引流拔管后出现少量皮下气肿,予加压包扎,避免剧烈咳嗽

8. For which of the following choice, the closed drainage tube should be kept longer

A. the patient suffered from esophagopleural fistula

B. the patient without preplaced suture of the drainage incision

C. the patient after pneumonectomy

D. the patient after thymectomy

E. the patient after esophageal leiomyoma denucleation

9. 患者男性,65岁,左肺上叶肺癌切除,胸腔闭式引流术后5d,目前一般状况可,有胸闷,双肺呼吸音可,胸片见右肺膨胀好,左肺下叶上缘平第2后肋水平,无积液,目前引流每日150~200ml,淡黄色,咳嗽液面波动2~4cm,无气泡,下一步较为合适的处理是

A. 继续观察,加负压吸引,促进肺复张

B. 嘱患者加大咳嗽力度,深呼吸,促进肺复张

C. 继续引流观察至术后7d拔管

D. 做CT检查,了解肺复张情况,如肺膨胀良好,拔管

E. 拔出胸腔闭式引流管

10. 患者男性,70岁,右肺中叶占位,肺气肿,行胸腔镜下右肺中叶切除,沿后纵隔放胸腔闭式管引流。术后生命体征平稳,引流300ml/d,淡血性。术后第2d出现较为剧烈咳嗽,并出现头面部、颈部、胸腹部及阴囊较为严重皮下气肿。下一步较为合适的处理是

A. 加压包扎胸部伤口

B. 颈部皮肤切开排气

C. 止咳,吸氧,镇静

D. 胸部CT了解引流管位置及胸腔情况,再放一根闭式引流管,放在前胸壁切口附近,加强气体引流

E. 挤压闭式引流管,确保通畅

第 36 章

腹腔镜基本操作技术

Essential Skill for Laparoscopic Surgery

腹腔镜操作是指术者依赖于内镜在监视器下进行手术的操作技术。它与传统的开放手术技术有很大的不同,术者使用长柄器械,操作时手移动的方向与器械是相反的,而且触觉感知差。因此初学者需要经历很长的学习曲线,而传统的学徒制的教学方式显然会增加患者的风险以及并发症的发生。要掌握腹腔镜手术操作技术,一定要经过技术训练,建立腹腔镜下的立体空间感觉,增强腹腔镜下空间定位能力、手眼协调和双手配合能力。训练一般包括模拟训练、动物试验及临床实践三个过程,目的把学习曲线的早期阶段放在人体外,达到一定水平时再开始人体手术,最终能降低患者的风险。

第 1 节 移 物 训 练
Peg Transfer

一、目的

使初学者适应从直视下的立体视觉过渡到监控器的平面视觉,进行定向和协调的适应,以及熟悉各种器械操作技巧。

二、器械准备

利用腹腔镜手术训练箱,模拟人体腹腔,通过监视器图像,使用腔镜器械(分离钳、组织剪)进行手术技术训练,也可在腹腔镜电子模拟操作系统中使用不同模块进行训练(图 36-1)。

三、训练方式

1. 手眼协调训练 在训练箱底板上放置一小撮黄豆和一个窄口瓶,分别用左右手持抓钳将黄豆逐一移入窄口瓶内。可以调整黄豆与窄口瓶的相对位置,进一步训练准确的定位技能。

熟练后可进行双手配合练习,在训练箱内放入 2 个塑料盘子,其中 1 个盘子里装有许多黄豆大小的橡胶或塑料颗粒(也可以用类似物品代替),两手各持 1 把分离钳,先用左手分离钳抓持左侧碗中的豆粒,再完成双手器械钳口方向的调整,进行交接传递,将豆粒转移至右手分离钳,避免中途掉落,右

要求在操作中不可随意碰撞周围,尽量做到稳、准、轻、快。

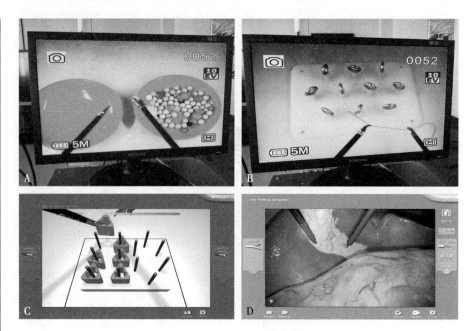

图 36-1　腹腔镜模拟训练模块

A. 手眼协调训练；B. 定向适应训练；C. 电子模拟操作系统移物模块；D. 电脑模拟腹腔镜胆囊切除术

手分离钳将豆粒从左至右移至右侧碗中。

交替配合练习也可在模拟操作训练箱内利用一根 50cm 长、直径 0.3cm 的细绳，利用两把分离钳左右交替，使绳子均匀的朝一个方向运动，然后再从绳子的另一端进行反方向移动。也可向训练箱内放入画有各种图形的画纸，用组织剪将图形剪下。

2. **定向适应训练**　在训练箱内放入钉有木钉的木板，用抓钳将橡皮筋在各个木钉上有目的地进行缠绕，也可使用穿洞模块（固定有带圈金属螺钉的板子，高度和方向错开），用 1 把分离钳夹取橡皮筋或丝线一端，调整头端的方向，从金属圈的一侧穿入，再以另 1 把分离钳配合将送过金属圈，而后依次穿过全部指定的金属圈。

同样可在训练箱中放入橡胶、葡萄、橘子或动物组织等进行组织分离、施夹和缝合打结训练，具体方法见后。腹腔镜电子模拟操作系统中包含有不同功能模块进行训练，但缺少力反馈和对力度的掌握。

第2节　体　位
Position

一、目的

变动患者的体位抬高靶器官使其周围脏器因重力作用而远离，从而暴露术野。

二、常用体位

1. **头高脚低位**（reverse-trendelenburge position）　上腹部手术（如腹

体位摆放还应注意调节手术台角度使患者前腹壁的高度与术者 90° 屈肘持平，可最大限度地减轻术者操作时的疲劳程度。

腔镜胆囊切除、胆总管切开、胃大部切除、肝部分切除术等)患者需采用此体位,倾斜 10°~20°,借助重力作用,将肠管移向下腹部盆腔,便于术野暴露与操作,根据手术所需再行左侧或右侧稍上抬的体位。为方便术者或扶镜者站位,部分手术需在此体位基础上,将两下肢分开呈"人"字形,术者站在患者两腿之间,助手站在两侧,便于协助操作。

2. **头低脚高位(trendelenburge position)** 下腹部手术患者一般需采用,手术台向头侧倾斜 10°~30°,有利于内脏移至上腹部,盆腔空虚,利于术野显露与操作,通常适用于疝修补、阑尾切除术等。根据手术所需再行左侧或右侧稍上抬的体位。

3. **改良截石位(Lyold-Davies position)** 患者有时还可以取头低脚高位,双下肢分开,膝部稍屈曲,双腿放在支架上,以便于将吻合器插入肛门,适用于腹腔镜直肠癌或乙状结肠癌切除术(图 36-2)。

《 此体位若手术时间过长,有导致下肢急性筋膜室综合征的风险。

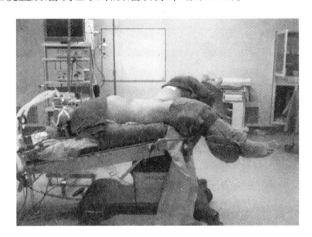

图 36-2 改良截石位

第 3 节 建 立 气 腹
Pneumoperitoneum

一、目的

增大腹内操作空间,使穿刺器(trocar)戳入安全、显露清楚、便于操作。

二、常用方法

1. **闭合充气法** 闭合充气法中气腹针充气法是最常用的方法。一般多取脐的上缘或下缘为穿刺点。

患者取仰卧,用两把巾钳在穿刺点的两侧钳夹皮肤和皮下组织,充分提《 起腹壁,使腹壁与脏器间有足够的空间,在脐上缘或脐下缘做1cm小切口,用右手拇指和示指轻捏气腹针,穿破腹膜后有一落空感。要证实气腹针有否刺入腹腔,将注射器抽吸少量生理盐水,接上气腹针,水被吸入,说明已刺入腹腔,或将充气导管与气腹针连接后低流量充气,观察进气是否顺利,注意有无皮下气肿,也可观察腹部是否均匀对称膨胀,对称说明已刺入腹腔,不对称则未刺入腹腔(图 36-3)。

《 进针过程中不要用力过猛,可将中指置于气腹针中部,防止针突入腹腔过深而损伤肠管,同时起到固定作用。

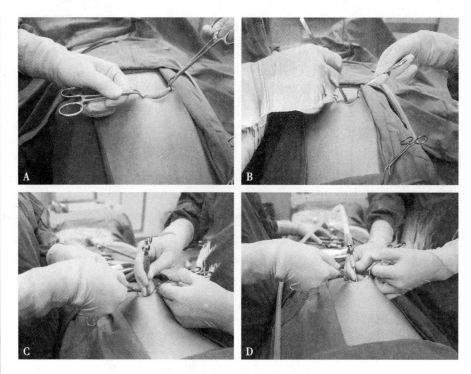

图 36-3　闭合充气法

A. 巾钳上提皮肤及皮下组织；B. 脐上缘或下缘做横行小切口；C. 气腹针刺入腹腔；D. 管道连接气腹机充入 CO_2 建立气腹

2. 开放式充气法　开放充气法是在穿刺点做一个 2cm 左右的小切口，然后逐层切开至切开腹膜，用两把巾钳在切口两侧提起腹壁，用 10mm 钝头套管（Hasson 套管）轻轻插入腹腔后，两侧缝线打结，使套管与腹壁固定，同时也防止气体漏出。这种方法因是在直视下放管，比较安全，因此，只要手法正确，可避免意外性腹腔肠管的损伤，一般多用于腹内有粘连的患者。

第4节　穿刺器置管与定位
Trocar Incision and Placement

一、目的

腹腔镜手术必须建立入腹通道，包括腔镜通道、手术通道以及显露通道。腔镜通道就是供插入腹腔镜的通道，手术通道供插入电凝钩、解剖剪、超声刀、切割器，是操作的主要通道，又称"主操作孔"。显露通道供插入无损伤抓钳、牵开器等以牵引暴露操作对象，又称"辅助操作孔"。建立入腹通道，首先必须进行穿刺套管的插入。

二、器械的准备

常用的穿刺器基本类型有（图 36-4）：重复使用的尖头穿刺器、球囊穿刺器、无损伤穿刺器、带安全鞘的一次性穿刺器。常见直径为 3.5mm、5mm、10mm、12.5mm、13mm 等不同规格。

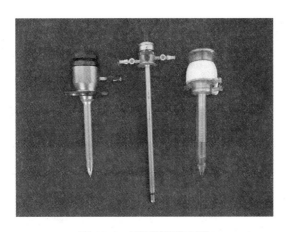

图 36-4　不同类型穿刺器

1. 重复使用的尖头穿刺器　应用最为广泛,因其不带安全鞘,尖头在整个穿刺过程中始终外露,做经脐的第一穿刺有损伤腹腔脏器或腹膜后大血管的危险。

将穿刺器内尖头针锥更换为圆头,可作为无损伤穿刺器,用于曾行过腹腔镜的二次手术,或经胸乳入路的内镜甲状腺切除术等。

2. 球囊穿刺器　穿刺器前端有一球囊,可充气扩张,用于腔镜手术腹膜外空间的建立,可用于全腹膜外疝气修补和经皮入路肾部分切除术。

3. 带安全鞘的一次性穿刺套管　附有安全鞘,可减少腹腔脏器损伤的概率,常用作主操作孔的穿刺。也可全部替代可重复使用的穿刺套管。

三、置管定位与方法

穿刺点的定位对于腹腔镜手术的顺利与否关系密切。穿刺套管的定位不但要有利于手术,而且要有隐蔽及美容效果。应注意避开腹壁较大神经、血管及膀胱等脏器。穿刺口应尽可能作皮肤横切口,与皮纹方向一致。

第一穿刺器多用来插入腹腔镜,常选在脐周建立气腹的切口处,多采用闭合插管法,气腹建立后,继续用两把巾钳分别夹住并提起切口双侧的皮肤和皮下组织,以固定腹壁,术者用手掌顶住套管针锥的掌侧膨大部,示指伸直并放在套管的侧方,以防套管突入腹内过深而损伤腹内脏器,其余四指分别把住套管(图 36-5),用腕力转动和臂力下压套管,当有突破感后,打开套管的侧孔或拔出针锥,如有气体逸出则证明套管已进入腹腔。估计腹内脏器与腹壁有粘连者,即使用 Hasson 套管置入。

第一穿刺孔成功后置入腹腔镜,先做腹腔视诊,根据视诊结果和手术需要,在直视下操作,以灯光作为指引完成其余穿刺器的置入(图 36-6)。手术器械出入孔尽可能选在观察镜出入孔的两侧。

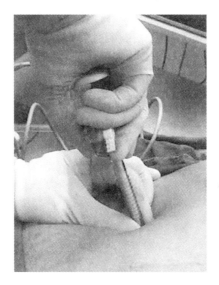

图 36-5　穿刺器握持手法

穿刺点的选择原则要求插入腹腔镜后便于观察手术部位和探查腹内其他部位、血管少、没有与腹壁粘连的肠管。

内镜套管和术者左右手的工作套管孔尽可能地分布成倒平面等边三角形,其他辅助操作孔围绕着该核心三角,根据手术需要灵活布孔。此外,术者左右手器械在靶目标内配合操作时的交角越接近 60° 就越符合人体工程学原理。

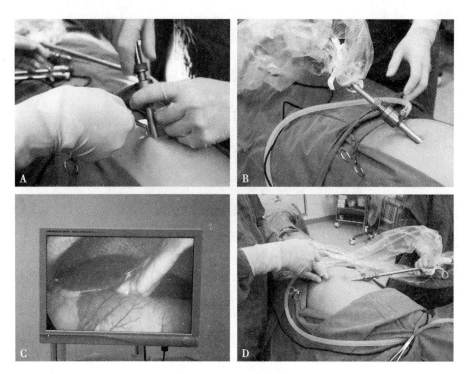

图 36-6　穿刺器置入

A. 经建立气腹切入置入第一穿刺器,有突破感后拔出针锥;B. 置入腹腔镜;C. 观察腹内病变;D. 内镜直视下,以灯光为指引置入其他穿刺器

第 5 节　腹腔镜扶持
Camera Holding

腹腔镜进入腹腔时不应太快,需小心缓慢地进入,定位应选在无关脏器及器械干扰少的地方,影响视野的腹内脏器应通过合适的患者体位或牵开器械移开,避免干扰手术野。摄像头上设有精细的焦距调节钮,可手动调节。观察镜抵达手术部位可获得一个近距离图像,而拉远时可获得更大范围的图像。应尽量保持操作部位始终位于图像中心。

腹腔镜在腹腔内移动应缓慢而小心,而且要保持手部稳定,移动太快或手部抖动会使图像错位、晃动,会使手术组人员产生眩晕感觉。

镜面起雾是术中常遇到的问题,原因是腹腔和镜面的温度不同,使水汽在镜面凝集所致,可在插入腹腔前先用 50℃热水加热镜子,或用防雾液体涂抹镜面,可避免镜面起雾。

尽管采用"冷光源",镜头仍会发烫,腹腔镜手术时,持镜者应随时了解镜头的位置,防止镜头过于紧靠肠管引起肠壁灼伤。

第 6 节　分　离
Dissection

一、目的

和常规开放手术一样,腹腔镜手术中分离技术是手术中的最基本操作之一,通过分离把要切除的病变组织与周围的正常组织分离开。可分为钝性分离、锐性分离,也可根据是否使用能量分为"冷""热"分离两大类。

二、常用方法

1. 钝性分离　分为机械性钝性分离和水分离两种。

(1) 机械性钝性分离:采用分离钳或剪刀的刀叶插入需分离的组织间,通过钳叶或刀叶张开的推进和牵引力达到组织分离。也可使用吸引器或活检钳夹住一块"花生米"剥离子,顺组织层次钝性推剥,吸引器管剥离过程中还可以吸去或冲洗少量渗血,而不必更换器械。

(2) 水分离:高压水流可冲碎疏松结缔组织中的脂肪,将疏松组织从相对坚韧的血管等结构上分离下来,而不会伤及血管等结构。多用于分离那些包埋于丰富脂肪组织之中的组织结构,如盆腔淋巴结的清扫等。水分离较机械钝性分离更不易撕破血管,但需使用特制的压力泵,以产生足够的水压来离断组织,所需的液体量很大。

2. 锐性分离　比钝性分离更精细,操作时要精确,要在视野清晰的前提下进行,避开血管,以免大出血。

(1) 电刀分离:是腹腔镜外科中最常见的分离方法,它有凝固血管和切断组织作用,大多数情况下用电钩分离,其中L形钩应用最多。电凝钩分离时应先在组织如腹膜和脏器包膜表面开一小口,经此小口先薄薄钩起要分离的组织,确认无重要的组织结构后再通电,将钩起的组织切断。也可用钩背轻轻往下压来分开组织。使用电凝钩时要注意勿使钩子刺破周围结构和肠管。切勿大块组织电灼分离及连续通电分离或电凝,以免对周围的重要组织造成热烧伤。如在分离胆囊三角时遇到出血,不可盲目电凝,要吸干渗血、术野清晰及辨清重要结构后,再进行电凝或分离。

(2) 超声刀分离:对于2mm以下的小血管,不需要先将血管分离出来,可以选择钝面刀头及中速档位,使用剪刀型刀头一次剪切开;对于2~3mm的较大动静脉血管,可在准备切断处的血管近侧,先用剪刀型刀头进行凝固但不切断,反复进行几次,组织变为白色可确认已经使其血管凝固,根据血管的粗细决定凝固血管的长度,然后再于拟切断处凝固切断血管。在靠近重要结构(如血管、神经等)分离时,超声刀的功能刀头面要注意避开这些结构并用快速档切割分离。

(3) 激光分离:较常使用是接触型激光,方向性强,适用于准确性要求高的手术,如胸腔迷走神经干切断术等。但有损伤深部组织的危险,而且分离速度较电刀慢,使用人员要戴防护眼镜,目前应用还不普遍。

第7节 结 扎
Ligation

一、目的

和常规开放手术一样,腹腔镜手术遇到管状结构如大血管、胆囊管等需采用结扎的办法。结扎的方式有夹闭法和线扎法。

《 钝性分离时要注意重要结构不要施加不适当的牵引。不准备切割或切除的组织应采用无损伤钳。

《 锐性分离时要注意切割前应尽可能先闭合血管,采用结扎或夹闭的组织切断时应保留足够长的残端以避免结扎或夹子滑脱,保证重要脏器远离分离切割的区域,采用反牵引力暴露分离切割部位。

二、常用方法

1. 夹闭法　腹腔镜手术中最简便的结扎方式,一般只用于小血管和较细的胆囊管的结扎。有金属夹(钛夹)、聚合物夹(Hem-o-lok)和生物可吸收夹等。金属夹有时会滑脱,因而多用双重夹闭比较稳妥。Hem-o-lok前端有一倒勾,钳夹后不易脱落。施夹时,要判断预夹闭的结构能够被完全夹闭,并且要防止误夹上深面的其他组织。夹子应与预夹闭结构相互垂直,勿成斜角。

2. 线环结扎法　常使用 Roeder 结,其带有一根可滑动的缝线,线环可用导入器进入腹腔,这种导入器是一根空心的细管子,线环和预制的 Roeder 结就放在这根管子里。送入腹腔后,将线环伸出导入器,在待结扎结构的上方,用抓钳穿过此线环提起待结扎的结构,将线环置于结扎位置上。再用线结推棒推动 Roeder 结,将其扎紧。现已有市售一次性的成套预制线环。多用于腹腔阑尾切除术及胆囊切除术。

3. 体内打结法　随着腹腔镜外科手术范围的不断扩大,体内打结应用更为广泛。体内打结也主要打外科结,打结需用两把抓持钳或持针钳,结扎线的短臂置于预结扎结构的某一侧,并处于视野之内,左手抓持钳提起结扎线的长臂,右手抓持钳或持针钳在结扎线的长臂上绕线环后,再用右手抓持钳或持针钳经此线环抓住短臂,左右抓持钳拉紧后即打好了第一个结。将已转至对侧的长臂再绕成线环,将短臂穿过此线环做成第二个结。

> 打第一结时,右手持针钳置于左手抓持钳提起结扎线的下方绕线环,容易出线且绕 2 个线环时不容易掉线。

第 8 节　缝　　合
Suture

一、目的

腹腔镜下的缝合目的也是牢靠地结扎或缝合血管或组织,随着腹腔镜外科手术范围的不断扩大,腹腔镜下缝合技术也显得相当重要。初学者在进行临床腹腔镜手术缝合之前,应先在模拟训练设备下作反复的练习。

二、常用方法

1. 间断缝合　在体外用持针器抓住针尾后的缝线,不要夹针,使其可活动自如,根据针弯度直径的大小,顺着 10mm 或 12mm 套管纵向滑入,缝针就会跟着缝线进入腹腔。如果针弯度直径偏大,可把缝针稍扳直。到达缝合部位后,首先右手使用持针器夹持针尾后的缝线,左手使用弯钳夹住缝针前三分之一处,右手轻轻拽动缝线调整针的方向,缝针角度调整好后,右手使用持针器进行持针,左手用无创抓钳抓住欲缝合的组织的边缘,使其有一定张力,便于进针,针尖以适当的角度刺入进针点,右手腕按顺时针方向旋转,将针穿过组织,在适当的出针点穿出,再用左手抓持钳抓住针尖拔针。拔出的缝针要放在附近可看得见的地方,避免找不到针。左右手交替将针上的缝线拉出组织,直至末端可以做体内打结时为止,右手持针器绕线进行体内打结。注意针移出套管时,持针器也必须夹住针眼后的缝线移出。

　　2. 连续缝合　连续缝合的第一针结束时的体内打结手法与间断缝合是一样的,缝合过程中,助手可以使用一把抓钳帮助拉紧缝合线,防止缝合线不紧,也可在连续缝合结束时,末端夹一枚夹子固定缝合线。

　　3. 目前市售已有带倒刺的缝线用于连续缝合,十分方便快捷。

　　　　（西安交通大学第二附属医院　李宗芳　张　澍）

测 试 题

1. Which is the common position of the patient in laparoscopic surgery
　　A. reverse-trendelenburge position 　　　　B. trendelenburge position
　　C. Lyold-Davies position 　　　　D. dorsal recumbent
　　E. lithotomy position

2. 以下哪一项**不是**腹腔镜技术培训需要锻炼的能力
　　A. 空间定位能力　　B. 手眼协调　　C. 双手配合能力　　D. 立体视觉　　E. 平面视觉

3. 患者拟行腹腔镜胆囊切除,现需建立气腹,穿刺点通常选择在以下哪个部位
　　A. 剑突下　　　　B. 左、右麦氏点　　C. 脐上缘或下缘　　D. 锁骨中线平脐处　　E. 腋前线平脐处

4. 以下穿刺置管的要点中,哪一项是**错误**的
　　A. 气腹建立后,将所有穿刺器刺入腹腔后再置入腹腔镜观察
　　B. 无损伤穿刺器可用于曾行过腹腔镜的二次手术
　　C. 估计腹内脏器与腹壁有粘连者,即使用 Hasson 套管置入
　　D. 一次性穿刺套管带有安全鞘,可减少腹腔脏器损伤的概率
　　E. 手术器械出入孔尽可能选在观察镜出入孔的两侧

5. 以下关于腹腔镜扶持的描述,**错误**的是
　　A. 定位应选在无关脏器及器械干扰少的地方
　　B. 采用冷光源,不会引起肠壁灼伤
　　C. 一般中小手术可不用在预定切口画线
　　D. 腹腔镜在腹腔内移动应缓慢而小心
　　E. 插入腹腔前先用 50℃热水加热镜子,避免镜面起雾

6. 以下钝性分离的要点中,哪一项是**错误**的
　　A. 可使用吸引器顺组织层次钝性推剥
　　B. 通过钳叶或刀叶张开的推进和牵引力达到组织分离
　　C. 可随意钳夹牵拉不准备切割或切除的组织
　　D. 水分离可用于盆腔淋巴结的清扫
　　E. 水分离需用压力泵产生高压水流

7. 腹腔镜阑尾切除术中,若阑尾与腹壁有一定程度粘连需行分离,以下要点中哪一项是**错误**的
　　A. 锐性分离时要注意切割前应尽可能先闭合血管
　　B. L 形电凝钩最为常用
　　C. 电凝钩可以直接钩起大块组织电灼分离
　　D. 超声刀的功能刀头面要注意避开血管、神经等重要组织
　　E. 使用激光分离,医护人员要戴防护眼镜

8. 以下结扎方法的描述中,正确的是

  A. 夹闭法只用于小血管和较细的胆囊管的结扎

  B. 金属夹一般不会滑脱，无需双重夹闭

  C. 夹子应与预夹闭结构呈斜角

  D. 线环结扎法不可用于腹腔镜胆囊切除术

  E. 体内打结法操作不便，腹腔镜手术中应用较少

9. 腹腔镜术中发现小肠浆膜层破损，需缝合修补时，以下描述正确的是

  A. 可用持针器直接夹针送至体内

  B. 缝针穿过组织拔出后可根据需要放置，无需保持在视野内

  C. 左手使用弯钳夹住缝针前三分之一处，右手轻轻拽动缝线调整针的方向

  D. 缝针只能通过 10mm 穿刺器套管进出

  E. 缝合时不可使用抓钳抓住欲缝合的组织边缘，避免损伤

10. 下列关于腹腔镜基本训练的要点中，**错误**的是

  A. 训练一般包括模拟训练、动物试验及临床实践三个过程

  B. 穿刺点的选择原则要求插入腹腔镜后便于观察手术部位

  C. Roeder 结为最常用的结扎方式

  D. 锐性分离时需采用反牵引力暴露分离切割部位

  E. 扶镜时移动过快会使图像错位、晃动，让手术组人员产生眩晕感觉

第 37 章

气管内插管(经口)

Orotracheal Intubation

一、目的

1. 开放气道,保证有效的人工或机械通气。

2. 保护气道,防止异物(胃内容物)误入呼吸道。

3. 及时吸出气道内分泌物或血液,防止气道梗阻。

4. 提供气管内给药(如急救药物或全身麻醉药)的途径。

二、适应证

1. 呼吸、心搏骤停或窒息。

2. 呼吸衰竭需进行机械通气者。

3. 全身麻醉或静脉复合麻醉者。

4. 气道梗阻或呼吸道分泌物过多。

5. 呼吸保护反射(咳嗽、吞咽反射)迟钝或消失。

> 严格掌握适应证、控制禁忌证是临床合理决策的重要依据。

三、禁忌证

1. 喉水肿。

2. 急性喉炎。

3. 喉头黏膜下血肿。

4. 插管创伤引起的严重出血。

5. 严重颌面部外伤无法完成喉镜下声门暴露。

6. 相对禁忌证有:呼吸道不全梗阻,出血倾向,主动脉瘤压迫或侵蚀气管壁,颈椎骨折、脱位(颈部固定后可以插管),咽喉部烧灼伤、肿瘤或异物。

> 心跳、呼吸骤停急救插管时,不存在禁忌证。

四、操作前准备

1. 器材及用物

(1) 吸氧和通气装置:氧气、简易呼吸球囊及面罩、呼吸机、麻醉机、口咽通气道。

(2) 气管导管的准备:准备不同规格的气管导管 3 根(成人常用 7.0~8.0 号)。

1) 导管选择:一般成年男性患者多选用 7.5~8.5 号气管导管,女性患者多选用 7.0~8.0 号气管导管。

2) 检查导管套囊是否漏气。

> 目前标准的方法是采用气管导管内径(mm)作为导管型号。
>
> 儿童:1 岁以上儿童可按导管型号 = 年龄(岁数)÷4+4 计算,或选择内径与患儿小指指甲宽度相当的气管导管。

3) 管芯准备:将插管管芯放入导管内并塑型,管芯前端不能超过导管斜面,导丝末端反折固定,防止滑落。

4) 润滑:用水溶性润滑剂润滑气管导管套囊表面以及气管导管的前端。

(3) 药品:根据情况选择镇静药、镇痛药或肌肉松弛药备用。

(4) 喉镜准备:将喉镜镜片与喉镜手柄连接,确认连接稳定,并检查光源亮度。

(5) 其他:无菌手套、水溶性润滑剂、牙垫、10ml 注射器、胶布、吸痰管、吸引器、听诊器、心电监护设备、医用手消毒凝胶。

2. 操作者准备

(1) 操作者按要求穿工作服,洗手,戴口罩、帽子,戴无菌手套,必要时穿隔离衣,戴防护眼镜、防护面罩等。

(2) 除心肺复苏外,应向患者或家属做自我介绍并解释操作过程,签署知情同意书。

(3) 插管前检查与评估:检查患者口腔和鼻腔(必要时清理分泌物)、牙齿(有义齿需取出)、张口度、颈部活动度、咽喉部情况,判断是否为困难气道。

3. 患者准备　清醒患者的心理准备非常重要。必要时可适当应用镇静剂或神经肌肉阻滞剂,有助于改善声带视野,预防呕吐和误吸。

五、操作步骤

1. 体位　患者仰卧位,枕部垫一薄枕,使口、咽、喉三轴线尽量呈一致走向(图 37-1)。操作者站于患者头侧,患者的头位相当于操作者剑突水平。

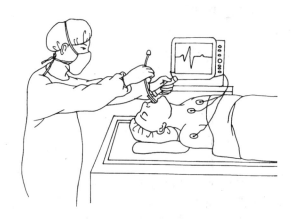

图 37-1　气管插管患者体位及操作者位置、姿势示意图

2. 加压给氧　若采用诱导麻醉插管法,待患者入睡后,采用仰头举颏法(疑似颈椎损伤患者宜采用"推举下颌法"),开放气道。操作者(或助手)左手以"CE"手法固定球囊面罩,保持患者气道开放,右手均匀挤压呼吸球囊加压给氧,给予 100% 纯氧 2~3min,送气频率 10~12 次 /min。

3. 暴露声门　患者肌肉松弛度满意后,操作者用右手拇指和示指呈"剪刀式"交叉,拇指推开患者的下磨牙,示指抵住上门齿,打开患者口腔。左手握持喉镜手柄,将镜片从患者右侧口角送入,向左推开舌体,以避免舌体阻挡视线(切勿把口唇压在喉镜镜片与牙齿之间,以免造成损伤)。然后,缓慢地把镜片沿中线向前推进,显露患者悬雍垂及会厌,镜片前端放置在会厌谷(会厌和舌根连接处)。此时,操作者应保持左腕伸直,向前、向上约 45°

左侧栏注释:

两种喉镜镜片:
1. Macintosh 喉镜片:弯形镜片。
2. Miller 喉镜片:直形镜片。

需要有一个熟悉操作的助手,配合完成。

困难气道包括:头不能后仰、口腔狭小、前牙突出、颈项粗短、舌体过大等。

此体位可以更好地观察声门和声带,提供更容易的插管通路。
动作要领:
1. 操作者背部直立,左臂稍屈肘,腕部伸直,严禁以患者门齿为支点做屈腕动作。
2. 操作者双目距患者一定距离,以保持足够的视觉空间。

预氧合可以改善组织缺氧和二氧化碳潴留。

插管成功关键:
1. 一定要看清声门再送入插管。
2. 如看不到声门,可能为喉镜插入过深,可将镜片适当退出少许。
操作中,注意 2 人相互配合。

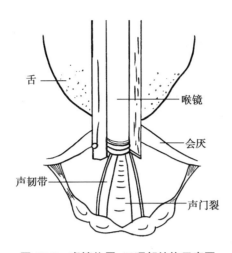

图 37-2 喉镜位置、口咽部结构示意图

角提拉喉镜,间接提起会厌,暴露声门(图 37-2)。应用直形镜片时,需将镜片插至会厌下方,上提喉镜,直接提起会厌,显露声门。

4. **插入气管导管** 操作者右手持气管导管,从患者右口角将导管沿镜片插入口腔,同时双目注视导管前进方向,对准声门将导管送入气管内。见套囊进入气管后,请助手帮助将管芯拔出,拔出时注意固定导管。术者继续将导管向前送入(成人一般再送入 2~3cm),导管尖端距门齿约 22cm±2cm。

5. **放置牙垫** 气管导管插入气管后,立即放置牙垫,然后退出喉镜。牙垫侧翼应放于牙齿与口唇之间,防止掉入口腔。

6. **套囊充气** 给气管导管套囊充气,触摸注气端套囊弹性似鼻尖后,立即连接简易呼吸器。

7. **确认导管位置** 导管插入后,应立即确认导管是否在气管内。具体方法:挤压呼吸球囊人工通气时见双侧胸廓对称起伏,听诊器听诊双肺呼吸音存在并对称,可初步确认气管导管的位置正确。

8. **固定导管** 用胶布将牙垫与气管导管固定于面颊,胶布长短以不超过下颌角为宜,粘贴要牢靠、不可粘住口唇。

9. **患者头部复位** 将患者头部复位,动作要轻柔。

10. **机械通气** 调节呼吸机参数,连接呼吸机进行人工机械通气。

11. **术后观察** 整理患者衣物,如患者意识清醒,则向其交代注意事项等。给予心电监护,有条件时可拍摄胸部 X 片,显示导管在气管内的位置,并了解患者双肺其他情况。

六、并发症及处理

1. **插管损伤** 插管操作不规范,可致唇舌挤伤、牙齿脱落、后咽壁损伤、声带撕裂、颞下颌关节脱位等。

2. **气管导管误入食管** 易引起无通气和胃充气的严重后果。确定导管在气管内再行通气。

3. **气管痉挛、心律失常** 浅麻醉下行气管内插管可引起剧烈呛咳、喉头及支气管痉挛;心率增快及血压剧烈波动而导致心肌缺血,严重的迷走神经反射可导致心律失常,甚至心搏骤停。做好局部麻醉,操作轻柔、规范可减轻反应,并注意观察患者,一旦出现严重并发症应及时处理。

4. **呼吸道损伤** 气管导管内径过小,可使呼吸阻力增加;导管内径过

确认插管成功的其他方法:

1. 观察法:用透明导管时,吸气时管壁清亮,呼气时可见明显"白雾"样变化。

2. CO_2 检测法:接二氧化碳监测仪,每次呼吸均出现正常的 CO_2 波形。

3. 胸部 X 线摄片:导管前端应位于气管中段,距气管隆凸 5cm±2cm。

注意:插管后通气如听诊上腹部有气过水声,腹部隆起。应尽快使用注射器抽空套囊内气体,拔出气管导管,重新面罩加压给氧,维持氧合,再尽快重新插管。

大,或质地过硬都容易损伤呼吸道黏膜。

5. 通气不良等 导管插入太深可误入一侧支气管内(常发生在右侧),引起通气不足、缺氧或术后肺不张。导管插入太浅时,可因患者体位变动而意外脱出,导致严重意外发生。气管插管后应定期胸部摄片检查导管位置。

七、相关知识

(一)经鼻气管插管

气管插管按插管路径不同分为经口气管插管和经鼻气管插管两种类型。经口明视气管插管操作简单、易于掌握,能够在紧急情况下迅速建立可靠的人工气道,是临床急救的常用方法。经鼻气管插管主要适用于预期留管时间相对较长的患者,如严重哮喘、COPD、充血性心力衰竭等;或口腔、颜面部严重创伤无法张口的患者;或各种原因经口插管困难者。经鼻气管插管较经口插管患者更易耐受,但经鼻插管相对困难,反复插管易导致鼻咽部充血、水肿。经鼻气管插管有经鼻直视插管法、气管镜引导下气管插管法和经鼻盲探法。临床上可根据不同情况选择不同的插管方法。

(二)相关进展

GlideScope 视频喉镜是近年被引入临床的新型视频插管系统。其镜片前端安装高清晰度防雾摄像头,并由两个发光二极管提供光线和对比度,通过光导电缆传导图像,能够将患者咽喉部的结构清晰地放大到液晶显示屏上。操作者可通过显示屏清晰观察到气道的内部结构及导管到达的位置。与普通喉镜相比,视频喉镜拥有更大的视角,减少了视觉盲区,声门显露容易,大大降低了某些困难插管的难度,是一种更方便、可靠的新型插管工具。另外,视频喉镜还具有一人操作,多人可参观学习的优越性。所以不仅在临床工作,在气管插管培训和教学中同样具有良好的应用前景。

(汕头大学医学院 吴丽萍)

(华中科技大学同济医学院附属同济医院 刘 争)

测 试 题

1. Which of the following is the absolute contraindication of endotracheal intubation under selective general anesthesia
    A. intratracheal tumor
    B. intracranial hypertension
    C. bronchitis
    D. acute edema of the larynx
    E. excessive secretion in respiratory tract

2. 气管插管暴露声门时,成人用弯形喉镜,镜片前端放置的最佳位置是
    A. 舌体　　　　B. 会厌谷　　　　C. 声门上　　　　D. 会厌下　　　　E. 悬雍垂

3. When conducting endotracheal intubation in adults,the optimum distance from the catheter tip to incisor is
    A. 22cm±2cm　　B. 24cm±2cm　　C. 2.0cm±2cm　　D. 22cm±4cm　　E. 28cm±4cm

4. 气管导管插入气管后,给导管套囊充气,下列描述正确的是
    A. 给气管导管套囊充气 15ml
    B. 给气管导管套囊充气 2ml
    C. 给气管导管套囊充气,触摸注气端套囊弹性似鼻尖

D. 给气管导管套囊充气,触摸注气端套囊弹性似额头

E. 给气管导管套囊充气,触摸注气端套囊弹性似口唇

5. 下列确认气管导管在气管内位置正确的方法描述,**错误**的是
   A. 通气时观察双侧胸廓起伏对称
   B. 听诊器听诊双肺,双肺呼吸音响亮、对称
   C. 胸部X线检查,显示气管导管位置正确
   D. 听诊器听诊颈前部,无漏气
   E. 吸气时管壁清亮,呼气时可见明显的"白雾"样变化

6. 下列描述中,哪一项提示气管导管误入食管
   A. 听诊两肺呼吸音对称　　　　　　　　　B. 挤压呼吸囊时腹部隆起,听诊双肺无呼吸音
   C. 挤压呼吸囊时胸廓起伏对称　　　　　　D. 听诊可闻及一侧呼吸音清晰
   E. 有血液自气管插管内流出

7. 气管插管显露声门,如使用直形喉镜镜片,镜片前端应放置的正确位置为
   A. 舌体　　　　　　B. 会厌谷　　　　　　C. 会厌下　　　　　　D. 悬雍垂　　　　　　E. 以上都不是

8. 以下哪种情况**不适合**做气管内插管
   A. 呼吸、心搏骤停　　　　　　　　　　　B. 异物卡喉
   C. 吉兰-巴雷综合征　　　　　　　　　　D. 抢救新生儿窒息
   E. 全身麻醉者

9. 气管插管前给予呼吸球囊-面罩给氧,以下描述正确的是
   A. 尽快挤压呼吸囊,迅速通气　　　　　　B. 尽最大力挤压呼吸囊,给予尽量大的通气量
   C. 规律挤压呼吸囊,每5~6s通气一次　　　D. 规律挤压呼吸囊,每6~8s通气一次
   E. 规律挤压呼吸囊,每10~12s通气一次

10. 判断气管导管在气管内位置正确的绝对可靠指标为以下哪种方法
    A. 胃上部听诊无呼吸音　　　　　　　　　B. 挤压呼吸囊,胸部有起伏动作
    C. 压迫胸廓时,可听到气体从导管内排出　D. 听诊胸廓有呼吸音
    E. 每次呼吸均能观察到正常的CO_2曲线

第38章

中心静脉穿刺置管术

Central Venous Catheter

一、目的

1. 监测中心静脉压。
2. 提供中心静脉输液通路。
3. 经中心静脉放置心脏起搏器等操作。

二、适应证

1. 外周静脉通路不易建立或不能满足需要。
2. 长期静脉输入刺激性药物(如化疗)的患者。
3. 胃肠外高营养治疗者。
4. 快速大量输液、输血治疗。
5. 危重患者抢救或大手术等监测中心静脉压。
6. 经中心静脉导管放置临时或永久心脏起搏器。
7. 血液净化患者。
8. 空气栓塞经中心静脉至右心房抽气。
9. 其他:心导管治疗、肺动脉导管等。

三、禁忌证

> 无绝对禁忌证。

> 危害:可使上腔静脉系的压力进一步升高,加重水肿,引起颅内压增高等。

1. 上腔静脉综合征,不能通过上肢静脉或颈内静脉穿刺置管。
2. 凝血功能障碍。
3. 近期安装过起搏器的患者最好在 4~6 周后再进行中心静脉置管。
4. 穿刺部位感染。

四、操作前准备

1. 穿刺用品准备

(1) 中心静脉导管穿刺包:5ml 无菌注射器、穿刺针、J 型导引钢丝、深静脉导管、皮肤扩张器、平头压力探针、无菌孔巾。

(2) 输液套装:一次性无菌输液器、250ml 生理盐水。

(3) 消毒用品:0.5% 聚维酮碘(或 2.5% 碘酊,75% 酒精)、无菌纱布、无菌镊子、医用手消毒液。

(4) 其他:无菌手套、缝皮针、3-0 或 4-0 号不吸收缝线、2% 利多卡因

5ml、心电监护设备。

2. 压力监测装置的准备　包括压力袋、肝素盐水、压力管道和管道冲洗装置,换能器和监测仪。检查管道连接旋钮和开关的位置,管道充液并需排空气泡,连接监测仪、使用前应调节零点。

3. 操作者准备

(1) 核对患者信息。

(2) 向患者或家属自我介绍,解释穿刺目的、过程、意义等,签署知情同意书。

(3) 操作者洗手,戴帽子、口罩,穿无菌手术衣。

(4) 确定患者穿刺位置,穿刺部位局部备皮。

五、操作步骤

（一）颈内静脉穿刺、置管

颈内静脉穿刺、置管可采用前路、中路和后路。虽然穿刺路径各有不同,但操作技术基本一致。现以右颈内静脉中路插管技术为例说明,其他入路的解剖位置在后方有描述。

1. 患者的体位　患者平卧、头低 15°~20°,右肩背部略垫高,头略转向左侧,使颈部伸展(图 38-1)。

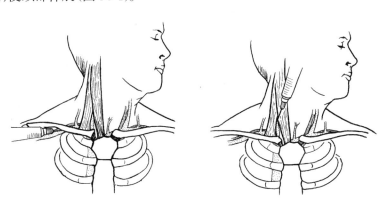

图 38-1　颈内静脉穿刺局部解剖图

2. 穿刺点定位　触摸胸锁乳突肌的胸骨头和锁骨头以及与锁骨所形成的三角,在三角形的顶部触及颈总动脉搏动,在搏动的外侧旁开 0.5~1cm 为穿刺点(图 38-1)。

3. 消毒铺单　用 5% 聚维酮碘消毒局部皮肤,消毒范围上至下颌角,下至乳头水平,内侧过胸骨中线,外侧至腋前线。操作者戴无菌手套,使用无菌盐水冲洗手套上的滑石粉。铺无菌孔巾。若患者在清醒状态下穿刺,则需要使用 2% 利多卡因逐层局部浸润麻醉。

4. 试探针穿刺　使用 5ml 注射器作为试探针,针与皮肤呈 30°~45°,针尖指向同侧乳头或锁骨中、内 1/3 交界处。在进针过程中保持注射器内轻度持续负压。回抽注射器见有暗红色血液,提示针尖已进入静脉。确认方向、角度和进针深度,然后拔出试探针。

5. 穿刺针穿刺　按试穿针的角度、方向及深度用 18G 穿刺针进行穿刺。边进针边回抽,当血液回抽和注入十分通畅时,注意固定好穿刺针位置,使用平头压力探针测试压力,如未见波动性、鲜红色血液流出,则可以确认穿

右侧栏（批注）：

注意:调节零点时,打开测压口通向大气,在监测仪上选择压力调零按钮。调节零点后,测压口通向患者端,做好测压准备。

需要 1 名助手协助操作。

头低脚高位以增加腔静脉压力,有助于防止发生空气栓塞。

助手协助,配合操作。

如穿入过深仍未见回血,针尖可能已穿透贯通颈内静脉,此时应慢慢退针,边退针边回抽。

如进入动脉,则拔出穿刺针按压数分钟后,重新穿刺。

刺针在静脉内。

6. 置入导丝 从18G穿刺针内插入"J"型导引钢丝约30cm(其中穿刺针及注射器总长约为20cm,导引钢丝进入血管约10cm),插入过程尤应注意心律变化。导引钢丝达到30cm后,相对固定"J"型钢丝,退出穿刺针,用无菌纱布压迫穿刺点。此时应注意导引钢丝进入体内的长度最好不要超过15cm,以防导引钢丝刺激心脏出现心律失常。

7. 扩张皮肤切口 尖头刀片扩皮后,使用扩张器扩张皮肤及皮下组织。

8. 引入导管 将导管套在导引钢丝外面,左手拿导引钢丝尾端,右手将导管插入,待导管进入颈内静脉后,边退钢丝,边推进导管,成人置管的深度为12~15cm。

9. 确认导管位于静脉内并固定导管 回抽导管内血液通畅,使用生理盐水冲洗,盖上肝素帽。皮肤入口处用缝线固定导管,局部皮肤消毒。覆盖贴膜。接上CVP测压管或输液装置,测压管需用肝素生理盐水冲洗1次。

10. 人文关怀 整理用物。必要时向患者讲明注意事项,协助患者整理衣物、恢复舒适体位。

11. 术后观察 操作完毕,应密切观察患者生命体征,并拍摄X线片确定导管位置及走向。

(二)锁骨下静脉穿刺、置管术

1. 体位 患者平卧,肩下垫薄枕,头后仰15°,并偏向对侧。穿刺侧上肢下垂于身体一侧并略外展,使锁骨突出并使锁骨与第一肋骨之间的间隙扩大,静脉充盈。锁骨下静脉穿刺可经锁骨下和锁骨上两种路径。常采用经锁骨下入路。

2. 穿刺 消毒、铺巾、局部麻醉后于锁骨中、外1/3交界处,锁骨下方约1cm处为进针点,针尖指向胸骨上切迹上方。在穿刺过程中尽量保持穿刺针与胸壁呈水平位,贴近锁骨后缘。

3. 其他操作 同颈内静脉穿刺。

六、并发症及处理

1. 气胸 是较常见的并发症之一,尤其是锁骨下静脉穿刺时气胸的发生率较高。出现气胸后应及早作胸膜腔穿刺抽气或胸腔闭式引流。如穿刺后患者应用机械正压通气,则有引起张力性气胸的可能,表现为低血压或低氧血症,应加以防范。

2. 心脏压塞 与导管置入过深有关。插管时如导致上腔静脉、右心房或右心室损伤穿孔,则可引起心包积液或积血。当液体或血在心包腔或纵隔内积聚达300~500ml时,就足以引起致命的心脏压塞。留置中心静脉导管的患者若突然出现发绀、面颈部静脉怒张、恶心、呼吸困难、胸骨后和上腹部疼痛,同时伴有低血压、脉压变小、奇脉、心动过速、心音低而遥远,应考虑有心脏压塞的可能。此时应:①立即停止经中心静脉输注液体;②将输液容器的高度降至低于患者心脏水平,利用重力作用尽量吸出心包腔或纵隔内的血液或液体,然后慢慢地拔除导管;③如症状无改善,应立即行心包穿刺减压。

3. 血胸、胸腔积液、纵隔积液 穿刺过程中若将静脉甚或动脉壁撕裂或穿透,同时又将胸膜刺破,则形成血胸。若中心静脉导管误入胸腔内或纵

插入导引钢丝时若遇到阻力,应退出导引钢丝,接上注射器,调整穿刺针位置,直至回抽血液通畅,然后再插入导引钢丝。

导管以到达上腔静脉和右心房结合处为宜。

时刻注意封闭导管,尽量避免操作中静脉与大气相通而引起空气栓塞。

掌握多种入路,不要片面强调某一进路的成功率而进行反复多次的穿刺。

注意:穿刺后如患者出现呼吸困难、同侧呼吸音减低,要考虑到发生气胸的可能。对于穿刺有困难的患者,尤应注意。胸部X线摄片可明确诊断。

心脏压塞的预防:
1. 选择头端较柔软的导管,导管插入切不可过深,其末端位于上腔静脉或右心房入口处已足够。
2. 在皮肤入口处缝固导管,以防导管移动深入。
3. 经常检查中心静脉导管,观察回血情况,观察测压柱液面是否随呼吸波动以及压力值是否有显著异常变化。
4. 如果怀疑有心脏压塞的可能,可经导管注入2~5ml X线显影剂以判断导管尖端的位置。

隔,液体输入后可引起胸腔积液或纵隔积液。因此,置管后应常规检查导管末端是否位于血管内。方法是降低输液瓶高度,并低于心脏水平,放开输液调节器,观察回血是否畅通。胸部 X 线片有助于诊断。一旦出现肺受压的临床症状,应警惕是否出现血气胸,处理方法是立即拔退导管并作胸腔闭式引流。

4. 空气栓塞 在经穿刺针或套管内插入导引钢丝或导管时,常在取下注射器而准备插管前 1~2s 可能有大量的空气经针孔或套管进入血管。若压差为 5cmH_2O,空气通过 14G 针孔的量可达每秒 100ml。静脉内如果快速误入 100~150ml 空气,就足以致命。

5. 血肿 在穿刺过程中,如细小探针损伤动脉,应立即局部按压数分钟防止血肿形成;如果误将导管置入动脉内,特别是压迫止血困难的部位,例如锁骨下动脉,在拔出导管前需要外科会诊。抗凝治疗的患者,因血肿形成的机会较多,穿刺插管应特别慎重。

6. 感染 导管在体内留置时间过久可引起血栓性静脉炎。反复多次穿刺、局部组织损伤、血肿均可增加局部感染的机会。导管留置期间无菌护理可预防感染的发生。当患者出现不能解释的寒战、发热、白细胞数升高、局部红肿、压痛等,应考虑拔除中心静脉导管并作细菌培养。经中心静脉营养治疗的患者,因患者本身营养不良、一般状况差,更应密切防范感染的发生。

七、相关知识

(一)相关解剖基础

1. 颈内静脉解剖(见图 38-1) ①与同侧颈内动脉的关系:在喉结水平,颈内静脉位于胸锁乳突肌前缘,颈内静脉在与颈总动脉伴行过程中,由上至下,两者间距离逐渐加大。在上段和中段,尤其是上段,两者相邻并有部分交叠。在甲状软骨上缘水平观察,颈内静脉在颈动脉的前外侧,两者部分重叠;在环状软骨水平,颈内静脉位于颈总动脉的外侧,两者平行下行,之间的平均距离约 2cm;在锁骨上缘水平,两者之间的平均距离增大。②颈内静脉和胸锁乳突肌的关系:胸锁乳突肌的位置相对较为固定,但肌肉的宽度因个体差异而不同。胸锁乳突肌前缘在上段和中段距离颈内静脉较近,而后缘距离静脉较远。在胸锁乳突肌前缘中点处,颈内静脉走行于胸锁乳突肌的外侧;胸锁乳突肌三角(胸锁乳突肌胸骨头和锁骨头与锁骨上缘形成的三角)顶点全部在颈内静脉投影内。

2. 颈内静脉穿刺定位 颈内静脉穿刺常用路径有前路、中路和后路等。①中路:穿刺点位于颈动脉三角内,颈内静脉在颈动脉三角行走的路径上均可作为穿刺点。三角顶点易定位,且位置较高可避免刺伤肺尖,是较常用穿刺点。②前路:以甲状软骨水平线、胸锁乳突肌内侧缘、颈动脉波动之外侧为穿刺点,与皮肤呈 60°,向同侧乳头方向进针。③后路:锁骨上方约 5cm,胸锁乳突肌后缘与颈外静脉交叉点为穿刺点,针头指向骶尾部,向前对准胸骨上切迹,针轴与矢状面及水平面呈 45°。

3. 锁骨下静脉解剖 右锁骨下静脉是右上肢腋静脉的直接延续,起源于第 1 肋骨外侧缘,走行至前斜角肌内侧、胸锁关节的后方。由第 1 肋外缘起始,呈轻度向上的弓形走行于锁骨内侧约 1/3 的后上方,在胸锁关节后方,与颈内静脉相汇合形成了头臂静脉,其汇合处向外上方开放的角叫静脉角。

空气栓塞的预防:
1. 患者取头低位穿刺。
2. 操作中时刻注意封闭穿刺针或套管。

操作中一定要小心,避免伤及动脉。

严格无菌操作及置管后无菌护理是预防感染的重要手段。

233

锁骨下静脉在锁骨内侧缘后面的位置是在锁骨、第1肋骨和前斜角肌之间，并借助前斜角肌与锁骨下动脉和臂丛隔开。由于锁骨下静脉管壁与周围筋膜相融合，因而位置相对较恒定，不易发生移位，有利于穿刺。锁骨下静脉穿刺路径分为：锁骨上入路和锁骨下入路及颈外静脉入路。

（二）超声引导下中心静脉穿刺、置管术

普通以解剖标志为指导的深静脉穿刺常需多次穿刺才获成功，且常有并发症发生。近年来便携式超声仪的出现，使超声引导下深静脉穿刺置管技术迅速发展。因其具有穿刺成功率高、并发症少的优点，成为目前临床常用的、安全的技术手段之一。

（三）经外周静脉置入中心静脉导管（peripherally inserted central catheter, PICC）

近年来，PICC技术在临床上得以广泛应用，一般以肘部贵要静脉为首选进行穿刺，其次为肘正中静脉、头静脉。相对于颈内静脉、锁骨下静脉穿刺置管技术，PICC具有创伤小、并发症少、成功率高、导管留置时间长（6个月到1年）等优点，而且操作相对简单，可由经过培训的护士进行操作。为长期输液、静脉高营养治疗及输入刺激性药物提供了安全的、无痛性输液通路。PICC的主要适应证包括：5d以上的静脉治疗；刺激性药物（如化疗）、高渗性或黏稠性液体（如TPN）输入；需反复输血或输入血制品，或需反复采血；输液泵或压力输液者。PICC同样适用于婴儿及儿童。

（汕头大学医学院　吴丽萍）
（华中科技大学同济医学院附属同济医院　刘　争）

测 试 题

1. The preferred vein for PICC puncture is
   A. cephalic vein
   B. basilic vein in elbow
   C. median cubital vein
   D. femoral vein
   E. jugular vein

2. 中心静脉穿刺时，为防止心律失常，导引钢丝进入体内的长度最好**不要**超过
   A. 25cm
   B. 20cm
   C. 15cm
   D. 10cm
   E. 5cm

3. 插入导引钢丝时如遇到阻力，应如何处理
   A. 退出引导钢丝，接上注射器回抽，并调节穿刺针方向
   B. 可用力继续推进直至阻力消失
   C. 不用后退引导钢丝，可直接调节穿刺针方向
   D. 拔出穿刺针重新穿刺
   E. 旋转导引钢丝，继续推进

4. When doing central venous catheterization in adults, the placed-depth of the catheter should be
   A. >15cm
   B. 12~15cm
   C. 10~12cm
   D. <10cm
   E. 2~5cm

5. 颈内静脉穿刺过程中，如误入颈内动脉，首先应如何处理
   A. 不予处理
   B. 局部压迫止血
   C. 更改穿刺路径，重新穿刺
   D. 继续置管

E. 加快输液速度

6. 中心静脉置管时,为防止发生空气栓塞的并发症,以下哪项正确
    A. 穿刺时注意无菌操作   B. 严防穿入动脉
    C. 时刻注意封闭针头或套管   D. 导引管不可插入过深
    E. 置管后应拍胸片观察

7. PICC 置管较深静脉置管输液的优越性为
    A. 可输入刺激性强的药物   B. 留管时间长、并发症少
    C. 适合急救时大量补液、输血   D. 适合于肿瘤化疗患者
    E. 可应用于静脉高营养治疗

8. 以下哪项**不适合**做中心静脉穿刺、置管
    A. 外伤出血致休克   B. 测量中心静脉压
    C. 静脉输入高渗透压液体   D. 肿瘤患者输入化疗药物
    E. 两周前安装心脏起搏器

9. 以下哪项**不适合** PICC 置管
    A. 肿瘤化疗患者   B. 胃肠手术不能进食者
    C. 住院时间长,外周血管穿刺困难者   D. 肘部感染严重者
    E. 2 岁儿童患者需长期静脉治疗者

10. 颈内静脉穿刺置管时,患者取头低位,对预防以下哪种情况最为重要
    A. 气胸   B. 心脏压塞   C. 血胸   D. 空气栓塞   E. 出血

第 39 章

环甲膜穿刺术
Cricothyroid Membrance Puncture

一、目的

1. 紧急开放气道,解除上呼吸道梗阻,缓解严重呼吸困难和窒息。
2. 气管内注射药物。

二、适应证

1. 急性上呼吸道梗阻。
2. 喉源性呼吸困难(如白喉、喉头水肿等)。
3. 头面部严重外伤导致无法从口或鼻进行气管插管。
4. 无气管切开条件而病情紧急需快速开放气道时。
5. 需气管内注射治疗药物者。

三、禁忌证

1. 无绝对禁忌证。
2. 已明确呼吸道阻塞发生在环甲膜水平以下及严重出血倾向时,不宜行环甲膜穿刺术。
3. 无法明确触及环甲膜解剖位置。
4. 环甲膜下方占位或肿瘤。
5. 急性喉头感染或创伤。

四、操作前准备

1. 物品准备

(1) 穿刺用品:10ml 无菌注射器、12~16 号带套管的静脉穿刺针(12 岁以下儿童采用 10~14 号针头)、0.9% 氯化钠溶液、2% 利多卡因溶液、无菌手套、无菌纱布、无菌弯盘等。

(2) 消毒用品:0.5% 聚维酮碘、无菌棉签、医用手消毒液。

(3) 其他:气管导管接头、简易呼吸器、氧气、高频喷射呼吸机、所需治疗药物、医用胶布。

2. 操作者准备

(1) 按要求规范着装,戴帽子、口罩。
(2) 核对患者信息。

当发生急性上呼吸道梗阻时,如面罩通气不能,口咽、鼻咽通气道以及各种气管插管失败时,环甲膜穿刺是非常有效的急救手段。

有条件时,可由一名助手配合操作。

(3) 情况许可时,向患者或家属做自我介绍,说明施行环甲膜穿刺的目的、意义等,并签署知情同意书。

(4) 检查所需用品是否齐全,无菌用品消毒日期。

五、操作步骤

1. 体位 患者去枕平卧,肩下垫一薄枕,头后仰,使气管向前突出,头颈保持中线位。操作者洗手,站于患者一侧。

2. 消毒 使用0.5%聚维酮碘消毒液(或用碘酊、酒精)消毒颈部环甲膜周围皮肤两遍,消毒范围不少于15cm。紧急情况或无消毒用品时可不考虑消毒。

3. 麻醉 一般采用局部麻醉。操作者戴无菌手套,用注射器抽取2%利多卡因5ml,自甲状软骨下缘至胸骨上窝,于颈前中线作皮下和筋膜下浸润麻醉。昏迷、窒息或其他危重患者,因其已失去知觉,或为争取时间快速解除呼吸道梗阻,可以不用麻醉。

4. 穿刺

(1) 确定穿刺位置:环甲膜位于甲状软骨下缘和环状软骨之间,为上下窄、左右宽的筋状组织,手指触摸呈一椭圆形小凹陷,正中部位最薄,为穿刺部位。

注意:正确识别环甲膜很重要,严防在环甲膜以外的位置穿刺,避免造成喉或气管损伤。

(2) 准备:检查穿刺针是否完好、通畅。注射器抽取2~5ml生理盐水备用。

(3) 穿刺:操作者戴无菌手套,以左手示指、中指固定环甲膜两侧,右手持注射器,在正中线环甲膜处进针,针尖朝向患者足部,针柄与颈长轴的垂直线呈45°刺入。当针头进入气管,可感到阻力突然消失。

注意:进针时不可用力过猛,以免损伤气管后壁及食管。

(4) 确认穿刺成功:即刻接装有生理盐水的注射器并回抽,可见大量气泡进入注射器。此时,患者可出现咳嗽反射,或注入少许生理盐水出现咳嗽,这些均证明穿刺成功(图39-1A)。

(5) 送入套管针并固定:将外套管向气管内推入,同时移除穿刺针针芯及注射器,固定套管(图39-1B)。

(6) 通气:连接气管插管接头(图39-1C),接呼吸球囊进行通气(图39-1D)。也可将套管直接连接高频喷射呼吸机进行通气。如需气管内注射药物,可进行相应操作。

注意:通气时要由专人固定穿刺针套管,以防移位。

注意:环甲膜穿刺通气时间一般不超过24h,如呼吸道梗阻无缓解应考虑其他外科气道。

(7) 术后观察:整理用物、必要时向患者讲明注意事项,协助患者恢复舒适体位,密切观察患者生命体征。

(8) 拔管:操作完成后,除去呼吸球囊或呼吸机、拔除套管针。

(9) 包扎固定:穿刺点用0.5%聚维酮碘消毒后压迫片刻,无菌纱布包裹并固定。

六、并发症

1. 出血 对凝血功能障碍者应慎重穿刺。

2. 假道形成 准确定位环甲膜,谨慎穿刺,避免假道形成。

3. 食管穿孔 穿刺时不可用力过猛,以免透气管,形成食管-气管瘘。

4. 皮下气肿或纵隔积气 穿刺后不可过长时间通气,有条件时做正规气管切开术。

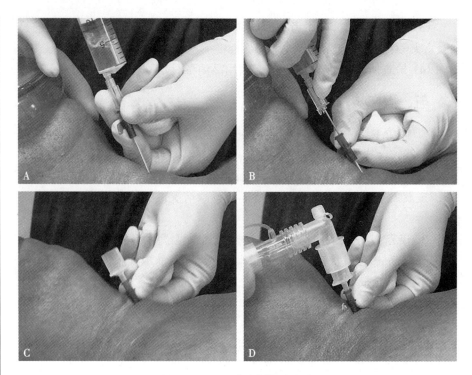

图 39-1　环甲膜穿刺操作步骤

A. 确定穿刺成功；B. 除去穿刺针芯及注射器；C. 外套管接气管导管接头；D. 连接呼吸器通气

七、相关知识

环甲膜穿刺术是现场急救的重要组成部分，一般适于 8 岁以下儿童或紧急情况下无条件做环甲膜切开的成年人。可以快速解除因急性会厌炎、头颈部或喉部外伤、异物等引起的气道梗阻导致的窒息及喉水肿，改善患者的缺氧状态，具有简单、有效、易于掌握的优点，是临床医生应该掌握的基本急救技能之一。情况紧急、条件受限时，不必考虑消毒、麻醉等，可用一个大号针头直接穿刺环甲膜，快速达到与外界气体交换的目的，为挽救患者生命赢得时间。

1. 环甲膜的解剖　广义的环甲膜指弹性圆锥，为圆锥形有弹性的纤维结缔组织膜，连于环状软骨和甲状软骨之间。通常所说的环甲膜一般指狭义的环甲膜，仅指弹性圆锥的前部，其上界为甲状软骨下缘，下界为环状软骨上缘，两侧界为环甲肌内侧缘。环甲膜前方为皮肤及皮下组织，血管仅有来自甲状腺上动脉发出的环甲动脉，左右环甲动脉之间常有小吻合支自两侧横行，从环甲膜上部进入喉内；而神经只有迷走神经发出的喉上神经的外支，与甲状腺上动脉及环甲动脉伴行，穿过咽下缩肌而终于环甲肌。环甲膜后方即喉腔的声门下腔部，其后壁为环状软骨板。因环甲膜位置表浅，无重要的血管、神经及特殊的组织结构，因此，是穿刺或切开最方便、安全的部位。环甲膜在前正中线上增厚的部分（即连于环状软骨弓和甲状软骨前角之间的部分）叫环甲正中韧带，环甲膜穿刺术即在此进行。

2. 相关进展　目前市场已经推出多种一次性环甲膜穿刺专用套管针。

触摸环甲膜方法：

1. 从下颌骨向下移动，感觉到"第一个隆起"即为甲状软骨，再向下移动，触到"第一个凹陷"即为环甲膜。但要注意切勿将舌骨误认为甲状软骨。

2. 有人主张触摸自胸骨切迹开始向头侧移动，可避免差错发生。

使用环甲膜穿刺套针进行穿刺,其体位、消毒、麻醉、穿刺等步骤基本同前述,穿刺成功后,其连接管直接与呼吸球囊或呼吸机相连进行通气即可。

(汕头大学医学院　吴丽萍)

(华中科技大学同济医学院附属同济医院　刘　争)

测　试　题

1. 患儿,男性,2岁。10min前玩耍时吞食果冻卡于喉部,出现呼吸困难、面部发绀,目前应首先采取以下哪种抢救措施为佳
   A. 气管内插管通气　　　　　　　B. 心肺复苏　　　　　　　　　　C. 环甲膜穿刺通气
   D. 环甲膜切开通气　　　　　　　E. 球囊面罩加压给氧

2. 环甲膜穿刺后进行通气,下列描述正确的是
   A. 通气时间不可过长,一般限制在72h内
   B. 通气不限时间,直至呼吸困难缓解
   C. 通气时最好不要咳嗽,必要时可适当应用镇咳药物
   D. 喉头水肿不适合环甲膜穿刺通气
   E. 通气方法不当,可导致肺气肿

3. 下列哪项**不是**环甲膜穿刺的并发症
   A. 局部出血　　　　　　　　　　B. 形成假道　　　　　　　　　　C. 喉部损伤
   D. 纵隔积气　　　　　　　　　　E. 气胸

4. In thyrocricocentesis operation, the needle should not be inserted too deep in order to avoid
   A. local bleeding　　　　　　　　B. tracheoesophageal fistula
   C. formation of false passage　　　D. laryngostenosis
   E. cutaneous emphysema

5. 下列哪项最适合进行环甲膜穿刺
   A. COPD致呼吸衰竭　　　　　　B. 吉兰-巴雷综合征　　　　　　C. 喉部水肿
   D. 气管异物　　　　　　　　　　E. 第二气管环部位离断

6. 5岁女童,因药物过敏反应出现严重喉头水肿,呼吸困难明显,目前应采取的最佳措施为以下哪种
   A. 鼻导管吸氧　　　　　　　　　B. 心肺复苏　　　　　　　　　　C. 环甲膜切开通气
   D. 环甲膜穿刺通气　　　　　　　E. 球囊面罩加压给氧

7. 患者男性,72岁,患支气管肺炎,现咳嗽无力、痰多黏稠,应采取以下哪种对策
   A. 气管内插管　　　　　　　　　B. 心肺复苏　　　　　　　　　　C. 环甲膜穿刺通气
   D. 电击除颤　　　　　　　　　　E. 环甲膜切开通气

8. 环甲膜穿刺时,确定穿刺针在气管内的方法中,正确的是
   A. 进针角度保持与颈长轴成45°　　B. 保持与皮肤垂直进针
   C. 患者咳出带血的分泌物　　　　D. 见局部有少量出血
   E. 回抽注射器见有气泡逸出

9. 下列哪种情况最适合行环甲膜穿刺通气
   A. 呼吸停止　　　　　　　　　　B. 右侧气胸致呼吸困难　　　　　C. 呼吸肌麻痹
   D. 全身麻醉　　　　　　　　　　E. 喉梗阻致呼吸困难

10. A male, 26 years old, was injured 10 minutes ago by a crashing wall with severely deformed face. Now he has dyspnea and stable blood pressure. Suppose you are out-called with the ambulance, which of the following measures is optimum for emergency treatment.

    A. endotracheal intubation

    B. thyrocricocentesis

    C. cardiopulmonary resuscitation

    D. electrical defibrillation

    E. facemask with gasbag pressure ventilation

第40章

盆腔检查

Pelvic Examination

一、目的

通过盆腔检查可以初步了解患者外阴、阴道、宫颈、宫体、双侧附件及其宫旁组织的情况,达到协助诊断女性生殖系统疾病及鉴别与之相关的其他器官、系统疾病的目的。

二、适应证

对怀疑有妇产科疾病或需要排除妇产科疾病的患者以及进行常规妇科查体的人员需做盆腔检查。

三、检查前准备

1. 器械准备

(1)一次性臀部垫单。

(2)无菌手套、一次性检查手套。

(3)窥阴器、宫颈刮板或细胞刷、玻片、干试管、长棉签、小棉签、液状石蜡、络合碘、生理盐水、10% 氢氧化钾等。

(4)如需进行宫颈防癌涂片,应同时准备好制片物品,有两种细胞学检查方法:①液基细胞学检查,需准备 TCT 或 LCT 小瓶、宫颈取材毛刷;②巴氏细胞学检查,需准备玻片、刮板及 95% 酒精。

(5)生化单、标记笔、试管架。

2. 患者准备

(1)除尿失禁或盆腔脏器严重脱垂患者外,检查前应排空膀胱,如有排尿困难,必要时导尿后检查;如需要留取尿液进行检查者,留中段尿样送检。对于长期便秘者,也可灌肠后检查。

(2)为避免交叉感染,每位患者应在臀部下放置一块一次性消毒垫单,用后将其放入医疗垃圾桶内。

3. 操作者准备

(1)医生在检查前应充分了解患者的既往病史及月经婚育史,做到态度和蔼、操作轻柔;应告知患者妇科检查的必要性和可能引起的不适,使之不必紧张。

(2)检查前医生应洗手并擦干。

> 检查前必须询问被检查者是否有性生活史,对没有性生活史的患者一般不进行阴道内诊,但对有高度怀疑恶性病变者,需要征得患者或家属(对于未成年患者)同意并签字后再行阴道检查。

> 检查前嘱患者排空膀胱非常重要,否则会影响检查结果。

四、操作步骤

基本要求:患者取膀胱截石位,臀部紧邻检查床缘,头部稍高,双手臂自然放置床两侧,腹部放松,检查者面向患者,站立在其两腿之间。如患者病情危重,不能搬动时也可在病床上检查,检查者站立在病床的右侧。对怀疑有盆腔内病变的腹壁肥厚、高度紧张不合作或未婚患者,盆腔检查不满意时,可行 B 超检查,必要时可麻醉下行盆腔检查。

盆腔检查步骤如下。

1. 外阴检查(vulva examination)

(1) 观察外阴发育、阴毛的分布和多少(女性型或男性型)、有无畸形、皮炎、赘生物或肿块,观察外阴皮肤和黏膜色泽或色素减退及质地变化,有无增厚、变薄或萎缩、有无手术瘢痕,阴蒂长度(一般不超过 2.5cm)。

(2) 戴无菌手套或一次性检查手套后用一只手分开大小阴唇,暴露阴道前庭观察尿道口及阴道口,观察大小阴唇的颜色,黏膜是否光滑,有无新生物、尿道口及阴道口有无畸形和新生物,处女膜是否完整、有无闭锁或突出。

(3) 对老年患者或可疑有子宫脱垂的患者,应嘱患者屏气后观察阴道前后壁有无膨出、子宫有无脱垂,令患者咳嗽或屏气时有无尿液溢出,了解有无压力性尿失禁。

(4) 以一手的拇指与示指及中指触摸一侧前庭大腺部位,了解有无前庭大腺囊肿及其大小、质地、有无触痛,并挤压观察腺体开口是否有异常分泌物溢出,检查一侧后再查另一侧;同时触摸其他外阴部皮肤及黏膜的质地、有无触痛,了解视诊时发现的肿物的大小、质地、边界是否清晰、是否活动、有无压痛。

2. 窥阴器检查(vaginal speculum examination)　根据患者年龄及阴道口大小和阴道壁松弛程度选择合适大小的窥阴器。无性生活者除病情需要,经本人同意并签字,否则禁做窥阴器检查。

(1) 左手分开大小阴唇暴露好阴道口,右手持窥阴器,先将其前后两叶闭合,避开尿道周围的敏感区,斜行 45° 沿阴道侧后壁缓缓插入阴道,边推进边顺时针旋转 45°,放正窥阴器并打开前后两叶,旋转窥阴器充分暴露并仔细观察阴道四壁及穹窿,最终暴露宫颈(图 40-1)。注意阴道黏膜颜色、皱襞多少、有无赘生物、瘢痕、溃疡、囊肿及有无畸形、穹窿有无变浅、是否饱满。

避免在月经期做盆腔检查,若为阴道流血的患者检查前需要用络合碘对外阴部进行消毒。

要注意窥阴器的结构特点,以免操作不当。

对于要进行阴道分泌物及宫颈细胞学检查的患者,窥阴器应保持干燥。

操作动作必须轻柔,勿直接将窥阴器插到阴道顶端后打开,以防有宫颈病变的宫颈因触碰后出血而影响检查甚至导致大出血。

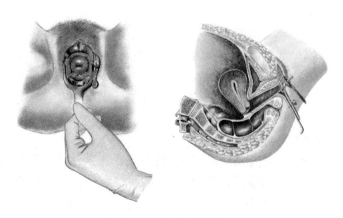

图 40-1　放置窥阴器方式

（2）注意阴道分泌物的量、性质、颜色及气味,如需留取标本,应在检查前准备好相应物品。根据检查要求进行阴道分泌物的留取。

（3）检查宫颈:暴露好宫颈后,应注意观察宫颈的大小、颜色、外口形状。注意有无肥大、糜烂样改变、出血、裂伤、颈管黏膜外翻、腺囊肿、息肉、溃疡及赘生物。宫颈管内有无出血或分泌物。初诊患者或一年内未进行宫颈防癌检查或有可疑宫颈病变者,用长棉签轻轻擦拭宫颈表面黏液样分泌物后进行宫颈细胞学检查和 HPV 检测。

《 擦拭宫颈力度要轻柔以免宫颈脱落细胞丢失。

（4）检查完毕后,稍退出窥阴器至宫颈下方后,先将前后叶合拢后再沿阴道侧后壁缓慢取出。

3. **双合诊**（bimanual examination） 检查者一手戴好无菌手套,示指、中指涂润滑剂后顺阴道后壁缓慢插入阴道,另一手掌心朝下手指平放在腹部随患者呼吸配合检查(图 40-2)。如患者年龄较大或有阴道狭窄,可用单指(示指)进行检查。目的在于扪清阴道、宫颈、宫体、双附件、子宫韧带和宫旁结缔组织以及盆腔内其他器官和组织有无异常。若阴道黏膜病变或宫颈癌时,了解病变组织质地或癌肿浸润范围。

《 要指导患者呼吸配合,避免强行检查。

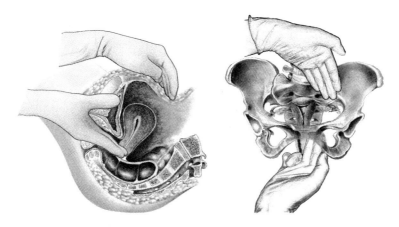

图 40-2 双合诊手法

（1）检查阴道:了解阴道松紧度、通畅度和深度,注意有无先天畸形(特别注意有无双阴道、阴道横隔、纵隔及斜隔等)、瘢痕、结节或肿块和触痛。如有结节或赘生物应注意其位置、颜色、质地、活动度及与周围组织的关系。手指触及后穹窿时患者感觉疼痛为后穹窿触痛。

（2）检查宫颈:了解宫颈大小、形状、硬度及宫颈外口情况,注意宫颈位置、有无子宫脱垂、接触性出血。如有阴道畸形者注意有无双宫颈等畸形。当向上或两侧活动宫颈,患者感觉疼痛时为宫颈举痛及摇摆痛。

（3）检查子宫及附件:检查者一手的示指及中指(阴道狭小者可仅用示指)放入阴道,另一手在腹部配合检查称为双合诊。

1）检查子宫:检查时需戴无菌手套,如有阴道流血或 1 个月内有宫腔操作或流产史者更应注意无菌操作。检查者阴道内手指放在宫颈后方向上向前方抬举宫颈,另一手以四指指腹自腹部平脐处向下向后随患者呼吸按压腹壁,并逐渐向耻骨联合部移动,通过内、外手指同时分别抬举和按压,相互协调,即可扪清子宫的位置、大小、形状、硬度、活动度、表面情况以及有无压痛。多数妇女的子宫位置呈前倾略前屈位。如双合诊不能清楚的扪及宫体或可疑子宫内膜异位症、恶性病变者,应三合诊检查。

2）检查附件：在触清子宫后，阴道内手指由宫颈后方移至一侧穹窿部，尽可能往上向盆腔深部扪触；同时另一手从同侧下腹壁髂嵴水平开始，由上向下逐渐移动按压腹壁，与阴道内手指相互对合，以触摸该侧子宫附件处有无增厚、肿块或压痛。对触到的肿块，应查清其位置、大小、形状、质地或硬度、活动度、边界和表面情况、与子宫的关系以及有无压痛等。正常输卵管不能触及。正常卵巢偶可扪及，约为 3cm×2cm×1cm 大小，可活动，触之略有酸胀感。

4. 三合诊（bimanual rectovaginal examination）　指经腹部、阴道、直肠联合检查，是双合诊检查的补充。以一手示指放入阴道，中指放入直肠以替代双合诊时阴道内的两指，其余检查步骤与双合诊检查时相同（图 40-3）。三合诊的目的在于弥补双合诊的不足，通过三合诊可更进一步了解后倾或后屈子宫的大小，发现子宫后壁、子宫直肠陷凹、宫骶韧带和双侧盆腔后部病变及其与邻近器官的关系，扪清主韧带及宫旁情况以估计盆腔内病变范围，及其与子宫或直肠的关系，特别是癌肿与盆壁间的关系，以及扪诊阴道直肠隔、骶骨前方或直肠内有无病变等。

> 子宫后位、可疑有子宫内膜异位症、盆腔恶性肿瘤、结核、炎症、子宫切除术后的患者三合诊尤显重要。

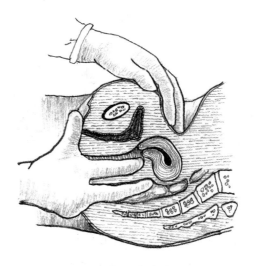

图 40-3　三合诊手法

5. 直肠 - 腹部诊（肛诊）（anus-abdominal examination）

无性生活史或阴道闭锁、阴道狭窄等不宜进行双合诊检查者，行直肠 - 腹部检查即肛查。

检查者戴一次性检查手套后示指蘸取润滑剂，轻轻按摩肛门周围，嘱患者像解大便样屏气的同时轻轻进入直肠，配合患者呼吸以直肠内的示指与腹部另一只手配合检查，了解子宫及附件的情况（方法同双合诊）。

五、注意事项

1. 对于无性生活的女性禁做双合诊、三合诊及阴道窥器检查，如病情所致确需进行如上检查时，须经患者及其家属同意，并签署知情同意书后进行。

2. 对于病情危重患者，除非必须立即进行盆腔检查以确定诊断者，应待病情稳定后再进行盆腔检查。

3. 男医师对患者进行妇科检查时必须有一名女医务人员在场，以消除患者的紧张情绪或减少不必要的误会。

4. 对于有阴道流血的患者,如确需盆腔检查,应行外阴消毒,并戴无菌手套进行检查,以减少感染的发生。

六、相关知识

外阴为女性生殖道的外露器官,可以通过对外阴组织的望、触了解外阴的情况,通过使用窥阴器了解阴道、宫颈的情况。子宫及附件位于盆腔深处,通过放入阴道或直肠的手与腹壁上的手的相对运动,可以了解子宫及双附件、宫旁组织的情况。

（中南大学湘雅二医院　方小玲　邓娅莉）

测　试　题

1. 盆腔检查的基本要求**不包括**
   A. 检查前排空膀胱　　　　　　　　　B. 尽量避免经期做盆腔检查
   C. 无性生活患者禁做双合诊及阴道窥器检查　　D. 所有盆腔检查均取膀胱截石位
   E. 检查时应每人一垫单,避免交叉感染

2. 关于盆腔检查以下哪项**错误**
   A. 检查者应态度严肃、动作轻柔,告知患者盆腔检查可能出现的不适,不必紧张
   B. 除尿失禁者外均应排空膀胱,必要时导尿
   C. 大便充盈者应排空大便,习惯性便秘者,无碍盆腔检查无需处理
   D. 为避免交叉感染应每人一垫
   E. 如高度肥胖或确实配合不好,可疑盆腔病变者,可行 B 超检查

3. 外阴检查**不包括**下列哪项
   A. 外阴发育及阴毛多少和分布情况　　　B. 外阴皮肤和黏膜色泽及质地变化
   C. 尿道口、尿道旁腺　　　　　　　　　D. 大小阴唇、阴蒂、阴道口、前庭大腺
   E. 会阴体、肛门

4. 关于阴道窥器的使用,以下哪项是正确的
   A. 无需根据患者情况选择统一型号窥器
   B. 使用前应蘸取液状石蜡以使之润滑
   C. 将窥阴器两叶闭合倾斜 45°,沿阴道后壁缓慢插入至阴道顶端后张开两叶暴露宫颈
   D. 检查宫颈后直接取出窥器
   E. 应以左手拇指及示指分开大小阴唇,避开敏感区,将窥器缓慢放置并边推进边打开两叶,直至暴露宫颈

5. 无性生活史的患者适合以下哪种检查方法
   A. 阴道窥器检查　　B. 双合诊　　　　C. 三合诊　　　　D. 直肠 - 腹部诊　　　E. 阴道 B 超

6. 窥阴器检查**不包括**的项目是
   A. 阴道分泌物的气味　　　　　　　B. 子宫的硬度　　　　　　　　C. 穹窿有无饱满
   D. 宫颈的大小、颜色　　　　　　　E. 阴道的通畅度

7. 关于双合诊以下哪项**错误**
   A. 检查者应站在患者的两腿间,手指蘸取液状石蜡或新洁尔灭润滑
   B. 一律使用示指及中指进行检查

C. 检查时应首先轻轻将手指顺阴道后壁放入并触摸阴道四壁,了解阴道通畅度、深度、弹性
D. 触诊子宫及附件时动作应轻柔,令患者呼吸配合
E. 患者疼痛较重时不宜强行按压

8. 发现子宫后壁直肠子宫凹陷、宫骶韧带病变选用
　　A. 双合诊　　　　　　B. 三合诊　　　　　C. 直肠-腹部诊　　　D. 腹部扣诊　　　E. 肛诊

9. 下列说法**不正确**的是
　　A. 未婚或阴道闭锁、阴道狭窄等可以行肛查
　　B. 对于无性生活的女性做阴道检查须经患者及其家属同意,并签署知情同意书后进行
　　C. 对于病情危重患者一律应待病情稳定后再进行盆腔检查
　　D. 双合诊可以了解子宫及卵巢及宫旁组织的情况
　　E. 半年前进行过宫颈防癌检查且结果正常者可以不做细胞学检查

10. The size of normal uterus of adult is about
　　A. 4cm×3cm×1cm　　　　　　B. 7cm×4cm×3cm　　　　　　C. 8cm×5cm×1cm
　　D. 6cm×4cm×2cm　　　　　　E. 7cm×3cm×2cm

第 41 章

经阴道后穹窿穿刺术
Culdocentesis

一、目的

通过后穹窿穿刺可以了解盆腹腔内液体的性状、进行相应理化检查、病理检查以及病原学检查,并对相应疾病进行诊断和治疗。

二、适应证

1. 对疑有腹腔内出血的患者,如异位妊娠、卵巢滤泡破裂、黄体破裂等的辅助诊断。

2. 怀疑腹腔内积液或积脓时,了解积液性质,协助明确诊断;如为腹腔积脓,可以穿刺做病原学检查、穿刺引流及局部药物治疗。

3. 对于可疑恶性肿瘤的患者,可以通过穿刺留取腹腔积液进行细胞学检查,也可以对后穹窿肿物进行细针穿刺病理检查(但目前对后者存在争议)。

4. 超声引导下行卵巢子宫内膜异位囊肿穿刺治疗、包裹性积液穿刺治疗、输卵管妊娠部位药物注射。

5. 超声引导下经阴道后穹窿穿刺取卵,用于各种助孕技术。

三、禁忌证

1. 严重的盆腔粘连,疑有肠管与子宫后壁粘连。
2. 子宫直肠陷凹完全被巨大肿物占据。
3. 异位妊娠拟用非手术治疗时,无需进行后穹窿穿刺,以免引起感染。
4. 对于高度怀疑恶性肿瘤的患者,一部分学者主张尽量避免后穹窿穿刺,以免肿瘤细胞种植。
5. 合并严重的阴道炎症。

四、术前准备

（一）器械准备

1. 穿刺包(含窥阴器、宫颈钳、9 号长针头)。
2. 无菌手套。
3. 消毒液(1% 聚维酮碘,2.5% 碘酊,75% 酒精;如碘过敏,备 1/1 000 苯扎溴铵溶液)。

《 *注意穿刺针的选择。*

4. 10ml 或 20ml 注射器。

5. 无菌纱布数块。

6. 根据实际需要准备玻片、培养皿、无水酒精、抗生素等。

（二）患者准备

术前沟通、确认知情同意很重要，签署手术同意书。

1. 向患者讲明手术的必要性，充分了解患者的既往病史，签署知情同意书。

2. 测量血压、脉搏，必要时开放静脉。

3. 术前化验检查，包括血常规、凝血功能检查等。

如积液较少时患者可以采用头高位，但应慎用。

4. 患者排空小便后取膀胱截石位，必要时导尿。

（三）操作者准备

1. 充分了解患者既往病史及内科合并症及盆腹腔手术史。

2. 术前洗手液洗手，戴好口罩、帽子。

3. 核对患者，检查知情同意书是否已经签署。

进行后穹窿穿刺前需进行双合诊了解子宫位置。

4. 行盆腔检查了解阴道分泌物性状，确认无急性生殖道炎症；并了解子宫大小及位置及双侧宫旁情况，特别要注意后穹窿是否膨隆、有无肿瘤或结节，如有阴道流血先行消毒，然后行盆腔检查。

五、操作步骤

1. 打开穿刺包，戴无菌手套。外阴、阴道用 1% 聚维酮碘消毒，铺无菌孔巾。持窥阴器边旋转边消毒阴道，退出窥阴器后更换窥阴器固定暴露宫颈，宫颈钳钳夹宫颈后唇，再次消毒阴道尤其是后穹窿穿刺部位。

向前上方牵拉宫颈钳，在阴道后壁与后穹窿交界处稍下方进针。进针方向很重要，必须与宫颈管方向平行，以免穿刺入子宫体而导致假阴性结果。

2. 取 9 号长针头接 10ml 或 20ml 注射器，检查针头是否通畅，确认针头无阻塞后，左手向前上方牵拉宫颈钳，右手持注射器在后穹窿中央或稍偏患侧、阴道后壁与后穹窿交界处稍下方、平行宫颈管方向缓缓刺入（图 41-1），当针头穿透阴道壁，出现落空感后（进针 2~3cm）立即抽取液体，如无液体抽出，可以适当改变进针深度和方向或边退针边抽吸，必要时嘱患者半坐卧位使盆腹腔内液体汇积于子宫直肠陷凹以便于抽吸。

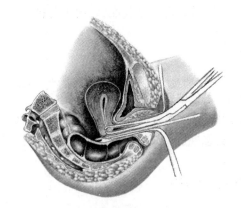

图 41-1 经阴道后穹窿穿刺

3. 如抽出脓液或陈旧性血液需要进行相应治疗时，按预定方案进行。

4. 操作结束时轻轻拔出针头后，应注意穿刺点有无活动性出血，并可用棉球压迫至血止后取出窥阴器。

5. 如抽出血液，应使之静置 10min 以上，观察其是否为不凝血。

6. 如欲行细胞学检查应立即涂片，待其干燥后以 95% 酒精固定后送检，或放置在细胞固定液中待检。

7. 如行其他检查对标本进行相应处置(见第4章腹腔穿刺术)。

8. 交代术后注意事项。

六、并发症及注意事项

1. **误伤血管** 进针方向错误,误伤血管,抽出血液静置后可以凝固,要注意患者自诉,如出现穿刺后腹痛、肛门坠胀、甚至血压下降,应及时进行盆腔检查,必要时进行超声检查,了解有无血肿发生。

2. **误伤直肠** 进针方向过于靠后时,可以伤及直肠,一般小损伤无需特别处理;如破口较大出现相应症状,应请外科会诊,决定治疗方案。对盆腔轻度粘连,确需穿刺时可以超声引导下进行。

3. **感染** 应严格按无菌规则进行操作,阴道炎症患者应治疗后进行穿刺,必要时同时应用抗生素。

> 如抽出血性液体,应使之静置 10min 以上,如果凝集证明穿入血管,如为不凝集证实为腹腔内出血。

七、相关知识

子宫直肠陷凹是腹腔最低点,腹腔内如有积血、积脓或积液时常常存留于此。后穹窿的组织相对较薄,经后穹窿穿刺进行治疗、取卵、注射等损伤小、操作方便(图41-2)。经阴道后穹窿穿刺对于诊断、治疗许多妇产科疾病是必不可少的常用的辅助方法。

> 女性盆腔解剖非常重要。

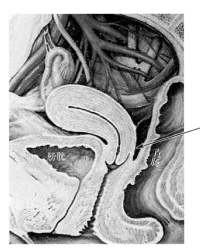

子宫直肠陷凹
膀胱
直肠

图 41-2 盆腔解剖

(中南大学湘雅二医院 方小玲 邓娅莉)

测 试 题

1. 有关后穹窿穿刺的适应证,以下哪项**错误**
   A. 对疑有腹腔内出血的患者可以抽出不凝血
   B. 对疑有盆腔积脓的患者进行辅助诊断
   C. 对于可疑恶性肿瘤的患者,可以通过穿刺留取腹腔积液进行细胞学检查
   D. 可以在超声引导下进行包裹性积液的穿刺
   E. 可以对上皮性卵巢囊肿进行穿刺治疗

2. 有关后穹窿穿刺的禁忌证以下哪项**错误**

    A. 严重的盆腔粘连,子宫直肠陷凹完全被巨大肿物占据

    B. 疑有肠管与子宫后壁粘连

    C. 子宫内膜异位囊肿

    D. 对于高度怀疑恶性肿瘤的患者应尽量避免后穹窿穿刺

    E. 合并严重的阴道炎症

3. 关于后穹窿穿刺以下哪项**错误**

    A. 应签署知情同意书

    B. 怀疑真性卵巢肿物时为明确诊断可以选择穿刺方法

    C. 穿刺后应压迫穿刺点并注意有无活动性出血

    D. 穿刺针应平行于宫颈管的方向进入,避免损伤宫旁血管

    E. 穿刺前应进行盆腔检查

4. Intraperitoneal bleeding is confirmed by puncture of hemorrhagic fluid. How long should the blood be left to rest for at least

    A. 1minute   B. 2minutes   C. 5minutes   D. 10minutes   E. 15minutes

5. 后穹窿穿刺误伤血管的表现**不包括**

    A. 抽出血液静置后可以凝固   B. 患者出现头晕、面色苍白

    C. 血压下降、脉搏增快、腹腔内出血增多   D. 宫旁肿物,患者主诉有排便感

    E. 抽出血液为不凝固

6. 诊断腹腔内出血,最简单可靠的方法是

    A. 病史、腹部检查及阴道检查   B. 后穹窿穿刺   C. 尿妊娠试验

    D. B 超   E. 诊断性诊刮

7. 进行后穹窿穿刺时**不必**准备的物品是

    A. 无菌手套   B. 纱布

    C. 1/1 000 苯扎溴胺溶液   D. 宫颈钳

    E. 75% 酒精

8. 后穹窿穿刺前患者准备**不正确**的是

    A. 不必要了解患者的既往病史   B. 测量生命体征   C. 术前化验检查

    D. 讲明手术必要性,签署知情同意书   E. 患者排空小便后取膀胱截石位,必要时导尿

9. 后穹窿穿刺未抽出不凝血的原因**不包括**

    A. 内出血量少   B. 血肿位置高

    C. 直肠子宫陷凹有粘连   D. 血液黏滞度高

    E. 无内出血

10. A 19-year-old woman comes to the emergency room and reports that she had passed out at work earlier in the day.She has mild vaginal bleeding. And her abdomen is diffusely tender and distended. In addition,she complains of shoulder and abdominal pain. Her temperature is 36.4℃;pulse rate,120 per minute;and blood pressure,96/50 mmHg. To confirm the diagnosis suggested by the available clinical data,which of the following diagnostic procedures would best be utilized?

    A. pregnancy test   B. posterior colpotomy

    C. dilatation and curettage   D. culdocentesis

    E. laparoscopy

第 42 章

阴道分泌物检查

Examination of Vaginal Discharge

一、目的

通过对阴道分泌物的性状、病原学等检查,诊断女性生殖系统炎症、判断卵巢功能。

二、适应证

1. 凡进行阴道检查者,应常规进行阴道滴虫、假丝酵母菌及清洁度检查。

2. 如受检者白带异常,应进行相应的病原体检查或培养。

3. 需要了解卵巢功能者,应行阴道脱落细胞相关检查。

4. 需要判断月经周期中的不同阶段,可进行宫颈黏液结晶检查。

三、检查前准备

1. 器械准备

(1) 一般材料:同第 40 章盆腔检查所用材料。

(2) 相关取材所需物品:干棉球、生理盐水、10% 氢氧化钾溶液、滴管、载玻片、试管、棉拭子、培养管、尖嘴长弯钳、显微镜等。

2. 患者准备　同第 40 章盆腔检查。

3. 操作者准备　同第 40 章盆腔检查。

四、操作步骤

患者取膀胱截石位,臀部紧邻检查床缘,头部稍高,双手臂自然放置床两侧,腹部放松,检查者面向患者,站立在其两腿之间。如患者病情危重,不能搬动时也可在病床上检查,检查者站立在病床的右侧。根据需要选择所用器具。放置窥阴器方法见盆腔检查。

1. 滴虫检查　阴道毛滴虫是一种极微小有鞭毛的原虫生物,用肉眼无法看到,用显微镜才可见,虫体外形呈梨形,顶端有四根鞭毛,后端有一根鞭毛,与波动膜外缘相连(图 42-1)。

(1) 悬滴法:取干燥玻片一张,在其上滴一滴生理盐水,用刮板或棉拭子(最好用刮板,以免棉纤维脱落影响视野)刮取阴道侧壁上 1/3 黏膜上附着的分泌物后,轻轻混入在已制备好的玻片上的生理盐水悬滴后,即刻放置在显

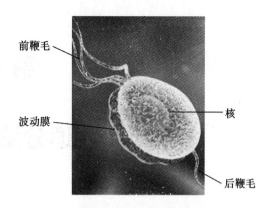

图 42-1 阴道毛滴虫

前鞭毛

波动膜

核

后鞭毛

滴虫对温度非常敏感,要注意保暖,要随取随看。

微镜低倍镜下观察,如为冬季室温较低,可在暖气上放置片刻后镜检,以免影响滴虫活动率。

（2）培养法:外阴消毒后放置窥阴器,用无菌棉拭子同法取阴道分泌物后放置在肝浸汤培养基或大豆蛋白胨培养基中,37℃孵育48h后检查有无滴虫生长。

2. 假丝酵母菌检查 假丝酵母菌是一种真菌,包括白假丝酵母菌、光滑假丝酵母菌、近平滑假丝酵母菌、热带假丝酵母菌等,通常引起阴道炎的是白假丝酵母菌。此菌适宜在酸性环境中生长,呈卵圆形,有芽孢及细胞发芽伸长而形成的假菌丝（图42-2）。

假丝酵母菌的检出率与取材非常有关,应选择附着于阴道壁的分泌物以提高检出率。

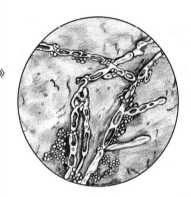

图 42-2 白色假丝酵母菌

检查方法:

（1）悬滴法:取干燥玻片一张,在其上滴10%氢氧化钾溶液或生理盐水一滴,用刮板或棉拭子刮取阴道侧壁上1/3黏膜上附着的分泌物后,混入在已制备好的玻片上制成悬滴后显微镜下观察有无假丝酵母菌菌丝。由于10%氢氧化钾可以溶解其他细胞成分,菌丝的检出率高于生理盐水悬滴,阳性率为70%~80%。

（2）涂片法:同上法取材后,将分泌物均匀涂抹在一张干燥的玻片上,进行革兰氏染色后显微镜低倍镜下检查。

如果为光滑假丝酵母菌感染,悬滴法可能出现假阴性;如果分泌物的性状高度疑似假丝酵母菌感染,则需要进一步经培养法以确诊。

（3）培养法:外阴消毒后放置窥阴器,以无菌干燥棉拭子同法取材后,将其接种在 TTC 沙保罗（Sabouraud）培养基上,置37℃温箱,3~4d 后出现菌落。若菌落为白色,可能为假丝酵母菌,若为红色、紫红色等其他颜色可能为非白色假丝酵母菌。若进一步对白色假丝酵母菌及非白色假丝酵母菌进行菌种鉴定,需在玉米-吐温培养基上25℃进一步培养72h,显微镜下有假菌丝,中隔部伴有成簇的圆形分生孢子,顶端有厚壁的厚膜孢子,芽管试验阳性,即为白色假丝酵母菌。不符合以上特征的即为非白色假丝酵母菌。

3. 阴道清洁度检查 取一张干燥玻片,将1滴生理盐水放在玻片上,取阴道分泌物少许,混于玻片上的生理盐水中,置显微镜下观察。

清洁度Ⅰ度:镜下看到正常阴道上皮脱落细胞为主及一些阴道杆菌、极少白细胞。

清洁度Ⅲ度:镜下看到大量白细胞及较多杂菌、病原体,极少阴道上皮脱落细胞。

清洁度Ⅱ度:镜下所见介于前两者之间。

4. 线索细胞检查   取一张干燥玻片,将1滴生理盐水放在玻片上,取阴道分泌物少许,混于玻片上的生理盐水中,置显微镜高倍镜下观察。线索细胞的特点为阴道表层细胞膜上贴附着大量颗粒状物即加德纳菌,细胞边缘的大部分不平滑。若见到>20%的线索细胞,分泌物胺试验阳性,pH>4.5,则可诊断细菌性阴道病。

5. 淋球菌检查   淋球菌常存在于急性尿道炎与阴道炎脓性分泌物的白细胞中,形态呈卵圆形或豆形,常成对排列,邻近面扁平或稍凹陷,像两粒豆子对在一起(图42-3)。

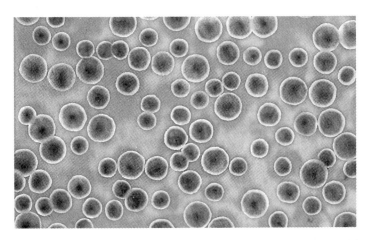

图42-3   淋球菌

《 淋球菌的取材应在宫颈管或挤压尿道旁腺后尿道口。

(1) 涂片法:取干燥玻片一张,先以干棉球擦净宫颈表面分泌物,再用无菌棉拭子伸入宫颈管1.5~2cm转动并停留20~30s或经阴道前壁向耻骨联合方向挤压尿道或尿道旁腺,用棉拭子或刮板留取自尿道口流出的分泌物,均匀涂抹在玻片上,用革兰氏染色方法染色后寻找中性粒细胞内的革兰氏阴性双球菌。此法阳性率为40%~60%,有假阳性。

(2) 培养法:外阴消毒后放置窥阴器,同涂片法留取分泌物标本,立即接种至Thayer-Martin培养基中培养或进行聚合酶链反应(PCR),其阳性率可达80%~90.5%。

6. 内分泌功能检查   用消毒刮板在阴道侧壁上1/3处轻轻刮取黏液及细胞后,均匀地涂在玻片上,用95%酒精固定,待巴氏染色后显微镜下观察细胞形态。对未婚者可用浸湿的消毒棉签轻轻伸入至阴道,在阴道侧壁上1/3处轻卷后取出棉签,将其涂至玻片上,同法固定和染色后读片。

7. 宫颈黏液结晶检查   暴露宫颈,以长弯钳伸入宫颈管,钳取宫颈黏液后打开长弯钳,观察钳尖处黏液性状及拉丝度,并将黏液置于干燥玻片上令其自然干燥后,显微镜低倍镜下观察结晶的形状。正常月经周期中第7d出现羊齿状结晶,排卵后,结晶减少,一般在月经周期中第22d时消失,出现椭圆小体(图42-4)。

《 取材部位非常重要。

8. 人乳头瘤病毒(HPV)检查   暴露宫颈后,如果宫颈部位分泌物较多,可用干棉球轻轻蘸去分泌物然后用检查专用毛刷伸入宫颈管中旋转3~5周,

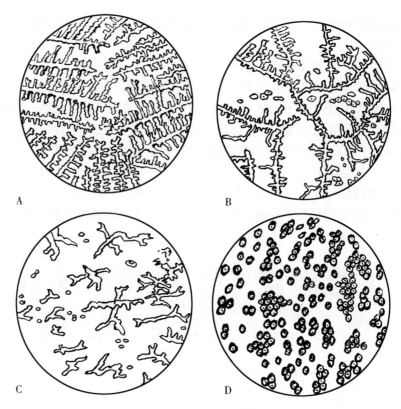

图 42-4　宫颈黏液结晶

A."+++"——典型结晶Ⅰ型;B."++"——典型结晶Ⅱ型;C."+"——不典型结晶Ⅲ型;
D."-"——椭圆体Ⅳ型

取出毛刷将其放入专用试管中,在瓶口水平折断毛刷杆,盖好试管帽送检。

五、注意事项

1. 采集标本前 24~48h 内应禁性生活、阴道检查、阴道灌洗及阴道上药。
2. 使用的窥阴器不得涂润滑剂。
3. 采集器等用品应保持干燥。
4. 不同检查最佳取材部位不同。

六、相关知识

1. 阴道及宫颈阴道部被覆的是鳞状上皮,为非角化的鳞状上皮。上皮细胞分为表层、中层和底层,其生长受雌激素影响。检查阴道上 1/3 黏膜的脱落细胞形态可以反映卵巢功能。

2. 宫颈黏膜腺体受卵巢功能影响,宫颈黏液量、形状及结晶的类型随卵巢周期而变化,通过本检查可以了解卵巢功能。在雌激素影响下,当月经周期处于增生期时,宫颈黏液为羊齿状结晶;排卵期时,宫颈黏液含水量增多,透明且稀薄,延展性增大,拉丝长度可达 10cm;排卵期后在孕激素的影响下,宫颈黏液变为黏稠而浑浊,拉丝度仅为 1~2cm。

3. 阴道分泌物主要由阴道黏膜渗出物、宫颈管、子宫内膜及输卵管腺体分泌物、以上组织中的脱落细胞及阴道内的细菌等组成。当以上部位发生感染时,炎性渗出增多,而且其中的病原体含量较多,可以通过阴道分泌物的取材进行病原学检查。

4. 假丝酵母菌感染在临床上的表现主要是外阴奇痒,妇科检查可见白带呈白色豆渣样,阴道黏膜红肿,小阴唇内侧及阴道黏膜上附着白色膜状物。治疗局部可以用 2%~3% 苏打水清洗外阴及阴道上制霉菌素栓、克霉唑等。

5. 滴虫阴道炎临床上主要表现为白带多、外阴痒,妇科检查可见阴道宫颈充血,阴道内多量稀薄泡沫状白带,灰黄色。治疗局部可用甲硝唑外用。连续 3 次月经期后检查滴虫阴性诊断为治愈。

6. 淋病奈瑟菌宫颈炎单纯急性发作主张大剂量、单次给药,常用为第三代头孢菌素类。

(中南大学湘雅二医院　方小玲　邓娅莉)

测 试 题

1. 关于分泌物取材及制片哪项正确
   A. 了解卵巢功能应刮取阴道侧壁上 1/3 的黏膜做涂片
   B. 分泌物涂片找淋球菌应取阴道后穹隆的分泌物
   C. 做阴道分泌物悬滴进行滴虫检查应滴一滴 10%KOH,并注意保暖
   D. 分泌物找真菌应在宫颈管取材
   E. 了解宫颈黏液结晶应在阴道侧壁取材

2. 关于分泌物取材哪项**错误**
   A. 检查分泌物应在其聚集处即后穹隆取材最为方便
   B. 检查滴虫应在阴道上 1/3 侧壁取材
   C. 做淋球菌检查应取宫颈管或尿道旁腺分泌物
   D. 做内分泌涂片应取阴道上 1/3 刮片
   E. 做假丝酵母菌检查应在阴道上 1/3 取材

3. 阴道分泌物检查哪项**错误**
   A. 查滴虫应先在玻片上滴一滴生理盐水
   B. 为提高假丝酵母菌的检出率,应用 10% 氢氧化钾做悬滴检查
   C. 内分泌涂片应用 95% 酒精固定后待检
   D. 进行滴虫检查时标本无需保暖
   E. 淋球菌检查需做革兰氏染色

4. 关于滴虫检查以下哪项正确
   A. 滴一滴盐水在玻片上,然后将窥阴器上的分泌物蘸在其上
   B. 冬季检查时为提高检出率可以将分泌物悬滴放置在暖气上保暖
   C. 窥阴器检查可以蘸取液状石蜡润滑
   D. 滴虫悬滴需在油镜下观察
   E. 应在尿道口留取分泌物

5. 关于宫颈黏液结晶检查以下哪项**错误**
   A. 用长弯钳伸入宫颈管,钳取宫颈黏液后打开长弯钳,观察钳尖处黏液性状及拉丝度,并将黏液置于干燥玻片上令其自然干燥
   B. 显微镜低倍镜下观察结晶的形状
   C. 需要巴氏染色后观察
   D. 排卵期时,宫颈黏液含水量增多,透明且稀薄,延展性增大,拉丝长度可达 10cm

E. 排卵期后在孕激素的影响下,宫颈黏液变为黏稠而浑浊,拉丝度仅为 1~2cm

6. 外阴奇痒,白带呈白色豆渣样,阴道黏膜红肿,局部用
    A. 甲硝唑栓
    B. 1:500 高锰酸钾溶液冲洗
    C. 制霉菌素栓
    D. 6% 小苏打液冲洗
    E. 2% 醋酸溶液冲洗

7. 目前无并发症的淋病奈瑟菌宫颈炎常用药物
    A. 青霉素类
    B. 四环素
    C. 干扰素
    D. 头孢类
    E. 红霉素

8. 滴虫阴道炎的治愈标准是
    A. 白带悬滴法检查滴虫转阴性
    B. 临床症状消失
    C. 连续 3 次月经期后检查滴虫阴性
    D. 连续 3 次月经期前检查滴虫阴性
    E. 全身及局部治疗 3 个疗程治愈

9. 女性,36 岁。白带多,外阴痒,白带稀薄,灰黄色。妇科检查:阴道宫颈充血,阴道内多量稀薄泡沫状白带,其诊断为
    A. 滴虫阴道炎
    B. 细菌性阴道炎
    C. 假丝酵母菌阴道炎
    D. 淋病
    E. 老年性阴道炎

10. The hormones of ovary secrets are
    A. estrogen, testosterone, progesterone
    B. FSH
    C. LH
    D. GnRH
    E. prolactin

第43章

宫颈细胞学检查
Cervical Cytological Test

一、目的

宫颈细胞学检查主要是通过观察宫颈脱落细胞的形态学变化,进行宫颈癌前病变及宫颈癌的筛查。同时,由于标本获取中可能采集到阴道、宫腔,甚至少量腹腔脱落细胞,故可在一定程度上反映相应部位可能存在的疾病。另外,也可以通过细胞学形态在一定程度上了解患者机体性激素水平。

> 筛查前了解病史,并告知筛查的重要性和必要性。

二、适应证

1. 普通人群的健康筛查 25岁以上人群每3年一次细胞学筛查,或每5年一次细胞学和高危型HPV联合筛查。

2. 机会性筛查 因妇科疾病就诊的患者,尤其是存在宫颈接触性出血、阴道排液、分泌物异常或下生殖道有肉眼可疑病变的女性。

3. 因妇科良性疾病拟行子宫切除手术前。

4. 高危人群的复查 曾经宫颈癌筛查结果异常者、宫颈病变或宫颈癌治疗后随诊患者。

三、操作注意事项

1. 物品准备 除常规盆腔检查所需物品外,应同时准备好细胞学取材的相应物品,包括申请单、液基细胞学保存小瓶、宫颈取样刷。若进行传统细胞学涂片,应准备好玻片、刮板及95%的酒精以便取材后固定及玻片架。

2. 患者准备 基本同常规盆腔检查。宫颈细胞学取材应在非月经期进行。取材前至少24h禁止性生活、盆腔检查、阴道超声检查、阴道灌洗和上药,宫颈阴道部不可以有药物残渣。

3. 检查者准备 了解受检者病史,申请单除姓名、年龄外,应写明受检者末次月经,及临床可疑的阳性病史或体征,可能的临床诊断。取材前再次核对受检者姓名、编号。

4. 检查中注意事项 同常规盆腔检查。操作过程轻柔,注意与患者交流,用通俗易懂的语言告知该项检查的意义,以及在采集标本中及采集后受检者可能出现的身体不适,并给予解释及安慰,确保受检者能够理解。

> 填写申请单并做好标记非常重要,以免标本搞混。

257

四、操作步骤

受检者取膀胱截石位。检查者手持窥阴器,其顶端蘸取少量水样液体作为润滑,在左右双手配合下先倾斜窥阴器,轻轻置入受检查者的阴道口,再缓慢向阴道深部推进,逐步摆正窥阴器并暴露子宫颈。注意,不要径直将窥阴器插入阴道深部后直接撑开,如此操作易于损伤宫颈上皮。

充分暴露子宫颈,若子宫颈表面分泌物过多时,应使用无菌棉球或棉棒将其轻轻蘸去,然后再进行取材。

> 操作力度要适中,要避免操作所引起的出血,同时还要采集足够的脱落细胞标本,以免标本量不足。

将取样刷置于宫颈外口,轻轻施压,使得刷缘在宫颈表面展开,以子宫颈外口为圆心,在子宫颈外口鳞柱交界处和子宫颈管内,轻轻旋转 3~5 周,应尽量避免引起子宫颈出血而影响检查结果。

若在刷子刷取范围以外看到可疑异常的部位,应同时刷取该区域的脱落细胞一并送检。

若采用液基细胞学,需要立即将取样器上的细胞尽可能全部涮洗入或者将毛刷头取下直接放入装有保存液的小瓶中送检。(图 43-1)

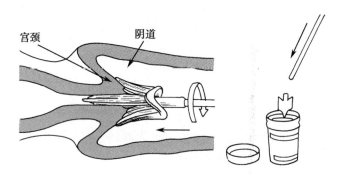

图 43-1　宫颈薄层液基细胞学涂片

如果采用传统巴氏涂片,需要将刮板刮取的标本或者细胞刷刷取的标本均匀薄薄涂抹于载玻片上,应顺着同一方向轻轻均匀推平,不宜太厚,切忌来回涂抹,涂片面积应不小于玻片的 2/3。涂抹后立刻用 95% 的酒精固定并置于玻片架,所涂抹细胞的区域应全部被浸泡固定,固定时间为 15~30min,时间不宜过短或过长。(图 43-2)

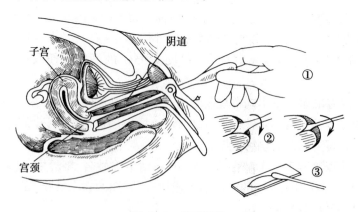

图 43-2　宫颈刮片

五、检查后注意事项

1. 检查后应在申请单上标明检查中所见,尤其是异常体征。如有出血,应提示出血来源。若宫颈或阴道壁有肉眼可疑异常,应在申请单上进行相应的描述。

2. 应告知被检查者检查后可能出现的问题并给予解释,如少量阴道出血及检查所造成的不适感会在短时间内消失。告知何时和如何获得检查结果。

3. 阴道炎时宫颈细胞学形态会受到一定的影响,可能影响细胞学检查结果的准确性,应先治疗阴道炎症,并叮嘱患者停药至少一周后再行宫颈细胞学检查。

六、相关知识

宫颈上皮由宫颈复层鳞状上皮和单层柱状上皮组成。两种上皮的高度不同,形成较清晰的原始鳞柱交界。通常柱状上皮位于宫颈管内。受各种因素的影响,尤其是性激素的影响,当宫颈柱状上皮暴露于阴道酸性环境中,将化生为鳞状上皮。化生上皮与柱状上皮的交界称为生理性鳞柱交界。原始鳞柱交界与生理性鳞柱交界之间的区域为转化区,即由柱状上皮转化为鳞状上皮的区域。该区域是宫颈癌前病变和宫颈癌好发部位,是宫颈细胞学检查标本的重要采集区。

(北京大学人民医院　赵　昀　魏丽惠)

测 试 题

1. 关于宫颈细胞学检查,下列哪项是**错误**的
   A. 采集标本前 24h 内应禁性生活、阴道检查、阴道灌洗及用药
   B. 取标本时应核对申请单姓名与标本编号一致
   C. 白带较多时不应将过多的白带去除,而应和脱落细胞一起送检
   D. 阴道流血较多时影响检查结果
   E. 应将所取的标本均匀涂在玻片上,避免反复涂抹

2. 关于宫颈细胞学检查,下列哪项是正确的
   A. 传统方法用刮板刮取宫颈表面涂抹玻片后即可送检
   B. 无论哪种方法取材均应兼顾宫颈表面及宫颈管,特别注意鳞柱交界处
   C. 传统方法涂片后用 75% 酒精固定
   D. 取材时应用力,否则细胞量过少影响检查结果
   E. 应以宫颈外口为中心旋转取材,无需对整个宫颈取材

3. 关于宫颈细胞学检查的适应证,以下哪项是**错误**的
   A. 40 岁女性,未婚,曾有短暂性生活史
   B. 3 个月前宫颈细胞学筛查阴性,现性生活出血,阴道排液有异味
   C. 因妇科良性疾患拟行子宫切除手术前
   D. 高危人群的复查,即曾有过细胞学异常、宫颈病变或宫颈癌治疗后的复查
   E. 阴道炎患者

4. 关于薄层液基细胞学检查,以下哪项是**错误**的
   A. 取装有细胞保存液体的小瓶,在其表面贴上患者信息的标签或用记号笔写上患者姓名等
   B. 正确放置窥阴器,暴露宫颈时避免窥阴器触碰宫颈
   C. 用专用的特制毛刷伸入宫颈管约1cm,以宫颈外口为中心,旋转360°~720°后取出并将毛刷头浸泡至保存液体中备检
   D. 取特定毛刷用力刷取宫颈管及宫颈表面,以免细胞量过少影响检查
   E. 如遇宫颈肥大患者,除在宫颈口周围刷取细胞外,还应注意刷取旋转毛刷不能刷到的区域,特别是鳞柱交界处

5. 关于传统宫颈细胞学的涂片检查,以下哪项是**错误**的
   A. 将一张干燥的玻片取出,用铅笔在有毛玻璃的一侧写好患者姓名或粘贴与申请单一致的编号
   B. 核对申请单与玻片的标记相一致,以确保标本的准确无误
   C. 正确放置窥阴器,暴露宫颈时避免窥阴器触碰宫颈
   D. 用特制小刮板的一头伸入宫颈管,另一头贴覆在宫颈表面,以宫颈外口为圆心沿一个方向轻轻旋转刮取脱落细胞,并将其沿一个方向涂在已准备好的玻片上
   E. 75% 酒精固定标本,待巴氏染色后显微镜下观察细胞形态

6. 宫颈阴道部外观呈颗粒状的红色区,触血,下列哪种情况处理最佳
   A. 宫颈炎,给予药物治疗
   B. 宫颈糜烂,给予物理治疗
   C. 宫颈柱状上皮外翻,应随诊观察
   D. 宫颈癌前病变,应进行治疗
   E. 宫颈的一种外观形态,难以判断有无疾病,应进行宫颈细胞学检查

7. 32 岁女性,孕 2 产 1,接触性出血 3 次。检查:宫颈光滑,大小正常,活动好,附件未及异常。首选下列哪项检查
   A. 宫颈细胞学检查　　　B. 阴道镜检查　　　C. 宫颈及颈管活检　　　D. 腹腔镜检查　　　E. 碘试验

8. 关于宫颈细胞学取材,哪些是正确的
   A. 对于健康查体,临床无症状的女性,宫颈取样器置于宫颈口处,在转化区内旋转 3~5 圈
   B. 对于外观糜烂样宫颈,除了在转化区取材外,还应在取样器没有采集到的宫颈可疑有病变的部位取材
   C. 如果做联合筛查,先采集 HPV,然后再采集细胞学标本
   D. 老年女性,阴道干涩,可以液状石蜡润滑窥阴器顶端后进行宫颈细胞学取材
   E. 患者 55 岁,绝经 2 年,接触性出血就诊,宫颈表面糜烂样,连续两次细胞学取材不满意的患者,应治疗宫颈炎后再次采集细胞学

9. 关于脱落细胞学,下列哪项是**错误**的
   A. 宫颈细胞学检查即便报告找到恶性细胞,也只能作为参考,需要进一步检查才能确诊
   B. 通过脱落细胞学了解卵巢功能时,需要在阴道侧壁上 1/3 取材
   C. 为了保证宫颈细胞学取材满意,在采集传统涂片时,要将刮板在玻片上反复涂抹数次
   D. 宫颈细胞学检查异常主要体现在细胞形态发生改变,细胞核 / 细胞质比例增高,细胞核形态失常
   E. 宫颈液基细胞学和传统宫颈涂片相比,涂片更清晰,去除了杂质的感染,便于阅片诊断

10. 53 years old, For routine cervical cancer screen. Cervical cytology test is ASC-US, , HR-HPV 52 positive. What should she do?
    A. repeat cervical cytology test at 6 months　　　B. colposcopy　　　C. LEEP
    D. coagulation　　　E. for cold knife cone

* 第 44 章

处女膜切开术

Incision of Imperforate Hymen

一、目的

对于因处女膜闭锁引起腹痛等症状的患者,应进行处女膜切开术切开闭锁的处女膜,引流经血。

二、适应证

1. 处女膜闭锁,经血潴留引起腹痛、排尿排便异常的患者。

2. 筛状处女膜或处女膜其他异常造成的经血引流不畅,经血潴留引起腹痛、排尿排便异常的患者。

三、禁忌证

1. 幼儿期患者尚未月经来潮,解剖结构也尚未发育完善,除处女膜黏液囊肿较大压迫尿道出现排尿困难等特殊情况外,一般不建议手术治疗。

2. 对于青春期或青春期后患者,尽量避免月经期进行手术,局部感染需得到控制后进行手术。

四、操作前准备

1. 核对患者信息。向患者解释手术的目的、操作过程、风险及需要配合的事项,签署知情同意书。

2. 术前排空膀胱,清洁外阴并消毒。

五、操作步骤

1. **手术体位** 膀胱截石位。

2. **器械准备** 注射器、手术刀、剪刀、鼠齿钳、止血钳、持针器、4-0 号可吸收线。

3. **消毒铺单** 消毒、铺无菌孔巾。

4. **麻醉** 一般采用椎管内麻醉,也可采用局部麻醉或全身麻醉。

5. 分开阴唇,闭锁的处女膜因月经血潴留呈蓝紫色,在其最膨出部 2→8 点及 10→4 点处,从中心向周围做放射状切开,呈"X"形(图 44-1),达处女膜环。必要时可先用粗针穿刺处女膜最膨出部,抽出褐色积血,明确诊断后再行切开。

> 青春期女性一旦确诊处女膜闭锁,应尽早手术治疗,即做处女膜切开术,以免治疗过晚造成子宫腔积血,进而造成子宫内膜异位症。
>
> 与阴道闭锁、阴道横隔进行鉴别诊断。

6. 尽可能排出阴道内积血,积血排出后检查宫颈、阴道是否正常。

7. 修剪处女膜切口,使其呈"瓣状"圆形,并可顺利容纳两指(图44-2)。

8. 用4-0号可吸收线连续扣锁缝合切开的处女膜边缘黏膜,止血并成型(图44-3)。

9. 术后处理

(1) 术后保持引流通畅,防止创面粘连,鼓励坐起或下床活动,有利于潴留经血流出。

(2) 保持外阴清洁,但不宜阴道灌洗。

(3) 保留导尿管24~48h。

(4) 必要时给予抗生素预防感染。

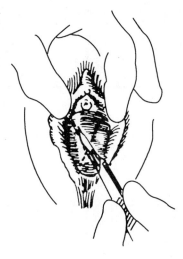

图 44-1 无孔处女膜"X"形切开

> 为防止术后瘢痕狭窄,不应过分靠近阴道黏膜进行处女膜剪除。尽量避免宫腔操作。

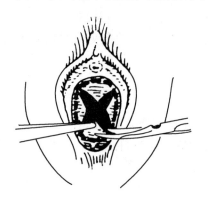

图 44-2 修整多余处女膜

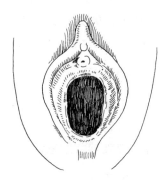

图 44-3 缝合处女膜切口边缘

> 抗生素首选头孢类。

(5) 术后一个月复查B超,了解有无子宫或输卵管积血。

六、并发症及处理

1. **周围脏器损伤** 如处女膜较厚,可插入导尿管和用示指在肛门指示,防止损伤尿道和直肠。

2. **感染** 是其主要并发症,可选择合适的抗生素。

3. **瘢痕挛缩** 少数患者术后出现处女膜瘢痕挛缩,可以在术后伤口外用雌激素软膏,促进伤口愈合,并减少瘢痕形成,若瘢痕挛缩已经形成,可以再次手术切开挛缩处瘢痕,局部应用雌激素软膏。

七、相关知识

正常阴道为前后略扁的肌性管道,上端为阴道穹窿,下端以阴道口开口于阴道前庭,阴道口有处女膜环行黏膜皱襞,为阴道与阴道前庭的分界。胚胎分化过程中的变异可导致阴道各部发生畸形,影响了正常的生理功能。处女膜异常属于常见的先天性疾病,系泌尿生殖窦上皮未能贯穿前庭部所致,包括处女膜闭锁、筛状处女膜、处女膜狭窄等。处女膜闭锁又称无孔处女膜,临床上比较常见。在青春期月经初潮前无任何症状,初潮后因处女膜闭锁使经血无法排出,最初经血积累在阴道内,多次月经来潮后经血逐渐积聚,造成子宫、输卵管积血,甚至腹腔内积血,引起下腹疼痛,如不及时排出潴留经血,可以继发引起子宫腺肌症或子宫内膜异位症。

处女膜闭锁是罕见的处女膜先天及发育的异常,其发病率很低,约为0.1%~0.5%,其临床症状可分为新生儿期表现及青春期后表现。少数存在处女膜闭锁的新生女婴在母体激素的刺激下,可能出现子宫及阴道分泌物,因无法排出体外出现处女膜黏液囊肿形成,通常不需要手术干预,若囊肿过大或存在尿道压迫症状,则需要手术治疗。绝大部分处女膜闭锁的病例在青春期前没有症状,其在青春期后月经来潮出现经血潴留,经血最早积聚于阴道,使阴道扩张,出现下腹部疼痛,随着压力持续增加,经血可返流入子宫甚至输卵管,严重时出现输卵管出血、子宫内膜异位症等,从而加重腹痛症状(图44-4)。局部肿胀明显时,可能压迫尿道及直肠,造成排尿排便异常。当青春期女性出现闭经、规律性下腹痛及排尿排便习惯改变时,应考虑是否存在处女膜闭锁。妇科体格检查发现肿胀膨隆的蓝紫色处女膜,超声或其他影像学检查发现明显膨大的阴道及其内部大量积液,诊断性穿刺抽出不凝血液,即可确诊处女膜闭锁。

> 《 处女膜闭锁的诊断比较简单,但仍需要与如下病症相鉴别:小阴唇粘连,阴道闭锁,阴道横隔,阴道肿瘤及囊肿等。

> 《 处女膜闭锁在手术治疗后仍存在不孕的风险,主要与经血逆流引起的子宫内膜移位可能引起输卵管损伤有关,青春期后早期诊断及治疗可以减少不孕的风险。

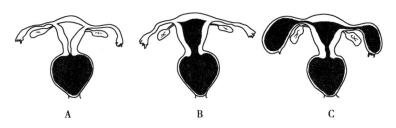

图44-4　处女膜闭锁造成不同部位积血
A.阴道积血;B.阴道宫腔积血;C.阴道子宫输卵管积血

(北京大学人民医院　刘　岩　王建六)

测　试　题

1. Imperforate hymen can lead to
   A. vaginal hematocele
   B. primary amenorrhea
   C. hematometra
   D. cyclic lower abdominal pain
   E. all of above

2. 关于处女膜闭锁,下列说法正确的是
   A. 导致经血潴留、阴道积血
   B. 指处女膜穿孔或部分撕裂
   C. 标志着女性不再是处女
   D. 是女性常见的先天性疾病
   E. 常规妇科检查不能发现

3. 处女膜切开术注意事项中,以下哪项**不正确**
   A. 术后保持外阴清洁,但不宜阴道灌洗
   B. 术后保持引流通畅
   C. 术后鼓励患者坐起或下床活动
   D. 术中应靠近阴道黏膜进行处女膜剪除
   E. 建议术后一个月复查 B 超

4. 处女膜闭锁是因为
   A. 两侧中肾管未完全融合
   B. 两侧副中肾管未完全融合
   C. 染色体异常
   D. 生殖腺发育受损
   E. 阴道末端的泌尿生殖窦组织未腔化所致

5. 女性,15岁,尚未有月经来潮,近2年有周期性下腹疼痛,同时伴有肛门坠胀,尿频。检查时发现其下腹正中一肿物样物,质韧,轻压痛。首先应考虑为

   A. 充盈膀胱　　　　B. 卵巢囊肿　　　　C. 处女膜闭锁　　　　D. 输卵管炎　　　　E. 子宫内膜结核

6. 女性,16岁,无月经来潮,有周期性下腹痛6个月,近2d又出现腹痛伴大便坠胀感。查体:女性外阴,处女膜无开口,高度膨隆,呈紫蓝色。肛诊阴道处为囊性包块。首先考虑

   A. 卵巢囊肿　　　　　　　　　　B. 巴氏腺囊肿

   C. 无孔处女膜,阴道积血　　　　D. 阴道壁囊肿

   E. 卵巢巧克力囊肿

7. 女性,16岁,诊断为无孔处女膜,阴道积血。查体:处女膜无开口,高度膨隆,呈紫蓝色。治疗首先考虑

   A. 期待治疗　　　　B. 腹腔镜探查　　　　C. 剖腹探查　　　　D. 抗感染治疗　　　　E. 处女膜切开术

8. 对于处女膜切缘的缝合方法一般选择

   A. 间断缝合　　　　B. 褥式缝合　　　　C. 连续扣锁缝合　　　　D. 皮内缝合　　　　E. "8"字缝合

9. 以下哪项**不是**处女膜闭锁所致的并发症

   A. 子宫及输卵管积血　　　　　　B. 卵巢肿瘤　　　　　　C. 子宫腺肌症

   D. 盆腔积血　　　　　　　　　　E. 盆腔脓肿

10. 以下哪项**不属于**处女膜异常范畴

   A. 处女膜闭锁　　　　B. 筛状处女膜　　　　C. 处女膜狭窄　　　　D. 环状处女膜　　　　E. 以上均不属于

第45章

外阴肿物切除术

Excision of Vulvar Tumor

第1节 前庭大腺囊肿 / 脓肿造口术 / 袋形缝合术

Marsupialization of Bartholin Gland Cyst or Bartholin Gland Abscess

一、目的

治疗前庭大腺囊肿 / 脓肿,使其中的囊液或脓液排出,缓解症状。

> 前庭大腺囊肿或脓肿均适合行造口术,亦称为袋型缝合术。

二、适应证

较小的前庭大腺囊肿可以观察,较大或反复感染的前庭大腺囊肿则宜行囊肿造口术,或称为"袋形缝合术"。

对于已经形成脓肿者,宜积极手术,切开引流。

三、禁忌证

1. 绝对禁忌证 前庭大腺急性感染期尚未形成脓肿或囊肿时应先保守治疗,不宜手术。

2. 相对禁忌证

(1) 外阴或阴道局部炎症急性期:应先治疗局部炎症后再考虑手术,以免术后伤口感染。

(2) 月经期或月经前期不宜手术。

(3) 凝血功能障碍或重症血小板减少者应慎用,必要时可补充一定量的凝血因子或血小板,使凝血功能得到纠正后,再行手术。

> 避免在月经期或月经前期手术很重要,以免术后经血污染外阴部伤口,导致伤口感染或发生外阴子宫内膜异位症。

四、操作前准备

1. 患者准备 术前应仔细询问患者的月经情况,避免在患者的月经期或月经前期施行手术;还应仔细询问患者有无内外科合并症,长期服药情况(例如:是否服用阿司匹林、华法林等影响凝血功能的药物及停药时间等);完善术前的相关化验检查(包括白带常规、全血细胞分析、凝血功能检查等);向患者及家属解释前庭大腺造口术的目的、操作过程、风险、需要配合的事项,签署知情同意书。

> 术前再次核对检查结果很重要,尤其是凝血功能检查。
>
> 签署知情同意书对有创操作很重要。
>
> 操作前再次核对患者,有无药物过敏情况。

对于脓肿的患者,留取脓肿内拭子培养,明确病原菌的类型,有助于术后抗生素的选择。

一切准备工作就绪,再开始手术。

2. **材料准备** 治疗车,切开缝合包,尖刀片,2-0 可吸收线或 1 号丝线,消毒用品,5ml 注射器,2% 利多卡因及生理盐水;如为脓肿,还应准备留取脓液培养的拭子。

3. **操作者准备** 需要 2 个人操作。操作者准备好需要戴的帽子、口罩及无菌手套;助手协助患者体位摆放,并安抚患者以消除或缓解其对手术的恐惧心理,协助留取脓液拭子培养等。

五、操作步骤

1. **体位** 排空膀胱后取膀胱截石位,便于显露手术部位。熟悉手术局部的解剖层次(图 45-1)。

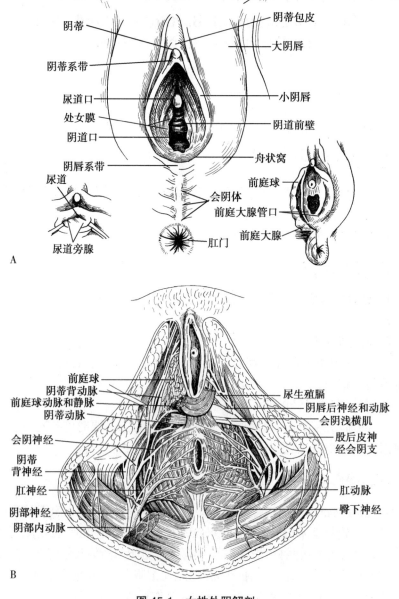

图 45-1　女性外阴解剖
A. 女性外阴;B. 女性外阴的血管神经

2. **器械检查**　洗手后佩戴帽子、口罩,并按照无菌操作原则戴无菌手套,检查所用器械(连接好尖刀片,准备好血管钳、缝针、缝线、剪刀),用5ml注射器吸取2%利多卡因及生理盐水各2.5ml并混匀备用。

3. **消毒铺单**　消毒外阴、阴道,铺无菌孔巾。

4. **麻醉**　5ml注射器在切口局部皮下注射形成一个皮丘;将1%利多卡因溶液呈扇形逐层浸润麻醉拟切开的部位皮肤及皮下深层组织。在此过程中,操作者应间断负压回抽,判断是否刺破血管或穿入囊腔。

5. **切开囊肿**　将患侧小阴唇外翻,在处女膜缘的外侧皮肤与黏膜交界处,从囊肿突出较薄处做纵形切口,长度应与囊肿等长(图45-2A)。

6. **冲洗**　待囊液流尽后(如囊液为脓性,此时可以留取脓液培养),用20ml注射器抽生理盐水或生理盐水稀释的络合碘液反复多次冲洗囊腔。

7. **缝合**　用2-0可吸收线或1号丝线将囊壁与周围的皮肤、黏膜间断缝合(图45-2B),形成口袋状。造口的中心则形成一个新的腺管开口,为了防止形成的开口粘连闭锁,可在囊腔内放置生理盐水纱条或油纱条引流,创面覆盖单层无菌纱布,胶布固定。

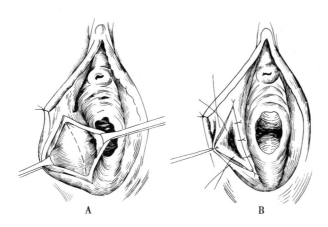

图45-2　前庭大腺囊肿切开造口术示意图
A. 沿纵轴切开囊肿的全长;B.囊壁与相对应的黏膜或皮肤缝合形成口袋样外观

8. **标本处理**　记录囊液的量与性状,必要时(如囊液为脓液或有发热、血象升高等感染征象时)行细菌培养检查,如可疑特殊病原体感染,则应行相应检查。

9. **术后注意事项**　嘱患者平卧休息,无不适后再离院。

(1) 症状上注意:有无局部疼痛、头晕、肛门坠胀感。

(2) 体征上注意:有无创面的活跃出血、外阴血肿形成、心率增快、血压下降。

(3) 术后予以口服抗生素预防感染,如囊液为脓性,则需静脉用抗生素。

(4) 术后24h开始每日来院换药(先用盐水或盐水稀释的络合碘液冲洗囊腔,再更换新的引流纱条),直至术后3~5d伤口拆线(如果手术时用可吸收线缝合则可以不拆线)后,可以延长更换纱条的间隔,同时予以1:5 000高锰酸钾液坐浴,一日两次,每次15~20min。

1. 切口的位置选择在前庭大腺开口处,术后不易发生开口堵塞导致囊肿复发。

2. 从最突出、最薄弱处切开可以减少出血和损伤,切口应足够长,以便充分引流。

如果切开造口处无活跃出血,简便的操作方法可以于造口的上、下、左、右各缝合一针,但有继发术后出血的风险;可以间断缝合造口处1周,以降低术后出血的风险。

外阴部血管丰富、如有未结扎的血管回缩易于发生出血,如果发生出血,因外阴局部组织疏松,则极易发生外阴血肿。

术后护理很重要,否则造口的创面易于粘连闭锁,导致前庭大腺液排出不畅而复发。

术后感染以预防为主,治疗时需要加用抗厌氧菌抗生素;换药时保证充分引流。

六、并发症及处理

1. **外阴血肿** 外阴血供丰富,如术中止血不彻底,易于发生血肿。因此,对于外阴血肿以预防为主。一旦发生,可先予以局部加压包扎及冷敷(24h内),待血止住后,血肿不再继续增大,可以解除加压,辅以局部热敷(24h后)或理疗,促进血肿消散,同时予以抗生素预防感染及脓肿形成。对于活跃出血造成较大的血肿者,有时需要再次手术清除血肿,并找到出血的血管,予以彻底缝扎止血。

2. **感染/败血症** 由于手术切口邻近阴道、肛门,容易被细菌污染而发生感染,且局部环境决定了厌氧菌感染的机会较多。主要通过局部换药和高锰酸钾液坐浴进行预防,换药时应注意引流纱条放置到囊腔的最深部,以确保脓液充分引流,每次大便后应保持外阴局部的清洁,同时予抗生素预防感染。一旦发生感染,如有异常分泌物,则应加强抗生素的使用(广谱抗生素合并抗厌氧菌抗生素同时使用)。

3. **囊肿复发** 如果术后放置于伤口的盐水纱条或油纱条脱落后没有及时更换,造口周围的新鲜创面可能会相互对合发生愈合而使造口封闭,腔内引流不畅导致囊肿复发。术后前几日应每日更换纱条,以确保两侧的创面无法接触,待创面自行愈合后再延长换药间隔,逐步过渡到停止换药。

4. **周围脏器损伤** 外阴邻近脏器如尿道、直肠等,如操作不当,切口过深或行囊肿剥除可能会伤及邻近脏器,发生直肠阴道瘘。如发生副损伤,需要保守治疗或待炎症完全消散后再Ⅱ期手术。

5. **其他并发症包括** 疼痛、局部皮肤红肿,对症处理即可。

七、相关知识

前庭大腺囊肿/脓肿造口术/袋形缝合术具有手术操作简单、出血少、不易损伤邻近脏器、恢复快、不留瘢痕等优点,并在术后保留前庭大腺的功能,因此优于前庭大腺囊肿剥除术。

第2节 外阴肿物切除术(良性肿瘤)
Resection of Vulvar Tumor(Benign Tumor)

一、目的

1. **诊断作用** 切除肿物做病理检查,以明确诊断,如为恶性,还需要进一步治疗。

2. **治疗作用** 切除外阴肿物,达到治疗作用。

3. **预防作用** 预防某些具有恶变潜质的癌前病变进一步进展为外阴癌。

二、适应证

1. 各种外阴的良性肿瘤,如脂肪瘤、纤维瘤、皮脂腺囊肿、乳突状瘤等。

2. 外阴部孤立、范围局限的病灶,不能除外恶性的,可以先行外阴肿物

> 该操作的诊断作用类似于外阴活检,但外阴活检有可能导致恶性肿瘤转移,而外阴肿物切除术是完整切除肿物,故在此方面,外阴肿物切除优于外阴活检术。

> 如果已经明确为外阴浸润癌者,则不宜行此术式。

切除,待明确肿物性质后再决定进一步治疗。

三、禁忌证

1. 无绝对禁忌证。

2. 相对禁忌证

(1)～(3) 同前庭大腺囊肿造口术(此处略)。

(4) 如已有病理检查证实为恶性者,则不宜行此术式,而应当按照外阴恶性肿瘤治疗规范进行。

四、操作前准备

1. **患者准备**　术前应仔细询问患者的月经情况,避免在患者的月经期或月经前期施行手术;还应仔细询问患者有无内外科合并症,长期服药情况(例如:是否服用阿司匹林、华法林等影响凝血功能的药物及停药时间等);完善术前的相关化验检查(包括:白带常规、全血细胞分析、凝血功能检查等);向患者解释外阴肿物切除术的目的,操作过程,术中、术后可能发生的风险,需要配合的事项,签署知情同意书。

2. **材料准备**　治疗车,切开缝合包,尖刀片,2-0 可吸收线和 1 号丝线,消毒用品,5ml 注射器,2% 利多卡因及生理盐水各一支,标本容器及 10% 福尔马林溶液。

3. **操作者准备**　需要 2 个人操作。操作者准备好需要戴的帽子、口罩及无菌口罩;助手协助患者的体位摆放,并安抚患者以消除其紧张情绪,同时,注意观察手术进行中患者的一般情况,协助暴露术野,处理切除的标本等。

五、操作步骤

1. **体位**　排空膀胱后取膀胱截石位,便于显露手术部位。必要时开放静脉通路。

2. **切口的选择**　分为带蒂和不带蒂的肿物:如为带蒂肿物,则沿蒂周围沿皮肤纹路的方向做纺锤形切口;如不带蒂,较小的肿物可沿肿物的长轴方向切开,对于肿物较大者,也可沿长轴做纺锤形切口。设计好切口的位置后,用记号笔予以标记。如果肿物大,术后可能需要植皮的,切口的设计可以请整形外科医师共同商讨后决定。

3. **器械检查**　洗手后佩戴帽子、口罩,并按照无菌操作原则戴无菌手套,检查所用器械(连接好尖刀片,准备好血管钳、缝针、缝线、剪刀),用 5ml 注射器吸取 2% 利多卡因及生理盐水各 2.5ml 并混匀备用。

4. **消毒铺单**　外阴、阴道,铺无菌孔巾。

5. **麻醉**

(1) 局部浸润麻醉:5ml 注射器在切口局部皮下注射形成一个皮丘;将 1% 利多卡因溶液呈扇形逐层浸润麻醉拟切开的部位皮肤及皮下深层组织。在此过程中,操作者应间断负压回抽,判断是否刺破血管。

(2) 骶管麻醉:属于腰麻的一种,需要专门的麻醉科医师进行操作和监护。适用于外阴部巨大肿物、且部位较深、估计手术时间较长者。

――――――

旁注：

术前再次核对检查结果很重要,尤其是凝血功能检查。

签署知情同意书对有创操作很重要。

操作前再次核对患者,核对左右侧。

无论切除肿物的肉眼观如何,均应送病理检查,明确肿物的性质,以免漏诊。

如果可疑恶性,则应在肿物外0.5cm完整切除。

切口大小以能够顺利取出肿物为宜;纺锤形切口不宜过宽,以免术后皮肤缺损过大,缝合伤口张力大而影响愈合。如果肿瘤大,需要切除的皮肤较多者,可以考虑行"Z"字形切口。

如果麻醉中刺破血管,应更换穿刺及注射方向,并局部加压,以免因出血影响手术操作;同时还应注意避免将局麻药注入肿物内,以免导致肿物水肿而影响病理检查的结果。

术中操作轻柔,尽量减少对肿物的牵拉和挤压,以降低转移的风险。

在切除肿物时一定要找到瘤蒂的根部,有些肿物生长较大者,可能呈分叶状生长,如果没有分离至根部,可能导致手术未能完全切除肿瘤,增加术后复发的概率。

在分离至肿物根部时,可能有肿瘤的供应血管,应予以钳夹后切除肿瘤,然后缝扎或结扎,可降低术后出血的风险。

缝合时应彻底止血、完全闭合,勿留死腔,否则容易发生术后出血、血肿,并继发感染。

无张力缝合皮肤。

手术记录应详细描述肿物的性状、质地、颜色、大小、是否有完整包膜、与周围组织界限是否清晰以及血供是否丰富等。

一定要叮嘱患者术后看病理结果,否则患者认为手术切除了肿瘤就已治愈,甚至回当地医院拆线、不再返诊,如果病理为恶性肿瘤则会贻误治疗时机。

6. 切除

(1) 带蒂肿物的切除

1) 切开:沿蒂根部周围做纺锤形切口,将皮肤切开。

2) 分离:分离蒂的根部长约1cm,用弯血管钳夹住蒂根部,在血管钳的上方切除肿瘤。

3) 缝扎或结扎瘤蒂:用2-0可吸收线贯穿缝扎瘤蒂,对于蒂较细的肿瘤,也可以予以结扎。

4) 缝合皮肤:用1号丝线间断缝合皮肤。

(2) 无蒂肿物的切除

1) 切开:沿原设计的切口于肿物表面切开皮肤(图45-3)。

2) 分离:用Alice钳夹皮肤切缘及牵引肿物,用血管钳或刀柄沿肿瘤周围分离,直至肿瘤完全剥离(图45-4)。对于肿瘤界限清晰者,钝性分离效果较好;对于界限不清者(如会阴部的内膜异位症病灶),可以锐性分离,在分离过程中随时缝扎止血。完全剥离肿瘤后应用手指仔细探查创面的深层及周围,以免分叶状肿瘤残留部分未完全切除。

3) 闭合瘤腔:如果肿物较大,用2-0可吸收线自基底部开始间断"8"字缝合,闭合瘤腔,同时也能减少皮肤缝合时的张力(图45-5)。

4) 缝合皮肤:用1号丝线间断缝合皮肤(图45-6)。

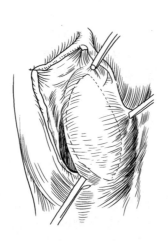

图45-3 切开皮肤

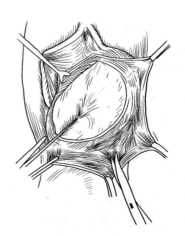

图45-4 分离肿瘤

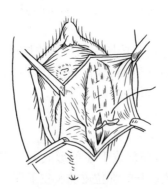

图45-5 缝合基底部

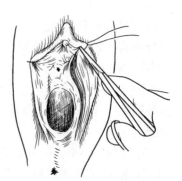

图45-6 缝合皮肤

7. 标本处理 送病理学检查,如果有可疑感染的应同时送相应的病原学检查。

8. **完善手术记录**　详细记录手术情况,包括手术方式、范围、出血量等。

9. **术后注意事项**　嘱患者平卧休息,无不适后再离院。

(1)~(3)同前庭大腺囊肿造口术,此处略。

(4)术后 3~5d 拆线,张力较大的切口或合并贫血者可适当延长拆线时间。

(5)嘱患者术后随访时注意看病理结果,以免延误治疗。

六、并发症及处理

1. 并发症第 1、2、4、5 条同前庭大腺囊肿造口术,此处略。

2. **肿瘤复发**　切除时应尽量连同包膜完整切除,以防残留而易于复发,复发时可以再次手术切除。

(北京协和医院　赵　峻　向　阳)

测 试 题

1. 关于前庭大腺囊肿造口术切口的选择
   A. 沿囊肿的周围环形切开
   B. 沿囊肿最突出处纵形切开,切口尽量长达整个囊肿的全长
   C. 沿囊肿最突出处纵形切开,切口尽量小,并靠近囊肿的上缘,以减少对前庭大腺功能的损伤
   D. 沿囊肿最突出处纵形切开,切口尽量小,并靠近囊肿的下缘,以减少对前庭大腺功能的损伤
   E. 沿囊肿最突出处横行切开,切口尽量长达整个囊肿的全长

2. 患者行外阴手术(前庭大腺囊肿造口术 / 外阴良性肿物切除术)后 1h,出现头晕、心悸、肛门坠胀感,查体发现心率增快、血压下降、外阴部肿胀,最可能原因是
   A. 伤口感染　　　　　　　　　　B. 外阴血肿　　　　　　　　　　C. 败血症
   D. 前庭大腺囊肿破裂　　　　　　E. 外阴肿瘤复发

3. 女,30 岁。外阴肿物疼痛一周,加剧 5h。查体:右侧前庭腺红肿,触痛(+),波动(+),应如何处理
   A. 全身抗生素治疗 + 支持疗法　　　B. 脓肿挖出术 + 抗生素应用
   C. 脓肿切开引流并造口术 + 抗生素　D. 脓肿切开引流 + 抗生素应用
   E. 局部抗生素应用 + 全身支持疗法

4. Which of the following isn't the contraindication of vulvar operation
   A. vulvar acute infection　　　　　B. premenstrual period　　　　　C. menstrual period
   D. ovulation period　　　　　　　E. hemorrhagic shock

5. The indications of resection of vulvar tumor are the followings <u>except</u>
   A. liparomphalus　　　　　　　　B. fibroma
   C. vulvar infiltrating carcinoma　　D. sebaceous cyst
   E. vulvar leiomyoma

6. 对于外阴手术后血肿的处理,以下**不正确**的是
   A. 在术后 24h 内,应该局部加压包扎 + 冷敷　　B. 在术后 24h 后,解除加压,局部热敷
   C. 加用抗生素预防感染　　　　　　　　　　　D. 保守治疗,不宜切开二次手术
   E. 加用止血药,减少出血

7. 为了减少前庭大腺囊肿／脓肿术后复发概率,以下哪种说法是**错误**的
   A. 切口应足够长   B. 充分冲洗囊腔
   C. 应完整剥除囊肿   D. 囊壁与周围皮肤、黏膜间断缝合,形成口袋状
   E. 术后换药间隔不宜过长

8. 关于外阴肿物切除术,以下哪种说法是**错误**的
   A. 为了减少术中、术后出血,肿瘤周围的包膜不应分离切除
   B. 为了减少术中、术后出血,应缝扎或结扎瘤蒂
   C. 为了减少术中、术后出血,缝合时应注意不留死腔
   D. 为了减少术后复发概率,蒂部切除应达到根部
   E. 为了减少术后复发概率,分叶状肿瘤应予以完整切除

9. 关于外阴肿物切除术后,下列说法**错误**的是
   A. 手术记录应记录肿物的形状、质地、颜色、大小、包膜情况及术中出血量等
   B. 切除组织肉眼观察无异常可以不送病理检查
   C. 术后应严密观察,无不适后再离院
   D. 切口张力大或合并贫血者应延迟拆线
   E. 术后适当予以口服抗生素预防感染

10. 关于前庭大腺囊肿／脓肿手术,以下说法**错误**的是
    A. 造口术只适合于脓肿的切开引流,为了减少前庭大腺囊肿复发,应予以彻底剥除
    B. 经期不宜行外阴手术
    C. 切口应选择最突出、最薄处切开
    D. 切开后应将囊壁与周围皮肤、黏膜间断缝合,形成口袋状
    E. 前庭大腺脓肿术中应留取拭子培养

*第46章

宫 颈 手 术

Cervical Surgery

第 1 节　宫颈息肉摘除术
Excision of Cervical Polyp

宫颈息肉大多来自宫颈管黏膜,单发或多发,多为良性,质软,富于血管,呈鲜红色。有蒂与宫颈相连,息肉大小不等,直径从数毫米至数厘米,大者可露于宫颈外口。

一、目的

1. **治疗作用**　有性交后出血或不规则阴道出血、白带增多症状患者,息肉摘除后可达到治疗作用。

2. **诊断作用**　摘除息肉样赘生物送病理检查以明确性质。

二、适应证

宫颈息肉样赘生物。

三、禁忌证

1. 生殖道急性炎症。

2. 经期或经前一周。

四、操作前准备

1. **患者准备**　手术时间以月经干净后 3~7d 为宜,术前白带常规检查;大的蒂部较深的息肉需行阴道 B 超检查以明确蒂的附着部位。

2. **材料准备**　治疗车、窥阴器、消毒用品、大棉枝、鼠齿钳、血管钳、方纱、碘方纱、止血药物、可吸收缝线、病理检查容器。

3. **操作者准备**　向患者解释治疗的目的,操作过程,风险,需要配合的事项。操作者洗手,戴好帽子、口罩。

五、操作步骤

1. **体位**　取膀胱截石位,常规消毒外阴、阴道、宫颈。

2. **盆腔检查**　了解息肉大小、部位、蒂的长短及附着部位。

> 术前常规白带检查排除炎症。
>
> 术前病史采集询问末次月经时间。
>
> 本操作仅适用于蒂部位于宫颈管者,如蒂部位于子宫腔则为子宫内膜息肉,需行宫腔镜电切。

血管钳需钳夹息肉蒂部而不是息肉外露的部分。息肉取出时蒂部需扭断而不是拔断,否则容易引起出血。

较大息肉不易看到蒂部时应做宫颈扩张术,扩张宫颈至 8 号。宫颈管搔刮对于在颈管内残留的蒂部或息肉可能有效。

息肉恶变率为 0.2%~0.4%,取下的息肉组织必须送病理检查。

3. 窥阴器暴露宫颈,根据息肉大小进行手术。

4. 蒂细的小息肉可用止血钳夹持息肉根部,将钳向一个方向旋转数圈,即可扭断息肉,若有活动性出血,局部涂以硝酸银、蒙塞尔液(Monsel's solution)或纱布压迫止血。

5. **蒂较粗大的息肉** 以鼠齿钳夹持息肉,轻轻向下牵引,暴露息肉蒂的根部。用血管钳钳夹息肉根部,切断根部,切下息肉,用丝线结扎或缝合或电刀电凝息肉根部。

6. 对来源于宫颈管的多个息肉或蒂部较高近宫颈内口者,估计切除困难,可使用宫腔镜电切除。

7. 切除组织用 10% 甲醛固定,送病理检查。

六、并发症及处理

1. **感染** 术后应常规予抗生素预防感染。

2. **出血** 少量出血可压迫止血或用止血药、明胶海绵填塞;或填塞纱布次日取出。多量出血者往往蒂粗或无蒂,导致创面较大,可用低频电熨止血;或可吸收线缝扎,或宫腔镜下电凝止血。

七、相关知识

宫颈息肉是宫颈组织炎性增生,因其位置暴露困难,应注意蒂部的完整切除,防止残留或复发。宫颈其他赘生物可以是宫颈上皮内瘤样病变或肿瘤,切除组织需行病理检查以排除诊断。

第 2 节 宫颈物理治疗
Physical Therapy of Cervical

宫颈物理治疗是使用物理方法作用于宫颈组织以达到治疗的目的,物理治疗方法包括:激光治疗、电熨治疗、冷冻治疗、微波治疗及光热疗法等。

一、目的

通过物理作用使病变的宫颈上皮破坏,坏死、脱落,逐渐被新生的鳞状上皮所覆盖。以达到治疗宫颈病变的作用。

病变需局限于宫颈表面,满意的阴道镜检查证实病变没有扩展到阴道或宫颈管。

凝血功能异常及心脏病、高血压、糖尿病患者需病情控制后进行治疗。

物理治疗前必须进行宫颈细胞学检查,严格掌握适应证。

二、适应证

1. 宫颈良性病变(宫颈腺体囊肿、宫颈湿疣等)。
2. 组织学证实为子宫颈上皮内瘤变(CIN)。

三、禁忌证

1. 生殖道急性炎症。
2. 如宫颈管取材发现任何级别的 CIN 或阴道镜检查不满意,均不宜行物理治疗。

四、操作前准备

1. 患者准备　术前应行白带常规检查,宫颈细胞学检查,必要时行阴道镜及宫颈活体组织检查,以排除宫颈浸润癌。手术时间以月经干净后 3~7d 为宜,术前禁止性生活 3d。

2. 材料准备　治疗车、窥阴器、消毒用品、大棉枝、物理治疗所用仪器,检查机器及其相应器械性能是否正常。

3. 操作者准备　向患者解释宫颈物理治疗的目的、操作过程、风险、需要配合的事项。操作者洗手,戴好帽子、口罩。

五、操作步骤

1. 患者排空膀胱,取膀胱截石位。

2. 常规消毒外阴阴道,窥阴器扩张阴道,充分暴露宫颈,聚维酮碘液消毒阴道及宫颈,再用无菌干棉球擦干。

3. 根据病情所需采用不同的物理治疗方法,开启所需仪器。

4. 微波治疗　微波治疗的原理是热效应与非热效应。热效应有烧灼宫颈病变组织的作用,非热效应可使被辐射部位血液循环加速,代谢增强,从而达到组织修复作用。操作前检查微波治疗仪各旋钮是否处于"零"位。接上电源。调整工作频率,最大输出功率为 70W。手持微波辐射器,接触宫颈。脚踏开关,将辐射器探头由内向外,由病灶向正常区边缘逐步移动,直到整个病灶受到辐射为止。病灶中心部位比边缘区辐射时间稍长些,一般辐射时间以局部组织变为灰白色或微黄色为宜。

5. 激光治疗　调整功率及焦距(一般根据激光类型来调整),手术者持激光刀头距病变组织 2cm,激光发射头指针对准子宫颈口,自中心向外作同心圆状烧灼,烧灼深度根据病变程度而定,可深达 5~6mm,烧灼范围应超过糜烂面边缘 1~2mm。

6. 高频电熨治疗　将夹有铅板的电极板放在患者的臀部或大腿,与皮肤直接接触。打开电源,拭净球形的电极头,让电极头与宫颈糜烂组织接触,然后脚踏开关,自宫颈外口由内向外,由病变部向正常区边缘熨灼,越近边缘,电熨时间及所用压力越小。电熨深度根据病变程度而定,一般为 2~3mm;电熨范围一般需超过病变边缘 1~2mm,最后用针形电极入子宫颈管腔内 0.5~1.0cm 深,电灼管壁一周。电熨的时间以熨后的局部组织变为深黄色为宜。

7. 冷冻治疗　治疗开始前,应检查气筒内压力,确保治疗过程中有足够的冷冻气体。根据病灶情况选择适宜探头,将探头用力紧紧按压于宫颈病变处,但不宜超过病灶太多,然后放冷气制冷,探头温度下降到 0~10℃,在探头四周开始出现一团白霜,这时探头已吸住糜烂组织,即开始计算时间,冷冻时间 1~3min,时间一到立即停止冷气。组织复温后再冷冻第二遍,以增强效果。

8. 波姆光治疗　将照射机头伸入阴道内的窥阴器中,不接触其他任何组织,距糜烂面约 0.5cm,功率 10~16W,每次 10s 至数分钟,创面颜色变为灰白色即可终止照射。

9. 子宫颈管及创面涂以消毒液。

> 操作人员应熟知各种设备性能及操作规范。

> 操作中应随时擦去宫颈分泌物,以提高治疗效果。放进或取出操作器应在仪器关闭状态下,以免烧伤周围组织。

> 烧灼过程所产生的烟雾应及时吸出,术者应戴防护眼镜,禁止用眼睛直接对着激光,以防角膜损伤。

> 操作过程中有小血管破裂出血,可用电极头浮在表面电凝止血。

> 冷冻治疗成功要点:
> 1. 冷冻深度至少 5mm。
> 2. 全部移行带均被冷冻。

> 探头应对准病灶,防止探头触及阴道壁而冻伤周围组织。

> 照射时间不宜过长,创面显黄色可造成术后出血。

10. 检查无出血,取出阴道窥阴器。

六、并发症及处理

1. 物理治疗术后会有少量阴道血性分泌物,需应用抗生素预防感染。

2. **宫颈创面出血** 术后 4~10d 创面脱痂时,部分患者可能出血。出血多时可小心放置窥阴器,找出血点,局部应用止血粉、止血液或纱条压迫。

3. **感染** 部分患者术后发生局部感染或有脓性分泌物,可局部或全身使用抗生素。

4. **宫颈管狭窄或粘连** 物理治疗探头进入宫颈管过深或时间较长,可引起局部组织损伤而形成粘连、狭窄。因此,术中应掌握探头进入宫颈管 0.5~1cm,时间不宜过长。

七、相关知识

宫颈物理治疗后应告知患者进行治疗后自我护理及可能出现的临床症状。治疗后应注意局部清洁,一个月内不要进行阴道冲洗或使用阴道棉栓或性交。术后出现发热及严重下腹痛、阴道脓性分泌物、出血量多或出血时间长应及时就诊。术后一个月应复诊,观察创面愈合情况。

(中山大学孙逸仙纪念医院 周 晖 林仲秋)

测 试 题

1. Cervical polyps belong to
   A. precancerous lesion
   B. benign tumor
   C. invasive cancer
   D. chronic inflammation
   E. acute inflammation

2. 女性,51 岁,间歇性阴道出血 5 个月。妇科检查:阴道黏膜光滑,宫颈口见一个 4cm×3cm 鲜红色赘生物,蒂长、直达宫颈内口上。子宫:中位,略大。附件:双侧未触及肿块。以下哪项判断是**错误**的
   A. 因反复阴道流血,可导致继发性贫血
   B. 可导致继发感染
   C. 用止血药治疗,症状可以暂时缓解
   D. 患者近绝经期,不必手术治疗
   E. 手术切除赘生物

3. 女性,45 岁,接触性阴道出血 20d,妇科检查:宫颈外口见 1cm×2cm 质地软的赘生物,暗红色,边界完整。子宫大小正常,双附件无异常,最有可能的诊断
   A. 宫颈结核
   B. 宫颈癌
   C. 宫颈肌瘤
   D. 宫颈息肉
   E. 宫颈湿疣

4. 宫颈息肉的治疗下列哪项最合适
   A. 电熨
   B. 息肉摘除并送病理学检查
   C. 局部消炎
   D. 宫颈锥形切除术
   E. 微波治疗

5. 宫颈息肉摘除术,选择手术时间下列哪项合适
   A. 月经前 1 周
   B. 检查见到时立即手术
   C. 月经干净 3~7d
   D. 阴道出血时
   E. 月经最后 1d

6. 宫颈息肉摘除术后处理,下列哪项正确
   A. 摘除组织甲醛固定送病理检查

B. 息肉多为良性病变,不需送病理检查

C. 术后一般阴道出血少,嘱患者可盆浴及参加运动

D. 如术中出血予纱布填塞,嘱患者1周后取纱布

E. 常规静脉给予抗生素预防感染

7. 关于宫颈息肉摘除术,下列哪项正确

A. 蒂细的小息肉可用止血钳夹持息肉根部直接拔出

B. 若息肉蒂部较深,可将外部切除,蒂部暂时不处理

C. 可用止血钳夹持息肉根部,将钳向一个方向旋转数圈,即可扭断息肉

D. 对来源于宫颈管的息肉蒂部较高近宫颈内口者,估计切除困难,可行开腹手术切除

E. 蒂较粗大的息肉切除后创面出血,采用口服止血药物治疗

8. 以下哪项属于宫颈息肉摘除术适应证

A. 妊娠合并宫颈息肉　　　　　　B. 凝血功能异常　　　　　　C. 阴道炎

D. 盆腔感染　　　　　　　　　　E. 月经前3d

9. 关于宫颈息肉摘除术,应注意

A. 血管钳应钳夹息肉基底部,避免蒂部残留

B. 血管钳应钳夹息肉蒂部最粗处

C. 息肉摘除术前无需了解息肉大小、部位

D. 息肉摘除术前无需了解蒂的长短及附着部位

E. 蒂部位于宫颈管上段的息肉可分次切除,先摘除外露部分,再处理颈管部分

10. 宫颈息肉摘除术后1周,阴道出血,最可能的原因是哪项

A. 感染　　　　B. 月经来潮　　　　C. 创面出血　　　　D. 息肉恶变　　　　E. 息肉残留

第47章

女性骨盆内、外测量

Pelvimetry

一、目的

骨盆测量是骨产道检查的主要方法,包括骨盆外测量与内测量。外测量可间接了解骨盆的大小及形态;内测量经阴道测量骨盆内径,较外测量而言能更准确地测知真骨盆的大小。评估骨盆情况,可为分娩方式的选择提供参考。

二、适应证

1. **外测量** 妊娠期间的任何时间均可进行。

2. **内测量** 临产前或产时需要确定骨产道情况时可进行测量。若伴发阴道流血、胎膜早破等应消毒外阴后进行骨盆内测量。

三、禁忌证

无绝对禁忌证。

四、操作前准备

1. **环境** 室温适宜,光线明亮,检查时注意保护患者隐私。

2. **材料准备**

(1) 一次性垫巾。

(2) 一次性检查手套及无菌手套。

(3) 骨盆外测量器、骨盆出口测量器、汤姆斯骨盆出口测量器。

(4) 大棉签或外阴消毒包(备卵圆钳、消毒杯、无菌纱布块)。

(5) 消毒液(0.5% 聚维酮碘;如碘过敏,用 0.1% 苯扎溴铵溶液)。

(6) 肥皂水、温开水、液状石蜡。

3. **操作者准备** 测量前,操作者需了解患者产检情况、现病史、既往史,掌握骨盆测量的相关知识。操作者洗手,戴帽子、口罩和手套。单人或双人操作。

五、操作步骤

1. **体位** 孕妇排空膀胱后仰卧在检查床上,臀下垫一次性垫巾。

2. **骨盆外测量径线**

当危及母儿紧急情况如产前大出血、子痫等发生时,要迅速实施抢救,骨盆测量可以忽略或延后进行。

1. 如为男医生检查,需有一名女性医务人员在场。

2. 为消除孕妇紧张情绪,检查者要态度和蔼,并向孕妇解释检查的必要性,动作轻柔、注意保暖。

1. 测量器使用前校零避免误差。

2. 汤姆斯骨盆出口测量器用于后矢状径测量。

（1）髂棘间径：孕妇取伸腿仰卧位，暴露腹部至大腿根部。检查者位于孕妇右侧，手持骨盆外测量器，测量两侧髂前上棘外缘的距离，正常值23~26cm。此径线间接推测骨盆入口横径。

（2）髂嵴间径：体位、工具同上，测量两侧髂嵴最宽点外缘距离，正常值25~28cm。此径线也间接推测骨盆入口横径。

（3）骶耻外径：检查者立于孕妇右侧，孕妇取左侧卧位，右腿伸直，左腿屈曲，测量耻骨联合上缘中点到第5腰椎棘突下缘的距离（第5腰椎棘突下缘定位：髂嵴后连线中点下1.5cm，相当于米氏菱形窝上角）。正常值为18~20cm。此径线间接推测骨盆入口前后径长度。

（4）坐骨结节间径（出口横径）：可用检查者手拳概测，但相对粗略不准确。测量比手拳概测更准确。孕妇取仰卧位，脱开一边裤腿，双腿向腹部弯曲，双手紧抱双膝，向两侧外上方充分展开。检查者面向孕妇立于两腿之间，使用出口测量尺测量两坐骨结节内侧缘的距离，正常值为8.5~9.5cm（图47-1）。此径线直接测出骨盆出口横径长度。若此值<8cm，应加测骨盆出口后矢状径。

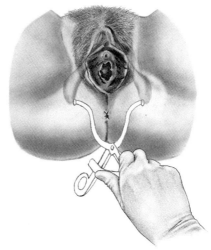

图47-1　测量坐骨结节间径

（5）耻骨弓角度：孕妇仰卧位，双腿向腹部弯曲，双手紧抱双膝，向两侧外上方充分展开，或仰卧于产床上成膀胱截石位。检查者戴一次性检查手套面向孕妇双腿之间，左右两拇指指尖对拢放置在耻骨联合下缘，两拇指分别放在耻骨降支上面，测量两拇指间形成的角度（图47-2）。正常值为90°，若小于80°为不正常。此角度反映骨盆出口横径的宽度。

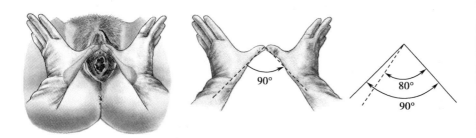

图47-2　测量耻骨弓角度

3. 消毒外阴　孕妇仰卧于检查床上，两腿屈曲分开，暴露外阴部。用大棉签蘸0.1%消毒液消毒外阴部2~3次，顺序依次是大阴唇、小阴唇、阴阜、大腿内上1/3、会阴及肛门周围。

4. 骨盆内测量径线

（1）基本方法：检查者面向孕妇，立于孕妇两腿之间，右手戴无菌手套，可用消毒液或润滑剂涂抹手套，示指、中指并拢伸入阴道，拇指伸直，其余各指屈曲。

若有阴道流血、胎膜早破等应消毒外阴后进行骨盆内测量。

检查前清洗双手。检查时佩戴无菌手套，避免接触肛周。尽量减少手指进出阴道的次数，检查时另用一块无菌纱布遮盖肛门。

（2）对角径：为耻骨联合下缘至骶岬上缘中点的距离，正常值为12.5~13cm，此值减去1.5~2.0cm为骨盆入口前后径的长度，称为真结合径。检查者一手示、中指伸入阴道，用中指尖触到骶岬上缘中点，示指上缘紧贴耻骨联合下缘，另一手指标记此接触点，抽出阴道内手指，测量中指尖至此接触点的距离（图47-3）。测量时中指尖触不到骶岬上缘时表示对角径值>12.5cm。

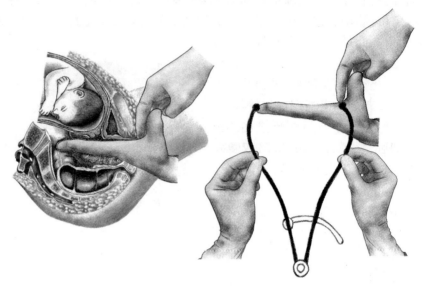

图47-3　测量对角径

（3）坐骨棘间径：测量两坐骨棘间的距离，正常值为10cm。方法为一手示、中指放入阴道内，触及两侧坐骨棘，估计其间的距离（图47-4）。此径线代表中骨盆横径，如此径线过小会影响分娩过程中胎头的下降。

（4）坐骨切迹宽度：代表中骨盆后矢状径，为坐骨棘与骶骨下段间的距离，即骶棘韧带宽度。将阴道内示指置于韧带上移动，能容纳3横指（5.5~6cm）为正常，否则为中骨盆狭窄（图47-5）。

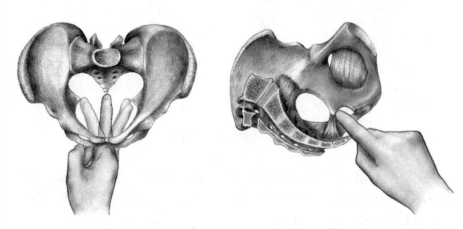

图47-4　测量坐骨棘间径　　　　　图47-5　测量坐骨切迹宽度

肛诊时嘱患者屏气，减少不适感。

（5）出口后矢状径：坐骨结节间径中点至骶骨尖端的长度。检查者戴一次性检查手套，右手示指蘸少量润滑剂伸入孕妇肛门向骶骨方向，拇指置于孕妇体外骶尾部,两指共同找到骶骨尖端,用尺放于坐骨结节径线上。用汤姆斯骨盆出口测量器一端放于坐骨结节间径中点,另一端放于骶骨尖端处,即可测得出口后矢状径,正常值8~9cm(图47-6)。此值与坐骨结节间径之和 >15cm 时表明骨盆出口狭窄不明显。

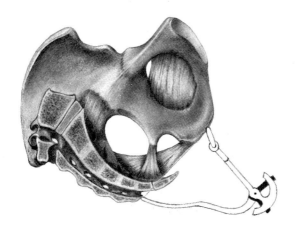

图 47-6　测量出口后矢状径

六、并发症及处理

无。

七、相关知识

骨盆大小及形状对分娩有直接影响,是决定胎儿能否顺利经阴道分娩的重要因素。但骨盆结构复杂,受种族、体型、身高比例、遗传、外伤等多种因素影响而可能呈现多样化的立体结构,本章所述的对体表标志点进行的各种外测量径线其实难以准确估计真骨盆腔的大小及立体形态。已有充分的证据提示骨盆外测量不能准确预测产时头盆不称,因此不建议常规测量。内测量对骨盆大小与胎儿适应性(头盆是否相称)的评估更为重要,需要在产程过程中动态评估完成。

(中山大学附属第一医院　王子莲)
(北京大学人民医院　王山米)

测 试 题

1. 关于骨盆内测量时的注意事项,以下说法准确的是
   A. 孕妇临产后为了评价能否阴道分娩要多次骨盆内测量
   B. 为了避免感染,测量前用聚维酮碘进行阴道消毒
   C. 若孕妇有宫颈糜烂则应避免行内测量
   D. 若骨盆外测量正常可免行内测量
   E. 检查者用手就可以进行骨盆内测量

2. The interspinous diameter of a normal female pelvis should be
   A. 5cm　　　　　　B. 8cm　　　　　　C. 10cm　　　　　　D. 11cm　　　　　　E. 12cm

3. 下述对骨盆外测量注意事项的描述,正确的是
   A. 孕妇要排空膀胱后仰卧
   B. 用软尺进行测量
   C. 骶耻外径反映的是中骨盆前后径
   D. 坐骨结节间径也可用检查者手拳概测
   E. 耻骨弓角度反映骨盆入口横径的宽度

4. 骨盆测量在正常范围的是
   A. 耻骨弓角度 70°
   B. 坐骨切迹可容 2 横指
   C. 坐骨结节间径 7cm
   D. 对角径 12cm
   E. 出口后矢状径 8cm

5. 代表中骨盆横径的是下列哪一条径线
   A. 髂棘间径
   B. 髂嵴间径
   C. 坐骨结节间径
   D. 坐骨棘间径
   E. 出口后矢状径

6. 关于测量出口横径时的注意事项,正确的是
   A. 孕妇取膀胱截石位
   B. 耻骨弓小于 90° 者可不再测量出口横径
   C. 测量两坐骨结节内侧缘的距离
   D. 若测量值小于 8.5cm,则判断为漏斗骨盆
   E. 孕早期进行测量最为准确

(7~9 题共用题干)
孕妇 30 岁,G_1P_0,孕 37 周。产前进行骨盆测量。

7. 下列描述正确的是
   A. 骨盆外测量是一项非常重要的检查,即使出现产前大出血也必须检查
   B. 男医生可单独对患者进行检查
   C. 骨盆内测量前无需消毒外阴
   D. 坐骨结节间径是代表骨盆出口横径长度
   E. 髂棘间径、髂嵴间径、骶耻外径是需常规测量的径线

8. 该孕妇骨盆各径线的部分测值如下,哪一项提示**不建议**经阴道分娩
   A. 出口后矢状径 8cm
   B. 髂棘间径 24cm
   C. 骶耻外径为 18cm
   D. 出口横径为 7cm
   E. 出口横径为 6cm

9. 若进行骨盆外测量的出口横径数值小于 8cm 时,应进一步测量的径线是
   A. 出口前矢状径
   B. 出口后矢状径
   C. 骶耻外径
   D. 坐骨棘间径
   E. 骨盆入口斜径

10. 关于骨盆的外测量,哪项是**错误**的
    A. 出口后矢状径正常值为 7~9cm
    B. 髂嵴间径正常值为 25~28cm
    C. 出口横径正常值为 8.5~9.5cm
    D. 骶耻外径正常值为 18~20cm
    E. 髂棘间径正常值为 23~26cm

第48章

妊娠腹部四步触诊检查法

Four Maneuvers of Leopold

一、目的

四步触诊是孕中、晚期产科腹部检查方法,检查子宫大小、胎产式、胎先露、胎方位及胎先露是否衔接。

二、适应证

孕中、晚期孕妇(通常在孕24周后)。

三、禁忌证

无绝对禁忌证,但对子宫敏感、晚期先兆流产或先兆早产者检查时务必轻柔,并且需避开宫缩时间,尽量减少检查的时间和次数,对足月已经有宫缩者,应在宫缩间歇期检查。

解释:先兆早产者子宫敏感,很容易诱发宫缩引起难免早产。足月有宫缩者在宫缩时不可能摸清胎体、胎背方位,所以要暂停检查。

四、操作前准备

1. 患者准备

(1)向患者解释四部触诊的目的、操作过程、可能的风险,确认患者禁忌证。

(2)告知需要配合的事项(自然放松,双腿屈曲,如检查过程中有宫缩要告知检查者)。

2. 材料准备　皮尺、洗手液。

3. 场地准备　检查床,温暖光亮的环境。

4. 检查者准备　清洁双手。

无需无菌洗手。

五、操作步骤

1. 体位　孕妇排尿后仰卧在检查床上,头部稍垫高,暴露腹部,双腿自然略屈曲,稍分开,使腹部放松。检查者站在孕妇的右侧,在做前三步手法时,检查者面向孕妇头端;做第四步手法时,检查者面向孕妇足端(图48-1)。

2. 向患者解释检查的过程,并告知可能带来不适感,如感觉有异常可以暂停检查。如在冬天建议先让手摩擦温暖后再检查,因为冰凉的手容易诱发子宫收缩。

检查前的良好沟通告知和对患者的关爱是必须的。

一手轻按的同时另外一只手不能动,之后交换进行。不是两手一起按一起松。

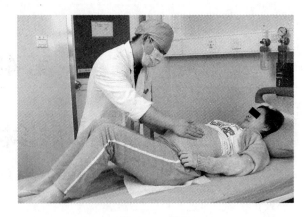

图 48-1 体位

3. **第一步** 检查者将左手置于宫底部,描述宫底距离脐或剑突的指数,估计胎儿大小与妊娠月份是否相符;两手置于宫底部,以两手指腹相对交替轻推,判断在宫底部的胎儿部分,若为胎头则硬而圆且有浮球感,若为胎臀则柔软而宽且形态不规则(图 48-2)。

4. **第二步** 确定胎产式后,检查者两手掌分别置于腹部左右侧,一手固定,另外一只手轻轻深按进行检查。触到平坦饱满部分为胎背,并确定胎背向前、向侧方或向后。触到可变形的高低不平部分为胎儿肢体,有时能感到胎儿肢体在活动(图 48-3)。

> 检查者面向患者足端。

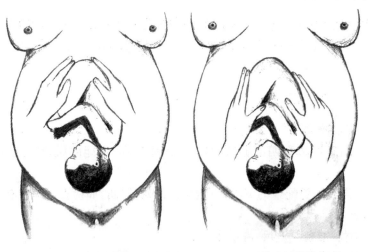

图 48-2 四步触诊第一步 图 48-3 四步触诊第二步

5. **第三步** 检查者右手拇指与其他 4 指分开,置于骨盆入口上方握住胎先露部,进一步检查是胎头或胎臀,左右推动以确定是否衔接。若胎先露部仍可以左右移动,表示尚未衔接入盆;若不能被推动,则表示已衔接(图 48-4)。

6. **第四步** 检查者左右手分别置于胎先露部的两侧,沿骨盆入口向下深按,进一步核实胎先露部的诊断是否正确,并确定胎先露部入盆程度。先露为胎头时,一手能顺利进入骨盆入口,另一手则被胎头隆起部阻挡,该隆起部为胎头隆突。枕先露时,胎头隆突为额骨,与胎儿肢体同侧;面先露时,胎头隆突为枕骨,与胎背同侧(图 48-5)。

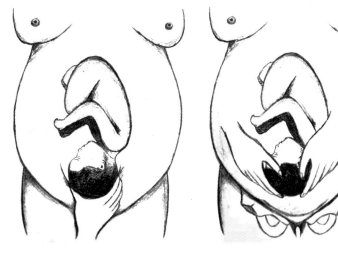

图 48-4 四步触诊第三步　　　　图 48-5 四步触诊第四步

六、相关知识

四步触诊是通过腹部触诊的方式了解胎儿大小及胎位的物理诊断方法。每月妊娠子宫大小大约为：12 周末耻骨联合上 2~3 横指；16 周末在脐耻之间；20 周末在脐下 1 横指；24 周末脐上 1 横指；28 周末在脐上 3 横指；32 周末在脐与剑突之间；36 周末在剑突下 2 横指；40 周末在脐与剑突之间或略高。

有经验的产科医生可通过四部触诊估算胎儿重量及胎位是否正常。

（中山大学孙逸仙纪念医院　陈　勍　刘畅浩）

测　试　题

1. 四步触诊第一步手法，**错误**的是
   A. 检查者站立在孕妇右侧，动作轻柔
   B. 检查者双手置于宫底部，并画线标记宫底位置
   C. 若宫底位置不明显，可嘱孕妇双腿略屈曲使腹肌放松
   D. 检查者双手指腹相对交替轻推，了解宫底部胎儿部分
   E. 孕妇头部稍垫高

2. 四步触诊第二步手法，正确的是
   A. 孕妇应该排空膀胱取左侧位　　　B. 检查者立于孕妇左侧
   C. 检查者双手指置于孕妇腹部一侧　D. 双手同时轻推和深按
   E. 若产妇有不适要减轻按压幅度

3. 对孕妇进行腹部检查时应该
   A. 检查者立于孕妇左侧　　　　　　B. 先听取胎心再进行四步触诊
   C. 当出现宫缩后要暂停测量　　　　D. 对前置胎盘的孕妇禁做四步触诊，只测量宫高、腹围
   E. 孕 28 周前不能做四步触诊

4. 对某孕妇进行四步触诊时，哪项是**错误**的

A. 孕妇应该排空膀胱　　　　　　　　　　B. 孕妇要平卧

C. 孕妇双腿略屈曲使腹肌放松　　　　　　D. 对有宫缩的孕妇要避免四步触诊

E. 检查者立于孕妇右侧

5. 关于四步触诊检查操作，**错误**的是

A. 通过四步触诊可了解胎方位和胎产式　　B. 检查前嘱孕妇排空膀胱

C. 作前三步时检查者面向孕妇　　　　　　D. 若胎先露高浮，没有必要进行第四步检查

E. 若触诊不清可以让孕妇进一步屈曲双腿

6. 关于孕期无特殊并发症的单胎孕妇，每月子宫大小表述正确的是

A. 10 周位于耻骨联合上 2~3 横指　　　　B. 18 周位于脐耻之间

C. 20 周位于脐上 1 横指　　　　　　　　D. 32 周末位于脐部与剑突之间

E. 40 周位于剑突下 1 横指

7. 四步触诊中检查者面向患者脚端的步骤是

A. 第一步　　　　　B. 第二步　　　　　C. 第三步　　　　　D. 第四步　　　　　E. 前三步

8. 进行四步触诊需让患者

A. 左侧卧位　　　　　　　　　　　　　　B. 仰卧，双腿自然略屈曲，稍分开，使腹部放松

C. 仰卧，双腿屈曲，使腹部放松　　　　　D. 憋尿

E. 仰卧位，双腿伸直

9. 以下情况哪种**不适宜**马上进行四步触诊

A. 前置胎盘　　　　　　　　　　　　　　B. 33 周患者有少量阴道流血，无腹痛

C. 37 周患者阴道大量流液，无腹痛　　　　D. 38 周患者见红 1d，宫缩 3min 左右一次，现觉腹痛

E. 39 周双胎妊娠常规产检

10. 对四步触诊法第三步的正确描述是

A. 检查者分别以左右手手指置于骨盆入口上方，左右推动胎先露部

B. 左右推动以确定是否衔接

C. 若推动胎先露部仍可以上下移动，表示尚未衔接入盆

D. 上下推动以确定是否衔接

E. 面向患者足侧

第 49 章

（孕妇）肛门与阴道检查法

Digital Examination per Rectum and Digital Examination per Vagina

一、目的

1. **肛门检查**　了解宫颈软硬度、宫颈消失程度（通过宫颈管的长度，即厚薄程度了解）、宫口扩张程度，是否破膜、骨盆腔大小（特别是骶骨弯曲度、坐骨棘间径、坐骨切迹宽度、骶尾关节活动度），确定胎先露及先露下降程度，部分可确定胎方位。

2. **阴道检查**　了解骨盆腔大小、宫颈软硬度、宫颈消失程度（通过宫颈管的长度，即厚薄程度了解）、宫口扩张程度、是否破膜，确定胎先露、胎方位及先露下降程度。

二、适应证

1. **肛门检查**　孕中、晚期孕妇，世界卫生组织（WHO）经循证提倡产程中消毒阴道检查，废除肛门检查。

2. **阴道检查**

（1）宫口扩张及胎头下降程度不明。

（2）疑有脐带先露或脐带脱垂。

（3）轻度头盆不称经试产 4h 产程进展缓慢者。

（4）产程中出现异常，需排除头盆不称者。

三、禁忌证

1. **肛门检查**　产前出血、可疑前置胎盘。

2. **阴道检查**　无绝对禁忌证，其相对禁忌证是：阴道流血不能排除前置胎盘时，要在开放静脉并做好配血前提下进行阴道检查。

四、操作前准备

1. **肛门检查操作前需准备**

（1）一次性检查手套。

（2）消毒纱布。

（3）无菌液状石蜡。

（4）一次性臀巾。

（5）小棉签。

2. 阴道检查前需准备

（1）无菌手套，无菌大棉签及小棉签。

（2）肥皂液、温开水及消毒液（0.5% 聚维酮碘）。

（3）阴检包（窥阴器、臀巾、孔巾、弯盘、消毒杯、无菌卵圆钳、消毒纱布等）。

（4）无菌液状石蜡。

（5）一次性臀巾。

五、操作步骤

1. 肛门检查（图 49-1）

（1）孕妇仰卧于检查床上，垫一次性臀巾，脱掉右侧裤子，双腿屈曲分开，检查者站立于孕妇两腿间或孕妇右侧。

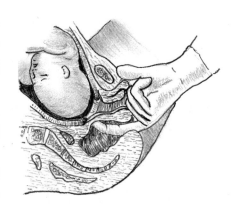

（2）检查前双手均戴一次性手套，左手用消毒纱布覆盖阴道口避免粪便污染。

（3）右手戴一次性检查手套，示指涂润滑剂自肛门伸入直肠内，其余各指屈曲。示指向后触及尾骨尖端，了解尾骨活动度，向上了解骶骨弯曲度，

图 49-1 孕妇肛门检查示意图

再触摸两侧坐骨棘是否突出，坐骨切迹宽度是否可容 3 指，并确定胎头高低，然后指腹向上探查宫口，摸清其四周边缘，估计宫颈管消退情况和宫口扩张厘米数。未破膜者在胎头前方可触到有弹性的胎胞，已破膜者能直接触到胎头，根据颅缝及囟门位置确定胎位。

2. 阴道检查

（1）孕妇仰卧于检查床上，垫一次性臀巾，两腿屈曲分开，在臀下放便盆或检查垫。

（2）用大棉签浸透 0.5% 聚维酮碘，进行外阴消毒两次，顺序是小阴唇、大阴唇、阴阜、大腿内上 1/3、会阴及肛门周围。取下阴道口纱球和臀下便盆或检查垫。

（3）检查者双手戴无菌手套，左手拇指和示指将阴唇分开，充分暴露阴道口；右手持窥阴器（表面涂无菌液状石蜡），斜行沿阴道侧后壁缓慢插入阴道内，边推进边将窥阴器两叶转正并逐渐张开，检查宫颈、阴道壁情况。

（4）右手示指与中指涂无菌液状石蜡后同时进入阴道内，拇指伸直，其余各指屈曲。左手用无菌纱布遮盖肛门。

（5）右手以中指指尖沿骶骨触摸骶骨岬，并了解骶骨曲度、坐骨棘是否突出、坐骨棘间径、坐骨切迹宽度、尾骨活动度；判断胎先露及高低位置，然后指腹向上探查宫颈，了解宫颈柔软度、长度、扩张情况及宫颈相对于先露部分和阴道的位置。

（6）胎膜已破者，可了解羊水性状。

（7）动作轻柔，避免接触肛周，并减少手指进出次数。

（8）根据胎先露前方是否有血管搏动感，排除是否有脐带先露和脱垂的

检查时动作轻柔，给予人文关怀，放松孕妇紧张情绪。

对可疑前置胎盘者要开放静脉，并做好输血准备后再行阴道检查。

阴道检查必要时可进行窥阴器检查。

可能。

(9) 根据胎先露前是否有其他如同海绵样的组织,排除前置或低置胎盘的可能。

六、相关知识

1. **胎先露**　胎儿最先进入骨盆入口的部分叫"先露部"。头位的先露部可因胎头俯屈良好、俯屈不良及仰伸等情况不同,分为顶先露、额先露及面先露等,其中以顶先露最常见,额及面先露少见。臀位的先露部为臀,因胎儿下肢屈曲程度不同可分为单臀先露(腿直臀先露或伸腿臀先露),完全臀先露(混合臀先露或盘腿臀先露),不完全臀先露(单足或双足先露或足膝先露)等。横位的先露部为肩,又称肩先露。

2. **胎方位**　胎儿先露部的指示点与母体骨盆的关系称胎方位,简称胎位。人为地将母体骨盆腔分为左前、右前、左后、右后、左横及右横六个部分。顶先露以枕骨为指示点,额及面先露以前囟及颏为指示点,臀先露以骶骨为指示点,肩先露则以肩胛骨为指示点。每种胎先露有六种胎方位,横位则为四种。以顶先露为例,当枕骨位于母体骨盆腔的左前方时,称为"枕左前",位于右前方时为"枕右前",这两种方位最为常见。其他较少见的为枕左后、枕右后、枕左横及枕右横。横位有肩左前、肩右前、肩左后及肩右后四种方位。

3. **胎头颅缝**　两顶骨之间的颅缝为矢状缝,是确定胎位的重要标志。顶骨与额骨之间的颅缝为冠状缝。两额骨之间的颅缝为额缝。枕骨与顶骨之间的颅缝为人字缝。位于胎头前方由矢状缝、冠状缝及额缝汇合而呈菱形的囟门为大囟门或称前囟;位于胎头后方由矢状缝与人字缝汇合而呈三角形的囟门为小囟门或称后囟。

(北京大学人民医院　周敬伟　王山米)

> 临产中阴道检查次数与感染发病率有关,对胎膜早破的产妇尤其要减少检查次数。

测 试 题

1. 对肛门检查手法的描述**错误**的是
   A. 检查前清洁双手
   B. 检查者立于孕妇两腿间或孕妇右侧
   C. 检查前要消毒外阴及阴道
   D. 检查者右手戴一次性检查手套,示指蘸润滑剂自肛门伸入直肠内
   E. 子宫敏感(宫缩)者动作务必轻柔

2. The correct method of vulvovaginal disinfection for pregnant women is
   A. disinfection of vulva and vagina with 0.5% iodophor
   B. the order is labia majoris, labia minor, pudendum, upper thigh 1/3, perineum and perianal area.
   C. pregnant women allergic to iodine can use soapy water to disinfect vulva
   D. disinfection of vagina before vulva
   E. deiodination with alcohol after disinfection of vulva

3. 关于阴道检查的注意事项,正确的说法是
   A. 对于胎膜早破的孕妇禁做阴道检查

　　B. 阴道检查前可以用 0.5% 聚维酮碘消毒外阴

　　C. 对可疑脐带脱垂的孕妇要避免阴道检查

　　D. 不明原因阴道流血孕妇禁做阴道检查

　　E. 为保证检查的准确性,可多人先后行阴道检查

4. 阴道检查时触及胎儿小囟门位于 7 点位置,大囟门位于 1 点位置,此时的胎方位是

　　A. LOP　　　　　　　B. LOA　　　　　　　C. LOT　　　　　　　D. ROP　　　　　　　E. ROA

5. 下列关于阴道的检查,**错误**的是

　　A. 肛查不清时可选用阴道检查

　　B. 为了解产程进展,要间隔 1~2h 行阴道检查一次

　　C. 轻度头盆不称经试产 4h,产程进展缓慢者要行阴道检查

　　D. 疑有脐带先露或脐带脱垂要行阴道检查

　　E. 疑有前置胎盘,在开放静脉的前提下行阴道检查

6. 胎方位是指

　　A. 最先进入骨盆入口的胎儿部分　　　　　B. 胎儿先露部的指示点与母体骨盆的关系

　　C. 胎儿身体长轴与母体长轴的关系　　　　D. 胎儿身体各部的相互关系

　　E. 胎儿位置与母体骨盆的关系

7. 头先露中最常见的是

　　A. 枕先露　　　　　　B. 前囟先露　　　　　C. 额先露　　　　　　D. 面先露　　　　　　E. 复合先露

8. 枕先露产妇临产后进行肛门检查,了解胎头下降程度的标志为

　　A. 骶岬　　　　　　　B. 耻骨联合后面　　　C. 坐骨棘　　　　　　D. 坐骨结节　　　　　E. 坐骨切迹

9. 胎头的最小径线是

　　A. 枕下前囟径　　　　B. 枕颏径　　　　　　C. 枕额径　　　　　　D. 双顶径　　　　　　E. 双额径

10. 后囟的组成包括

　　A. 2 片顶骨,1 片枕骨　　　　　　　　　　B. 2 片额骨,1 片枕骨

　　C. 2 片顶骨,2 片额骨　　　　　　　　　　D. 2 片颞骨,1 片枕骨

　　E. 2 片顶骨,2 片颞骨

第 50 章

妊 娠 图

Pregnogram

妊娠图是指记录孕妇每次产前检查体重、血压、宫高、腹围、胎心率等重要资料的图表。目前临床使用逐渐减少，但是运用妊娠图监测孕妇及胎儿状况的基本理念值得研究学习。

一、目的

1. 通过妊娠图可以直观地了解孕妇及胎儿的状况，有利于对孕妇进行科学管理，监测胎儿的生长发育。

2. 使用妊娠图有助于早期筛查胎儿生长发育的异常及常见妊娠并发症，并协助诊断及治疗。

3. 使用妊娠图对孕妇进行科学管理，并对孕妇饮食、营养等给予正确指导，制订分娩计划，为减少难产及减低围生儿死亡提供一定依据。

4. 使用妊娠图可以提高孕妇自我保健意识与能力，促使孕妇主动配合医疗保健措施，可以帮助学生理解产前检查的内容及意义。

> 妊娠图的主要目的是科学管理孕妇，监测胎儿生长情况，筛查胎儿生长受限。

二、适应证

适用于妊娠 12 周以后的孕妇，通常妊娠 20 周以后开始绘制妊娠图。

三、禁忌证

无。

四、操作前准备

软皮尺、血压计、体重计、空白妊娠图表、直尺、笔。

五、操作步骤

1. 完成妊娠图表上各项指标的测定，其内容包括孕妇体重、血压、宫高、腹围、胎心率等。

（1）宫高及腹围的测量：孕妇排空膀胱后仰卧在检查床上，头部稍垫高，暴露腹部，双腿伸直，腹部放松，检查者站在孕妇右侧，手持软皮尺一端放于耻骨联合上缘中点，另一端为经脐沿腹中线至宫底最高点，其间长度为宫高；再使用软皮尺在脐平面处测量腹围并记录数值。

（2）胎心率的测定：孕妇排空膀胱后仰卧在检查床上，头部稍垫高，暴

> 完成妊娠图的关键是准确获得孕妇体重、血压、宫高、腹围、胎心率等指标，其中核心指标是孕妇宫高。

露腹部,双髋关节及膝关节均屈曲,腹部放松,检查者站在孕妇右侧,通过四步触诊法确定胎产式,然后孕妇双腿伸直,检查者将多普勒胎心探头涂上适量耦合剂,置于胎心最清晰的位置,开机并移动探头获得胎心率数值,听诊30~60s。

（3）孕妇体重的测定:孕妇体重的测定应该尽量保证称重前条件一致,如空腹、大小便后、除去不必要的衣物,因此建议孕妇在家监测体重变化。

2. 根据目前我国孕期保健的现状和产前检查项目的需要,我国孕前和孕期保健指南推荐的产前检查孕周分别为妊娠 6~13 周[+6]、14~19 周[+6]、20~24 周、25~28 周、29~32 周、33~36 周、37~41 周每周一次。共 7~11 次。有高危因素者,酌情增加次数。每次产检均应该测量上述指标,通常从妊娠 20 周开始将各项指标记录在妊娠图表上。

> 建议妊娠图的建立从妊娠 20 周开始。

3. **绘制妊娠图** 妊娠图各项指标中最重要的是宫高,目前常用的妊娠图只测量子宫底高度,因此妊娠图又称宫高图。宫高图由纵坐标和横坐标构成,纵坐标上的刻度代表子宫底高度,单位是厘米,横坐标上的刻度代表孕周。图中有三条自左下向右上的伴行曲线,分别代表各孕周宫高的第 10 百分位数、第 50 百分位数及第 90 百分位数,将每次产检测得的宫高数值绘在相应孕周的宫高图上,然后连成曲线,可以直观地动态地观察胎儿的生长发育情况(图 50-1)。

> 描记宫高的妊娠图中有三条自左下向右上的伴行曲线,分别代表各孕周宫高的第 10 百分位数、第 50 百分位数及第 90 百分位数。

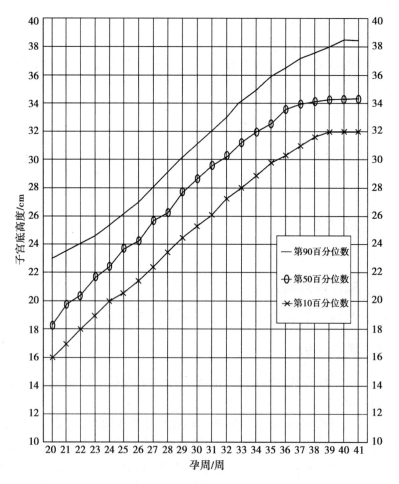

图 50-1　Belizán J 妊娠图

依据同样的原理可以绘制孕妇腹围增长的曲线,以及其他产检数据的曲线,从而直观地反映各种产检数据是否在正常范围。

六、妊娠图的解读运用及异常妊娠图的处理

根据妊娠图上宫高曲线的走势,通常有以下三种情况:

1. 如果宫高曲线走势接近甚至低于妊娠图表上的第 10 百分位数曲线,应警惕胎儿生长受限。需注意以下几点:再次核实孕周,避免妊娠周数误差导致对胎儿生长发育的错误判断;如果孕周准确,建议通过超声进一步测量胎儿头围(HC)、腹围(AC)、双顶径(BPD)、股骨长(FL)等指标评价是否存在胎儿生长受限(FGR)。针对生长受限的胎儿,国内尝试营养补充、吸氧、住院保胎或者改变体位等措施,目前尚缺乏循证证据。重要的处理措施包括促进胎肺成熟、加强胎儿监护,警惕胎儿宫内缺氧及围生儿死亡。对于患妊娠期高血压疾病等并发症及合并症的孕妇,由于胎盘供血不足,常导致 FGR,针对这类疾病应该加强对基础疾病的治疗,可以考虑使用小剂量阿司匹林进行预防。

2. 如果宫高曲线位于妊娠图表上的第 10 百分位数曲线及第 90 百分位数曲线之间的区域,接近第 50 百分位数提示胎儿发育正常。

3. 如果宫高曲线走势接近甚至超过妊娠图表上的第 90 百分位数曲线,应该分析发生原因,常见于妊娠期糖尿病、巨大儿、羊水过多等情况,应采用超声确定诊断并作相应处理。

七、相关知识

1. 在妊娠图各项参数中,宫高的变异系数较小,预测胎儿发育情况较腹围、孕妇体重敏感,宫高应作为妊娠图的主要内容。

2. 1978 年 Belizán J 妊娠图中(见图 50-1)横坐标表示孕周,纵坐标表示宫高。图中三线自上而下分别为宫高的第 10 百分位数、第 50 百分位数及第 90 百分位数。此为 WHO 推荐的表格。

3. **正确认识妊娠图的作用** 虽然妊娠图在孕妇及胎儿的监护中有一定作用,但是多适用于医疗资源匮乏、经济欠发达地区。由于宫高曲线受孕妇腹壁脂肪厚薄、羊水量及胎先露入盆与否等因素的影响,仅能间接反映胎儿生长情况,因此妊娠图是作为一种筛查措施。当分析妊娠图怀疑胎儿生长发育异常时,应进一步通过超声来评估胎儿体重,依据不同孕龄的胎儿的体重曲线来评估胎儿生长情况。

4. **选取妊娠图的正常范围** 毋庸置疑的是,胎儿的生长发育受到种族、地区、孕妇身材、胎儿性别等多方面的影响,如何选取适宜的参考范围,如何确定胎儿生长曲线的第 10 百分位数、第 50 百分位数及第 90 百分位数尤其重要,近年来的研究尚未达成一致意见,但是多数学者建议评价胎儿生长发育情况应该参照个性化的胎儿生长曲线,并且应该动态观察。

5. **妊娠图与分娩的关系** 通过妊娠图可以协助诊断巨大儿及 FGR,结合超声更能提高其准确性。如果预测胎儿为巨大儿,则阴道助产及手术分娩率均高于正常胎儿组。而怀疑 FGR 的胎儿虽因胎儿较小,产程多顺利,但易发生胎儿窘迫,因此产前和产时应严密监护,尽量避免胎儿窘迫、死胎及

> 1. 如果宫高曲线位于妊娠图表上的第 10 分位数曲线及第 90 百分位数曲线之间的区域,接近第 50 百分位数提示胎儿发育正常。
>
> 2. 如果宫高曲线走势接近甚至低于妊娠图表上的第 10 百分位数曲线,应警惕胎儿生长受限。
>
> 3. 如果宫高曲线走势接近甚至超过妊娠图表上的第 90 百分位数曲线,应该分析发生原因,常见于妊娠期糖尿病、巨大儿、羊水过多等情况。

> 妊娠图仅是筛查手段,需要超声进一步明确胎儿生长情况。

死产的发生。产时应做好新生儿抢救准备,分娩后加强对新生儿的护理,减少并发症的发生。

（四川大学华西第二医院　姚　强　邢爱耘）

测 试 题

1. Which is the most important in pregnogram
    A. fundal height
    B. abdominal circumference
    C. body weight
    D. blood pressure
    E. pulse

2. 以下哪种情况可能考虑 FGR
    A. 宫高、腹围值连续 2 周测量在第 10 百分位数以下
    B. 宫高、腹围值连续 3 周测量在第 10 百分位数以下
    C. 宫高、腹围值连续 4 周测量在第 10 百分位数以下
    D. 宫高、腹围值连续 5 周测量在第 10 百分位数以下
    E. 宫高、腹围值连续 6 周测量在第 10 百分位数以下

3. 以下哪种情况**不可能**导致宫高测量在第 90 百分位数以上
    A. 双胎
    B. 羊水过多
    C. 羊水过少
    D. 巨大儿
    E. 巨大子宫肌瘤

4. 关于妊娠图的描述,正确的是
    A. 是反映胎儿在宫内发育及孕妇健康状况的动态曲线图
    B. 根据首次产前检查所得的血压、体重、宫底高度、胎位、胎心率数值绘制出来的图
    C. 其中孕妇体重曲线是最主要的曲线
    D. 孕妇宫高值在第 20 百分位数和第 80 百分位数值之间,提示妊娠基本正常
    E. 如测得孕妇宫高超过第 90 百分位数,提示可能胎儿发育不良

5. 通常在多少孕周开始绘制妊娠图
    A. 12 周
    B. 16 周
    C. 20 周
    D. 24 周
    E. 28 周

6. 妊娠图中的宫高曲线可用于监测
    A. 胎儿生长发育
    B. 胎儿是否缺氧
    C. 胎儿是否成熟
    D. 胎儿有无畸形
    E. 是否为多胎妊娠

7. 确诊胎儿是否为 FGR 的方法是
    A. 宫高曲线
    B. 腹围曲线
    C. 体重曲线
    D. 超声
    E. 血压曲线

8. 严重 FGR 是指胎儿体重小于同孕周正常胎儿体重
    A. 第 1 百分位
    B. 第 3 百分位
    C. 第 5 百分位
    D. 第 10 百分位
    E. 第 15 百分位

9. 足月低体重儿是指足月胎儿分娩时体重小于
    A. 1 000g
    B. 1 500g
    C. 2 000g
    D. 2 500g
    E. 3 000g

10. 巨大胎儿是指胎儿出生体重达到或者超过
    A. 3 500g
    B. 3 800g
    C. 4 000g
    D. 4 200g
    E. 4 500g

第51章

产程图(表)

Partograph

产程图表是指记录宫颈扩张、胎先露位置、胎心率、宫缩情况以及产程中重要处理措施等综合情况的图表。产程图表由两部分组成,上部分是产程曲线,下部分是附属表格。

一、目的

1. **观察产程进展** 产程曲线动态反映宫颈扩张、胎先露下降及相互之间的关系,可以形象直观地反映产程进展,从中可以判断分娩过程中产力、产道及胎儿三个因素的相互作用关系。附属表格进一步记录宫缩情况、胎心率、产程中干预措施等指标,有利于监控产程进展。

2. **早期识别异常分娩** 通过产程曲线可以早期识别产程延缓、停滞及胎先露下降异常等情况,及时发现难产倾向,并进行适时干预及处理,由此可以提高产程管理质量,降低孕产妇病率、围生儿病率及死亡率。

3. **有助于产科教学** 正常分娩是产科教学的基础,而异常分娩是产科教学的难点。运用产程图表有助于医学生掌握分娩的相关知识。

二、适应证

所有临产的产妇均可使用产程图表。为了避免假临产及潜伏期产妇的产程图表过于冗长,通常在产妇宫口扩张 2cm 以上才开始产程图表的记录。

三、禁忌证

无。

四、操作前准备

空白产程图表、红蓝笔、直尺、橡皮。

五、操作步骤

1. 准备绘制产程图表的相应材料及工具。仔细阅读空白产程图表的内容。产程图表的上部是产程曲线,横坐标标示时间,以小时为单位,纵坐标分别标示宫颈扩张及胎先露下降的程度,以厘米为单位。一般在产妇宫口扩张 2cm 以上开始绘制产程图表。

2. 使用规范的符号将每一次阴道检查所获得的宫颈扩张及胎先露下降

> 产程图(表)动态反映宫颈扩张、胎先露下降及相互之间的关系,可以形象直观地反映产程进展,早期识别异常分娩,是产科教学的重要内容。

> 建议产程图表的记录应该在产妇宫口扩张 2cm 以上进行。

> 建立产程图表的基础是阴道检查准确评估宫口扩张及胎先露下降情况。

> 操作前再次核对产妇信息。

295

数据标示在产程曲线上,通常用红色"O"表示宫颈扩张,用蓝色"X"表示胎先露下降,每次检查后用红笔连接红色"O",用蓝笔连接蓝色"X",然后得到两条曲线(图51-1)。

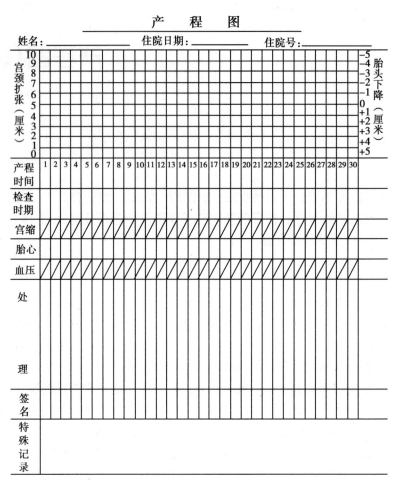

图 51-1　产程图表

产程图表分为两部分,上部分为产程曲线,下部分为附属表格

3. **产程曲线**　有两种画法。

(1)"X"交叉型:宫颈扩张曲线自左向右、从下向上;胎先露下降曲线自左向右,但由上向下,两条曲线呈"X"形交叉发展。两条曲线多在第一产程后期交叉,然后又相互分离,直至胎儿娩出(图51-2A)。

(2)伴行型:宫颈扩张及胎先露下降的两条曲线走向一致,均自左向右、从下向上(图51-2B)。

4. **绘制附属表格**　将分娩过程中的每一次重要检查及处理的情况记录在产程图表的下部,即附属表格内,内容应该包括检查时间、血压、胎心率、宫缩、羊水性状等特殊发现及处理(见图51-1)。

5. **描画警戒线及异常线**　在产程曲线上将宫颈扩张3cm处作为进入活跃期的标志,以该标志点及与之相距4h的宫颈扩张10cm的标志点处画一斜行连线作为警戒线,距警戒线4h处再画一条与之平行的斜线作为异常线,两线之间的区域为警戒区。如产程曲线超过警戒线进入警戒区则提示有难产可能,应该积极分析原因并及时处理,经处理后产程曲线仍越过异常

> 产程曲线异常包括宫口开大及胎先露下降两条曲线的异常,应该动态观察,及时分析。

> 确定临产的标志很重要,也是确定产程各阶段时限的基础。不应将假宫缩确定为临产。

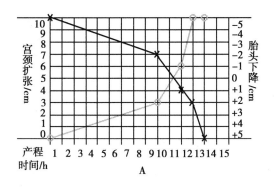

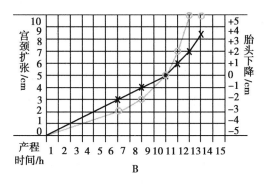

图 51-2　产程曲线

A."X"交叉型曲线;B.伴行型产程曲线

线,则提示分娩存在较严重的异常。多数学者认为越过异常线者发生难产的概率明显增加,因此只可短期观察,若无进展提示难产因素难以克服,应及时结束分娩,不宜久等。

6.识别产程曲线中的关键节点　识别产程曲线的关键节点是正确绘制产程图表的基础。产程中的关键节点包括临产、活跃期起点、宫颈开全(宫口开大 10cm)点、胎儿娩出等,相关概念详见相关知识。

六、相关知识

1.分娩基本概念　临产的标志是规律且逐渐增强的子宫收缩,持续约30s,间歇 5~6min,同时伴随进行性宫颈管消失、宫口扩张及胎先露下降。用强镇痛剂不能抑制临产后的宫缩。

(1)总产程:即分娩全过程,指临产开始到胎盘娩出的全过程。分为三个阶段:第一产程、第二产程及第三产程。

(2)第一产程又称宫颈扩张期,指临产开始到宫口完全扩张即开全(10cm)。第一产程分为两个阶段:潜伏期和活跃期。

根据传统的 WHO 推荐的产程图表,从临产开始至宫口开大 3cm 为潜伏期,宫口开大 3cm 至宫口开全为活跃期。活跃期又分为 3 期:加速期指宫口扩张 3~4cm,约需 1.5h;最大加速期指宫口扩张 4~9cm,约需 2h;减速期指宫口扩张 9~10cm,约需 30min。(图 51-3)

根据 2018 年《妇产科学》第 9 版,从临产开始至宫口开大 4~6cm 为潜伏期,宫口开大 4~6cm 至宫口开全为活跃期,活跃期不再分为加速期、最大加速期及减速期。

(3)第二产程又称胎儿娩出期,指宫口开全到胎儿娩出的全过程。未实

《确定活跃期开始的最新标准是宫口开大 4~6cm。

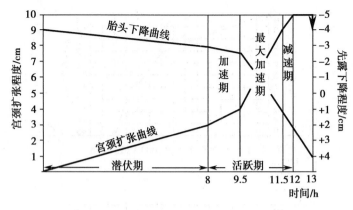

图 51-3　产程划分

施硬膜外麻醉者,初产妇最长不应超过 3h,经产妇不超过 2h。实施硬膜外麻醉者,初产妇最长不应超过 4h,经产妇不超过 3h。

(4) 第三产程又称胎盘娩出期。从胎儿娩出到胎盘胎膜娩出,需 5~15min,不应超过 30min。

2. 异常产程　根据 2018 年《妇产科学》第 9 版,异常产程包括以下几类,可以单独存在,也可以并存。

(1) 潜伏期延长:从临产至宫口开大 4~6cm,初产妇潜伏期 >20h,经产妇 >14h 称为潜伏期延长。

(2) 活跃期延长:活跃期宫口扩张速度 <0.5cm/h 称为活跃期延长。

(3) 活跃期停滞:当破膜且宫口扩张 ≥6cm 后,如宫缩正常,而宫口停止扩张 ≥4h 可诊断活跃期停滞;如宫缩欠佳,宫口停止扩张 ≥6h 可诊断活跃期停滞。活跃期停滞可作为剖宫产的指征。

(4) 第二产程延长:初产妇 >3h,经产妇 >2h(采用硬膜外麻醉时初产妇 >4h,经产妇 >3h),产程无进展。

(5) 胎头下降延缓:第二产程胎先露下降,初产妇 <1cm/h,经产妇 <2cm/h,称为胎头下降延缓。

(6) 胎头下降停滞:第二产程胎先露下降停止 >1h。

3. 产程图表的运用　WHO 推荐的产程图表在全球各国运用广泛,自 20 世纪 90 年代,WHO 已经出版了三种不同形式的产程图表。现简要介绍如下:

(1) 复合型产程图表(图 51-4):其特点是设 8h 的潜伏期,以宫颈扩张 3cm 作为活跃期开始,警戒线以宫颈扩张 3cm 处作一条斜线,斜率为 1cm/h,而处理线是警戒线右侧与之平行的斜线,相距 4h。复合型产程图表提供了相应的空间记录宫缩、产时用药等情况。

(2) 改良型产程图表(图 51-5):WHO 于 2000 年发表了适用于医院的改良型产程图表,该产程图表摒弃了潜伏期,活跃期从宫口扩张 4cm 开始,其他部分同复合型产程图表。该产程图表排除潜伏期的原因是有研究认为包括潜伏期的传统产程图可能导致对产妇的过多干预。而活跃期从 4cm 开始则可以避免对部分宫口 <4cm 的经产妇的干预。

(3) 简化型产程图表(图 51-6):该产程图表仅记录宫颈扩张情况,从宫颈扩张 4cm 开始记录,警戒线左侧为绿色区,提示产程进展正常,处理线右

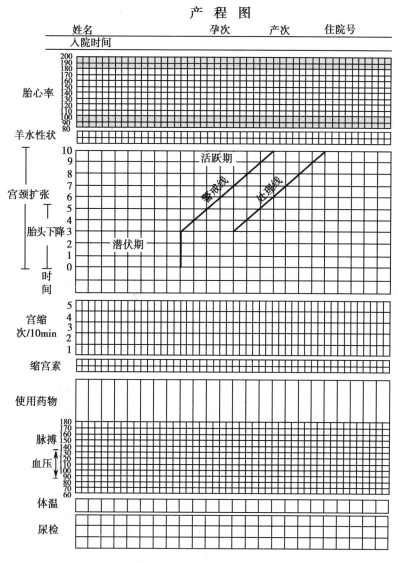

产 程 图

姓名　　　　孕次　　产次　　住院号

入院时间

胎心率

羊水性状

宫颈扩张

胎头下降

时间

潜伏期　　活跃期

警戒线　处理线

宫缩 次/10min

缩宫素

使用药物

脉搏 血压

体温

尿检

图51-4　复合型产程图表

侧为红色区,提示产程停滞,很危险,而警戒线与处理线之间的区域是琥珀色区,提示应注意产程进展,该图表也提供了相应的空间记录产程中的其他信息:如破膜时间、阴道流血情况、羊水性状、宫缩、胎心等信息,有研究表明简化型产程图表与复合型产程图效果相当,但是更易完成,并被医务人员接受。

　　在阴道分娩中引入产程图表,方便经济,尤其适合欠发达国家使用,相较于产程中的医疗记录更直观,能够快速提供给医务人员产程进展的相关信息,便于临床处理。2010年Zhang等对美国19所医院中62 415例单胎、头位、自然临产并阴道分娩,且新生儿结局正常产妇的产程进行了回顾性研究,结果发现:①初产妇和经产妇的产程在宫口开大6cm之前基本一致,宫口开大6cm之后经产妇产程进展明显加快;②初产妇第二产程中位持续时间的第95百分位数在应用硬脊膜外麻醉组及未应用硬脊膜外麻醉组分别为3.6h和2.8h。随后2014年美国妇产科医师协会(ACOG)和母胎医学会(SMFM)颁布了《安全降低初次剖宫产》的专家共识,期待能够通过施行新产

《安全降低剖宫产,全面保障母婴安全是运用产程图表的最终目的,鉴于目前尚未达成一致意见,提倡进一步加大产程图的相关研究。

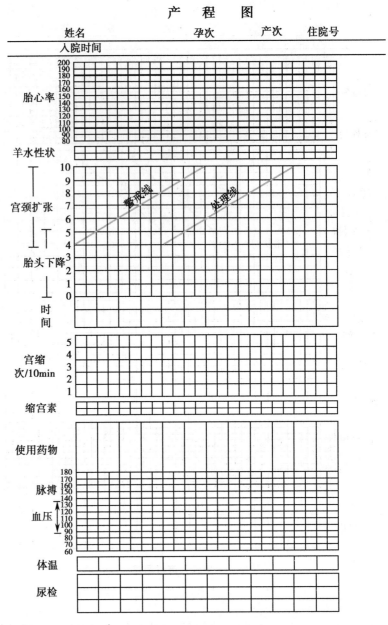

图 51-5　改良型产程图表

程标准降低剖宫产率。2014 年中华医学会妇产科学分会产科学组及 2018 年《妇产科学》第 9 版也采纳了上述一些观点。当然目前到底采用哪种产程图有助于临床处理还存在争议,Zhang 等研究建议采取新产程图有助于减少产程延长率及急诊剖宫产率等。2019 年最新研究则显示采用 WHO 产程图及 Zhang 产程管理产妇分娩结局并没有明显差异,提示目前应该开展产程图的相关研究,以便于更好地为临床服务。

产　程　图

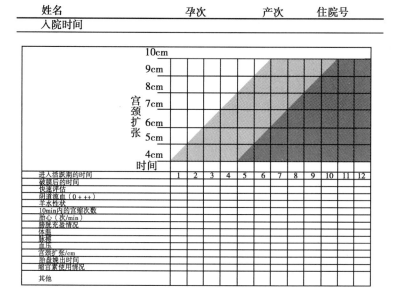

姓名　　　　　　　　孕次　　　　产次　　　住院号
入院时间

图51-6　简化型产程图表

（四川大学华西第二医院　姚　强　邢爱耘）

测　试　题

1. 关于产程的描述,正确的是
   A. 总产程包括第一产程及第二产程　　　B. 第一产程的起点是宫颈扩张
   C. 临产的标志是见红　　　　　　　　　D. 第二产程是指宫颈扩张8cm
   E. 第一产程包括潜伏期和活跃期

2. 初产妇潜伏期的最大时限是
   A. 4h　　　　　　B. 8h　　　　　　C. 14h　　　　　　D. 20h　　　　　　E. 24h

3. 经产妇潜伏期的最大时限是
   A. 4h　　　　　　B. 8h　　　　　　C. 14h　　　　　　D. 20h　　　　　　E. 24h

4. Which is correct about the threshold of active phase
   A. cervical dilation of 3cm　　　　　　B. cervical dilation of 4cm
   C. cervical dilation of 6cm　　　　　　D. cervical dilation of 8cm
   E. cervical dilation of 4~6cm

5. 若一个初产妇进入活跃期后采用硬膜外麻醉镇痛,则其第二产程的最大时限是
   A. 1h　　　　　　B. 2h　　　　　　C. 3h　　　　　　D. 4h　　　　　　E. 5h

6. 若一个初产妇进入活跃期后采用导乐分娩,但是没有采用硬膜外麻醉镇痛,则其第二产程的最大时限是
   A. 1h　　　　　　B. 2h　　　　　　C. 3h　　　　　　D. 4h　　　　　　E. 5h

7. 若一个经产妇进入活跃期后采用硬膜外麻醉镇痛,则其第二产程的最大时限是
   A. 1h　　　　　　B. 2h　　　　　　C. 3h　　　　　　D. 4h　　　　　　E. 5h

8. 若一个经产妇没有采用硬膜外麻醉镇痛,则其第二产程的最大时限是
   A. 1h   B. 2h   C. 3h   D. 4h   E. 5h

9. 下列说法正确的是
   A. 当宫口扩张≥6cm 后,如宫缩正常,宫口停止扩张≥2h 可诊断活跃期停滞
   B. 当破膜并且宫口扩张≥6cm 后,如宫缩正常,宫口停止扩张≥3h 可诊断活跃期停滞
   C. 当破膜并且宫口扩张≥6cm 后,如宫缩正常,宫口停止扩张≥4h 可诊断活跃期停滞
   D. 活跃期停滞不能作为剖宫产指征
   E. 活跃期延长是指活跃期宫口扩张速度 <1.0cm/h

10. 以下说法正确的是
    A. 胎头下降停滞发生在潜伏期
    B. 胎头下降停滞发生在活跃期
    C. 胎头下降停滞发生在第二产程
    D. 第二产程胎头下降停止 >2h 可以诊断胎头下降停滞
    E. 第二产程胎头下降停止 >3h 可以诊断胎头下降停滞

第 52 章

会阴切开及缝合

Episiotomy

第 1 节　会阴切开及缝合术
Episiotomy

一、目的

避免会阴过度扩展,利于胎儿娩出,减少可能产生的软产道组织损伤。

二、适应证

1. 初产妇合并会阴较紧、胎儿过大或臀位,或需阴道助产,如产钳术、胎头吸引术及足月臀位助产术等。

2. 估计分娩时会阴撕裂不可避免,如会阴坚韧、水肿或瘢痕,耻骨弓狭窄、过低等。

3. 因产妇或胎儿情况需缩短第二产程者,如产程过长、宫缩乏力、轻度头盆不称、妊娠期高血压疾病、合并心脏病、高度近视、胎儿窘迫等。

4. 预防胎儿颅内出血,如巨大儿、早产儿。

5. 偶用于经阴道手术以扩大手术视野。

三、禁忌证

1. **绝对禁忌证**　存在骨盆异常或头盆不称,不能经阴道分娩者。

2. **相对禁忌证**　存在生殖器疱疹、尖锐湿疣等,不宜经阴道分娩者;前次分娩会阴完好或切口愈合良好的经产妇,一般不再切开;死胎、无存活的畸胎尽量不行切开;存在难以控制的出血倾向,可于纠正凝血功能后使用。

四、操作前准备

1. 患者准备

(1) 测量生命体征(心率、血压、呼吸),体力状况评价。

(2) 向患者解释会阴切开术的目的,操作过程,可能的风险。

(3) 产妇取仰卧屈膝位或膀胱截石位。

(4) 签署知情同意书。

《 术前沟通、确认知情同意很重要。

2. 材料准备

(1) 治疗车：车上载有以下物品。

1) 会阴切开缝合包：内含弯盘 2 个、孔巾 1 块(或 3~4 块无菌巾)、无菌剪(侧切剪) 1 把、线剪 1 把、持针器 1 把、小平镊 1 把、齿镊 1 把、止血钳 2 把、小圆针和三角针数个、缝线(可吸收线或丝线)、纱布、带尾纱条等。

2) 消毒用品：0.1% 苯扎溴铵或聚维酮碘。

3) 麻药：2% 利多卡因 2ml 或 1% 普鲁卡因 2ml。

(2) 其他：注射器(10ml 或 20ml) 1 个；无菌手套 2 副。

3. 操作者准备

(1) 向患者讲明操作的必要性。签署知情同意书。

(2) 洗手、戴帽子、口罩，常规外科手消毒。

> 医护配合，2 人操作。

(3) 常规外阴清洗、消毒：用消毒纱球蘸肥皂水擦洗外阴，顺序为大阴唇、小阴唇、阴阜、大腿内上 1/3、会阴及肛门；用消毒纱球盖住阴道口，防止冲洗液流入阴道，用温水冲掉肥皂液；最后以 0.1% 苯扎溴铵冲洗或涂以聚维酮碘消毒会阴部；铺无菌巾，必要时导尿。

(4) 刷手并穿手术衣，戴无菌手套。

(5) 铺上无菌中单及大孔巾。

(6) 会阴阻滞麻醉：详见本章第二节会阴阻滞麻醉。

五、操作步骤

(一) 会阴斜侧切开术，左右均可，临床上以左侧斜切开为多见

> 切开时应在预计胎儿娩出前 5~10min，不宜过早。

1. 切开 术者以左手中、示指伸入阴道内，撑起预定切开部位阴道壁，局部浸润麻醉后，右手持会阴切开剪刀或钝头直剪刀，一叶置于阴道内，另一叶置于阴道外，使剪刀切线与会阴后联合中线向旁侧呈 45°(注意：会阴高度膨胀时应采用 60°~70°，娩出胎儿后可恢复至 45°)与皮肤垂直放好，于宫缩胎头向下压迫会阴使会阴膨胀时剪开会阴全层 4~5cm。(图 52-1)。

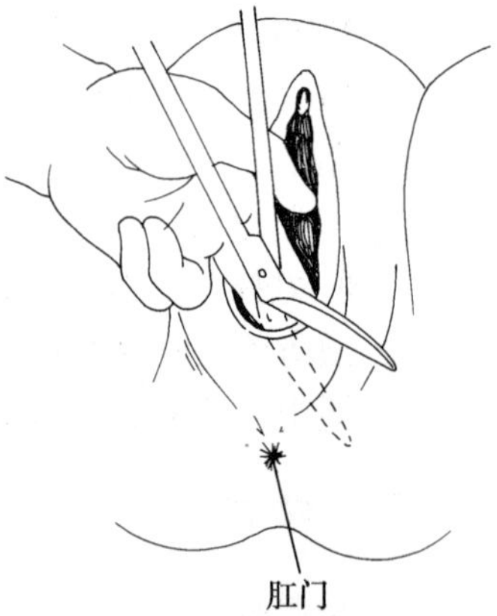

> 剪刀摆放与皮肤垂直，皮肤与黏膜切口内外大小应一致。如为手术助产则应在导尿后切开。

2. 止血 切开后应立即用纱布压迫止血，如有小动脉活跃出血应钳夹结扎止血。

> 以处女膜为标记对齐创缘，不留死腔。缝合内侧深部时需小心避免缝穿直肠。

3. 缝合 缝合前应在胎盘、胎膜完全娩出后，先检查阴道和宫颈有无裂伤，再将带尾纱条塞入阴道内，同时上推宫颈，阻止宫腔血液下流，以免妨碍手术视野。甲硝唑冲洗创面后，按层次缝合。

(1) 缝合阴道黏膜：用左手中、示指撑开阴道壁，暴露阴道黏膜切口顶端及整个切口，用 2-0 可吸收线，自切口顶端上方 0.5~1cm 处开始，间断或连续缝合阴道黏膜及黏膜下组织，直达处女膜环外。

> 缝合勿过密过紧，以免影响伤口愈合，或造成拆线困难。

(2) 缝合肌层：以同线间断缝合肌层，达到止血和关闭死腔的目的。缝针不宜过密，肌层切口缘应对齐，缝合切开之下缘肌组织往往会略向下错开，应注意恢复解剖关系。

(3) 缝合皮下及皮肤组织：以 1 号丝线间断缝合皮下脂肪及皮肤，或 4-0

图 52-1 会阴左斜侧切开

肛门

可吸收线连续皮内缝合。

（二）会阴正中切开缝合术

1. **切开**　局部浸润麻醉后，沿会阴联合正中点向肛门方向垂直切开，长 2~3cm（图 52-2），注意不要损伤肛门括约肌。

2. **缝合**

（1）缝合阴道黏膜：用 2-0 可吸收线，自切口顶端上方 0.5~1cm 处开始，间断或连续缝合阴道黏膜及黏膜下组织，直达处女膜环外。切勿穿透直肠黏膜，必要时可置一指于肛门内做指引。

（2）缝合皮下脂肪及皮肤：以 1 号丝线间断缝合皮下组织及皮肤，亦可采用可吸收肠线做皮内连续缝合，可不拆线。

（三）缝合后处理

取出阴道内填塞纱条，仔细检查缝合处有无出血或血肿，确保处女膜环口不小于两横指。常规肛诊检查有无肠线穿透直肠黏膜。如有，应立即拆除，重新消毒缝合。

（四）术后护理

保持外阴清洁，术后 5d 内，每次大小便后，用聚维酮碘或者 0.1% 苯扎溴铵棉球擦洗外阴，勤更换外阴垫。会阴外缝丝线者在手术后 5d 拆线。

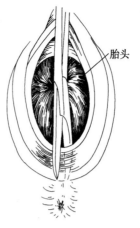

胎头

图 52-2　会阴正中切开

優点在於損傷組織少於斜側切開術，出血少，易縫合，愈合佳，術後疼痛較輕。

缺點在於如切開向下延長可能損傷肛門括約肌甚至肛管，發生會陰 Ⅲ~Ⅳ 度裂傷。故手術助產、胎兒大或接生技術不夠熟練者均不宜採用。

術者可左手示指伸入肛門做指引，避免縫線穿通腸管。

六、并发症及处理

1. **会阴血肿**　常由于缝合时止血不彻底，第一针位置过低等引起。血肿较小或未发展，全身情况尚可，可予以局部冷敷、压迫。若血肿大或有增大趋势，应立即行血肿清创，出血多并有出血休克症状应行抗休克处理，同时积极手术止血。

2. **伤口水肿、疼痛明显**　24h 内，可用 95% 酒精湿敷或冷敷，24h 后可用 50% 硫酸镁纱布湿热敷，或进行超短波或红外线照射，1 次 /d，每次 15min。

3. **伤口感染**　立即拆线，彻底清创引流，换药。

4. **伤口裂开**　窦道扩开，换药，产后 7d 后可高锰酸钾坐浴，促进伤口愈合；待局部清洁，或行 Ⅱ 期缝合。

第 2 节　会阴阻滞麻醉
Perineum Block Anesthesia

一、目的

阻断会阴部感觉神经传导。

二、适应证

1. 用于阴道侧切或阴道助产分娩的麻醉。

2. 阴部神经痛。

3. 用于会阴痛的诊断和缓解症状,治疗外阴损伤继发性疼痛。

4. 肛门及会阴区顽固性奇痒症。

三、禁忌证

1. **绝对禁忌证**　麻醉剂过敏。

2. **相对禁忌证**　注射部位皮肤软组织有感染性疾病;存在难以控制的出血倾向。

四、操作前准备

1. **器械准备**　操作台,20ml 注射器或 Kobak 针,2% 利多卡因或 1% 普鲁卡因。

2. **患者准备**　取仰卧屈膝位或膀胱截石位。

3. **操作者准备**　常规外阴消毒。

五、操作步骤

(一) 经会阴阻滞

术者将左手示、中指伸入阴道内,触及左侧坐骨棘,术者右手持带有长针头的 20ml 注射器(内装 0.5% 普鲁卡因或 0.5% 利多卡因 20ml),在左侧坐骨结节和肛门连线中点稍偏坐骨结节处,先注一皮内小丘,然后在阴道内手指指引下将针头刺向坐骨棘内下方阴部神经经过处。回抽无回血后,局部注射普鲁卡因或利多卡因溶液 10ml,然后边退针边注药,在切缘和皮下深部注射局麻药 10ml。每次注药前先回抽,以防注入血管。利多卡因用量不超过 150mg,普鲁卡因不超过 500mg。

(二) 经阴道的阴部神经阻滞

操作者将示指及中指伸入阴道,直到触及坐骨棘和骶棘韧带。将阴道阻滞针撤退到引导器内,将 Kobak 针插进阴道,使针尖抵达骶棘韧带,针继续前进约 1.5cm 越过黏膜表面,直到感觉突破黏膜和骶棘韧带,将局麻药注入该部位,注射前注意回抽无血。

因阴部动脉与静脉在这个区域与阴部神经并行,故应间歇性分次注入局麻药,且注药前回抽,以防注入血管。

六、并发症及处理

1. **药物中毒**　局麻药被直接注入血管内;维持患者生命体征,必要时抗心律失常治疗。

2. **穿刺部位血肿或脓肿**　多因反复穿刺引起,可予以物理治疗,必要时穿刺引流。

七、相关知识

会阴神经解剖:会阴神经来自 $S_2 \sim S_4$,经坐骨大孔后离开骨盆,越过坐骨棘,横过骶棘韧带后,在坐骨小孔与阴部内动脉并行,再进入骨盆。阴部神经又分成直肠下神经、会阴神经和阴蒂背神经。会阴部另一神经支配源于阴部神经的股后侧皮神经分支,它支配着会阴的后阴唇部分。

(中南大学湘雅二医院　方小玲　马洁稚)

测 试 题

1. Which of the following conditions is NOT the sign of episiotomy
   A. perineum scar
   B. inevitable perineum tearing
   C. fetus weights 4 200g
   D. premature rupture of membranes
   E. obstetrical forceps delivery

2. 会阴切开缝合术的产妇,术后宜采取的体位是
   A. 平卧位
   B. 半卧位
   C. 健侧卧位
   D. 伤口侧卧位
   E. 俯卧位

3. What is the suitable timing for sutures out
   A. the first day
   B. the third day
   C. the fifth day
   D. the seventh day
   E. the ninth day

4. The length of perineum oblique incision is about
   A. 1~2cm
   B. 2~3cm
   C. 4~5cm
   D. 6~7cm
   E. 7~8cm

5. The length of perineum median incision is about
   A. 1~2cm
   B. 2~3cm
   C. 4~5cm
   D. 6~7cm
   E. 7~8cm

6. Which of the followings is the most important marker for perineum block anesthesia
   A. ischiadic spine
   B. ischiadic tuberosity
   C. os coccyx
   D. anus
   E. perineal central tendon

7. 会阴阻滞麻醉的患者,宜采取的体位是
   A. 平卧位
   B. 半卧位
   C. 膝胸卧位
   D. 膀胱截石位
   E. 俯卧位

8. Which of the following conditions is NOT suitable for perineum block anesthesia
   A. PT of the patient is 30 seconds
   B. inevitable perineum tearing
   C. fetus weight 4 200g
   D. pudendal pain
   E. obstetrical forceps delivery

9. 会阴侧切术后伤口愈合不良,术后多久可以进行高锰酸钾坐浴
   A. 3d
   B. 5d
   C. 7d
   D. 10d
   E. 1d

10. 会阴阻滞麻醉时,麻醉药物 2% 利多卡因或 1% 普鲁卡因剂量最大分别**不得**超过
    A. 100mg   200mg
    B. 100mg   500mg
    C. 150mg   200mg
    D. 150mg   500mg
    E. 150mg   300mg

第53章

人工胎盘剥离术

Manual Removal of Placenta

一、目的

1. 阴式分娩时,胎儿娩出后30min胎盘仍未自然剥离者,或胎儿娩出后出血多须尽快娩出胎盘以减少出血者。

2. 剖宫产分娩时,子宫收缩良好胎盘仍未自然剥离者,或出血多须尽快娩出胎盘以减少出血者。

二、适应证

1. 阴式分娩胎儿娩出后,常规使用宫缩剂30min后,胎盘仍未自然剥离者,虽出血不多,也应人工剥离胎盘。多见于完全性或部分性胎盘粘连或胎盘附着在宫角部。如不及时处理,一旦宫口收缩,可造成胎盘嵌顿,使处理更为困难。

2. 胎儿娩出后至胎盘娩出前出血≥200ml,经子宫按摩,各种途径给予子宫收缩药物,均未能使胎盘完全剥离者。

3. 全麻下行手术助产时,可于胎儿娩出后尽早人工剥离胎盘,防止产后迟缓性出血。

三、禁忌证

怀疑植入性胎盘或穿透性胎盘,切忌强行剥离。

四、操作前准备

> 必要时签署知情同意书及做必要的实验室检查、备血。开通两条静脉通道。

1. 手术前向患者解释手术的目的、操作过程、风险、需要配合的事项,必要时签署知情同意书。

2. 必要的实验室检查,消毒用品,建立静脉通道,必要时备血,辅以镇痛镇静药物,如哌替啶、地西泮等。

> 注意无菌操作。外阴重新消毒,铺无菌巾,术者更换无菌手套。

3. 外阴重新消毒,铺无菌巾,术者更换手套;助手协助患者体位摆放,观察手术过程中患者情况,或超声协助监视。

五、操作步骤

1. 阴式分娩时,患者取膀胱截石位,排空膀胱。

2. **麻醉** 一般不需特殊麻醉,若宫颈内口较紧时,可行双侧阴部神经阻滞麻醉或哌替啶 100mg 肌内注射。对操作困难者可应用丙泊酚静脉麻醉。

3. 剥离胎盘

(1) 阴道分娩：以一手于腹部向下按压子宫底部，另一手五指并拢呈圆锥形状沿脐带伸入宫腔内，找到胎盘与子宫交界面，自胎盘下缘，掌心朝向胎盘母面，掌背贴于子宫壁，用手掌尺侧于胎盘 - 子宫壁间隙腔像裁纸样剥离(图 53-1A)。如能剥离出一缺口，继续扩大剥离面，直至整个胎盘剥离(图 53-1B)。轻轻下牵脐带协助胎盘娩出。然后用手掌托住整个胎盘边旋转，边缓慢拿出阴道外。至阴道外口时翻转胎盘，以胎儿面娩出，并将胎膜完整带出。

> 取胎盘至阴道外口时翻转胎盘以胎儿面娩出，边旋转边缓慢拿出，力求胎膜全部取出。

> 若胎盘与宫壁较为紧密，剥离困难者，警惕胎盘植入可能，不要强行剥离。

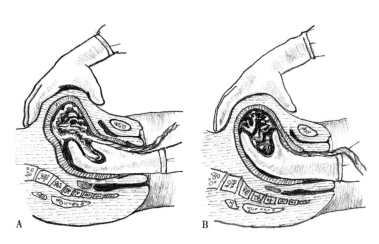

图 53-1　阴道分娩人工剥离胎盘

(2) 剖宫产：操作方法同上，自子宫切口进入宫腔，胎盘娩出后用卵圆钳清理宫腔，防止胎盘小叶和胎膜残留，再以纱布卷擦拭宫腔，拭尽残留胎膜。

4. 检查胎盘　取出胎盘后要仔细检查胎盘母体面，观察胎盘小叶是否完整。阴道分娩者，若胎盘仍有缺损应予清宫，有条件时可在超声引导下进行清宫。

5. 确认取出胎盘完整后，立即肌注子宫收缩剂缩宫素 10U 或前列腺素制剂促进子宫收缩，防止产后出血。

6. 术后应用抗生素治疗防止感染。

7. 术后 24h 或出院前行超声再次复查，排除宫腔残留物。

> 剖宫产术中可尽量等待子宫收缩胎盘自然剥离娩出，若自然剥离困难时，才考虑手取胎盘。胎盘粘连相对致密或胎盘破碎取出者，根据需要行必要的清宫术。

六、并发症及处理

1. 感染

(1) 原因：多见于分娩前已有感染者(阴道炎等)；产程较长者；无菌操作不严格；剥离胎盘时反复进入宫腔等；术后子宫缩复不良，出血较多者。

(2) 处理：①手术时外阴重新消毒，铺无菌巾，换手套及手术衣；②徒手剥离胎盘尽量一次完成，不可反复进出宫腔，以减少感染机会；③术后给予抗生素并密切观察有无子宫出血；④感染较重者联合应用抗生素。

2. 穿破子宫

(1) 原因：剥离胎盘时，如不易分离时，特别是在子宫角区子宫壁较薄处，用暴力分离；胎盘有残留时，经宫颈施行卵圆钳钳夹或刮匙刮取胎盘时用力不当。

（2）预防及处理：①剥离胎盘时，如不易分离时，千万不可用暴力，特别是在子宫角区子宫壁较薄处，应手法轻柔，在胎盘与宫壁之间小心剥离。若胎盘与宫壁极为紧密没有界限，很可能是植入性胎盘。如可疑为植入性胎盘，不要贸然剥离。如为部分植入性胎盘，给予缩宫剂及抗生素后，如出血明显减少，可给予保守处理，如出血不止则需及时手术。若已穿破子宫，需要开腹手术。根据情况，可行子宫修补术或宫体切除术。②在超声引导下操作，可以尽量避免发生。

3. 产后出血

（1）若为植入性胎盘，强行剥离可致剥离面出血。对于试行剥离时发现胎盘与宫壁结合较为紧密时，不可强行剥离，如无出血可待日后处理。

（2）若徒手剥离胎盘后，部分胎盘小叶仍有残留，可用大型钝型刮匙刮取或胎盘钳钳取，最好在 B 超引导下进行处理，取出物送病理。如胎盘植入病灶深大，出血严重时，则需行介入手术或开腹手术。开腹手术包括胎盘植入病灶切除、止血，严重时需行次全子宫切除术，保留附件及宫颈。

> 术后应进行必要的告知，有胎盘残留需在近期或远期再次清宫或行宫腔镜手术的可能。

（中国医科大学附属盛京医院 杜 鹃 张淑兰）

测 试 题

1. 下列哪种**不是**人工剥离胎盘的适应证
   A. 胎儿娩出后，为防止产后出血，应常规人工剥离胎盘
   B. 胎儿娩出后，常规使用宫缩剂 30min 后，胎盘仍自然剥离者
   C. 胎儿娩出后阴道流血≥200ml
   D. 曾有胎盘粘连史等高危因素
   E. 胎盘部分植入，不应强行剥离

2. 胎盘排出不完整，徒手剥离胎盘后，部分胎盘小叶仍有残留，正确的处理是
   A. 静脉注射缩宫素
   B. 按摩宫底
   C. 等待残留胎盘组织自然排出
   D. 宫腔探查，尽量一次彻底清除残留胎盘
   E. 不必强求一次彻底清完，可于产后数日行 B 超检查，仍有残留可再次清宫

3. 下列哪种人工剥离胎盘方法正确
   A. 手进宫腔抓着胎盘往外拉
   B. 胎盘与宫腔粘连时用手指抠挖
   C. 人工剥离部分胎盘后就可外拉脐带娩出胎盘
   D. 只要抓着脐带使劲牵拉就可使胎盘自然剥离
   E. 手呈圆锥状进宫腔，沿胎盘边缘呈"裁纸式"逐渐剥离胎盘，待胎盘完全剥离后牵拉脐带娩出胎盘

4. Which is the cause of leading to bleed after manual removal of placenta
   A. recurrent go in and out the uterine   B. without using antibiotics after operation
   C. bleeding too much after operation   D. without asepsis principle
   E. all above

5. After the fetal delivery, If the placenta can not remove, the manual removal of placenta should be done

A. right now　　　B. in 30 minutes　　　C. in 1 hour　　　D. in 2 hours　　　E. no time limitation

6. 患者妊娠9周,于外院流产产后3d,阴道流血月经量,伴发热及下腹痛1d。彩超提示:宫腔内高回声团5cm×4cm×6cm,患者目前最可能的诊断为

A. 胎盘残留　　　B. 子宫破裂　　　C. 宫腔积血　　　D. 稽留流产　　　E. 子宫复旧不良

7. 患者自然产后,胎盘已娩出,仍有大量阴道流血,暗红色,检查胎盘形态规则,边缘处有血管断裂,可能为

A. 脐带断裂　　　B. 胎膜残留　　　C. 帆状胎盘　　　D. 副胎盘　　　E. 宫颈裂伤

8. 足月胎儿娩出后,立即强行牵拉脐带易导致患者出现最危险的并发症是

A. 胎盘剥离　　　　　　　B. 脐带断裂,胎盘嵌顿　　　　　　C. 子宫内翻
D. 胎盘粘连　　　　　　　E. 宫颈裂伤

9. 胎儿娩出后半小时,胎盘不娩出最常见的原因是

A. 尿潴留　　　B. 胎盘滞留　　　C. 胎盘粘连　　　D. 胎盘植入　　　E. 宫缩乏力

10. 足月分娩后胎盘部分小叶残留,最常见的处理是

A. 胎盘钳取术　　　B. 清宫术　　　C. 手取胎盘　　　D. 剖宫产术　　　E. 药物治疗

第 54 章

宫内节育器放置术与取出术

Insertion and Removal of IUD

第 1 节　宫内节育器放置术
Insertion of IUD

一、目的

宫内节育器(intrauterine device,IUD)放置术是用于育龄妇女节育的手术方法。

二、适应证

1. 育龄妇女自愿要求放置而无禁忌者。

2. 某些疾病的辅助治疗,如宫腔粘连、功能性子宫出血及子宫腺肌症等的保守治疗(含有孕激素的宫内节育器)等。

三、禁忌证

操作前充分评估患者全身状况,对合并其他全身性疾病者,应纠正后再考虑行放置术。

1. 严重全身性疾病,如心力衰竭、肝肾功能不全、凝血功能障碍等。

2. 生殖器官炎症,如阴道炎、急或亚急性宫颈炎、急慢性盆腔炎、性传播疾病等,未经治疗及未治愈者。

3. 妊娠或可疑妊娠。

急、慢性盆腔炎是放置术的绝对禁忌证。

4. 生殖器官肿瘤,良性肿瘤如子宫肌瘤引起宫腔变形或月经过多者不宜放置,卵巢肿瘤应于治疗后根据情况考虑可否放置。

5. 生殖道畸形、子宫畸形,如双角子宫、纵隔子宫等。

6. 宫颈内口过松、重度陈旧性宫颈裂伤(固定式宫内节育器除外)或严重子宫脱垂。

7. 月经过多、过频或不规则阴道流血。

8. 宫腔深度小于 5.5cm、大于 9cm(人工流产时、正常阴道分娩及剖宫产后例外)者。

9. 人工流产后出血过多或疑有妊娠组织残留者。

10. 顺产或剖宫产胎盘娩出后放置宫内节育器,如有潜在感染或出血可能者,胎膜早破 12h 以上、产前出血、羊水过多或双胎等不宜放置。

11. 产后 42d 恶露未净或会阴伤口未愈者。

12. 严重痛经者。

四、操作前准备

1. 患者准备 全面了解其病史和月经史,特别要了解高危情况,如哺乳、多次人工流产史,近期人工流产或剖宫产史等,全面体格检查及相关辅助检查;排除禁忌证后,向患者解释操作过程、风险、需要配合的事项,签署知情同意书;患者排空膀胱,术前 3d 禁止性生活。

2. 材料准备 合适型号和类型的宫内节育器,消毒用品等。

3. 操作者准备 核对患者信息。操作者洗手,准备帽子、口罩、无菌手套等;助手协助患者体位摆放,观察放置节育器过程中患者情况等。

> 一定要讲明操作过程及风险,并签署知情同意书。

五、操作步骤

1. 常规消毒外阴、阴道,铺无菌巾,行双合诊检查。

2. 用窥阴器扩张阴道,消毒阴道穹窿、宫颈及颈管。

3. 宫颈钳钳夹宫颈前唇,轻轻向外牵拉。

4. 宫颈过紧者可用 1% 的利多卡因棉签置入宫颈管内约 2min,或 1% 的利多卡因于宫颈 4 点及 8 点处黏膜下注射各 1~2ml,5min 后实施手术。

5. 持探针沿子宫倾屈方向轻轻进入,探测宫腔深度。

6. 根据宫颈口松紧或节育器体积决定是否扩张宫颈,扩张宫颈时,以执笔式持宫颈扩张器沿宫腔方向慢慢扩张宫颈内口,扩张器通过宫颈内口即可,不可深入,一般由 4 号扩至 6 号即可。

7. 不同类型节育器的放置技巧如下:

(1) 宫形节育器:使用内藏式放置器或套管式放置叉放置。内藏式放置器:手持带有节育器的放置器,取水平位,将套管上带有缺口的一面向下,内杆向下拉把节育器完全拉入套管内,然后缓缓上推内杆,待内杆上的小沟从缺口处自然脱落后,继续推进内杆(小沟会退入套管),使节育器露出套管顶端成圆钝状,再将限位器上缘移至宫腔深度的位置,植入放置器达宫腔底,固定内杆,后退套管,节育器即植入宫腔内,再用放置器向上顶送节育器下缘后,退出放置器。套管式放置叉:将宫形节育器横臂中点的下方嵌入套管的放置叉上,节育器露在套管外,将套管叉上的限位器上缘移至宫腔深度的位置,带节育器的放置器沿宫腔方向轻柔通过宫颈口达宫腔底部,固定内杆,后退外套管,同时内杆向上推出套管叉上的节育器,节育器即植入宫腔,退下放置器于近内口处,再用放置器向上顶送节育器后,撤出放置器。

(2) V 形节育器:使用套管式放置器放置。将节育器两角折叠插入套管内,调整限位块至宫腔深度,由另一端置入套管芯达节育器下缘,将套管顺宫腔方向置入宫底,固定套管芯,后退套管,用套管芯轻推节育器下缘后退出放置器,颈管外保留尾丝长 1.5~2.0cm。

(3) T 形节育器:放置时,将两横臂向下折叠,与纵臂一起入套管内,调整限位块至宫腔深度,插入套管芯,沿宫腔方向送入放置器达宫底,固定套管芯,后退套管,用套管芯轻推节育器下缘后退出放置器,颈管外保留尾丝长 1.5~2.0cm。

(4) 母体乐:将节育器置于一无套管芯的套管内,调整限位块至宫腔深度,将带有节育器的套管沿宫腔置入宫底,保留片刻,轻轻退出套管,保留尾

> 术中严格无菌操作,放置时勿接触阴道壁。

> 一定要行双合诊检查,判断子宫倾屈方向。

> 如需扩张宫颈,用力要缓慢、适度、扩张器过宫颈内口即可。

> 宫内节育器种类繁多,各有特点,可根据患者要求选择并注意使用年限。

> 节育器上缘要达宫腔部。使用叉型放置器时要一次到达宫底,中途不可停顿。不能意扭转节育器,以免节育器变形。

> 带尾丝的节育器放置成功后,颈管外应保留的尾丝长度为 1.5~2.0cm。

丝长 1.5~2.0cm。

（5）Y 形节育器：把节育器的纵臂放入套管内，按宫腔深度调整限位块，扩张宫颈口后将节育器沿宫腔方向放至宫底，固定内芯，后退套管。

（6）吉妮固定式节育器（GyneFix）：节育器为独立包装，已置于套管内，右手握住套管与置入器连接处，调整限位块比宫腔深度长 0.5cm；将放置器经宫颈管置入宫腔底部。放置器紧抵宫底，轻轻推进置入器 1cm，此时置入针和节育器上的手术线小结进入子宫肌层。在放置器紧抵宫底的同时，轻轻由插槽中释放尾丝。在固定放置套管的同时，慢慢退出置入器，然后抽出套管。轻轻牵拉尾丝以确定节育器是否固定于宫底，于宫颈管内剪断尾丝。

8. 观察宫腔内无出血，取下宫颈钳，撤除窥阴器。

9. 放置宫内节育器后应观察如下情况：

（1）有无腹痛、阴道流血等症状。

（2）有无面色苍白、呼吸困难，生命体征是否平稳等。

六、并发症及处理

1. 感染

（1）原因：放置节育器时，没有严格按照无菌操作，生殖道存在感染灶、人工流产不全持续出血而继发感染、术后过早有性生活或节育器尾丝过长等，均可能引起盆腔感染。

（2）处理：术中应严格无菌操作，对有盆腔炎病史尤其有性传播疾病病史者禁用节育器，术后预防性使用抗生素。放置节育器后定期随访，注意个人卫生。如有感染者，应选用有效抗生素治疗，并取出节育器。慢性盆腔感染的病原体除一般细菌外，厌氧菌、支原体、衣原体，尤其是放线菌感染较多，治疗时可行必要的宫颈分泌物培养及药敏试验，以选择敏感药物，也可选择中药和理疗。

2. 不规则阴道流血　不规则性阴道流血是临床常见并发症，发病率为 10% 以上，多表现为月经量增多或经期延长，或点滴不规则性出血，易发生于节育器放置后 1 年内。放置前，应充分了解节育器的适应证及禁忌证，选用合适类型的节育器，并适当选用抗纤溶活性药物、前列腺素合成酶抑制剂、类固醇类药物及抗生素治疗，无效者应取出节育器。

3. 疼痛　临床表现为腰腹坠胀痛。

（1）原因：多因节育器刺激子宫收缩所致，也可因宫内节育器型号偏大或位置异常引起。

（2）处理：疼痛较轻者不需处理。疼痛明显者需除外感染，并需检查节育器位置及大小是否与宫腔相配。必要时可口服吲哚美辛。如疼痛持续或治疗无效应取出宫内节育器。

4. 子宫穿孔

（1）原因：与子宫本身存在高危因素（哺乳期、子宫过度倾屈、子宫手术史或多次人工流产等）及放置宫内节育器过程中操作不慎有关，手术器械损伤子宫壁或置宫内节育器后宫内节育器压迫宫壁导致子宫穿孔。

（2）处理：在手术过程中，探针或小号宫颈扩张器的穿孔，宫内节育器尚未放入宫腔，患者情况良好者，应严密观察血压、脉搏、体温、腹痛等情况，进行保守治疗，使用抗生素预防感染及宫缩剂加强收缩，促使穿孔处愈合。若

術後嘱患者休息2d，1周内避免重体力劳动。保持外阴清洁，2周内避免盆浴及性生活。

宫内节育器已放入子宫外,需在腹腔镜下取出宫内节育器,同时修补穿孔。合并脏器损伤或内出血,应立即剖腹探查,针对损伤情况及时进行处理。

5. 宫内节育器异常　包括异位、变形、脱结、部分残留及尾丝消失等。异位:指宫内节育器部分或完全嵌入肌层,或异位于子宫外及盆腹腔内、阔韧带内。宫内节育器部分嵌顿于子宫肌层称为部分异位,全部嵌顿于子宫肌层称为完全异位,已在子宫外,位于盆腔、腹内、腹膜外、膀胱、肠管内等称子宫外异位。宫内节育器异位,一般均无症状,多发现于取器时,部分患者有腰骶部酸痛、下腹坠胀不适或不规则阴道流血。如异位到腹腔,可伤及肠管、膀胱等组织并造成粘连,引起相应症状和体征。可结合 X 线透视或摄片、B 超、宫腔镜及子宫碘油造影等手段,以明确诊断。严格遵守手术操作规程,熟练操作技术,根据子宫大小、位置,选择合适大小、类型和优质的宫内节育器。如宫内节育器嵌顿肌层较浅,可先刮内膜后再试取出;嵌顿肌层稍深,应在宫腔镜下轻轻牵拉取出;完全嵌入子宫肌层或断裂残留于肌层内时宜剖腹或在腹腔镜下切开子宫取出。异位到子宫外,应根据有无脏器损伤,在腹腔镜下或剖腹取出宫内节育器。放置宫内节育器时间过长,尤其是在嵌顿、异位的情况下,宫内节育器易断裂或部分残留于肌层内,应注意全部清理取出。

6. 宫内节育器脱落　宫内节育器放置时操作不规范,没有将宫内节育器放入子宫底部,或宫内节育器大小、类型与子宫大小、形态不匹配,或宫内节育器质量不好,易发生脱落,多在放器后 1 年内尤其是前 3 个月与经血一起排出,不易察觉。因此,放置宫内节育器后应定期随访。

7. 带器妊娠　宫内节育器未置于子宫底部,或移位、异位等均可导致带器妊娠,一般随带器时间延长尤其是 4 年以上者,带器妊娠概率会增加。这可能与宫内节育器产生的异物反应随时间延长而影响稳定性有关。带器妊娠可致胎儿畸形,原则上应终止妊娠并取出节育器。

七、相关知识

宫内节育器放置时间:

1. 月经周期第 5~7d 及月经干净后 3~7d。

2. 月经延长或哺乳期闭经者,应首先排除妊娠后才可放置。

3. 早期妊娠吸宫术或钳刮术后、中期妊娠引产流产后 24h 内清宫术后即时放置。

4. 自然流产正常转经后、药物流产恢复 2 次正常月经后放置。

5. 产后 42d 恶露已净,子宫恢复正常者,根据会阴切开和剖宫产瘢痕愈合情况选择放置。

第 2 节　宫内节育器取出术
Removal of IUD

一、目的

取出的目的如适应证所述。

嘱患者定期随访,即在放置后第 1 次月经后随访,之后无异常则每年随访 1 次。放置后 3~6 个月内在经期(尤其经量增多)或大便后要注意节育器有无脱落。

二、适应证

1. 节育器放置期已到,需要更换者。
2. 有生育要求,计划妊娠者。
3. 放置后出现较重的不良反应,如严重腰腹痛、不规则子宫出血等。
4. 出现并发症,如节育器异常包括异位、变形、残留、感染等。
5. 闭经半年或绝经 1 年以上者。
6. 更换其他避孕方法者。
7. 带器妊娠者(包括带器宫内妊娠或异位妊娠)。

三、禁忌证

各种疾病的急性期暂不能取器,待病情好转后再考虑取出。

四、操作前准备

1. 患者准备 全面了解其月经史、妊娠分娩史,取器的原因及健康状况。全面体格检查及相关辅助检查,行 B 超检查或 X 线透视或摄片确定节育器是否存在,并了解其位置和形状;排除禁忌证;向患者解释操作过程、风险、需要配合的事项,签署知情同意书;患者排空膀胱,术前 3d 禁止性生活。

2. 材料准备 取器(宫内节育)包、消毒用品等。

3. 操作者准备 核对患者信息。操作者洗手,准备帽子、口罩、无菌手套等;助手协助患者体位摆放,观察取器过程中患者情况等。

五、操作步骤

1. 常规消毒外阴、阴道,铺无菌巾,行双合诊检查。
2. 用窥阴器扩张阴道,消毒阴道穹窿、宫颈及颈管。
3. 宫颈钳钳夹宫颈前唇,轻轻向外牵拉。
4. 不同类型节育器的取出技巧如下:
(1) 带尾丝的节育器:用长弯止血钳钳住尾丝,轻轻牵拉取出节育器。
(2) 无尾丝的节育器:开始同宫内节育器放置手术步骤 1~6,之后用探针探测节育器位置,取环钩沿宫腔方向进入宫腔,触及节育器后转动钩头方向钩住节育器下缘,牵拉取出。
(3) 吉妮固定式节育器:用妇科长钳进入宫颈内,钳夹住尾丝取出。
(4) T 形节育器:钩住其横臂或纵、横臂交界处,保持钩头平直,缓缓牵拉取出。若钩取有困难,可扩张宫颈后用小弯头卵圆钳钳取。
(5) 环形节育器部分嵌顿时,以取环钩钩住节育器下缘,牵拉出子宫颈口外,拉直螺旋丝,见环结后剪断取出,以免残留发生。同时检查金属螺旋结构内塑料支架或铜段的完整性。
5. 取出节育器后应注意观察如下情况:
(1) 症状上注意:有无腹痛、阴道流血等,注意观察可能出现的不良反应及并发症。
(2) 体征上注意:有无面色苍白、呼吸困难,生命体征是否平稳。

（左侧批注）

详细了解病史、取器原因、月经情况和末次月经日期;辅助检查,明确节育器的类型和位置;检查血常规、白带常规;阴道持续出血者,应服用抗生素 3d;对已经绝经的妇女,如子宫已萎缩,可于术前服用雌激素;对于宫口较紧的患者,术前服用米索前列醇 0.6mg,2h 后再行手术,会降低取环难度。

取环前首先要确认节育器的位置和类型;向患者介绍相关事宜并签署知情同意书。

取环应在月经干净 3~7d 或绝经后;如因阴道流血取器时可根据患者情况随时取出,必要时在诊刮同时进行。

对子宫颈较紧的患者,取环前可以扩张子宫颈。

保持外阴清洁,2周内避免盆浴及性生活。

六、并发症及处理

取器时易损伤子宫壁或穿孔,甚至损伤脏器,引起并发症,故取器前应常规检查了解宫内节育器的位置及有无断裂等情况,对症处理。

七、相关知识

取出节育器的操作技巧有:

1. 探测节育器位置时,根据术前定位尽量一次性探到异物感,避免多次反复探测损伤内膜,引起出血。

2. 使用取环钩时要非常小心,只能在宫腔内钩取,避免向宫壁钩取,如钩取时有阻力,不能强行牵拉,应退出取环钩,进一步查清原因。

3. 若节育器嵌顿确实严重,牵拉时阻力过大,可先牵出部分环形节育器环丝,找出环接口,离断,将环拉成线状后取出。

(北京大学人民医院　刘春兰　王建六)

测 试 题

1. 带尾丝宫内节育器放置时,保留尾丝长度一般是

　　A. 1.5~2.0cm　　　B. 1cm　　　　　C. 3cm　　　　　D. 0.5cm　　　　　E. 4cm

2. 下列宫内节育器放置时间合适的是

　　A. 月经期　　　　　　　　　　　　　B. 月经干净后 3~7d

　　C. 产后 42d 恶露未净,子宫尚未恢复正常者　　D. 自然流产后月经尚未恢复正常周期时

　　E. 不规则阴道流血分段诊刮术后

3. 下列**不属于**放置宫内节育器禁忌证的是

　　A. 严重的全身疾病　　　　　　　　　B. 严重宫颈裂伤

　　C. 子宫脱垂Ⅱ度以上　　　　　　　　D. 子宫畸形

　　E. 慢性盆腔炎急性发作

4. 下列**不属于**节育器放置并发症的是

　　A. 子宫穿孔　　　　　　　　　　　　B. 疼痛

　　C. 不规则阴道流血　　　　　　　　　D. 更年期综合征

　　E. 感染

5. 关于放置节育器过程中的注意事项,下列哪项是**错误**的

　　A. 严格无菌操作

　　B. 宫颈过紧者可用利多卡因宫颈局部浸润麻醉

　　C. 应根据子宫大小、位置,选择合适大小、类型和优质的 IUD

　　D. 使用叉型放置器放置环形节育器时中途需停顿、旋转

　　E. 放置后需停留一段时间观察有无出血

6. Which women can use IUD for contraception

　　A. women with acute cervicitis　　　　　B. women with uterus septum

　　C. women with pelvic inflammatory disease　　D. women without contraindication

　　E. women with menorrhagia

7. 放置节育器后发生不规则阴道流血,以下说法**不正确**的是
    A. 是临床常见并发症,发病率为 10% 以上
    B. 多表现为月经量增多或经期延长,或点滴不规则性出血
    C. 易发生于节育器放置 1 年后
    D. 充分了解节育器的适应证及禁忌证,选用合适类型的节育器对预防此类出血至关重要
    E. 药物治疗无效者应取出节育器

8. 下列哪项**不属于**节育器取出术的适应证
    A. 出现并发症,如异位、节育器变形、感染等   B. 闭经半年或绝经 1 年以上者
    C. 合并严重全身疾患,身体状态不佳者   D. 需更换其他避孕方法者
    E. 带器妊娠

9. 节育器取出的合适时间是
    A. 月经干净后 3~7d   B. 月经周期内任何时间
    C. 慢性盆腔炎急性发作时   D. 月经干净后 10d
    E. 月经期

10. 下列关于节育器取出操作的描述**不正确**的是
    A. 带尾丝的节育器,用长弯止血钳钳住尾丝,轻轻牵拉取出节育器
    B. 吉妮固定式节育器,用妇科长钳进入宫颈内,钳夹住尾丝取出
    C. 环形节育器部分嵌顿时,以取环钩钩住节育器下缘,牵拉金属环丝,见环结后剪断取出
    D. T 形节育器不可用取坏钩钩取
    E. 节育器取出后一定要检查其完整性

第 55 章

刮 宫 术

Dilatation & Curettage

一、目的

1. **诊断作用**　刮取少量子宫内膜和宫腔内容物标本检测,以明确病变的原因。

2. **治疗作用**　刮取子宫内膜或清除宫腔内容物达到治疗作用。

二、适应证

1. 子宫异常出血或阴道排液,为明确或排除子宫内膜、宫颈病变或其他妇科疾病,如子宫内膜炎症、子宫内膜癌、宫颈管癌等病变,也可作为异位妊娠的鉴别诊断方法。

2. 功能性子宫出血的诊断及治疗。

3. 了解不孕症患者有无排卵及子宫内膜情况。

4. 不全流产的诊断和治疗。

5. 清除自然流产、葡萄胎等的宫腔内容物。

三、禁忌证

1. 急性生殖道炎症。

2. 可疑宫内妊娠且有继续妊娠要求者。

3. 严重的全身性疾病。

4. 手术当日体温 >37.5℃。

四、操作前准备

(一) 材料准备

1. **刮宫包**　无菌钳、窥阴器(检查窥器、手术窥器)、宫颈钳、扩宫棒、探针、刮匙(取内膜器、大小刮匙)、吸引管(6~8 号)、无菌孔巾、长棉签(2 根)、纱布数块。

2. 无菌手套。

3. 消毒液(1% 聚维酮碘、2.5% 碘酊、75% 酒精;如碘过敏,备 1/1 000 苯扎溴铵溶液)。

4. 标本容器、10% 甲醛、病理申请单。

5. **药品储备**　局部麻醉药物、镇静剂、抢救用药等。

（二）患者准备

1. 测量生命体征（心率、血压、呼吸）。

2. 全面了解病史、体格检查及相关辅助检查，排除禁忌证。向患者说明手术的必要性，解释说明操作过程、风险，需要配合的事项。

3. 签署知情同意书。

4. 刮宫通常无需麻醉。如有条件，可以在麻醉下（静脉麻醉、吸入麻醉或腰麻）进行。对于宫颈口过紧者，给予镇静剂或宫颈表面麻醉。

（三）操作者准备

1. 戴好口罩、帽子。

2. 核对患者，检查是否已经签署知情同意书。

3. 刷手后，穿手术衣、戴手套。

4. 患者排空膀胱，取截石位。

5. 助手协助患者摆放体位，密切观察手术过程中患者的情况等。

五、操作步骤

（一）诊断性刮宫（dilatation & curettage）

用于诊断、治疗宫腔疾病。

1. 体位取膀胱截石位。

2. 常规消毒外阴、阴道，铺无菌巾。行双合诊检查，了解子宫大小、位置及双附件情况，判断有无急慢性生殖道炎症。然后更换手套。

3. 用窥阴器暴露宫颈，再次消毒阴道穹窿，碘酊、酒精消毒宫颈及宫颈管口。

4. 宫颈钳钳夹宫颈前唇。探针沿子宫腔方向缓缓伸入宫腔达宫底，探测宫腔的长度和方向，记录宫腔深度。

5. 根据宫颈的松紧度决定是否扩张宫颈。如宫颈口过紧，自小号开始，以执笔式持宫颈扩张器沿子宫方向缓慢扩张宫颈内口，至所用的刮匙能顺利通过。

6. 用内膜取样器或小刮匙慢慢伸入至宫底，从内到外有次序地分别刮取子宫前、后、左、右四壁及子宫角部内膜，并将其放在已准备好的干净纱布上。

7. 刮宫时注意宫腔有无形态异常。

8. 清理阴道内积血，观察有无活动出血。如无活动出血，取下宫颈钳和窥阴器及孔巾。

9. 将纱布上的组织全部装在标本瓶中，组织固定液固定后送检病理。

10. 交代术后注意事项。

（二）分段诊断性刮宫（fractional curettage）

主要用于诊断子宫内膜病变，特别是子宫内膜癌等恶性肿瘤。

1. 体位取膀胱截石位。

2. 常规消毒外阴、阴道，铺无菌巾。行双合诊检查，了解子宫大小、位置及双附件情况，判断有无急慢性生殖道炎症。然后更换手套。

3. 用窥阴器暴露宫颈，再次消毒阴道穹窿，碘酊、酒精消毒宫颈及宫颈管口。

4. 宫颈钳钳夹宫颈前唇。小刮匙伸入宫颈管 2~2.5cm 从内向外顺序搔

为消除患者的紧张情绪，手术者要态度和蔼，向患者说明手术的必要性和操作过程。

有创操作，需要知情同意。

有助于正确判断子宫的位置，减少手术风险。

因哺乳期子宫软，绝经后子宫、宫颈萎缩，宫颈扩张困难，应特别小心，警惕子宫穿孔的发生。

对于子宫颈口过紧或稽留流产的患者，术前预处理有助于减少并发症发生。

扩张宫颈时用力要均匀，缓慢扩张，以免子宫穿孔。

操作时应减少不必要的器械进出宫颈的次数，刮宫动作应轻柔，避免人为损伤宫颈管内膜和子宫内膜，减少宫腔及宫颈管粘连的发生。

所有操作中，器械不能碰到阴道壁。

病理检查有助于诊断疾病，非常重要。

先搔刮宫颈，后探宫腔，有助于鉴别宫颈还是宫腔内病变。

刮宫颈管,将所刮出的组织放置在备好的纱布上。

5. 探针沿子宫腔方向缓缓伸入宫腔达宫底,探测宫腔的长度和方向,记录宫腔深度。

6. 如宫颈口过紧,逐号扩张宫颈至所用的器械能顺利通过。

7. 小刮匙沿宫腔方向缓慢进入宫腔并达宫底部,从内到外进行刮宫(图55-1),并依次将子宫腔四壁、宫底及两侧宫角组织刮出,放置在另一块备好的纱布上。如刮出组织糟脆,可疑子宫内膜癌,即停止继续刮宫。

疑有子宫内膜癌者,须仔细观察刮出物。若刮出物肉眼观察高度怀疑为癌组织时,停止刮宫,以防出血或癌扩散。若肉眼观察未见明显癌组织,应全面刮宫,以防漏诊。

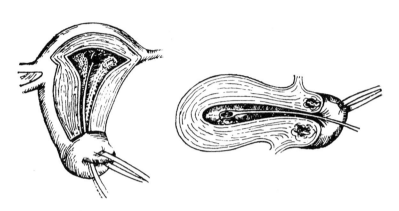

图55-1 刮取子宫腔组织,注意子宫底和两侧宫角

8. 刮宫时注意宫腔有无形态异常及高低不平。

9. 清理阴道内积血,观察有无活动出血。如无活动出血,取下宫颈钳和窥阴器及孔巾。

10. 将宫颈和宫腔组织分别装入标本瓶中,标记好取材部位,组织固定液固定后送检。

11. 交代术后注意事项。

六、并发症及处理

1. **子宫穿孔** 是严重的并发症,应及时发现,立即处理。手术时突然出现"无底"的感觉,或刮匙进入宫腔的深度超过测量的深度,要考虑子宫穿孔的可能。多发生于哺乳期、绝经后、患子宫恶性肿瘤或子宫位置不明、操作不慎等情况。处理:立即停止手术,观察有无内出血和脏器损伤的征象等。如破裂口小,生命体征稳定,保守治疗。如破裂口大,有内出血、脏器损伤等,应立即剖腹探查,针对损伤情况处理。

2. **出血** 对可疑子宫内膜癌、黏膜下肌瘤、稽留流产等患者,常因子宫收缩不良,而出血过多。术前应配血、开放静脉。术中应在扩张宫颈后,尽快刮取宫腔内容物。除了怀疑恶性肿瘤或取活检外,应全面刮宫。必要时应备皮,做好开腹手术准备。

3. **感染** 对于出血时间长、合并贫血、糖尿病、可疑结核或应用免疫抑制剂者,术前及术后应使用抗生素预防感染。术中应严格无菌操作。

4. **宫腔粘连** 粘连可发生在宫颈管、宫腔的任何部位。部位不同,出现的症状亦不同。如粘连发生在宫颈,阻断经血排出,可以造成闭经、周期性腹痛。如粘连发生在宫腔,因粘连程度不同,症状从无典型症状到经量变少、闭经、周期性腹痛等不等。处理:根据粘连的部位,采用扩张宫颈或分离宫腔粘连的处理。如宫颈粘连,用探针或小号扩张器缓慢扩张宫颈。如宫腔粘连,建议宫腔镜下行分离术。术后可以放置宫内节育器,预防再次粘连;人工周期2~3个周期,促进子宫内膜生长。

七、相关知识

1. 子宫内膜或宫颈管黏膜的病理可以诊断该部位疾病。

2. 子宫内膜在卵巢激素作用下呈周期性变化,子宫内膜不同的表现能反映卵巢功能。

3. 宫腔镜是在直视下观察宫颈管、子宫内膜及输卵管开口,能更直观地了解宫腔结构、准确地取材送病理检查,并治疗各种宫腔内病变,适应于大部分的刮宫术患者。

(北京大学人民医院　鹿　群　王建六)

测 试 题

1. 关于诊断性刮宫术的适应证以下哪项**错误**
   A. 异常子宫出血或阴道排液
   B. 功能失调性子宫出血
   C. 不孕症
   D. 各种流产后宫腔残留
   E. 怀疑输卵管病变

2. 以下哪项**不是**诊断性刮宫术禁忌证
   A. 体温超过37.5℃
   B. 伴有急性生殖道炎症
   C. 严重内科合并症未经处理
   D. 慢性盆腔炎
   E. 急性胃肠炎

3. 关于诊刮以下哪项正确
   A. 不规则阴道流血患者,为排除子宫内膜癌或宫颈管癌者需做分段诊刮
   B. 为排除无排卵型功血,应在月经第5d行分段诊刮
   C. 为排除黄体萎缩不全,应在月经后半期或月经来潮12h内行诊刮
   D. 为排除黄体功能不全,应在在月经后半期行分段诊刮
   E. 怀疑流产后宫内残留者,应立即行分段诊刮

4. 关于诊刮以下哪项是**错误**的
   A. 术前应详细了解患者有无心脑血管疾患,必要时应测量血压、脉搏
   B. 签署知情同意书
   C. 术前B超了解子宫位置、大小后无需再做阴道检查
   D. 排空膀胱后进行操作
   E. 一般不需麻醉,对宫口较紧者可酌情给予

5. 关于子宫内膜活检以下哪项**错误**
   A. 可在月经期前1~2d手术,通常在月经来潮6h内进行
   B. 怀疑子宫内膜结核者,术前3d及术后4d需预防性抗结核治疗
   C. 闭经者应首先除外妊娠方可手术
   D. 为了解卵巢功能,需遍刮宫腔
   E. 体温37.4℃可以手术

6. 关于分段诊刮以下哪项正确
   A. 应分别刮宫颈和宫腔,顺序并不重要
   B. 应先刮宫颈管,然后探宫腔,最后刮宫腔
   C. 应先探宫腔,再刮宫颈管,最后刮宫腔
   D. 应先刮宫颈管,再刮宫腔,最后探宫腔
   E. 应先探宫腔,再刮宫腔,最后刮宫颈管

7. 关于分段诊刮标本处理以下哪项**错误**
   A. 将刮出物全部送检
   B. 分别按宫颈、宫腔不同部位刮出组织送检
   C. 挑选可疑组织送检,其余可以丢弃
   D. 装入标本瓶后应立即用组织固定液固定
   E. 标本瓶上要注明患者姓名及组织来源,填好病理检查单

8. 关于诊断性刮宫以下哪项**错误**
   A. 不孕症患者内膜活检时为避免漏诊应尽可能遍刮宫腔,直至整个宫腔刮净并可"闻肌声"
   B. 发现刮出物糟脆,不除外子宫内膜癌时,不能力求刮净以免穿孔
   C. 阴道流血者组织新鲜,为止血应尽量刮净
   D. 某些特殊患者可在 B 超引导下进行诊刮
   E. 患者耐受性差时可以麻醉下进行手术

9. 关于刮宫注意事项,以下哪项**错误**
   A. 术前已做 B 超,无需再做盆腔检查了解子宫大小及位置
   B. 绝经后患者术前可以用药物软化宫颈便于宫颈扩张
   C. 刮宫操作时应动作轻柔,进出宫颈时不能暴力
   D. 扩张宫颈应从小号扩张器开始依次至所需大小
   E. 根据子宫大小及宫口情况选择刮匙大小

10. 关于刮宫注意事项,以下哪项**错误**
    A. 刮宫时应注意宫腔四壁,特别是两侧宫角情况
    B. 应注意宫腔大小、内壁是否平坦,有无突起
    C. 应注意异常组织的位置
    D. 应注意宫腔内有无赘生物
    E. 如发现糟脆组织,应尽量将该处组织清理干净以免残留

第 56 章

经阴道分娩

Vaginal Delivery

一、目的

协助胎儿顺利经阴道娩出。

二、适应证

具备阴道分娩条件、宫口开全、胎儿已着冠。

三、禁忌证

不具备阴道分娩条件者。

四、操作前准备

1. 患者准备

(1) 产妇仰卧于产床,膀胱截石位。

(2) 测量生命体征(心率、血压、呼吸、脉搏氧饱和度)。

(3) 持续胎心监护。

(4) 消毒会阴顺序是大阴唇、小阴唇、阴阜、大腿内上 1/3、会阴及肛门周围。

(5) 指导产妇屏气:两手握产床把手,宫缩时深吸气屏住,然后如排便样向下屏气增加腹压;宫缩间歇时,产妇呼气并使全身肌肉放松。

(6) 告知需要配合的事项(正确的屏气用力、听从指挥;如有胸闷、憋气、眼花等不适及时报告)。

2. 材料准备

(1) 接生包(中碗 2 个、直钳 2 把、弯钳 1 把、持针器 1 把、侧切剪刀 1 把、直剪 1 把、牙镊 1 把、平镊 1 把、大纱布 10 块、小消毒杯 1 个、心内针 1 个、尾纱 1 条)。

(2) 消毒用品:0.5% 聚维酮碘。

(3) 麻药:2% 利多卡因 5ml(2 支),0.9% 氯化钠 10ml。

(4) 其他:接生大巾、手术衣 1 件。

(5) 20ml 注射器(1 个)、抢救车 1 个、无菌手套 2 副。

3. 操作者准备

(1) 一人操作。

术前沟通,确认分娩孕周、羊水是否清亮、估计的胎儿体重、母体合并症很重要。

助产士-台下护士配合,医生在场。

(2) 操作者洗手,戴帽子、口罩和无菌手套,穿手术衣。

(3) 了解分娩孕周、胎心情况、羊水是否清亮、母体合并症。

(4) 掌握接生的相关知识、并发症的诊断与处理。

五、操作步骤

1. **体位** 协助产妇仰卧于产床,取膀胱截石位,暴露会阴部。

2. **会阴消毒** 消毒产妇的会阴,同前。

3. **铺无菌区(面对产妇站立)**

(1) 将一次性接产组合大单按箭头标示方向先对折,遵循无菌面在里,非无菌面在外的原则左右打开,平铺于接产台。

(2) 打开对侧裤腿,持裤腿无菌面并嘱产妇抬起左脚穿入裤腿,将接产大单铺在左脚蹬覆盖后,再将左脚蹬在脚蹬上。

(3) 同法套产妇右脚的裤腿。

(4) 将接产大单的洞巾对准会阴部,先将对折的接产大单向上覆盖待产妇的腹部,后将洞巾置于产妇臀下暴露会阴,最后将产台左右两侧及下侧的产单向上折起。

4. **铺产台**

(1) 打开一块一次性接产巾,对折成双层铺于器械台近端。

(2) 将一把弯止血钳套好脐圈备用,并放置于器械台上已铺好的双层接产巾上。

(3) 在已铺好的双层接产巾上按接产顺序摆好敷料及器械,依次摆放:大纱布 10 块、洗耳球、直止血钳 2 把、直圆剪 1 把、弯止血钳 1 把(已套好脐圈)、无菌棉签 4 根。

(4) 产台远端依次摆放:接产巾、大棉垫、计血器、不锈钢盆、20cm 钢尺、无菌手套。

5. **检查胎方位**

(1) 将 1 块无菌纱布覆盖肛门。

(2) 左手将外垫无菌纱布的接产巾置于会阴部,遮挡肛门;右手行阴道检查,确定胎方位(以枕前位为例讲述分娩机转的几个步骤)。

6. **保护会阴** 待胎头拨露使阴唇后联合紧张时,右手用接产巾保护会阴。

(1) 右肘支在产床上,用右手拇指与其余四指分开,利用手掌鱼际肌顶住会阴部。

(2) 待产妇宫缩时应向上内方向托住会阴,同时左手指腹轻压胎头枕部,协助胎头充分俯屈和缓慢下降,宫缩间歇期保护会阴的右手放松。

7. **协助胎头娩出** 当胎头枕部在耻骨弓下露出时,左手按分娩机制协助胎头仰伸,指导并控制好产妇用力,胎头着冠后,在宫缩间隙,嘱待产妇稍用力,缓慢地娩出胎头大径,胎头娩出后仍继续保护会阴,不要急于娩出胎肩。待胎头娩出后按"两挤一吸"原则进行"第一挤",方法是左手自鼻根部向下颏挤压,挤出口鼻内的黏液及羊水。

8. **协助胎头复位及外旋转** 协助胎头复位及外旋转,使胎儿双肩径与骨盆出口前后径相一致。左手向下轻压胎儿颈部,使前肩自耻骨弓下先娩出,再向上托胎颈,使后肩从会阴前缘缓慢娩出(图 56-1)。

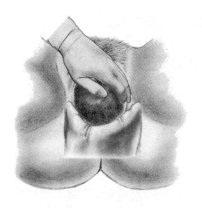 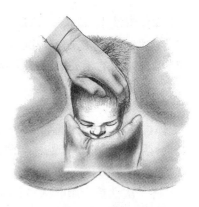

（1）保护会阴，协助胎头俯屈　　　　　　（2）协助胎头仰伸

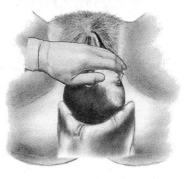 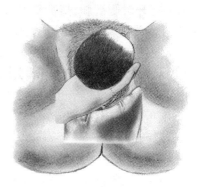

（3）助前肩娩出　　　　　　　　　　　（4）助后肩娩出

图 56-1　接生步骤

9. 胎体娩出　待双肩娩出后,保护会阴的右手方可松开并顺势将接产巾下缘翻转置于臀下,双手协助胎体和下肢相继以侧位娩出。

六、分娩后处理

1. 新生儿处理

（1）第二次清理呼吸道:将新生儿放于接产台上,头偏向一侧,立即进行"第二挤";完成"一吸":右手持洗耳球依次吸出口腔、鼻腔中的黏液和羊水。

（2）刺激:用大棉垫快速擦干新生儿头部及躯干的羊水,予以刺激。

（3）新生儿评估:对新生儿进行快速评估及 Apgar 评分。

（4）断脐:距脐带根部 15~20cm 处用 2 把直止血钳夹闭,在 2 把止血钳中间处将脐带剪断。

（5）皮肤接触:台下人员协助产妇解开上衣,暴露乳房,接生者将新生儿放于产妇胸腹部,身体纵轴与产妇保持一致,新生儿双臂及双腿分开放于产妇身体两侧,头偏向一侧防止阻塞呼吸道造成窒息,将新生儿包被盖于身上,同时勿污染无菌区域。

（6）处理新生儿脐带:早接触完毕后,台下护士抱新生儿至复苏台上,由接生者处理脐带。

1) 消毒:先用无菌棉签蘸 2.5% 碘酊溶液,自脐根向上消毒脐带 5cm,然后消毒脐轮周围直径 5cm 的皮肤,用酒精棉签同样顺序脱碘两次。

2) 结扎:距脐带根部 0.5cm 处用套有脐圈的弯止血钳夹住(弯头朝上),于止血钳上方 0.5cm 处用直圆剪刀剪断脐带,用纱布挤净脐带断端分泌物,并检查脐带血管有无异常,套好脐圈。

3) 断端处理:用1%甲紫溶液棉签涂抹新生儿脐带断端后,松开止血钳。

4) 处理后判断:将脐圈向上轻轻提起,位置适宜无松动或滑脱;新生儿脐带断端无渗出及出血。

5) 所有使用过的器械放于治疗车下层。

(7) 确认性别:台下人员托起新生儿并暴露外生殖器,请产妇说出新生儿性别并复述。

2. 产妇处理

(1) 放置计血器:将计血器置于产妇臀下,计量出血量。

(2) 剥离胎盘:确定产妇胎盘已剥离后,右手轻拉脐带,胎盘娩出至阴道口时,用双手捧住胎盘,向一个方向旋转并缓慢牵拉,协助胎膜娩出。

(3) 检查胎盘:将胎盘平铺,检查胎盘小叶对合是否完整、有无缺损,胎膜是否完整,用钢尺测量胎盘大小及脐带长度后放于不锈钢盘内。

(4) 检查软产道:检查产妇软产道有无裂伤,确定阴道内无纱布或其他物品存留。

(5) 肛查:肛查确认无黏膜下血肿等特殊情况。

(6) 安置产妇:脱手套及手术衣,卫生手消毒协助产妇取舒适体位。

七、并发症及处理

1. 产后出血　胎儿娩出 24h 内,阴道分娩者出血量≥500ml,是分娩严重的并发症;主要原因包括子宫收缩乏力、胎盘因素、软产道裂伤及凝血功能障碍。一旦诊断产后出血,按照上述四大原因积极止血处理,同时注意容量复苏。

2. 羊水栓塞　羊水进入母体血液循环引起的肺动脉高压、低氧血症、循环衰竭、弥散性血管内凝血及多器官功能衰竭等一系列病理生理变化的过程。一旦接生过程中出现可疑表现,积极地按照羊水栓塞救治流程进行处理。

3. 肩难产　指胎头娩出后,胎儿前肩被嵌顿于耻骨联合上方,用常规助产方法不能娩出胎儿双肩者;一旦发生,立即请求支援、屈大腿、耻骨上加压、旋肩法、必要时四肢着地法娩出胎儿,做好新生儿复苏的抢救准备。

4. 软产道裂伤　包括子宫破裂、宫颈裂伤、阴道裂伤、会阴裂伤,胎儿胎盘娩出后仔细检查软产道,按照解剖层次进行缝合。暴露困难的情况下,建议手术室麻醉后缝合。

5. 新生儿臂丛神经损伤　新生儿娩出后注意检查上臂的姿势,尤其是后出头困难的情况下,可疑情况可请骨创伤科会诊协助诊断。

6. 新生儿产伤　包括锁骨骨折、肱骨骨折,新生儿出生后仔细查体注意锁骨的连续性,可疑情况请骨创伤科会诊协助诊断。

7. 新生儿窒息　我国新生儿窒息标准:①1min 或 5min Apgar 评分≤7分,仍未建立有效呼吸;②脐动脉血气 pH<7.15;③排除其他引起低 Apgar 评分的病因;④产前具有可能导致窒息的高危因素。以上①～③为必要条件,④为参考指标。为具有新生儿窒息高危因素的产妇接生时,应呼叫儿科医生到场,产儿科协助按照新生儿窒息的抢救流程进行复苏。

八、相关知识

1. **分娩机制**（mechanism of labor）　胎儿先露部在通过产道时，为适应骨盆各个平面的不同形态被动地进行一系列适应性转动，以其最小径线通过产道的全过程。包括衔接、下降、俯屈、内旋转、仰伸、复位及外旋转等动作。

2. **胎头拨露**（head visible on vulval gapping）　胎头于宫缩时露出阴道口，在宫缩间歇期胎头又回缩至阴道内。

3. **胎头着冠**（crowning of head）　宫缩间歇期胎头不再回缩。

（北京大学人民医院　刘国莉　王建六）

测　试　题

1. 下列**不具备**阴道分娩条件的是
   A. 前次剖宫产的瘢痕子宫
   B. 臀位
   C. 子痫前期
   D. 双胎
   E. 妊娠合并宫颈癌

2. 接生时会阴保护的时机正确的是
   A. 初产妇宫口开全时
   B. 经产妇宫口扩张 6cm 时
   C. 胎头拨露时
   D. 待胎头拨露使阴唇后联合紧张时
   E. 胎头着冠时

3. 接生时胎头娩出前突然阴道出血增多伴胎心频发减速，最可能的原因是
   A. 脐带绕颈
   B. 脐带脱垂
   C. 胎盘早剥
   D. 羊水粪染
   E. 前置胎盘

4. 宫口开全，胎膜尚未破裂，羊膜囊外凸明显，下列做法正确的是
   A. 于宫缩间歇期行人工破膜
   B. 立即人工破膜
   C. 不需要立即处理
   D. 可等待自然破膜
   E. 可等待胎儿娩出后再处理

5. 胎头娩出后，常规手法娩出胎肩困难，下列做法**不正确**的是
   A. 立即召集有经验的产科医师、麻醉医师、助产士和儿科医师到场援助
   B. 如果估计的胎儿体重较小，不必行会阴切开术
   C. 让产妇双腿极度屈曲贴近腹部
   D. 在耻骨联合上方触到胎儿前肩部位并向后下加压
   E. 助产者以食、中指伸入阴道紧贴胎儿后肩的背面，将后肩向侧上旋转

6. The vagina bleeds a few minutes after the fetus is delivered, the color is dark red, which is the most likely cause of postpartum hemorrhage
   A. uterine atony
   B. placenta factor
   C. soft birth canal laceration
   D. coagulation defects
   E. amniotic fluid embolism

7. 胎儿娩出后产妇主诉胸闷、憋气，伴阴道活动性出血、血不凝，最可能原因是
   A. 肺栓塞
   B. 急性心衰
   C. 宫缩乏力性产后出血
   D. 羊水栓塞

E. 主动脉夹层破裂

8. 胎儿胎盘娩出后,阴道出血多,查体子宫轮廓不清楚,下列处理措施**不恰当**的是
   A. 接生者一手握拳置于阴道后穹窿,另一手在腹部按压子宫
   B. 缩宫素滴注
   C. 卡前列素氨丁三醇肌内注射
   D. 宫腔填塞
   E. 再次检查胎盘胎膜

9. 左枕前位胎头娩出,胎肩娩出困难,新生儿出生后查体发现右前臂不能上举,最可能的诊断是
   A. 右锁骨骨折   B. 右肱骨骨折   C. 右臂丛神经损伤
   D. 新生儿缺血缺氧性脑病   E. 新生儿出生缺陷

10. 顺产后 2h,产妇自述肛门坠胀明显伴疼痛感,阴道检查在阴道侧壁触及张力大、压痛明显、有波动感的肿物,下列做法正确的是
    A. 继续观察   B. 局部冷敷   C. 加强宫缩
    D. 切开血肿、清除积血、彻底止血缝合   E. 输血治疗

* 第57章

人工流产术

Induced Abortion Operation

人工流产(induced abortion)是意外妊娠或避孕失败的补救措施,也是因疾病等原因不适宜继续妊娠者终止妊娠的方法。分为药物流产和手术流产。本章阐述的是人工流产术中的手术流产,可以分为负压吸引术(俗称"人流")和钳刮术。手术流产一般限定在 14 周以内的妊娠。

第 1 节　负压吸引术
Suction Curettage

一、适应证

1. 妊娠在 10 周以内,非意愿性妊娠或避孕失败。

2. 因存在严重心、肺等全身疾病,继续妊娠可能危及母儿生命者。

3. 有家族遗传病、孕早期不良环境(如使用对胚胎发育有影响的药物、放射线接触史等),可能存在先天畸形或缺陷者。

二、禁忌证

1. 生殖道急性或亚急性炎症,如阴道炎、宫颈炎、子宫内膜炎及盆腔炎等。

2. 全身状态不能承受手术者,如严重贫血等。

三、暂缓施术情况

1. 急性传染病或慢性传染病急性发作期,需经短期处理,待一般状态改善后再进行手术治疗。

2. 术前相隔 4h 两次体温在 37.5℃以上者,需查明发热原因,给予对症处理后再行手术治疗。

四、操作前准备

1. 明确宫内妊娠诊断　通过询问病史、血或尿 hCG 及 B 超检查确定诊断。

2. 确定无禁忌证　了解既往病史,做妇科及全身检查。

认真确认超声报告妊娠囊的位置。》

330

3. **实验室检查**　主要包括阴道分泌物检查,血、尿常规检查,以及凝血功能、心电图、乙型肝炎、梅毒、艾滋病等相关检查。

4. **核对患者信息**

5. **沟通**　内容包括:①施术目的;②可供选择的终止妊娠方法;③该方法的操作流程及可能的风险、术中和术后可能出现的并发症,如出血、子宫穿孔、感染、不孕、胚物残留、腹痛、宫腔粘连等;④签署知情同意书。初孕者应慎重考虑,需要孕妇了解人工流产后可能面临的问题和风险,充分沟通、知情后,由孕妇决定是否行人工流产术。

> *充分告知术后可能出现的情况,尤其是尚未生育的患者。*

6. **器械准备**

(1) 负压吸引器(含负压储备装置,并设有安全阀)。

(2) 吸管:根据妊娠月份选择型号,如孕 8 周以内者,一般选择 5~7 号吸管,孕 8~12 周一般选择 7~9 号吸管。

(3) 宫颈扩张器,从小号到大号顺序备齐,跨度为半号,如 5 号、5.5 号、6 号、6.5 号、7 号等。

(4) 刮匙。

7. **常备药品**　局部或静脉麻醉药、镇静药、子宫收缩药、抢救用药等。

8. **患者准备**　取膀胱截石位,术前需排空膀胱,消毒外阴、阴道。

9. **术者准备**　戴帽子、口罩,洗手,穿手术衣,戴无菌手套。

五、操作步骤

1. 铺无菌巾,行双合诊检查子宫大小、位置及盆腔情况后,更换无菌手套。

> *正确判断子宫的位置。*

2. 用窥阴器暴露宫颈,消毒阴道、宫颈。

3. 用宫颈钳夹持子宫颈前唇或后唇,探针按已查好的子宫位置缓慢进入,遇到阻力时提示探针已到达子宫底(图 57-1),停止推进,取出探针,看刻度,确定宫腔深度。

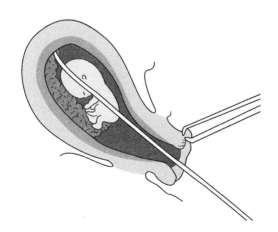

图 57-1　用探针探测宫腔

4. 按探针方向,以执笔式持宫颈扩张器,自小号开始逐一增号,一般扩张至大于所使用吸管的半号或者 1 号。扩张宫颈时,用力要匀、缓、稳、慢。

5. 连接吸管至负压吸引器。

6. 负压吸引:送入吸管的屈度应与子宫曲度一致。当吸管送达宫

> *1. 根据子宫的位置放入探针,动作要缓慢、轻柔。若进入内口困难,需适当变换方向。必要时可换最细的宫颈扩张器尝试。*
>
> *2. 宫颈扩张一定要轻柔,用力均匀,防止宫颈撕裂或穿孔。*
>
> *负压吸引动作不能过猛,不能过度吸引,吸管进出宫颈不能有负压,注意无菌操作。*

腔底部遇到阻力后,略向后退约1cm,开动负压吸引。负压一般选择400~500mmHg,吸引时一般按顺时针方向吸宫腔1~2周(图57-2)。当宫腔内容物基本吸净时,手持的吸管有一种被收缩的子宫扎紧的感觉,吸管转动受限,感到宫壁粗糙,即表示组织吸净。折叠导管,在无负压的情况下退出吸管。如不确定胚物是否完整吸出,可重新用吸管以低负压吸宫腔,也可用小刮匙轻刮宫腔底及两侧宫角。如果确认吸出物完整,也可不再吸宫或搔刮。

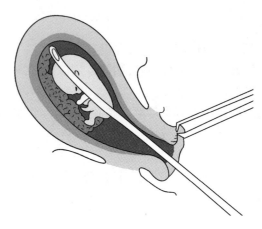

图 57-2　吸宫腔操作

7. 观察有无出血,探针探查宫腔深度。宫腔内容物吸净后,宫腔深度较术前小。

8. 取下宫颈钳,用棉球擦拭宫颈及阴道内血迹,取出窥阴器。

9. 将全部吸出物用纱布过滤,检查有无绒毛或胚胎组织,并注意有无水泡状物。如未见绒毛,应送吸出物做组织学检查。

10. 填写手术记录,记录出血量。

11. 告知患者术后注意事项、指导避孕及随诊时间。

第 2 节　钳　刮　术
Forceps Curettage

一、适应证

同负压吸引术。适合人群为妊娠10~14周者。

二、禁忌证及暂缓施术情况

同负压吸引术。

三、操作前准备

1. 同负压吸引术。

2. 宫颈预处理:①橡皮导尿管扩张宫颈管;②术前口服、肌注或阴道放置前列腺素制剂软化、扩张宫颈;③宫颈扩张棒扩张宫颈管。

四、操作步骤

1~4. 步骤1~4同负压吸引,只是步骤4中,一般需扩张宫颈至10~11号,以能通过小卵圆钳为宜。

5. 将卵圆钳深入宫腔,先夹破胎膜,尽量使羊水流尽,以避免出现羊水栓塞。然后再用卵圆钳钳取胎儿及胎盘组织,确认宫内容物基本清净时,再用刮匙搔刮或小号吸管用较小的负压吸引。探查宫腔深度,以了解子宫收缩情况。

6. 检查取出的胎儿及胎盘是否完整,估计出血量。术中可根据子宫收缩及出血情况酌情给予促进宫缩药物。

其余事项同负压吸引术。

> 卵圆钳夹住胎儿或胎盘后,按顺时针或逆时针方向旋转数次,当感到旋转无阻力时,向外牵拉取出胎儿及胎盘组织。
>
> 行钳刮术时,动作一定要轻缓,以减少出血、穿孔、宫颈裂伤等并发症的发生。
>
> 确定子宫位置的3种方法:
> 1. 双合诊检查。
> 2. B超。
> 3. 探针探查。

第3节 手术流产并发症及处理
Complications and Management of Surgical Abortion

一、术中并发症及处理

1. **子宫穿孔** 是人工流产的严重并发症,应及时发现,立即处理。如手术时突然有"无底洞"的感觉,或吸管进入的深度超过原来所测的深度,要考虑有子宫穿孔(图57-3)。哺乳期、剖宫产后瘢痕子宫、子宫位置不明、手术操作使用暴力时更易发生。处理:立即停止手术,观察有无内、外出血征象,以及有无内脏损伤的表现;可注射子宫收缩剂保守治疗,必要时住院观察;若破口较大,有内出血、脏器损伤等情况,需根据具体情况积极做出相应处理。

> 术前与患者充分沟通,给予精神安慰,排除恐惧心理;术中施术者动作轻柔,避免粗暴及操作时间过长;无痛人流可减少此类并发症的发生。

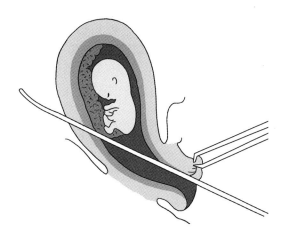

图 57-3 子宫穿孔示意图

2. **人工流产综合征(artificial abortion syndrome)** 指在施行手术过程中,受术者突然出现心动过缓、心律不齐、血压下降、面色苍白、头昏、胸闷、大汗淋漓,甚至昏厥、抽搐等迷走神经兴奋的症状。多由于疼痛所致。一旦发生,应立即停止手术操作,由半卧位改为平卧位,肌内注射或者静脉注射阿托品,绝大多数患者经处理后很快好转。

3. **出血** 负压吸引术出血量超过200ml,钳刮术出血量超过400ml以上,称为人工流产出血。可能与吸宫不全、胎盘位置较低、多次宫内操作史造成子宫内膜受损、哺乳期子宫较软等因素影响子宫收缩有关。处理:寻找出血原因,对症处理,如给予止血药、促进子宫收缩药,尽快清空子宫等。

4. 子宫颈裂伤　常发生在宫颈口较紧、操作用力过猛时。钳刮术时,子宫颈管扩张不够充分,在牵拉较大的胎儿骨骼时也可划伤宫颈。预防的方法是:扩张宫颈不用暴力,按宫颈扩张器大小顺序逐号扩张,必要时使用宫颈局部麻醉;钳刮术时可将胎儿骨骼钳碎,再缓慢取出。当发生宫颈裂伤时,用可吸收线缝合,若裂伤严重涉及子宫体时,宜行手术处理。

5. 羊水栓塞　少见,偶可发生在大月份钳刮术、宫颈损伤、胎盘剥离时。一旦发生,立即救治:抗过敏、抗休克、改善低氧血症、防治弥散性血管内凝血(DIC)及肾衰竭。

二、术后并发症及处理

1. 吸宫不全　指人工流产术后部分胚胎、胎盘或胎儿组织残留。多表现为术后阴道流血时间长,超过14d,血量多,B超检查有助于诊断。处理:应尽早行刮宫术,若合并感染,应在控制感染后行刮宫术。

2. 感染　多为急性子宫内膜炎,偶有急性输卵管炎及盆腔炎等。可给予有效的抗生素、休息及支持疗法。掌握手术适应证和禁忌证、术前积极处理下生殖道存在的炎症、术中注意无菌操作、术后预防性应用抗生素,可减少感染的发生。

3. 宫腔积血　表现为钳刮(吸)宫后,仍感到下腹疼痛,有时较剧烈,呈持续性或者阵发性,阴道流血较少。检查子宫体超过术前大小,宫壁触痛明显。探针探查宫腔即可诊断,又能达到治疗目的。

4. 宫颈及宫腔粘连　宫颈完全粘连表现为术后无月经来潮,但经期有周期性下腹痛,B超发现子宫增大,宫腔内有积血或盆腔内有逆流的血液;宫腔粘连表现为术后闭经或月经量显著减少,B超子宫大小正常,内膜壁薄,宫腔线不清晰。宫颈粘连的处理:用探针或小号扩张器慢慢扩张宫颈外口达到内口,并做扇形钝性分离,使经血流出;宫腔粘连可在超声引导或宫腔镜下行宫腔粘连分离术,术后宫腔内放置节育器,术后可酌情使用人工周期2~3个疗程,使子宫内膜逐渐恢复。

5. 继发性不孕　由人工流产术后感染或子宫内膜损伤等因素所致。预防术后感染,避免子宫内膜搔刮过深可减少继发性不孕的发生。

6. 月经紊乱　表现为人流术后月经期延长或者缩短,经量增多或者减少,月经周期缩短或者延长,甚至闭经。多可自然恢复,少数不能恢复者,应明确病因后对症处理。

三、漏吸或空吸

术后立即检查吸出物,查找胚囊和绒毛至关重要。

术时未吸出绒毛及胚胎组织称为漏吸,多发生于子宫过度屈曲(图57-4),胎囊过小,操作不熟练,子宫畸形(图57-5)等情况,应适时再次行负压吸引术;子宫内无妊娠囊或胚胎却实施了人工流产术,称为空吸,是误诊所致。一种情况是没有妊娠却诊断妊娠;另一种情况是妊娠但非宫内妊娠,应将吸出物送病理检查,以排除异位妊娠的可能。施术前应常规做血或尿hCG检查及B超检查,确认宫内妊娠后方可实施手术。

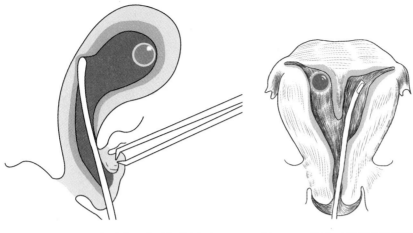

图 57-4　子宫过度屈曲引起的漏吸　　　图 57-5　子宫畸形引起的漏吸

四、胎停育和稽留流产

胎停育是指孕早期的胚胎发育到某个阶段自然死亡而停止继续发育；稽留流产又称过期流产，是指胚胎或胎儿已死亡，但滞留宫腔内未能及时自然排出者。两者的处理需根据妊娠周数的大小选择负压吸引术、刮宫或钳刮术（方法同前）。稽留流产的处理较困难，因组织机化，与子宫壁紧密粘连，刮宫困难，同时因胚胎稽留时间过长，可能引起凝血功能障碍，导致 DIC，造成严重出血。因此，术前必须检查血常规、凝血功能、3P 实验等，充分准备后再行手术，如一次不能刮净，可以间隔 5~7d 后再刮宫。

（吉林大学第二医院　崔满华　贾　妍）

测 试 题

1. 人工流产综合征主要是由于
　　A. 机械刺激子宫或宫颈引起迷走神经反射　　　B. 精神过度紧张
　　C. 术中出血过多　　　D. 吸宫不全
　　E. 羊水栓塞

2. 下列人工流产并发症，哪项是**错误**的
　　A. 吸宫不全及术中出血最常见
　　B. 子宫穿孔
　　C. 术后阴道流血停止后又有多量流血为吸宫不全
　　D. 感染开始时多为子宫内膜炎
　　E. 除了胃肠道症状外，出血时间长、出血多是人工流产的主要并发症

3. 患者，女，因停经 6 周诊断为早孕，行人工流产术。术中出现心动过缓、血压下降、面色苍白、出汗、胸闷等症状。正确的处理方法是
　　A. 静脉注射地西泮　　　B. 静脉注射阿托品
　　C. 肌内注射肾上腺素　　　D. 静脉滴注多巴胺
　　E. 终止手术，待病情好转后再手术

4. Which is suitable for vacuum aspiration
   A. less than 10 weeks of pregnancy
   B. less than 12 weeks of pregnancy
   C. less than 14 weeks of pregnancy
   D. less than 16 weeks of pregnancy
   E. less than 18 weeks of pregnancy

5. There is still a large amount of vaginal bleeding 12 days after abortion.which is the first consideration for this
   A. uterine perforation
   B. subinvolution of uterus
   C. suck the uterine cavity uncompleted
   D. endometritis
   E. uterine choriocarcinoma

6. 人工流产术后10d阴道出血仍较多,首先考虑
   A. 子宫穿孔
   B. 子宫复旧不良
   C. 吸宫不全
   D. 子宫内膜炎
   E. 宫颈裂伤

7. 关于人工流产吸宫术的并发症,正确的是
   A. 空气栓塞为常见的并发症
   B. 子宫穿孔是子宫位置及大小检查不清所致
   C. 人工流产综合征是由于心脏病引起的
   D. 术后闭经都是由于宫颈粘连所致
   E. 术后持续阴道出血主要由感染所致

8. 行人工流产钳刮术时出血量多,哪项处理**不正确**
   A. 立即停止手术操作
   B. 缩宫素宫颈注射或静脉滴注
   C. 静脉滴注10%葡萄糖,并立即配血输血
   D. 尽快排出宫腔内胚胎组织
   E. 检查刮出内容物是否完整

9. 某女,人工流产术后1周,腹痛伴发热1d而入院。查体:T 38.8℃,P 101次/min,BP 90/60mmHg,下腹压痛及反跳痛,阴道后穹窿饱满、触痛、宫颈举痛,子宫略大、压痛。可能的诊断为
   A. 急性附件炎
   B. 急性阑尾炎
   C. 异位妊娠
   D. 急性盆腔炎
   E. 子宫内膜炎

10. 用吸宫术终止妊娠适应的孕周为
    A. 妊娠的任何时期
    B. 妊娠<12周
    C. 妊娠<10周
    D. 妊娠>12周
    E. 妊娠<8周

第 58 章

体格生长指标的测量

Physical Measurements

一、目的

通过对小儿体格生长各项指标的测量,判断小儿体格生长水平,确认儿童健康状态,便于发现儿童生长异常(例如营养不良、肥胖、神经发育异常等),监测营养状态,并可用于跟踪医学或者营养干预效果。

二、适应证

需进行生长发育测量的小儿。

三、禁忌证

无。

四、操作前准备

1. 向患儿家长交代测量目的,解释测量方法,取得家长同意及配合。
2. 检查物品准备:体重秤、婴儿身长测量器、身高计、软尺、垫布等。

五、操作步骤

1. 体重测量

(1) 3 岁以下小儿测量:10kg 以下的小婴儿先进行环境准备,使室温保持在 22~24℃。测体重之前注意体重计的调零,脱去小儿衣帽及纸尿裤(小婴儿可以穿着干净的一次性纸尿裤测量),一手托住小儿的头部,一手托住臀部,放于体重秤中心,进行测量。小婴儿最好采用载重 10~15kg 盘式杠杆秤或盘式电子秤测量,准确读数至 10g。1~3 岁幼儿亦可采用载重 50kg 体重计蹲位测量,准确读数至 50g。需注意让小儿蹲于秤台中央。测量婴儿体重最好由两人参与,其中一位测量者称量婴儿体重,并保护婴儿不受伤害(例如跌落),读取测量结果,另外一侧测量者立刻记录婴儿测量结果。一次测量完成后,应重新调整婴儿位置并且重复测量体重,测量后比较两个结果,它们的差值应该在 0.1kg 以内,如果差距较大,超过 0.1kg,应第三次测量婴儿体重,最终记录两个最接近的体重值的平均值。如果婴儿过于活跃或有痛苦表现,无法精确测量体重,可以尝试:①推迟至下一次体检时再测量,婴幼儿的接受度可能会有提高;②如果测量设备是较为精确的电子秤,可以尝试让

注意体重计调零。

孩子父母站在体重秤上,然后将体重秤调零,再将婴幼儿交予父母,然后读取体重秤的数值,作为测量结果。

(2) 3岁以上小儿测量:体重测量应在晨起空腹时将尿排出,脱去衣裤鞋袜后进行(对于儿童或者青少年可以穿着轻便的内衣测量)。平时以进食后2h称量为佳。3~7岁儿童用载重50kg体重计测量,准确读数至50g;7岁以上用载重100kg体重计测量,准确读数至100g。测量时让儿童站立于踏板中央,两手自然下垂。测量后读取测量结果后记录,然后请小儿重新调整位置后再次测量,两次检查结果的差值应该在0.1kg以内,如果超过这一范围,应注意请小儿重新调整位置后,再进行第三次测量,最终记录两次最接近一致的测量值的平均值。

需2人配合操作。

(3) 体温低或病重的患儿:可先将衣服、尿裤和小毛毯称重后,给患儿穿上后再测量。

2. 身长(高)测量

(1) 卧位测量(2岁以下):左手托住小儿的头部,右手托住臀部,将小儿仰卧位放在量床底板中线上。两人配合,助手将头扶正,使头顶接触头板,同时小儿双眼直视上方,最佳头部位置是使法兰克福平面(耳眼平面)处于垂直位,即使左右两侧外耳门上缘点与左侧眶下缘点三点处于同一垂直面,固定小儿头部。检查者位于小儿右侧,左手按住双膝,使双腿伸直并拢,孩子的父母可以帮助固定婴儿,测量者将小儿的身体、臀部以及膝盖伸直,将小儿的足部保持在垂直位置(脚的长轴与腿的长轴垂直),右手移动足板使其接触两侧足跟,然后读刻度,注意使量床两侧读数一致。误差不超过0.1cm(图58-1)。建议测量两次,取两次读数的平均值作为最终测量值,以减少误差。

注意测量时应使足板松紧度适当,测量者的眼睛要与足板在一个水平面上。

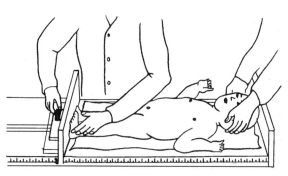

图58-1　卧位身高测量

(2) 立位测量(2岁以上):先检查身高计是否放置平稳,滑侧板与立柱之间是否成直角。2岁以上小儿脱去鞋子,站于身高计的底板上,要求小儿立正姿势,两眼正视前方,两侧眼眶下缘连线呈水平位,法兰克福平面呈水平位,胸稍挺,腹微收,两臂自然下垂,膝盖伸直,手指并拢,脚跟靠拢,脚尖分开约60°,背靠身高计的立柱,使两足后跟、臀部及两肩胛角几点同时都接触立柱,头部保持正直位置。测量者轻轻滑动水平板直至与小儿头顶接触,水平板垂直于墙壁,平行于地板,读数前应再次观察被测量者姿势是否保持正确,待符合要求后再读取水平板呈水平位时其底面立柱上的数字,记录至小数点后一位,误差不超过0.1cm(图58-2)。建议测量两次,取两次读数的平均值作为最终测量值,以减少误差。

3. **顶臀长测量**　头顶至坐骨结节的长度,称为顶臀长,多用于 3 岁以下小儿。测量时小儿取仰卧位,由助手固定小儿头部及身体,使其头顶贴于测量板顶端,测量者位于小儿右侧,左手提起小儿小腿使其膝关节屈曲,大腿与底板垂直,骶骨紧贴底板,右手移动足板,使其紧贴小儿臀部,精确至 0.1cm(图 58-3)。建议测量两次,取两次读数的平均值作为最终测量值,以减少误差。

4. **坐高测量**　多用于 3 岁以上小儿。小儿取坐位,两大腿伸直并拢,与躯干成直角,令小儿挺身坐直,双眼平视前方,臀部紧靠立柱,双肩自然下垂,双足平放地面上,足尖向前。移动头顶板与头顶接触,精确至 0.1cm(图 58-4)。建议测量两次,取两次读数的平均值作为最终测量值,以减少误差。

5. **上、下部量**　取仰卧位或立位,用软尺或硬尺测量自耻骨联合上缘至足底的垂直距离,为下部量,精确至 0.1cm。身长 / 高减去下部量即为上部量。0~3 岁婴幼儿取仰卧位测量,3 岁以上儿童取立位测量,要求同身长 / 高测量。建议测量两次,取两次读数的平均值作为最终测量值,以减少误差。

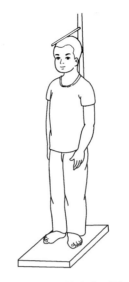

图 58-2　立位身高测量

注意坐凳高度,如脚悬空,可在脚下填木板,使大腿的伸直面与地面平行。

某些疾病时身体各部分比例失常,此时需要分开测量上部量及下部量以进行比较。

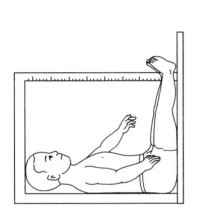

图 58-3　顶臀长测量

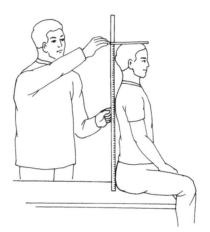

图 58-4　坐高测量

6. **头围测量**　3 岁以内婴幼儿需测量头围。被测者取立位或坐位,测量者位于被测者前方或一侧,用拇指将软尺零点固定于一侧眉弓上缘处,软尺经过耳上方,经过枕部最突出的部位,即枕骨粗隆最高点,两侧对称,从另一侧眉弓上缘回至零点,皮尺应紧贴皮肤,压紧头发及皮下组织,读数误差不超过 0.1cm(图 58-5)。重新调整皮尺,再次测量头围。两次测量结果差距应在 0.2cm 范围内。如果测量的差异超过 0.2cm,则应重新定位,进行第三次测量。最终记录两次最接近一致的测量值的平均值。

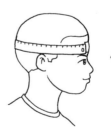

图 58-5　头围测量

软尺应紧贴皮肤,左右对称,注意软尺不要打折。

7. **胸围测量**　3 岁以下小儿取卧位或立位,3 岁以上儿童取立位。测量者位于被测者前方或一侧,用手指将软尺零点固定于一侧乳头的下缘,手拉软尺,绕经小儿后背,以两肩胛骨下角下缘为准,注意前后左右对称,经另一侧回到起点。然后读数。取平静呼、吸气时的中间数,误差不超过0.1cm。量时软尺应紧贴皮肤,注意软尺不要打折。重新调整皮尺,再次测量胸围。两次测量结果差距应在0.2cm范围内。如果测量的差异超过0.2cm,则应重新定位,进行第三次测量。最终记录两次最接近一致的测量值的平均值。

8. **腹围测量**　取卧位,测量婴儿时将软尺零点固定在剑突与脐连线的中点,经同水平位绕背一周回到零点;儿童可平脐经同水平位绕背一周后进行读数,精确至0.1cm。重新调整皮尺,再次测量腹围。两次测量结果差距应在0.2cm范围内。如果测量的差异超过0.2cm,则应重新定位,进行第三次测量。最终记录两次最接近一致的测量值的平均值。

9. **上臂围**　取立位、坐位或者仰卧位,两手自然平放或下垂,一般测量左上臂,将软尺零点固定于上臂外侧肩峰至鹰嘴连线中点,沿该点水平位将软尺紧贴皮肤绕上臂一周,回至零点,读数记录至小数点后一位数。重新调整皮尺,再次测量上臂围。两次测量结果差距应在0.2cm范围内。如果测量的差异超过0.2cm,则应重新定位,进行第三次测量。最终记录两次最接近一致的测量值的平均值。

六、并发症及处理

无。

七、相关知识

1. **体重**　为各器官、系统、体液的总重量。其中骨骼、肌肉、内脏、体脂、体液为主要成分。体重易于准确测量,是最容易获得的反映儿童生长与营养状况的指标。

2. **身高(长)**　身高为头部、脊柱及下肢长度的总和。3岁以下儿童立位测量不易准确,应仰卧位测量,称为身长,立位时测量称为身高。主要反映的长期营养状况,短期内影响生长发育的因素(营养、疾病等)对身长影响不明显。它受遗传、种族和环境的影响较为明显。

3. **上、下部量**　上部量是指自头顶至耻骨联合上缘距离;下部量是指自耻骨联合上缘至足底距离。在患有某些疾病时可使身体各部分比例失常,此时需要分开测量上部量及下部量以进行比较。出生时上部量大于下部量,中点在脐上,随着下肢长骨增长,中点下移,2岁时在脐下,6岁时在脐与耻骨联合上缘之间,12岁时恰位于耻骨联合上缘,此时上部量与下部量相等。

4. **头围**　头围的增长与脑和颅骨的生长有关。头围大小与脑和颅骨的发育密切相关。胎儿期脑发育最快,故出生时头围相对较大,平均为34cm,头围在1岁以内增长较快,特别是生后前3个月,头围即可增长6cm,6个月时已达44cm,1岁时为46cm。周岁以后增长明显减慢,2岁48cm,5岁50cm,15岁接近成人头围,约54~58cm,头围测量在2岁前最有价值。

5. **胸围**　胸围代表肺与胸廓的生长。其大小与肺、胸廓、肌肉和皮下脂肪的发育有关。出生时胸围比头围小1~2cm,第一年末头、胸围相等,以后则胸围超过头围。营养不良、佝偻病、缺乏锻炼小儿胸围超过头围的时间可推迟到1.5岁以后。1岁至青春前期胸围超过头围的厘米数约等于小儿岁数减1。

被测者需处于安静状态,两手自然下垂,两眼平视前方。

6. **腹围**　2岁前腹围与胸围约相等,2岁后则腹围较小。腹围受多种因素影响,故实际临床意义不大。患儿腹部疾病时需动态监测以观察腹腔积液的变化情况。

7. **上臂围**　代表肌肉、骨骼、皮下脂肪和皮肤的生长。1岁以内上臂围增长迅速,1~5岁增长缓慢,1~2cm,因此在无条件测量体重和身高的场合,可用测量左上臂围来筛查1~5岁小儿的营养状况:>13.5cm为营养良好,12.5~13.5cm为营养中等,<12.5cm为营养不良。

(北京大学人民医院　张晓蕊　曾超美)

(中南大学湘雅三医院　何庆南)

测 试 题

1. 正确的头围测量方法是
   A. 枕后到额部中央绕头一周
   B. 枕后沿耳边绕头一周
   C. 枕后结节到眉弓上2cm
   D. 枕后结节到眉间绕头一周
   E. 枕后结节到眉弓上缘处绕头一周

2. 测量小儿胸围时,软尺所处的正确位置是
   A. 两肩胛骨下角下缘
   B. 两肩胛骨中部
   C. 两肩胛骨上角
   D. 与双侧乳头上缘平行处
   E. 与双侧乳头平行处

3. 测量婴儿腹围时,软尺的零点应固定在
   A. 剑突与脐连线的中点
   B. 平脐
   C. 脐部与耻骨联合连线中点
   D. 平卧时腹部最高处
   E. 剑突与耻骨联合连线中点

4. 头围和胸围相等的年龄是
   A. 0.5岁　　　B. 1岁　　　C. 2岁　　　D. 3岁　　　E. 4岁

5. 有关小儿体格测量指标中,最能反映其营养状况的是
   A. 体重　　　B. 身长　　　C. 头围　　　D. 皮下脂肪厚度　　　E. 上臂围

6. 小儿多大年龄时上下部量距离相等
   A. 2岁　　　B. 4岁　　　C. 6岁　　　D. 10岁　　　E. 12岁

7. 小儿身高的测量,下列哪一项**不正确**
   A. 视线向前
   B. 背靠身高计
   C. 足跟、臀部、两肩胛部和头同时接触立柱
   D. 脚尖靠拢
   E. 脱去鞋袜

8. 上部量是指
   A. 头顶至坐骨结节的距离
   B. 头顶至脐下的距离
   C. 头顶至脐上的距离
   D. 头顶至耻骨联合上缘的距离
   E. 头顶至耻骨联合下缘的距离

9. How long is the head circumference of a 1-year-old child
   A. 34cm　　　B. 44cm　　　C. 46cm　　　D. 48cm　　　E. 50cm

10. Which is the best time to test a child's weight
    A. in the morning, after urination
    B. in the morning, after breakfast
    C. in the afternoon, before lunch
    D. in the afternoon, 1h after lunch
    E. at night, before dinner

第 59 章

小儿骨髓穿刺（胫骨）

Bone Marrow Aspiration in Children(Tibia)

一、目的

1. **诊断作用**　通过检查骨髓细胞增生程度、细胞组成及其形态学变化、细胞遗传学检查、分子生物学检查,造血干细胞培养、骨髓液培养、寄生虫、细菌和真菌检查等以协助临床诊断。

2. **治疗作用**　观察疗效和判断预后,还可为骨髓移植提供骨髓。危重患儿抢救时的暂时性静脉通道。

二、适应证

1. 诊断

（1）各种血液病的诊断、鉴别诊断及治疗随访。

（2）协助诊断部分恶性肿瘤的分期,如淋巴瘤、神经母细胞瘤等。

（3）协助诊断贮积性疾病,如戈谢病（Gaucher disease）等。

（4）对于不明原因发热的患者,抽取骨髓液行细菌培养,骨髓液找寄生虫,如找疟原虫、黑热病病原体等。

2. 治疗

（1）危重儿童抢救时,如外周静脉通路建立困难,胫骨穿刺输液可作为暂时性措施,直至建立静脉通道。

（2）为骨髓移植提供骨髓来源。

三、禁忌证

1. 穿刺部位有感染或开放性损伤。

2. 血友病及有严重凝血功能障碍患儿,当骨髓检查并非唯一确诊手段时,则不宜进行此种检查,以免引起局部严重迟发性出血。

3. 生命体征不平稳。

四、操作前准备

1. 患者准备

（1）核对患儿姓名和诊断。

（2）测量生命体征（心率、血压、呼吸）。

（3）向患儿家属说明穿刺目的、必要性和可能出现的并发症。

> 某穿刺部位有感染时,可更换穿刺部位,完成穿刺。

> 如果是为了治疗,在危重症抢救时可以使用。

> 交代病情需态度和蔼,语言通俗易懂。
>
> 术前沟通、确认知情同意很重要。

(4) 监护人签署知情同意书。

(5) 提前穿纸尿裤。

(6) 抚慰患儿，必要时应用水合氯醛和／或地西泮镇静。

2. 材料准备 治疗车上载有以下物品。

(1) 骨髓穿刺包：内含骨穿针、注射器、玻片、棉球、医用纱布片、塑料镊、洞巾、创可贴、无菌手套、塑料盘。

(2) 消毒用品：安尔碘。

(3) 麻药：2% 利多卡因 2ml。

(4) 其他：20ml 注射器数个、1 张推片、抗凝管数个、中单或棉垫、口罩、帽子、龙胆紫及棉签。

3. 操作者准备

(1) 需要至少 2 个人操作。

(2) 操作者洗手，准备帽子、口罩；助手协助患儿取仰卧位，准备无菌注射器、安尔碘、观察穿刺过程中患儿情况等。

(3) 了解患儿病情、穿刺目的等。

(4) 掌握骨髓穿刺操作相关知识，并发症的诊断与处理。

五、操作步骤

1. 体位 患儿取仰卧位，穿刺侧小腿稍外展，腘窝处稍垫高。

2. 穿刺点选择（图 59-1）

(1) 操作前再次核对患儿姓名、住院号。

(2) 穿刺点取胫骨粗隆下 1cm 之前内侧胫骨平坦处（胫骨上 1/3、胫骨粗隆稍内下侧，紧邻胫骨粗隆下方的胫骨内侧面近端的平面三角形区域），做好标记。胫骨穿刺适合 1 岁以下儿童。

(3) 确定后用龙胆紫标记穿刺点。

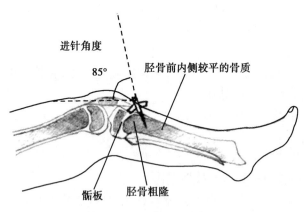

图 59-1 穿刺点选择

3. 消毒铺单

(1) 准备：打开骨髓穿刺包外层（手仅可触及骨髓穿刺包外层外侧），戴无菌手套，打开骨髓穿刺包内层，检查骨髓穿刺包内物品是否齐全，骨穿针是否通畅，尖端是否锐利。

(2) 消毒：请助手将安尔碘倒入放有无菌棉球的无菌杯内，持无菌持物镊夹起棉球，以穿刺点为中心向外呈同心圆样消毒 3 遍（后一遍不超过前一

常规消毒使用安尔碘或聚维酮碘均可，无需再使用酒精脱碘。

推片质量往往会影响骨髓涂片的质量，因此需注意选择好的推片。

常至少需要 2 人配合。1 岁以下小儿是不能配合的，需要 1 个以上的助手帮助固定，并加强镇静药的应用，操作过程中助手需注意患儿的呼吸、心率、肤色、一般反应等。

避免暴力操作，以防膝关节及髋关节损伤。

镊子垂直于皮面。

1 岁以下的小儿下肢宽度有限，消毒范围是以穿刺点为中心直径 15cm 的区域，左右达下肢侧面就可以了。

遍范围)。用后的消毒棉球弃掉。

(3) 铺巾:无菌孔巾中心对准穿刺点铺巾。

4. 麻醉

(1) 准备:5ml 注射器吸入 2% 利多卡因 2ml。

(2) 在穿刺点局部皮下注射形成 1 个皮丘,将注射器垂直于皮肤表面刺入。

(3) 然后垂直于皮肤边进针边回抽边推药,深至骨膜,并在骨膜做扇形局麻,拔针后用消毒纱布压迫片刻。

> 骨髓穿刺的疼痛很多来源于骨膜,因此,骨膜的麻醉非常重要。

5. 穿刺

(1) 骨穿针检查:调整骨穿针固定器的位置并固定好,估计患儿软组织厚度,根据麻醉时进针的深度调整,距针尖 1~1.5cm。

(2) 穿刺:左手拇指和示指将穿刺部位皮肤拉紧,右手持骨穿针于穿刺点垂直于骨的长轴,或者与垂直面成 5~15° 角,针尖向足端倾斜刺入(针头指向后外侧),下达骨膜后可适度用力缓慢旋转,针头安全进入骨中,骨髓穿刺针固定,就可以尝试抽吸(不一定有阻力消失感)。

> 穿刺部位皮肤一定要绷紧,以免穿刺针滑出骨外造成损伤。
> 不宜将针尖向头侧倾斜,以免损伤骺板。

(3) 抽吸骨髓:抽出针芯,接一次性 10ml 注射器抽吸骨髓液 0.1~0.2ml(一般注射器针乳头内充满即可)。如抽不出,可放回针芯小心前进或后退 1~2mm 后再抽吸。

(4) 涂片:取下注射器交助手,抽出液有脂肪小滴和/或骨髓小粒可确证为骨髓液。助手涂片。

(5) 如果需要做骨髓液的其他检查时,应在留取骨髓液涂片标本后,再抽取需要量的骨髓液用于骨髓干细胞培养、染色体和融合基因检查、骨髓细胞流式细胞术检查及骨髓液细菌培养等。

> 抽取涂片用骨髓液时,抽取的力量不宜过大,抽吸骨髓量不必太多,以免引起骨髓液稀释。
> 骨髓纤维化、白血病未治疗时或实体瘤骨髓侵犯,常出现骨髓穿刺后,骨髓液抽取困难,可以改行骨髓活检,以协助诊断。
> 骨髓穿刺针和注射器需保持干燥,以免发生溶血。

(6) 拔针:重新插入针芯,拔出穿刺针。穿刺点用无菌纱布压迫片刻,敷以无菌纱布并用胶布固定(或者用一次性敷料粘贴)。

6. 穿刺后的观察

(1) 穿刺后 24h 内常规观察穿刺局部是否干燥,有无渗血。

(2) 适当制动穿刺部位,预防出血。

(3) 标本处理:记录标本量与性质,将涂片放置于标本盒中妥善保存并标记,然后根据临床需要,进行相应检查。如形态学检查及基因检查、培养等。

> 送骨髓涂片时一般需同时送至少 2~3 张末梢血涂片。

7. 及时撰写操作记录

六、并发症及处理

1. 出血　主要容易发生于血小板减少和/或血小板功能异常的患儿。大多数经局部按压后出血能够被控制,血小板低的患儿可以加压包扎。如果出血持续,对于血小板减少和/或血小板功能异常的患儿可以输注血小板。

2. 感染　常比较轻微,仅仅需要局部用药。免疫抑制的患儿可能发生更严重的感染。

3. 骨髓穿刺针断裂　穿刺针头进入骨质后需避免大范围摆动,大理石骨病等罕见情况可能引起进针困难,应避免强行进针,否则可能出现穿刺针断裂,一旦发生,尽量用血管钳将穿刺针远端拔出,如果取不出,请外科会诊。

4. 其他 包括穿刺部位不适等。罕见发生骨折和骨髓炎,对症处理。

七、相关知识

1. 儿科常用的骨髓穿刺部位(图59-2),除胫前外,还有髂后上棘、髂前上棘和胸骨。髂后上棘是儿科常用的穿刺部位,适用于任何年龄的儿童,髂后上棘穿刺部位骨髓腔大,骨髓量多,穿刺容易成功,且很安全。髂前上棘也是一个选择。胸骨骨髓穿刺仅适用于大年龄的儿童,胸骨骨髓液含量丰富,但胸骨较薄,其后方紧邻大血管和心脏,因此,如果患儿不配合或术者缺乏经验,力量控制不好,可能发生意外。

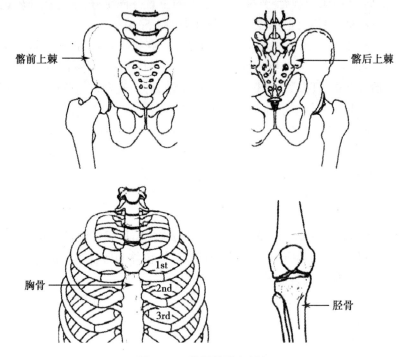

图59-2 常用骨髓穿刺点

2. 合格而规范的骨髓涂片要求包括头、尾、体三部分,涂片厚薄应适宜,需要根据估计的骨髓增生活跃程度调整。

(北京大学第一医院 华 瑛 陈永红)

(中南大学湘雅三医院 何庆南)

测 试 题

1. **不必**行骨髓穿刺检查的是
   A. 白血病
   B. 慢性发热原因待查
   C. 肝脾大原因待查
   D. 再生障碍性贫血
   E. 缺铁性贫血

2. 以下说法正确的是
   A. 骨穿只有诊断作用
   B. 日常静脉通路建立困难时可以考虑骨穿输液

C. 骨穿的唯一作用是协助诊断血液系统恶性病

D. 骨穿还有利于某些贮积性疾病的诊断

E. 寄生虫疾病不需要骨穿协助诊断

3. 小儿行骨穿前准备工作,哪项是**不正确**的

    A. 如父母监护人不在,可请祖父母签字后父母补签

    B. 测量生命体征平稳

    C. 向家长解释操作的必要性和可能的风险

    D. 安慰患儿并嘱排空大小便

    E. 核实患者

4. 小儿胫骨骨髓穿刺怎样摆放体位是正确的

    A. 患儿取仰卧位,穿刺侧小腿稍外展,腘窝处稍垫高

    B. 患儿取俯卧位,穿刺侧小腿外展

    C. 助手需紧紧摁住穿刺侧大腿充分外展

    D. 患儿取仰卧位,穿刺侧小腿稍外展,腘窝处伸直

    E. 患儿取仰卧位,将腘窝处垫高,小腿悬空

5. 怎样选择穿刺点是正确的

    A. 腓骨小头下 1cm 之前内侧平坦处,做好标记

    B. 取胫骨粗隆下 1cm 之前内侧胫骨平坦处,做好标记

    C. 取膝关节下 1cm 之前内侧胫骨平坦处,做好标记

    D. 取膝关节下内侧 1cm 处,做好标记

    E. 取胫骨中点内侧较平坦处

6. 以下对麻醉的描述哪项是**错误**的

    A. 5ml 注射器吸入 2% 利多卡因 2ml

    B. 2ml 注射器吸入 2% 利多卡因 2ml

    C. 在穿刺点局部皮下注射形成 1 个皮丘,将注射器垂直于皮肤表面刺入

    D. 垂直于皮肤快速扎入深至骨膜,边退针边推药

    E. 在骨膜做扇形局麻

7. 小儿胫骨穿刺时,哪项做法是正确的

    A. 调整骨穿针固定器的位置并固定好,使固定器尽可能远离针尖

    B. 必须垂直骨面进针

    C. 骨髓穿刺针针头进入骨中,穿刺针固定,就可以尝试抽吸

    D. 抽取骨髓以 2ml 为宜,不可再多

    E. 抽出液有脂肪小滴考虑有血液混入

8. 穿刺后注意事项哪项是正确的

    A. 严格制动 6h　　　　　　　　　B. 很可能出现严重的出血

    C. 适当制动休息　　　　　　　　　D. 充分抬高下肢

    E. 感染风险极大

9. The volume of bone marrow liquid for morphology is

    A. 1.0~2.0ml　　　　　　　　　　　B. 0.1~0.2ml

    C. 0.3~0.4ml　　　　　　　　　　　D. 0.5~0.6ml

    E. 3.0~5.0ml

10. The contraindication of bone marrow aspiration is
    A. local infection of one leg   B. aplastic anemia   C. leukemia
    D. Hemophilia   E. idiopathic thrombocytopenic purpura

第 60 章

小儿腰椎穿刺术

Lumbar Puncture in Children

一、目的

1. 诊断作用　测脑脊液压力,留取脑脊液标本,以协助中枢神经系统疾病诊断。

2. 治疗作用　鞘内注射药物,预防和治疗中枢神经系统白血病,治疗中枢神经系统感染,脊椎麻醉等。

二、适应证

1. 中枢神经系统感染及非感染性炎症、代谢性疾病、脑血管疾病或肿瘤等疾病的诊断及疗效判断。

2. 需鞘内注射药物。

三、禁忌证

1. 颅内压明显增高,有脑疝迹象(如双侧瞳孔不等大)。

2. 穿刺部位有感染或开放性损伤。

3. 明显出血倾向。

4. 休克及可能需要心肺复苏。

如有可疑颅内压升高,可先行眼底检查,了解是否视盘水肿,必要时行头颅 CT 检查后谨慎选择是否进行。

四、操作前准备

1. 患者准备

(1) 核对患者姓名和诊断。

(2) 测量生命体征(心率、血压、呼吸)。

(3) 向患者家属说明穿刺目的、必要性和可能出现的并发症。

(4) 监护人签署知情同意书。

(5) 年长儿提前排空大小便,婴幼儿穿纸尿裤。

(6) 抚慰患儿,必要时应用水合氯醛或地西泮镇静。

2. 材料准备

(1) 治疗车上载有以下物品:

1) 腰椎穿刺包:腰椎穿刺针、一次性无菌注射器、镊子、测压管、无菌试管或小瓶、试管塞或瓶塞、试管架、一次性无菌医用橡胶手套、医用脱脂纱布、一次性医用棉球、自粘性伤口敷料和孔巾。注意核对穿刺包的消毒日期

术前沟通非常重要,使家长理解操作过程及操作者会努力避免可能出现的并发症有助于家长配合。对待患儿要态度和蔼,语言生动,可以用糖果、贴纸等各种方法取得患儿的信任。

和/或使用期限。

2）消毒用品：安尔碘。

3）麻醉药物：2%利多卡因2ml。

（2）其他：口罩、帽子、医疗垃圾桶及锐器桶。

3. 操作者准备

（1）需要1~2名助手配合操作。

（2）操作者洗手，戴帽子、口罩；助手一协助患者体位摆放，助手二协助准备局部麻醉药及消毒药品，并观察穿刺过程中患者情况等。

（3）穿刺前充分了解患者病情、穿刺目的、头颅影像学情况等。

（4）掌握腰椎穿刺操作指征、禁忌证、可能出现的并发症及处理方法。

五、操作步骤

1. 体位（图60-1）

（1）左侧卧位，低头并膝髋屈曲，双手抱膝，沿诊疗床边侧卧。

（2）由助手协助弯曲患儿下肢及头颈，取得最大程度的脊椎弯曲。

（3）背部呈弓形，与床面垂直，充分暴露操作部位的椎间隙。

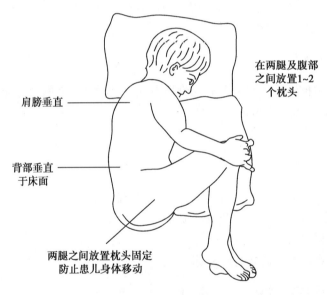

图60-1　腰椎穿刺正确体位

2. 穿刺点选择

（1）操作前再次核对患者。

（2）触两侧髂嵴，髂嵴上缘连线的中点为第3、4腰椎棘突之间（第3、4腰椎间隙），确定为穿刺点（图60-2）。

（3）以龙胆紫标记穿刺点。

3. 消毒铺单

（1）准备

1）术者打开腰椎穿刺包（手仅可触及腰椎穿刺包外层外侧），戴无菌手套。

2）检查腰椎穿刺包内物品是否齐全、穿刺针是否通畅、尖端是否锐利、测压管连接处是否完好。

侧栏注释：

常规消毒使用安尔碘或聚维酮碘均可，无需再使用酒精脱碘。

如果检测标本需要较多，需另外准备无菌小瓶。

患儿如不能充分配合，需用药物充分镇静，保证操作时患儿能保持体位。

穿刺部位切忌过高。小婴儿脊髓相对较长，穿刺部位可选择4、5腰椎间隙。

徒手时勿碰触穿刺包内层。

图中标注：

肩膀垂直

背部垂直于床面

在两腿及腹部之间放置1~2个枕头

两腿之间放置枕头固定防止患儿身体移动

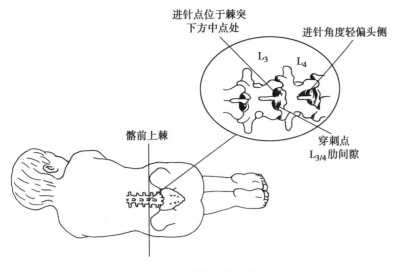

图 60-2　腰椎穿刺点选择

3）助手协助,倒入安尔碘浸泡消毒棉球。

（2）消毒:用无菌持物镊夹起棉球,以确定好的穿刺点为中心,从中心向外消毒 3 遍。

（3）铺巾:无菌孔巾中心对准穿刺点铺巾。

4. 麻醉

（1）准备:注射器抽取 2% 盐酸利多卡因约 2ml。

（2）在穿刺点局部皮下注射形成皮丘后,将注射器垂直于皮肤表面刺入。

（3）间断负压回抽,如无液体或鲜血吸出,注射麻醉药,逐层浸润麻醉各层组织至韧带。拔针后用消毒纱布压迫片刻,记录进针长度,作为下一步穿刺需要进针深度的参考。

5. 穿刺

（1）穿刺:左手拇指固定住第 3 腰椎棘突,右手持腰椎穿刺针,沿第 3 腰椎棘突下缘垂直于患儿后背穿刺,进入皮下组织后针尖可稍向头侧倾斜,针的斜面向上。进皮后缓慢进针,可依次感受到脊韧带、硬脊膜的阻力,当有落空感时提示针已进入到蛛网膜下腔,停止进针（图 60-3）。如进针过程中针尖遇到骨质,应将针退至皮下,待纠正角度后再进行穿刺。

镊子需垂直皮面。

对于清醒患儿,在操作中需要不断地交流和鼓励,如穿刺时说"有点疼,马上结束了,你真勇敢,真棒"等。

务必进针后先负压回抽,无液体吸出,尚可注射麻醉药,逐层浸润麻醉,避免将麻醉药注入椎管内。

针的斜面向上,与硬脊膜纤维方向平行。

由于患儿年龄和胖瘦不同,达到脊髓腔的深度也不同,对瘦小者宁可扎浅些,以免一次扎在脊椎管后壁上引起出血。

穿刺成功后如脑脊液流出速度过快,可应用部分针芯堵在针口上,以减慢滴出速度,预防发生脑疝。

怀疑椎管阻塞时可用压腹试验。

穿刺时如发现患儿突然呼吸、脉搏、面色异常,应停止操作并进行抢救。

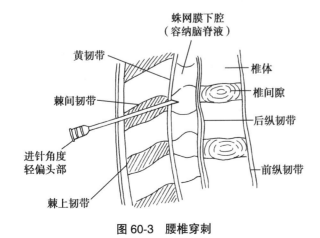

图 60-3　腰椎穿刺

（2）测压并留取脑脊液：缓慢拔出针芯，见脑脊液流出后，接测压管，测压管中的脑脊液上升到一定高度不再继续上升，读出脑脊液压力。去掉测压管后，用无菌试管或小瓶接取脑脊液，每瓶接 1~2ml 脑脊液分别送检培养、常规、生化（根据情况可多留取脑脊液检测其他项目）。

（3）拔针：重新插入针芯，拔出穿刺针。穿刺点用无菌纱布压迫片刻，敷以无菌纱布并用胶布固定（或者用一次性敷料粘贴）。

（4）鞘内注射：为行鞘内注射治疗所做的腰椎穿刺，在穿刺成功后向椎管内缓慢注入药物，注射完成后接步骤 3 拔针。

6. 穿刺后的观察

（1）嘱患儿去枕平卧 6h。

（2）症状上注意：有无头痛、背痛。

（3）体征上注意：意识状态，面色，脉搏，双侧瞳孔及其他神经系统体征。

（4）观察穿刺局部情况，是否洁净、干燥。

（5）标本处理：记录标本量与性质，将标本分类并标记，然后根据临床需要进行相应检查，如常规、生化、细菌学、免疫学及细胞形态学等。

7. 及时撰写操作记录

六、并发症及处理

若严格按操作规程，一般无并发症。可能的并发症如下。

1. 腰椎穿刺后疼痛　头痛和腰痛相对较为常见，多在数小时至 3~4d 消失，少数可持续 1 周。多饮水、尽量用细的穿刺针、穿刺针的针尖斜面与患者身体长轴平行、术中避免患儿过于紧张等措施，可能有助于预防腰椎穿刺后疼痛。

> 如必须搬运挪动时，头应低于脊柱。

2. 低颅压综合征　通过控制放液量、保持头低位可以减少此并发症的发生。若发生，经休息后可逐渐缓解，多勿需特殊处理。

3. 脑疝形成　术前行眼底检查，必要时行头颅影像学检查。操作时如脑脊液流速过快，将部分针芯堵在针口上减慢滴速可以防止脑疝形成。

4. 神经根痛　严格掌握穿刺部位、避免位置过高可避免该并发症。

5. 感染　严格无菌操作有助于减少感染机会。

6. 出血　见于正在抗凝或存在严重凝血障碍的患者。需严格掌握适应证。

七、相关知识

1. 知识要点　正常儿童脊髓末端较成人低，可达第 2 腰椎水平，在 4 岁左右升至第 1 腰椎水平，因此，儿童腰椎穿刺部位切忌过高。用于检查所放出的脑脊液总量建议不超过 5~10ml。正常侧卧位脑脊液压力为 70~180mmH$_2$O。

2. Queckenstedt 试验　用于了解蛛网膜下腔有无阻塞。在测量初压后，由助手先压迫一侧颈静脉约 10s，再压另一侧，最后同时按压双侧颈静脉。正常时，压迫颈静脉后，脑脊液压力迅速升高 1 倍左右，解除压迫后 10~20s，迅速降至原来水平，称为梗阻试验阴性，提示蛛网膜下腔通畅。若压迫颈静脉后，不能使脑脊液压升高，则为梗阻试验阳性，提示蛛网膜下腔完全阻塞。若施压后压力缓慢上升，放松后又缓慢下降，提示有不完全梗阻。

凡有颅内压增高者,禁做此试验。

3. 压腹试验　腰椎穿刺时,检查者以拳头用力压迫患者腹部,持续20s。脑脊液在测压管中迅速上升;解除压腹后,脑脊液在测压管中迅速下降至正常水平,说明腰椎穿刺针在穿刺处的蛛网膜下腔。如果压腹试验脑脊液在测压管中液平不上升或十分缓慢上升,说明腰椎穿刺针不在蛛网膜下腔。

4. 粗略推算损伤后脑脊液白细胞数及蛋白含量　穿刺损伤可能造成脑脊液呈血性,是因为穿透血管造成所致,可按以下公式粗略推算混入血液前脑脊液白细胞数:白细胞数 = 脑脊液白细胞数 −(血白细胞数 × 脑脊液红细胞计数 ÷ 血红细胞数)。如果患者的红细胞计数是正常的,需从总的脑脊液白细胞计数中以每1 000个红细胞减去1个白细胞(每微升)的比例去除红细胞。为了计算真正的蛋白水平,每1 000红细胞/mm^3,减去10mg/L(红细胞数及蛋白量的检测需来源于同一个试管)。

(北京大学第一医院　齐建光　白　薇)

(中南大学湘雅三医院　何庆南)

测 试 题

1. 女孩,3岁。发热1周,呕吐1d,昏迷1h。查体:P 60次/min,R 20次/min,BP 140/85mmHg,刺激无反应,双侧瞳孔对光反射灵敏,脑膜刺激征(−)。头颅CT提示脑水肿。该患儿现在**不宜**行以下哪项检查
   - A. 脑电图
   - B. 胸部X线片
   - C. 腰椎穿刺
   - C. 眼底检查
   - E. 血培养

2. 下列**不适合**做腰椎穿刺的情况是
   - A. 中枢神经系统感染
   - B. 白血病化疗中
   - C. 腰部外伤
   - D. 中枢神经系统白血病
   - E. 发热、抽搐原因待查

3. 关于腰椎穿刺点的定位,正确的是
   - A. 通常选择第3、4腰椎间隙
   - B. 小婴儿椎管窄,可以适当向上
   - C. 选择宽的椎间隙
   - D. 年龄越大越需靠骶尾部选择
   - E. 不建议第4、5腰椎间隙

4. 关于腰椎穿刺麻醉,正确的是
   - A. 皮下局部麻醉即可
   - B. 边进针边推注麻醉药
   - C. 一次进针至遇到阻力,边后退边推注麻醉药
   - D. 边进针边回抽,无液体抽出时推注麻醉药
   - E. 进针后行扇形麻醉

5. 关于腰椎穿刺的操作,正确的是
   - A. 右手持腰椎穿刺针,沿第3腰椎棘突上方穿刺
   - B. 慢慢进针,当有落空感时再进针1cm停止进针,拔出针芯
   - C. 进针过程中针尖遇到骨质,应将针退至皮下,待纠正角度后再进行穿刺
   - D. 进针过程中针尖遇到骨质,应拔出再进行穿刺
   - E. 快速进针,当有落空感时停止进针,拔出针芯

6. 腰椎穿刺拔出针芯时有脑脊液快速流出,下列哪项说法**不正确**

A. 说明穿刺角度非常合适,可多留取些送检　　B. 可暂用拇指堵住流出口

C. 可部分插入针芯,减慢流速　　D. 可能存在颅内高压

E. 需高度警惕放液过快发生脑疝

7. 关于腰椎穿刺操作完成后的注意事项,以下正确的是

A. 去枕平卧 1d　　　　　　　　　　B. 去枕平卧 6h

C. 平卧 6h,可以枕枕头　　　　　　D. 俯卧 6h

E. 腰部制动 6h,避免穿刺局部出血

8. 下列哪一项**不是**腰椎穿刺的并发症

A. 低颅压综合征　　　　　　B. 脑疝形成　　　　　　C. 神经根痛

D. 感染、出血　　　　　　　E. 腹痛

9. Which interspace is always chosen in lumbar puncture in infants

A. T_{12}~L_1　　　　　　　　B. L_1~L_2　　　　　　　C. L_2~L_3

D. L_4~L_5　　　　　　　　E. the most wide interspace

10. Normal cerebrospinal fluid pressure is

A. 150~200mmHg　　　　　　B. 70~180mmH$_2$O　　　　　C. 70~180mmHg

D. 150~200mmH$_2$O　　　　　E. 7~18mmH$_2$O

第 61 章

婴儿鼻胃插管术

Baby Nasogastric Intubation

一、目的

1. **诊断作用** 抽吸胃液作检查。
2. **治疗作用** 洗胃、胃肠减压、鼻胃管喂养及给药。

二、适应证

1. 抽取胃液作检查。

2. 消化道梗阻、坏死性小肠结肠炎等疾病需行胃肠减压。

3. 食物中毒等疾病需行洗胃。

4. 对吸吮、吞咽能力差,昏迷,不能经口喂养的患儿需鼻胃插管以鼻饲营养液和药物。

> 婴儿鼻胃插管主要用于鼻饲、胃肠减压、洗胃,有诊断需要时抽吸胃液做检查。

三、禁忌证

1. 鼻咽部或食管狭窄 / 梗阻。

2. 严重颌面部外伤和 / 或颅底骨折。

3. 食管静脉曲张和有其他出血倾向的患儿尽量避免鼻胃插管。

四、操作前准备

1. 患者准备

(1) 评估患儿的身体状况,了解既往有无插管经历。

(2) 检查患儿鼻腔黏膜有无肿胀、炎症,有无鼻中隔偏曲,有无鼻息肉。

(3) 向患儿及家长解释操作过程及意义,取得配合。

(4) 抚慰患儿。

2. 环境及材料准备

(1) 操作应在洁净的操作室内进行,如无条件可在病室内,但应保持操作区洁净和安静。

(2) 治疗车上层置物品:一次性鼻胃管、无菌治疗包(内有弯盘及镊子)、10ml 或 20ml 注射器、小碗、胶布、无菌棉签、无菌棉球、无菌液状石蜡、无菌生理盐水、听诊器、一次性手套、治疗巾、记号笔等。

(3) 治疗车下层置物品:生活垃圾桶、医疗垃圾桶、锐器盒。

> 根据患儿年龄及身材选择合适型号的一次性鼻胃管(从新生儿至年长儿可以选择 6~10F 等不同的型号,身材高大者可以应用与成人相同的 14F 型号胃管)。

3. 操作者准备

(1) 核对患儿姓名、性别、年龄等,了解患儿病情、插管目的。

(2) 洗手,戴帽子、口罩。

(3) 助手安抚患儿,摆体位并观察面色、呼吸等情况。

(4) 严格按照鼻胃管插管术适应证、禁忌证评估患儿,出现并发症积极处理,且有预防措施。

五、操作步骤

1. 体位

(1) 患儿取仰卧位,头肩部稍垫高,颌下放治疗巾。

(2) 由助手协助固定患儿头部,约束其上肢。

2. 准备

(1) 用棉签清洁鼻腔。

(2) 打开无菌治疗包,打开鼻胃管、注射器包装,放于无菌治疗包内的弯盘中备用。

(3) 操作者戴一次性手套。

(4) 用注射器检查鼻胃管是否通畅。

3. 测量鼻胃管插入深度并记录刻度

(1) 测量方法:①鼻尖-耳垂-剑突下缘长度;②前额发际至胸骨剑突处。

(2) 记录鼻胃管上的刻度。

4. 插鼻胃管

(1) 助手协助用无菌液状石蜡浸泡消毒棉球。

(2) 用无菌持物镊夹棉球润滑鼻胃管前段。

(3) 左手扶住患儿头部,右手用镊子持鼻胃管前段插入一侧鼻孔,将鼻胃管缓慢向前推进至预定长度。

(4) 小婴儿不能配合吞咽,插管前可将患儿头向后仰,鼻胃管插入会厌部时,以左手将患儿头部托起,使下颌靠近胸骨柄,缓缓插入鼻胃管预定长度。

(5) 检查胃管在胃内后固定鼻胃管,并在胶布外缘用记号笔做好标记。在鼻胃管的末端贴上标示贴,注明插管的日期、时间并签名。

5. 判断鼻胃管是否在胃内

(1) 注射器接于鼻胃管末端进行抽吸,若有胃液抽出,表明胃管已置入胃内,抽吸物 pH 检测有助于判断是否为胃液。

(2) 用注射器从鼻胃管内注入 1~2ml 空气,置听诊器于胃部,若听到气过水声,表明鼻胃管已置入胃内。

(3) 在不咳嗽、安静时将鼻胃管开口端置于小碗内水面之下,应无气泡逸出,如有大量气泡逸出,则证明误入气管。

(4) 建议应用腹部平片协助判断鼻胃管位置。

6. 固定鼻胃管

(1) 用人字形胶带固定鼻胃管于鼻翼两侧,用高举平台法固定延长管于面颊部。

(2) 插管结束后根据需要封闭鼻胃管末端或连接胃肠减压装置。

测量胃管插入深度的方法一般选用第一种方法:鼻尖-耳垂-剑突下缘长度。

动作轻柔避免损伤食管黏膜,特别在通过食管3个狭窄时。插入不畅时检查口腔、排除鼻胃管是否盘在口腔内。

插管中如患儿出现恶心,应暂停片刻,随后迅速将鼻胃管插入以减轻不适。

鼻胃插管完毕后要注意核实位置是否合适。

六、并发症及处理

1. **鼻翼溃疡或坏死** 鼻胃插管后固定不当或者放置的插管型号过大，可能导致鼻翼压迫性溃疡甚至坏死。注意选择型号大小合适的插管，经常调整插管位置以减轻压迫，可以预防并发症。

2. **肺部并发症** 鼻胃插管能够导致肺部并发症的发生率增加。鼻胃插管的错位会导致肺炎、肺脓肿、气道穿孔和气胸。正确放置鼻胃插管有助于预防并发症的发生。

3. **胃食管反流和反流性食管炎** 鼻胃管能够损伤食管下部括约肌的正常功能，使患儿更容易发生胃食管反流，导致反流性食管炎、消化道出血或吸入性肺炎，此时需拔除鼻胃管。对于需持续插管的患儿，可以用药物抑制胃酸分泌。

4. **胃炎或胃出血** 对胃黏膜的抽吸会导致慢性刺激或压迫性坏死，从而发生胃炎或胃出血，此时需立即拔除鼻胃管。

> 正确的鼻胃插管有助于减少并发症的发生。

七、相关知识

1. **鼻饲注意事项**
(1) 药片应研碎、溶解后灌入。
(2) 鼻饲液温度以 38~40℃为宜，不可过热或过冷。
(3) 若灌入新鲜果汁，应与奶液分别灌入，防止产生凝块。

2. **新生儿鼻饲的方法**
(1) 每次鼻饲前应先抽吸胃内残余量，如大于前次喂入量的 1/4 提示排空不良，应减量或暂停鼻饲。
(2) 鼻饲溶液应按时、按质、按量加入灌注器，抬高到离患儿头部 15~20cm 处靠重力作用自行滴入，切勿加压注入。
(3) 鼻饲后使患儿头高脚低位及右侧卧位，有助于胃排空。

> 首次喂食量应少，速度应稍慢，使患儿逐渐适应。长期鼻饲者应每天进行口腔护理 2 次，鼻胃管按产品说明定期更换（更换时可晚上拔出，次晨由另一侧鼻孔插入）。

(北京大学第一医院 闫 辉 于 果)
(中南大学湘雅三医院 何庆南)

测 试 题

1. 婴儿鼻胃插管时测量鼻胃管插入的长度应为
  A. 鼻尖 - 耳垂 - 剑突下缘
  B. 前额发际 - 剑突下缘
  C. 耳垂 - 鼻尖 - 剑突与脐中点
  D. 鼻尖 - 剑突与脐中点
  E. 鼻尖 - 剑突下缘

2. **不符合**婴儿鼻胃插管术适应证的是
  A. 抽吸胃液作检查
  B. 肠梗阻时行胃肠减压
  C. 鼻饲营养液
  D. 食管静脉曲张
  E. 食物中毒

3. 婴儿鼻胃插管术可能的并发症**不包括**
  A. 鼻翼溃疡或坏死
  B. 肺炎、肺脓肿、气道穿孔和气胸
  C. 胃食管反流和反流性食管炎
  D. 肠穿孔

　　　E. 胃炎或胃出血

4. 进行鼻饲操作前应评估患者鼻腔状况,内容包括
　　A. 鼻腔黏膜有无肿胀、炎症　　　　　B. 鼻中隔有无弯曲
　　C. 既往有无鼻部疾病　　　　　　　　D. 有无鼻息肉
　　E. 以上都是

5. 鼻胃管插入过程中,如患者出现呛咳、发绀,应
　　A. 嘱患儿深呼吸　　　　　　　　　　B. 嘱患儿做吞咽动作
　　C. 托起患儿头部继续插管　　　　　　D. 立即拔出,休息片刻后再重新插入
　　E. 稍停片刻后继续插入

6. 下列鼻饲时的注意事项中,哪项**不妥**
　　A. 鼻饲后使患儿头高脚低位及右侧卧位,有助于胃排空
　　B. 鼻饲应按时、按质、按量加入灌注器
　　C. 鼻饲后可立即平卧
　　D. 每次鼻饲前应先抽吸胃内残余量
　　E. 药片应研碎、溶解后灌入

7. 鼻饲时,鼻饲液适宜的温度是
　　A. 33~35℃　　　　B. 41~42℃　　　　C. 38~40℃　　　　D. 30~32℃　　　　E. 43~44℃

8. 长期留置鼻胃管患儿的注意事项中,**不包括**
　　A. 应每天进行口腔护理两次　　　　　B. 定期更换鼻胃管
　　C. 每次鼻饲前,应确定鼻胃管深度　　D. 鼻饲完毕后,再次注入少量温开水
　　E. 新鲜果汁可与奶液同时灌入

9. How long should the nasogastric tube be replaced
　　A. 6~8h　　　　　B. 12~18h　　　　C. 24~48h　　　　D. 72~168h　　　　E. 120~240h

10. Chronic irritation of the gastrointestinal tract due to the presence of the nasogastric tube can lead to
　　A. gastritis and ulcer　　　　　　　B. pneumonia
　　C. gastroesophageal reflex　　　　　D. pulmonary abscess
　　E. pancreatitis

第62章

小儿头皮静脉穿刺术

Infantile Scalp Vein Puncture

一、目的

适用于新生儿和婴幼儿输液、输血和静脉给药等治疗。

二、适应证

1. 补充水分、电解质,维持水电解质平衡。
2. 扩充血容量,改善血液循环。
3. 输入药物,维持营养,供给热量。

三、禁忌证

头部外伤或感染。

四、操作前准备

1. 患者准备

(1) 核对患儿床号及姓名。

(2) 评估患儿的年龄、心肺功能、治疗方案、药物性质、疗程、过敏史、药物不良反应史、患儿配合程度。

(3) 评估穿刺部位有无红肿、硬节及毛囊感染或损伤;评估穿刺血管的充盈度及弹性,必要时剃除毛发。

(4) 向患儿家长解释头皮静脉穿刺的目的及操作过程,取得其配合。

(5) 穿刺前安抚患儿,对不合作者给予适当的约束,必要时使用镇静剂。

2. 材料准备

(1) 治疗车上层:静脉输液所需溶液或药物、治疗盘、备皮刀、皮肤消毒剂、棉签、输液贴、输液器、一次性头皮钢针(4.5号、5号)或静脉留置针(22G、24G)、注射器、快速手消毒剂、输液治疗单。

(2) 治疗车下层:生活垃圾桶、医疗垃圾桶、锐器盒。

(3) 输液架,必要时备好镇静药、约束带。

3. 操作者准备

(1) 双人操作。

(2) 双人核对医嘱、药物信息(药名、药物有效期、浓度、剂量、方法和时

> 禁止通过头皮静脉输注腐蚀性药物。

> 操作前与家长沟通很重要。

> 一次性头皮钢针使用时需注意以下2点:
>
> 1. 一次性头皮钢针仅适用于短期单次(<4h)的静脉输液治疗。
>
> 2. 静脉推注或滴注腐蚀性药物时,避免使用头皮钢针,以防止发生组织坏疽。

间)及患儿信息(床号、姓名、病历号)。

核对环节非常重要，有条件的医院可以加入PDA核对环节。

(3) 洗手、戴口罩。

(4) 评估环境：环境清洁、整齐、安全，30min 内无人打扫。

五、操作步骤

1. 洗手、戴口罩，推治疗车携用物至患儿床旁。

2. **核对信息**　使用两种途径确认患儿身份。

(1) 开放式提问：请患儿家长说出患儿的床号及姓名与输液粘贴卡上的信息核对。

(2) 操作者用输液粘贴卡上的信息与患儿床头卡及腕带上的信息核对(床号、姓名、病历号)。

3. **体位**

(1) 患儿仰卧位或侧卧位，头垫小枕。

护士配合，2人操作，必要时3人配合。

(2) 助手站于患儿足端，采用全身约束法约束其四肢体、固定头部，安抚患儿，消除其恐惧感，分散其注意力，减少哭闹。

(3) 操作者站于患儿头端，沿血管向心方向穿刺。

4. **穿刺静脉选择**

头皮动静脉的辨别方法：将示指放于需穿刺的血管上方，动脉会触及到明显的搏动，静脉触及不到搏动。

(1) 选择适宜的头皮静脉血管，常用的血管有额前正中静脉、颞浅静脉、眶上静脉和耳后静脉等。

(2) 必要时剃净毛发，以清晰暴露血管。

(3) 注意鉴别头皮静脉及动脉，以免误穿动脉。

5. **局部皮肤消毒**　0.2% 安尔碘常规消毒穿刺点周围皮肤两遍，螺旋式由内而外消毒，消毒直径范围≥5cm，两遍之间强调安尔碘要充分待干。

6. **穿刺**(图 62-1)

(1) 连接：一次性头皮钢针与输液器连接，排气，关闭开关。

(2) 核对：再次核对患儿信息及药物信息。

(3) 进针

1) 去除头皮针针套，以左手拇指、示指分别固定静脉两端皮肤，右手拇指及示指持针柄，在距静脉最清晰点向后移 0.3cm 处将针头与皮肤成 15°~30°沿静脉走向斜行进针，刺入头皮，沿静脉向心方向穿刺。

血管细小或充盈不全时常无回血，可用注射器轻轻抽吸，见回血时，表示穿刺成功。

2) 针尖进入皮下到达静脉后有落空感，同时有回血后再进针少许，松开水止开关，观察局部有无隆起，确认静脉输液通畅。

7. **固定**　打开输液贴外包装，第一条胶带(带棉片)，固定穿刺点；将第二条胶带交叉固定针柄；第三条胶带将头皮针盘旋后固定于头皮平坦部位。

8. **调节滴速**　根据患儿病情、年龄、药物性质调节输液速度。新生儿及婴幼儿一般情况下滴速可调至 20~40 滴/min，脱水患儿可适当增加滴速至 40~60 滴/min。

9. **核对**　再次核对患儿信息及药物信息。

10. **健康宣教**　告知患儿/家长不要自行调节输液速度，指导家长妥善看护患儿，避免牵拉输液器，造成不必要的血管损伤及破坏。

按废物分类处理原则。

11. 协助患儿取舒适卧位，整理用物。

12. 洗手、记录。

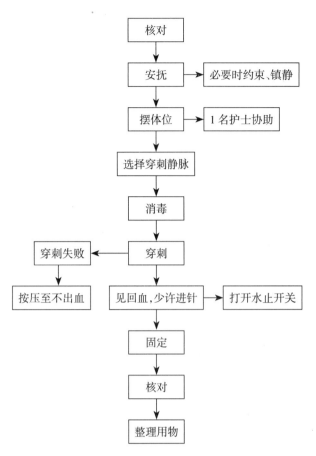

图 62-1　小儿头皮静脉穿刺流程图

六、并发症及处理

1. **静脉炎**　立即停止静脉输液,拔除一次性头皮钢针。观察静脉炎等级,进行冷/热敷或局部涂抹多磺酸黏多糖乳膏,并继续观察和记录。

2. **药液渗出**　立即停止输液。拔除一次性头皮钢针,更换输液部位。根据渗出的严重程度选择治疗方案,如给予 33% 硫酸镁湿敷,并继续观察和记录。

3. **误入动脉**　如误入动脉,则回血成冲击状,逆流不进,颜色鲜红。一旦误入动脉,应立即拔针,停止输液,穿刺点局部按压,防止血肿。

4. **穿刺部位红肿、感染**　立即停止静脉输液,拔除一次性头皮钢针,局部保持干燥,可涂擦莫匹罗星软膏。

渗出是指非腐蚀性药物或溶液进入周围组织。

七、相关知识

新生儿、婴幼儿头皮静脉穿刺术常选用额上静脉(滑车上静脉)、颞浅静脉、耳后静脉、眶上静脉等头皮表浅静脉,因其皮下脂肪少,易于穿刺、固定和观察,是输液、输血和给药的途径之一。但由于一次性头皮钢针在使用过程中易出现脱落、液体渗漏等现象,易造成静脉炎的发生;所以静脉留置针目前在临床上使用较为广泛。具有操作简单、针管具有良好的柔韧性和独特的弹性功能、易于固定、留置时间长(72~96h)、不易穿破血管等特点,为临床的输液治疗和抢救提供了方便。

（北京大学第一医院 蒙景雯 钟以琳）
（中南大学湘雅三医院 何庆南）

测 试 题

1. 头皮静脉穿刺**不常选用**的静脉是
   A. 额前正中静脉　　　　B. 颞浅静脉　　　　C. 枕后静脉　　　　D. 耳后静脉　　　　E. 眶上静脉

2. **不能**经头皮静脉穿刺输入的药物是
   A. 0.9%NaCl　　　　B. 输血　　　　C. 5% 葡萄糖溶液　　　　D. 0.5% 氯化钾溶液　　　　E. 10% 葡萄糖溶液

3. 头皮静脉穿刺的并发症**不包括**
   A. 静脉炎　　　　B. 误入动脉　　　　C. 穿刺部位出血　　　　D. 损伤局部神经　　　　E. 穿刺部位感染

4. 小儿头皮静脉穿刺，如误入动脉，处理为
   A 继续输液　　　　　　　　　　B. 立即拔针，停止输液，局部按压
   C. 先观察，如无特殊反应可以继续输液　　　　D. 拔针后贴胶布止血
   E. 胶布固定，以备他用

5. 穿刺时的进针角度为
   A. 10°~15°角进针　　　B. 10°~20°角进针　　　C. 15°~30°角进针　　　D. 20°~40°角进针　　　E. 25°~35°角进针

6. 应用头皮静脉作为输液、输血和静脉给药等治疗的给药途径的适应范围
   A. 仅适用于新生儿　　　　　　　　B. 仅适用于婴幼儿
   C. 适用于新生儿和婴幼儿　　　　　　D. 适用于所有年龄段的儿童
   E. 无特殊适应范围

7. 小儿静脉输液速度不宜过快，一般为
   A. 10~20 滴 /min　　　B. 20~30 滴 /min　　　C. 20~40 滴 /min　　　D. 30~50 滴 /min　　　E. 40~60 滴 /min

8. 如穿刺部位出现红肿、感染
   A. 继续输完剩余液体
   B. 局部热水湿敷
   C. 局部冷水湿敷
   D. 停止该静脉输注，局部保持干燥，可涂擦多磺酸黏多糖乳膏
   E. 停止该静脉输注，局部保持干燥，可涂擦莫匹罗星软膏

9. Common complications of intravenous infusion are not included
   A. phlebitis　　　　　　　　　　B. infusion extravasation
   C. blood transfusion reaction　　　　D. into the artery
   E. the puncture site is inflamed and infected

10. 使用一次性头皮钢针输液，输液时间**不可以**超过
    A. 4h　　　B. 8h　　　C. 24h　　　D. 48h　　　E. 72h

第 63 章

新生儿复苏
Neonatal Resuscitation

一、目的

提高新生儿窒息及早产儿的抢救成功率,尽可能减少和避免并发症的发生,减轻对各脏器的损伤。

二、适应证

适用于所有新生儿,特别是窒息新生儿和早产儿。

三、禁忌证

无。

四、操作前准备

1. **产前咨询** 复苏前应充分了解患儿情况,评估发生窒息的危险性。

(1) 胎龄:是否足月。

(2) 预期分娩新生儿数目。

(3) 是否胎膜早破,如有胎膜早破了解羊水情况。

(4) 有何高危因素。

2. **检查物品**

(1) 保暖:预热的开放式辐射台、大毛巾、塑料薄膜(保鲜膜)、小帽子、温度传感器。

(2) 清理气道:吸球、根据患儿胎龄选择合适型号吸痰管(早产儿选择 8F,足月儿选择 10F)、负压吸引器、胎粪吸引管。

(3) 评估:听诊器、脉搏氧饱和度检测仪。

(4) 氧气装置:常压给氧装置、脉搏氧饱和度目标表格。

(5) 通气:氧流量 10L/min,空氧混合器,胎龄 <35 周早产儿给氧浓度 21%~30%,正压通气装置(新生儿复苏球囊,T- 组合复苏器),足月儿和早产儿面罩,8 号胃管,大号空针。

(6) 气管插管:喉镜、根据胎龄选择喉镜片(足月儿 1 号,早产儿 0 号,00 号备选)、导管管芯、不同型号气管导管(2.5 号、3.0 号、3.5 号)、呼气末 CO_2 检测器、防水胶布及导管固定装置、剪刀、喉罩、卷尺和气管插管插入深度表、5ml 注射器。

> 操作前了解患儿情况很重要。

> 检查各种仪器设备完好处于备用状态。
>
> 检查球囊:球囊是否完好、减压阀是否开放。

（7）药物：肾上腺素（1：10 000）、生理盐水、脐静脉导管和给药用物。

（8）其他：心电监护仪和电极片。

3. 组建团队

（1）至少一名熟练掌握复苏技术医护人员在场。

（2）如有高危因素需要多名医护人员组成团队，并进行分工。

> 医护配合，至少2人操作。

（3）操作者洗手，戴口罩；医生负责体位及呼吸，护士负责清理气道、心外按压及给药等。

（4）了解患儿病情。

（5）掌握新生儿复苏相关知识，并发症的诊断与处理。

五、操作步骤

> 每30s评估一次。

1. 复苏的基本程序　评估 - 决策 - 措施（图63-1）。评估主要基于呼吸、心率、脉搏、氧饱和度。

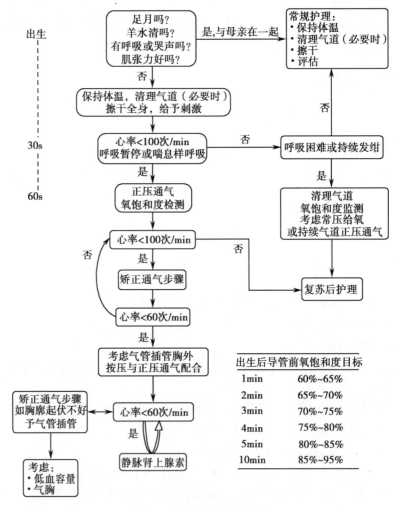

图63-1　新生儿复苏流程图

2. 快速评估

（1）足月吗？

（2）羊水清吗？

（3）有哭声或呼吸吗？

(4) 肌张力好吗?

3. 初步复苏

(1) 保暖:将新生儿放在辐射保暖台上或因地制宜采取保温措施,如用预热的毯子裹住新生儿以减少热量散失等。对胎龄 <32 周的早产儿,有条件可将其头部以下躯体和四肢放在清洁的塑料袋内,或盖以塑料薄膜置于辐射保暖台上,摆好体位后继续初步复苏的其他步骤。避免高温,以避免引发呼吸抑制。

(2) 体位:新生儿头轻度仰伸位(鼻吸气位)。

(3) 吸引:肩娩出前,助产者用手挤出新生儿口、咽、鼻中的分泌物。娩出后,用吸球或吸管清理分泌物,先口咽后鼻腔,吸管的深度适当,吸引时间不超过 10s,吸引器的负压不应超过 100mmHg。

> 由于吸引鼻咽部有引起心动过缓的风险,因此应尽量避免不必要的吸引。

(4) 羊水胎粪污染时的处理:当羊水有胎粪污染时,无论胎粪是稠或稀,新生儿娩出后评估有无活力:有活力(呼吸好、肌张力好、心率 >100 次 /min)时,继续初步复苏;如无活力(以上任一项为否),采用胎粪吸引管进行气管内吸引(图 63-2)。

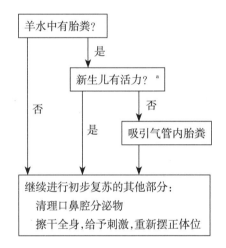

图 63-2 羊水胎粪污染时的处理

ª 有活力的定义是:规则呼吸或哭声响亮、肌张力好及心率 >100 次 /min。
以上 3 项中有 1 项不好者为无活力

(5) 擦干:快速擦干全身,拿掉湿毛巾。

(6) 刺激:用手拍打或用手指轻弹新生儿的足底或摩擦背部 2 次,以诱发自主呼吸。如这些努力无效,表明新生儿处于继发性呼吸暂停,需要正压通气。

> 胎龄 <32 周的早产儿,不需要擦干,以聚乙烯塑料袋 / 薄膜包裹。

> 触觉刺激方法:手指轻弹足底、摩擦背部。切忌动作粗暴。

4. 正压通气
新生儿复苏成功的关键在于建立充分的正压通气。

(1) 指征:呼吸暂停或喘息样呼吸;心率 <100 次 /min。如果新生儿有呼吸且心率≥100 次 /min,但是有呼吸困难或持续发绀,在常压给氧后新生儿氧饱和度不能维持在目标值,可以考虑尝试给予正压通气。

(2) 气囊面罩正压通气

1) 方法:首选双手放置面罩法(图 63-3),即双手拇指、示指握住面罩,双手其余三指放在下颌骨角向面罩方向轻抬下颌,保证面罩的密闭和体位,助手站在侧面挤压球囊或控制 T 组合复苏器的开闭。

> 避免气胸应注意:
> 气管插管位置合适。
> 正压通气时注意控制压力。

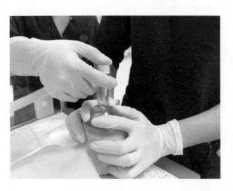
图 63-3　双手放置面罩法

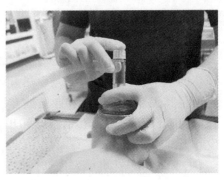
图 63-4　E-C 手法

单人选择 E-C 手法(图 63-4):左手拇指和示指固定面罩,其余三指抬下颌保证气道通畅。

通气频率 40~60 次 /min(胸外按压时为 30 次 /min);通气压力需要 20~25cmH$_2$O,少数病情严重的新生儿可用 2~3 次 30~40cmH$_2$O,以后维持在 20cmH$_2$O。

2) 评估通气有效性:开始正压通气 5 次后,通过胸廓是否有起伏评估通气是否有效,如无效需要矫正通气步骤至通气有效,有效正压通气 30s 后评估心率。

3) 矫正通气步骤(MRSOPA):M 即重新放置面罩,R 即重新摆正体位,做完这两步后评估通气是否有效,如仍无胸廓起伏继续矫正通气步骤。S 即吸引口鼻,O 即打开口腔,做完这两步后继续正压通气,如仍无胸廓起伏继续矫正通气步骤,P 即适当增加压力,可用压力计指导增加压力,每次增加 5~10cmH$_2$O,足月儿最大 40cmH$_2$O,再次尝试正压通气并观察胸廓有无起伏,如胸廓仍无起伏要考虑 A,即气管插管或喉罩气道。

4) 有效正压通气 30s 后评估,如心率 >100 次 /min,逐渐减少正压通气的频率和压力,观察有无有效的自主呼吸,如心率 >100 次 /min,有有效的自主呼吸,可停止正压通气,如脉搏、氧饱和度未达目标值,可以给予常压吸氧;如心率 60~99 次 /min,再评估通气有效性,必要时气管插管;如心率 <60 次 /min,再评估通气,必要时可以再做 MRSOPA,如心率仍 <60 次 /min,考虑气管插管,增加氧浓度至 100%,开始胸外按压。

5) 注意事项:持续气囊面罩正压通气(>2min)可产生胃充盈,应常规插入 8F 胃管,用注射器抽气和通过在空气中敞开端口来缓解。自动充气式气囊不能用于常压给氧。

5. 气管插管

(1) 指征:需要气管内吸引清除胎粪;气囊面罩正压通气无效或需要长时间正压通气;胸外按压;经气管注入药物;特殊复苏情况,如先天性膈疝或超低出生体重儿。

(2) 准备:不同型号的气管导管、管芯、喉镜,准备好吸引装置,气管导管型号和插入深度的选择方法见表 63-1。

(3) 方法

1) 左手持喉镜,将喉镜夹在拇指与前 3 个手指间,镜片朝前。小指靠在新生儿颏部提供稳定性。喉镜镜片应沿着舌面右侧滑入,将舌头推至口腔

气管插管时切忌操作粗暴,应动作轻柔,避免损伤。

表 63-1　不同体重气管插管型号和插入深度的选择

新生儿体重 /g	导管内径 /mm	上唇至管端距离 /cm
≤ 1 000	2.5	6~7
1 000~2 000	3.0	7~8
2 000~3 000	3.5	8~9
>3 000	4.0	9~10

左侧,推进镜片直至其顶端达会厌软骨。

2)暴露声门:采用一抬一压手法,轻轻抬起镜片,上抬时需将整个镜片平行朝镜柄方向移动,使会厌软骨抬起暴露声门和声带。如未完全暴露,操作者用自己的小指或由助手的示指向下稍用力压环状软骨使气管下移,有助于看到声门。在暴露声门时不可上撬镜片顶端来抬起镜片。

3)插入有金属管芯的气管导管:将管端置于声门与气管隆凸之间。

4)插入导管时,如声带关闭,可采用 Hemlish 手法。助手用右手示指和中指在胸外按压的部位向脊柱方向快速按压 1 次,促使呼气产生以打开声门。

5)整个操作要求在 20s 内完成。

(4)确定导管位置正确的方法

1)胸廓起伏对称。

2)听诊双肺呼吸音一致,尤其是腋下,且胃部无气过水音,胃部无扩张。

3)呼气时导管内有雾气。

4)心率、肤色和新生儿反应好转。

5)呼出气 CO_2 检测仪可有效确定有自主循环的新生儿气管插管位置是否正确。

(5)确定导管深度的方法

1)声带线法:导管声带线标志与声带水平吻合。

2)胸骨上切迹摸管法:操作者或助手的小指尖垂直置于胸骨上切迹,当导管在气管内前进,小指尖触摸到管端,则表示管端已达气管中点。

3)体重法:见表 63-1。

4)鼻中隔耳屏距离法(NTL),测量鼻中隔至耳屏的距离 +1。

5)根据胎龄预测气管导管插入深度,见表 63-2。

表 63-2　根据胎龄确定气管插管深度

胎龄 / 周	插入深度(唇端 - 管端距离)/cm	新生儿体重 /g
23~24	5.5	500~600
25~26	6.0	700~800
27~29	6.5	900~1 000
30~32	7.0	1 100~1 400
33~34	7.5	1 500~1 800
35~37	8.0	1 900~2 400
38~40	8.5	2 500~3 100
41~43	9.0	3 200~4 200

6）胸片定位。

（6）胎粪吸引管：将胎粪吸引管直接连接气管导管，操作者用右手示指将气管导管固定在新生儿的上腭，左手示指按压胎粪吸引管的手控口使其产生负压，边退气管导管边吸引，3~5s 将气管导管撤出。必要时可重复插管再吸引。

是否需要重复吸引胎粪应取决于患儿状态，如第一次吸引能够吸出胎粪，且评估患儿能够耐受，可再一次重复胎粪吸引。

（7）气管插管常见并发症：气管导管移位（D）、阻塞（O）、气胸（P）、通气装置故障（E），即 DOPE。

6. 胸外按压

（1）指征：充分正压通气 30s 后心率 <60 次 /min，在正压通气同时需进行胸外按压。

（2）方法：按压新生儿两乳头连线中点的下方，即胸骨体下 1/3。按压深度约为前后胸直径的 1/3，产生可触及脉搏的效果。按压和放松的比例为按压时间稍短于放松时间，放松时拇指或其余手指不应离开胸壁。

1）拇指法（图 63-5）：双手拇指端压胸骨，根据新生儿体型不同，双拇指重叠或并列，双手环抱胸廓支撑背部。建议使用。

拇指法不易疲劳，能较好地控制下压深度，并有较好的增强心脏收缩和冠状动脉灌流的效果；在需经脐静脉给药时，操作者可以站在患儿头侧，不影响操作。

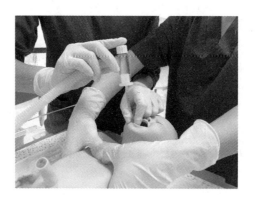

图 63-5　拇指法

2）按压 - 通气比：按压 - 通气比为 3∶1，即 90 次 /min 按压和 30 次 /min 呼吸，达到每分钟约 120 个动作。因此，每个动作约 0.5s，2s 内 3 次胸外按压加 1 次正压通气。

3）调节氧浓度至 100%。

7. 药物　在积极矫正通气步骤保证有效通气及胸外按压的基础上，有指征时考虑用药。新生儿复苏时，很少需要用药。

新生儿复苏时一般不应用碳酸氢钠。

（1）肾上腺素

1）指征：60s 的正压通气和胸外按压后，心率持续 <60 次 /min。

2）剂量：1∶10 000 肾上腺素。首选静脉给药，0.1~0.3ml/kg；气管内给药，0.5~1ml/kg。必要时 3~5min 重复 1 次。

3）途径：首选脐静脉或骨髓腔给药，如静脉通路正在建立可以先气管内给药。

（2）扩容

1）指征：有急性失血病史、低血容量表现时。

2）液体：等渗晶体溶液，推荐使用生理盐水。大量失血则需要输入与患儿交叉配血阴性的同型血或 O 型红细胞悬液。

3）方法：首次剂量为 10ml/kg，经外周静脉或脐静脉缓慢推入（>5~10min）。可重复注入 1 次。

（3）脐静脉置管

1）插管的准备：打开脐静脉切开包，戴无菌手套，用注射器（5~10ml）连接三通和 3.5F 或 5F 单腔脐静脉导管，充以生理盐水。用抗菌溶液消毒脐带，铺孔巾。

2）沿脐根部用线打一个松结，如在切断脐带后出血过多，可将此结拉紧。

3）在夹钳下离皮肤线 1~2cm 处用手术刀切断脐带，切断脐带时短暂停止胸外按压，并告知团队成员手术刀已进入视野。

4）在 12 点的位置可以看到大的、壁薄的脐静脉，其下方是小而壁厚的脐动脉。

5）导管插入脐静脉 2~4cm（早产儿可稍短），抽吸有回血。

8. 复苏后监护

（1）新生儿摆好体位，注意保暖。

（2）监护生命体征。

（3）监测血糖、血气及血电解质等，及时对脑、心、肺、肾及胃肠等器官功能进行监测。

六、并发症及处理

1. 气胸　可由以下原因引起：气管插管位置不合适或正压通气时压力过高。少量气胸观察即可，大量气胸需要胸腔穿刺或放置闭式引流管。如患儿需要机械通气，气胸可能会继续发展，甚至成为张力性气胸，应注意观察，必要时应用高频振荡通气、放置胸腔闭式引流管。

2. 吸入性肺炎　可由以下原因引起：气道分泌物清理不彻底或长时间正压通气未放置胃管。应注意及时清理呼吸道，根据临床情况必要时给予抗感染治疗，严重者可能需要机械通气。

3. 局部皮肤压伤　长时间胸外按压时，按压部位可能出现局部压红、瘀斑。操作过程中应注意局部皮肤保护，可在按压部位垫一棉球，动作轻柔。

4. 牙龈或口腔黏膜损伤　气管插管时应注意操作轻柔、规范，一旦出现损伤，对症处理即可。

七、相关知识

1. 氧的应用　建议使用空氧混合仪以及脉搏氧饱和度仪。

（1）足月儿可用空气复苏，胎龄 <35 周早产儿开始给 21%~30% 的氧，用空氧混合仪根据氧饱和度调整给氧浓度，使氧饱和度达到目标值（表 63-3）。如暂时无空氧混合仪，可用接上氧源的自动充气式气囊去除储氧袋（氧浓度为 40%）进行正压通气。如果有效通气 90s 心率不增加或氧饱和度增加不满意，应当考虑将氧浓度提高到 100%。

（2）脉搏氧饱和度仪的传感器应放在动脉导管前位置（即右上肢，通常是手腕或手掌的中间表面）。在传感器与仪器连接前，先将传感器与婴儿连接，有助于最迅速地获得信号。氧饱和度标准见表 63-3。

表 63-3 出生后导管前氧饱和度标准

出生后时间 /min	氧饱和度范围 /%
1	60~65
2	65~70
3	70~75
4	75~80
5	80~85
6	85~95

2. 羊水胎粪污染的处理 "2015 年美国新生儿复苏指南" 不再推荐羊水胎粪污染时常规气管内吸引胎粪（无论有无活力），因为对于无有效自主呼吸的新生儿来说，生后 1 min 内开始正压通气更为重要。根据我国国情和实践经验，新生儿复苏项目专家组做如下推荐：当羊水胎粪污染时，仍首先评估新生儿有无活力，新生儿有活力时，继续初步复苏；新生儿无活力时，应在 20s 内完成气管插管及应用胎粪吸引管吸引胎粪。如果不具备气管插管条件，而新生儿无活力时，应快速清理口鼻后立即开始正压通气。

3. 早产儿复苏需关注的问题

（1）体温管理：置于合适中性温度的暖箱。对胎龄 <32 周的早产儿，出生复苏时可采用塑料袋保温（见初步复苏部分）。

（2）避免肺泡萎陷：对于有自主呼吸存在的呼吸窘迫早产儿应尽早接受持续气道正压通气（CPAP）支持，而非常规气管插管正压通气。如果新生儿呼吸窘迫需要气管插管，考虑给予肺表面活性物质，但对极早产儿尚存争议。表面活性物质治疗不是初始复苏的组成部分，应在新生儿心率稳定后再使用。

（3）正压通气时控制压力：早产儿由于肺发育不成熟，通气阻力大，不稳定的间歇正压给氧容易使其受伤害。正压通气需要恒定的 PIP 及 PEEP，推荐使用 T- 组合复苏器进行正压通气。

（4）维持血流动力学稳定：由于早产儿生发层基质的存在，易造成室管膜下 - 脑室内出血。心肺复苏时要特别注意保温、避免使用高渗药物、操作轻柔、维持颅压稳定。

（5）缺氧后器官功能监测：围产期窒息的早产儿因缺氧缺血易发生坏死性小肠结肠炎，应密切观察、延迟或微量喂养。并注意尿量、心率、心律、呼吸、电解质、酸碱平衡、血糖等。

（北京大学第一医院 张 欣 黄晓芳）
（中南大学湘雅三医院 何庆南）

测 试 题

1. 新生儿复苏过程中，下列哪一项是最重要和最有效的措施
   A. 心脏除颤　　　　B. 扩容　　　　C. 建立有效通气　　　　D. 使用肾上腺素　　　　E. 胸外按压

2. 下列哪项是胸外按压指征的正确描述
   A. 无论何时心率 <60 次 /min

B. 在 30s 有效人工正压通气后,心率仍 <60 次 /min

C. 在 30s 有效人工正压通气后,心率仍 <80 次 /min

D. 只要心率 <100 次 /min

E. 在 30s 有效人工正压通气后,心率仍 <100 次 /min

3. 给一个胎龄 30 周、体重 1 200g 的早产儿气管插管,应选择的气管导管内径是

    A. 2.0mm   B. 2.5mm   C. 3.0mm   D. 3.5mm   E. 4.0mm

4. 氧饱和度检测仪的探头应固定于

    A. 左上肢   B. 右上肢   C. 左下肢   D. 右下肢   E. 左上肢或右上肢

5. 关于心肺复苏的描述,**错误**的是

    A. 心肺复苏过程中,胸外按压一定要与正压通气相配合,但应避免按压和通气同时进行

    B. 一般每 3 次胸外按压后正压通气 1 次

    C. 每分钟应有 30 次正压通气和 90 次胸外按压

    D. 胸外按压的部位是胸骨下 1/3 处,按压深度是胸廓厚度的 1/3

    E. 每次正压通气时胸外按压间断大约 1s

6. 已经有效气管插管正压通气和胸外按压 60s,新生儿心率仍为 40 次 /min,下一步措施应该是

    A. 气管插管内给予肾上腺素,做脐静脉插管   B. 脐静脉插管,给予肾上腺素

    C. 继续胸外按压 30s 后再次评估   D. 继续正压人工通气和胸外按压

    E. 因无效停止胸外按压

7. What are the recommended concentration and dose of epinephrine

    A. 1∶10 000, 0.1~0.3mg/kg   B. 1∶1 000, 0.1~0.3ml/kg

    C. 1∶10 000, 0.01~0.03mg/kg   D. 1∶1 000, 0.01ml/kg

    E. 1∶10 000, 0.01mg/kg

8. The clinical indicators of correct endotracheal tube placement are those except

    A. condensation in the endotracheal tube   B. chest movement

    C. presence of equal breath sounds bilaterally   D. a prompt increase in heart rate

    E. a negative test result of detection of exhaled CO_2

9. Assisted ventilation should be delivered at a rate of _____ breaths per minute to promptly achieve or maintain a heart rate >100 per minute

    A. 8~10   B. 12~20   C. 20~30   D. 40~60   E. ≥60

10. Once positive pressure ventilation or supplementary oxygen administration is begun, assessment should consist of simultaneous evaluation of 3 vital characteristics

    A. heart rate, respirations, oxygenation   B. heart rate, respirations, skin color

    C. respiration, skin color, muscle tone   D. heart rate, oxygenation, muscle tone

    E. oxygenation, skin color, muscle tone

第64章

婴儿及儿童基础生命支持

Basic Life Support in Infants and Children

一、目的

早期识别心搏骤停并迅速启动紧急医疗服务体系（emergency medical service system，EMSS），尽快实施心肺复苏术（cardiopulmonary resuscitation，CPR）以及电除颤，重建自主循环及呼吸功能，提高婴儿及儿童心脏呼吸骤停的抢救成功率，最终实现拯救生命的目的。

二、适应证

适用于所有心脏呼吸骤停的婴儿和儿童。

三、禁忌证

无绝对禁忌证，在下列情况下可不实施。

1. 周围环境可能对施救者产生严重或致命的损害，且被抢救者无法移动。

2. 被抢救者已经出现不可逆死亡的明显临床体征（如尸斑、尸僵、尸体腐烂等）。

四、操作前准备

1. 一旦发现患儿突然倒地并失去反应，立即启动紧急医疗服务体系（EMSS）。

2. 如果现场有危险因素存在，应迅速将患儿转移至安全地带，在保证施救者、患儿及其他人员安全的环境下进行心肺复苏。

五、婴儿/儿童基本生命支持（BLS）操作步骤（图64-1）

1. **迅速评估环境**　对抢救者和患儿是否安全。

2. **识别心搏骤停**

检查患儿有无反应：双手拍患儿双侧肩部并呼唤患者，看患儿是否有反应。

（1）无呼吸或仅有喘息样呼吸：看患儿是否有呼吸动作，无正常呼吸等同于无呼吸。

（2）不能在10s内明确感觉到脉搏：此项检查仅限于医务人员。

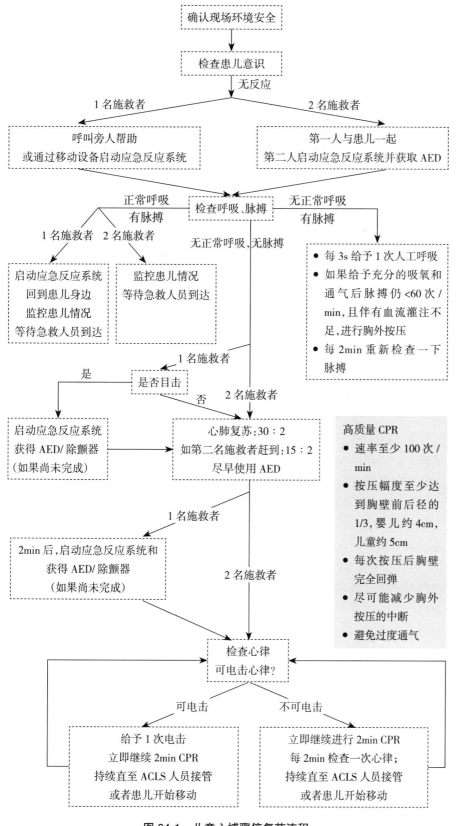

图64-1 儿童心搏骤停复苏流程

婴儿触摸肱动脉(图64-2),儿童触摸颈动脉或股动脉(图64-3)。

3. 启动应急反应系统(见图64-1)

(1)对于青少年

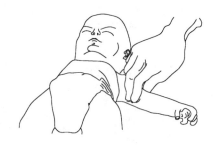

图 64-2　婴儿脉搏检查

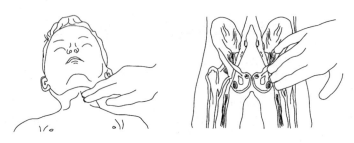

图 64-3　儿童脉搏检查

1）发现患儿猝倒时，若现场目击者为独自一人，而且无手机拍照、不能联系他人，则离开患者，就近寻求他人帮助。若目击者为多人，则有救治经验者尽快启动应急反应系统（如电话联系"120"或附近医院的急救电话），设法获取 AED（自动体外除颤仪）/手动除颤仪，然后开始实施 CPR 救治。或者请他人设法获得 AED/手动除颤仪，有救治经验者则立即开始对猝倒者采取CPR 策略救治，待 AED/手动除颤仪可用后，则尽快使用。

2）若不是现场目击患儿猝倒：①单人施救者：呼叫旁人帮助，通过手机立即启动应急反应系统；若无手机，则离开患儿，就近寻求他人帮助启动应急反应系统。若 AED/手动除颤仪可立即获取时，则自己取 AED/手动除颤仪，返回后实施 CPR 救治，在 AED/手动除颤仪可用后尽快使用；AED/手动除颤仪不能立即获取时，请他人去取 AED/手动除颤仪，自己立即开始 CPR救治，待 AED/手动除颤仪可用后尽快使用。②多人施救者：一人尽快启动应急反应系统，设法获取 AED/手动除颤仪，另一人立即开始 CPR 救治，待AED/手动除颤仪可用后，则尽快使用。

（2）对于婴儿和儿童

1）对于现场有目击者的猝倒，遵照青少年的施救步骤。

2）对于现场没有目击者的猝倒：①单人施救者：第一时间立即给予 2min的 CPR，然后离开患儿去启动应急反应系统，并获取 AED/手动除颤仪后，回到患儿身边并继续 CPR，待 AED/手动除颤仪可用后，则尽快使用。②多人施救者：一人尽快启动应急反应系统，设法获取 AED/手动除颤仪，另一人立即开始 CPR，待 AED/手动除颤仪可用后尽快使用。

4. 基础生命支持（basic life support，BLS）　没有自主呼吸/仅有喘息样呼吸、没有脉搏，需要 CPR。

（1）胸外按压：尽快地开始有效的胸外按压是心搏骤停复苏成功的基础。

1）体位（图 64-4）：将患儿摆放为平卧位，置于硬板床或地上，撤出头及

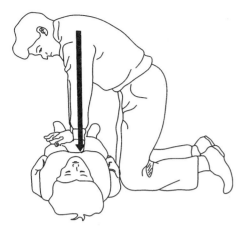

图 64-4　胸外按压体位

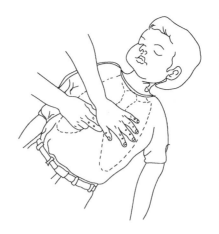

图 64-5　胸外按压部位

身下的一切物品。

2) 按压部位(图 64-5):胸骨下三分之一。

3) 按压方法:对于婴儿,单人使用双指按压法:将两手指置于乳头连线下方按压胸骨(图 64-6);或使用双手环抱拇指按压法:将两手掌及四手指托住两侧背部,双手大拇指按压胸骨下三分之一处(图 64-7)。对于儿童,可用单手或双手按压胸骨下半段;单手按压时,手掌根部置于胸骨下半段,手掌根的长轴与胸骨的长轴一致(图 64-8);双手胸外按压时,将一手掌根部重叠放在另一手背上,十指相扣,将下面手的手指抬起,手掌根部垂直按压胸骨下半部(图 64-9)。

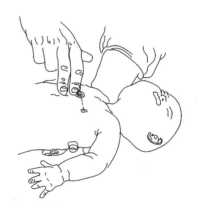

图 64-6　双指按压法

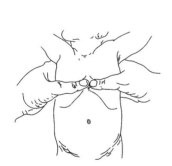

图 64-7　双手环抱拇指按压法

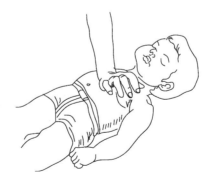

图 64-8　单手按压法(适用于儿童)

4) 按压深度:至少为胸部前后径的三分之一。按压深度婴儿大约为4cm,儿童大约为5cm,青春期儿童至少5cm,最大不超过6cm。

5) 按压频率:100~120 次 /min。

(2) 开放气道:仰头抬颏法(图 64-10),用一只手的小鱼际肌(手掌外侧缘)部位置于患儿前额,另一只手的示指、中指于下颏将下颌骨上提,使下颌

注意不要按压到剑突和肋骨。

一般 <8 岁儿童采用单手按压,≥8 岁儿童采用双手按压法。

每一次按压后让胸廓充分回弹,以保障心脏血流的充盈。应保持胸外按压的连续性,尽量减少胸外按压的中断。

375

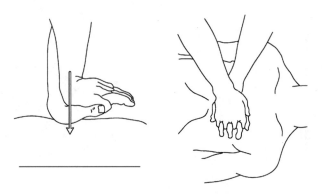

图64-9　双手按压法(适用于儿童和成人)

注意手指不要压颌下软组织,以免阻塞气道。

角与耳垂的连线和地面垂直。

(3) 人工通气

1) 口对口人工呼吸:①如果是1岁以下婴儿,操作者先吸一口气,将嘴覆盖患者的口和鼻;如果是1岁以上的儿童,操作者用口对口封住,拇指和示指紧捏住患儿的鼻子,保持其头后仰。②将气吹入,同时可见患儿的胸廓抬起。③吹气完毕后,离开被抢救者口部,并松开捏紧鼻孔的手指,使患儿自然呼气,排出肺内气体,可见患者胸部向下回弹,继续第二次通气。④每次吹气时间不少于1s。

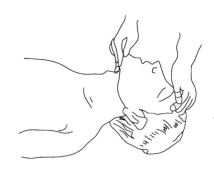

图64-10　仰头抬颏法开放气道

2) 球囊-面罩通气:球囊面罩又称"简易呼吸器"或"复苏球",由球体、进气阀、出气阀和储气囊四部分组成(图64-11)。①连接球囊相应部件,并将氧气源连好,将氧气流量调至10~15L/min。②单人操作时用一只手持球体,另一只手持面罩。③将面罩紧密盖在面部、覆盖住患儿的口鼻,尖端朝向患儿头部,宽端朝向患儿的脚侧,并托颏保证气道通畅。④在保持气道开放的条件下,以"E-C手法"进行球囊-面罩通气:中指、环指、小指呈E字形向面罩方向托颏,拇指和示指呈C字形将面罩紧紧扣在面部(图64-12)。⑤挤压球体,使气体送入患儿肺内。⑥挤压时间不少于1s,挤压强度以看到患儿胸廓有起伏动作为宜。

(4) 胸外按压与人工呼吸的协调

1) 单人复苏婴儿和儿童时,在胸外按压30次和开放气道后,立即给予

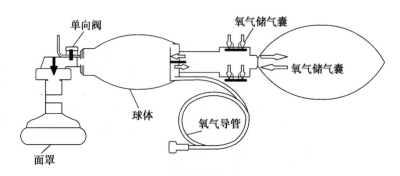

图64-11　简易呼吸器结构组成

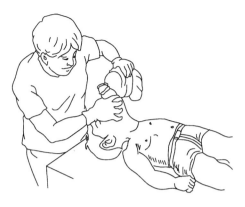

图64-12　"E-C"手法的面罩通气

2次有效人工呼吸,即胸外按压和人工呼吸比为30∶2;若为双人复苏则为15∶2。青少年的则和成人相同,不管是单人还是双人,胸外按压和人工呼吸的比皆为30∶2。

　　2）若高级气道建立后,胸外按压与人工呼吸不再进行协调,胸外按压以100~120次/min的频率不间断地进行,呼吸频率为10次/min(每6s给予1次呼吸),注意避免过度通气。

　　(5)除颤:在能够获得AED/手动除颤仪的条件下进行。

　　1）医院外发生且未被目击的心搏骤停先给予5个周期的CPR(约2min),然后使用AED除颤;若有人目击的心搏骤停或出现室颤或无脉性室性心动过速时,应尽早除颤。

　　2）婴儿首选手动除颤仪,<8岁儿童首选带有儿童衰减器系统的AED,也可使用普通AED。如有可能,使用儿童电极片,如果没有儿童电极片,可以使用成人电极片。

　　3）除颤初始能量一般为2J/kg,难治性室颤可为4J/kg;随后除颤能量可升至4J/kg或以上,但不超过10J/kg。

六、并发症及处理

　　1. 胸骨、肋骨骨折　按压的部位不正确或按压力度过大会造成胸骨、肋骨骨折。故应该选择正确的按压位置和合适的按压力度。

　　2. 气胸　可因为胸骨或肋骨骨折所致。少量气胸可观察,大量气胸需进行闭式引流。

　　3. 血胸　如果胸骨、肋骨骨折损伤膈肌血管或较大血管,对于凝血功能差的患儿,引起活动性出血,出现低血压、出血性休克,需要输血、输液、闭式引流、甚至开胸探查止血。

　　4. 腹腔脏器破裂　按压的部位不正确或按压力度过大会造成腹腔脏器破裂。故应该选择正确的按压位置和合适的按压力度。

七、相关知识

　　1. 复苏伦理

　　(1)理论上,心肺复苏只针对"心搏骤停"的患儿,但复苏的目的包括抢救患儿,同时也包括对家属的心理安慰。因此,除断头、尸僵、尸斑等明确不可逆者,可能都需要进行"复苏"。

　　"高级气道"是指能够使全部或大部分气体进入肺内的气道,如喉罩、气管插管等。

　　除颤后应立即恢复CPR,尽可能缩短电击前后的胸外按压中断时间(<10s)。

（2）在不确定患儿的意愿时,要采取"患者利益最大化"原则。

2. 时间是最关键因素

（1）当心搏骤停时,脑内储存的氧只能维持使用 15s,而糖只能维持使用 4~6min,这就是为什么必须在 4~6min 内开始复苏才能保证患儿脑组织存活的原因。

（2）恢复自主循环是关键:即使是完全正规的心脏按压,射血量也只有自主心律的 30%。对于可除颤心律,除颤是恢复自主循环（ROSC）最有效的方法。除颤每延误 1min,生存可能性下降 7%~10%。

3. 特殊情况处理

（1）患儿有意识:询问跌倒原因,进行基本检查。

（2）无意识,有呼吸:摆放昏迷体位,防止误吸,同时呼叫救援,安排转运。

（3）无意识,无呼吸,有心跳:进行"只人工呼吸"的复苏操作,按照上述人工呼吸的方法,每 3~5s 给予 1 次人工呼吸,或频率为 12~20 次 /min。如果脉搏仍 ≤ 60 次 /min 且伴有血流灌注不足征象,则进行胸外按压。

> 注意开始心肺复苏之前不需要检查脉搏。

（4）在存在气道异物梗阻的时候,如果患儿有反应,首先需要利用腹部快速冲击法（儿童）或通过拍背和胸部快速冲击（婴儿）来解除窒息。如果患儿无反应,从胸外按压开始心肺复苏,增加 1 步额外步骤:每次打开气道,在咽喉后面寻找梗阻的异物,如果看到异物并且容易取出,将其取出。

4. 强调高质量的 CPR

（1）儿科生存链:儿童心搏骤停通常继发于呼吸衰竭和休克。鉴别有这些问题的儿童对于降低发生儿科心搏骤停的可能性以及尽可能提高存活率和康复率十分重要。因此,在儿科生存链中较成人增加了一个预防的环节。

1）预防心搏骤停。

2）早期高质量的旁观者心肺复苏。

3）快速启动应急反应系统。

4）有效的高级生命支持（包括快速稳定和转运患者去接受心搏骤停后治疗）。

5）综合的心搏骤停后治疗。

（2）高质量心肺复苏

1）在识别心搏骤停后 10s 内开始按压。

2）用力按压,快速按压:以 100~120 次 /min 的速率实施胸外按压;对于儿童深度至少为胸部厚度的三分之一（大约 5cm）;对于婴儿深度至少为胸部厚度的三分之一（大约 4cm）;

3）每次按压后,让胸廓完全回弹。

4）按压过程中尽量减少中断（将中断控制在 10s 以内）。

5）给予有效的人工呼吸,使胸廓隆起。

6）避免过度通气。

（中南大学湘雅三医院　陈志衡　李　颖）

（中南大学湘雅三医院　何庆南　唐晓鸿）

测 试 题

1. 根据 2015 年 AHA 心肺复苏指南,儿童基础生命支持时胸外按压的频率应为

   A. 40~60 次 /min　　B. 60~80 次 /min　　C. 80~100 次 /min　　D. 大于 100 次 /min　　E. 大于 120 次 /min

2. 根据 2015 年 AHA 心肺复苏指南,婴儿基础生命支持时胸外按压的深度应为

   A. 2cm　　　　　　B. 3cm　　　　　　C. 4cm　　　　　　D. 5cm　　　　　　E. 大于 5cm

3. 根据 2015 年 AHA 心肺复苏指南,儿童基础生命支持时胸外按压与人工通气单人操作的比例应为

   A. 15 : 2　　　　　B. 30 : 2　　　　　C. 15 : 1　　　　　D. 30 : 1　　　　　E. 30 : 4

4. 怀疑心搏骤停时,医务人员检查呼吸和脉搏的时间**不应超过**

   A. 5s　　　　　　　B. 10s　　　　　　C. 15s　　　　　　D. 20s　　　　　　E. 30s

5. 下列哪项**不是** 2015 年 AHA 心肺复苏指南生存链中的环节

   A. 早期识别与呼救急救系统　　　　　　B. 早期有效高级心血管生命支持
   C. 早期除颤　　　　　　　　　　　　　D. 早期呼吸机支持
   E. 早期 CPR

6. 儿童建立高级气道后,CPR 的呼吸频率为

   A. 10 次 /min　　　　B. 6 次 /min　　　　C. 15 次 /min　　　　D. 20 次 /min　　　　E. 30 次 /min

7. 当除颤器到达后,除颤的时机是

   A. 只要显示可除颤心律,应当立即除颤
   B. 即使是可除颤心律,也要完成本循环后再除颤
   C. 完成本循环的按压和通气后,再行检查心律,确定是否除颤
   D. 任何心律都立即除颤
   E. 有上级医师指导时,才可以除颤

8. The initial energy for defibrillation in children is

   A. 1J/kg　　　　　　B. 1.5J/kg　　　　　C. 2J/kg　　　　　　D. 4J/kg　　　　　　E. 10J/kg

9. 对有脉搏的婴儿和儿童,急救呼吸的频率是

   A. 每 2~3s 急救呼吸 1 次　　　　　　　B. 每 3~5s 急救呼吸 1 次
   C. 每 5~6s 急救呼吸 1 次　　　　　　　D. 每 6~8s 急救呼吸 1 次
   E. 每 8~10s 急救呼吸 1 次

10. 下列哪种说法是正确的

    A. 人工通气时,气道是否开放不重要
    B. 心脏按压越快越好
    C. 下颌推举法依然是最重要的开放气道的手段
    D. 除颤后应当立即进行以心脏按压开始的新一轮心肺复苏操作
    E. 除颤后立即判断是否恢复心跳,在确定没有恢复时,才进行复苏

第65章

人工喂养(配奶)

Artificial Feeding(Procedure of Milk Preparation)

一、目的

1. 提供清洁卫生的配方奶。

2. 提供生长发育所需的各种营养物质和能量,同时使婴儿在喂养的过程中获得满足感,利于其生理和心理的发育。

二、适应证

母乳不足或不能进行母乳喂养。

三、禁忌证

1. 先天性消化道畸形等原因所致消化道梗阻。

2. 怀疑或诊断新生儿坏死性小肠结肠炎。

3. 血流动力学不稳定。

四、操作前准备

1. 环境要求

(1) 配奶间宽敞、明亮、专人管理、定期消毒。

(2) 清洁区(操作台)清洁、干净、定期消毒。

2. 用物准备

(1) 配奶用具:量杯、搅拌小勺、奶粉专用量勺、配方奶粉、已消毒奶瓶、奶嘴、煮沸过的温开水。

(2) 其他:清洁小毛巾。

(3) 喂奶车。

3. 操作者要求

(1) 了解患儿床号、姓名、年龄、病情、哺乳时间、奶粉种类。

(2) 计算患儿此次所需奶量。

> 计算方法(详见相关知识)。

(3) 操作者六步洗手法洗手,戴帽子、口罩。

五、操作步骤(图65-1)

1. 配奶前

(1) 擦拭操作台台面、喂奶车。

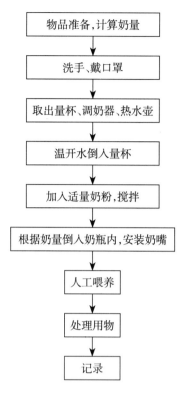

图 65-1　人工喂养流程图

（2）六步洗手法洗手。

（3）检查奶粉名称、开瓶日期及有效期、奶粉的配制方法、奶粉颜色及质量。

2. 配奶过程

（1）将适量温水倒入量杯中。

（2）再将精确分量的奶粉（使用奶粉专用量勺）添加到量杯中。

（3）用小勺进行搅拌，使其完全溶解。

（4）将配制好的奶液倒入奶瓶中或使用注射器抽取精确量的奶液后放入奶瓶中。

（5）在台面上铺无菌治疗巾，将奶嘴盒放置在治疗巾上，用镊子夹取奶嘴倒置于奶瓶口，同时检查奶嘴有无破损。

（6）安装奶嘴。

3. 人工喂养

（1）经口喂养：适用于胎龄≥32~34 周以上，吸吮、吞咽和呼吸功能协调的新生儿。

（2）管饲喂养

1）适应证：①胎龄 <32~34 周早产儿。②吸吮和吞咽功能不全、不能经口喂养者。③因疾病本身或治疗的因素不能经口喂养者。④作为经口喂养不足的补充。

2）管饲途径：①口 / 鼻胃管喂养：是管饲营养的首选方法。喂养管应选用内径小而柔软的硅胶或聚亚胺酯导管。②胃造瘘术 / 经皮穿刺胃造瘘术：适用于长期管饲、食管气管瘘和食管闭锁等先天性畸形、食管损伤和生长迟缓。③经幽门 / 幽门后喂养：包括鼻十二指肠、鼻空肠、胃空肠和空肠造瘘 /

配方奶开瓶后有效期为 3~4 周，不同品牌开罐后的保质期不同。

一般配方奶建议使用温水，建议水温约 70℃，避免水温过高破坏奶粉中的酶类等。

所有奶液应现配现用。

经皮空肠造瘘,适用于上消化道畸形、胃动力不足、吸入高风险、严重胃食管反流。

3) 管饲方式:①推注法:适合于较成熟、胃肠道耐受性好、经口/鼻胃管喂养的新生儿,但不宜用于胃食管反流和胃排空延迟者。需注意推注速度。②间歇输注法:每次输注时间应持续 30min~2h(建议应用输液泵),根据患儿肠道耐受情况间隔 1~4h 输注。适用于胃食管反流、胃排空延迟和有肺吸入高危因素的患儿。③持续输注法:连续 20~24h 用输液泵输注喂养法,输液泵中的配方奶应每 3h 内进行更换。此方法仅建议用于上述两种管饲方法不能耐受的新生儿。应根据新生儿的喂养耐受情况个体化增加奶量,并根据胎龄和出生体重缩短和延长间歇时间。

4. 处理用物

(1) 将配方奶粉盖好放回原处,将奶嘴盒放回原处。

(2) 将奶具用清水清洗,使用专用洗涤剂浸泡 30min 后仔细搓洗奶嘴,刷洗奶瓶,不能留有奶迹、油渍,在流动水下彻底搓洗与冲洗干净。

(3) 将清洗干净的奶嘴、奶瓶用治疗巾吸干水分,奶瓶和奶嘴分别放入相应收集盒内,放置污染区,待送高压蒸汽灭菌消毒。

(4) 如有传染病需隔离的患儿,进行隔离处理,并使用 1 000mg/L 浓度的含氯消毒液浸泡,再清洗、送高压蒸汽灭菌消毒。

> 配奶用具使用高压蒸汽灭菌消毒。

5. 记录

(1) 六步洗手法洗手。

(2) 将患儿吃奶情况、奶量记录于病历记录内。

六、并发症及处理

无。

七、相关知识

1. 肠内营养配方选择

(1) 母乳和婴儿配方乳适合新生儿各种方法和途径肠道喂养。

(2) 首选母乳喂养。

(3) 配方奶:包括标准婴儿配方、早产儿配方、早产儿出院后配方、水解蛋白配方和游离氨基酸配方、无(低)乳糖配方和其他特殊配方(适用于特殊的遗传代谢病)。

1) 标准婴儿配方奶多以牛乳为基础,其配方设计以母乳的成分为依据,调整一些重要成分及其比例,使其更适合婴儿的消化吸收及肾脏功能,如降低酪蛋白、增加不饱和脂肪酸、强化微量元素。但母乳的活性免疫物质和生物活性因子仍难以添加,所以母乳是婴儿喂养的首选。但存在母乳喂养禁忌证或母乳量不足时则需选用配方奶。

2) 早产儿配方和早产儿出院后配方适用于不同胎龄和体重早产儿住院期间及出院后喂养。

3) 水解蛋白配方和游离氨基酸配方适用于有高度过敏风险或已发生过敏的婴儿。不耐受整蛋白配方乳喂养的肠道功能不全(如短肠、小肠造瘘等)者,可选择不同水解程度蛋白配方。虽然水解蛋白配方的营养成分不适合早产儿喂养,但当发生喂养不耐受或内外科合并症时可以考虑短期应用。

4) 无(低)乳糖配方适用于原发性或继发性乳糖不耐受的新生儿,及肠道功能不全(如短肠和小肠造瘘)患儿。特殊配方适用于代谢性疾病患儿(如苯丙酮尿症、枫糖尿病等患儿)。

(4) 牛乳:在不能使用配方奶的情况下,牛乳也比较普遍,但牛乳中蛋白含量较高,饱和脂肪酸多等,不利于婴儿消化和肾脏功能,而且应进行煮沸、加糖、稀释。目前已很少应用牛乳喂养婴儿。1岁后可摄入一定量的鲜牛奶。

2. 计算奶量　6个月以内的婴儿一般按每天所需的总热量和总液量来计算奶量。但婴儿每日奶量需求个体差异较大,可根据具体情况增减。

(1) 第一种:根据总能量计算(一般按奶粉的量计算,有利于计算摄入的蛋白质、脂肪、碳水化合物的量)。婴儿每日能量需要量为450kJ(110kcal)/kg。

举例:体重6kg的3月龄婴儿。

1) 每日需要总能量为:110kcal/kg×6kg=660kcal

2) 一般3月龄的婴儿每日喂养6次,故每次所需能量为660÷6=110kcal。

3) 1g奶粉约提供5kcal能量,故每次奶粉用量为22g。

4) 1小量勺=4.4g奶粉,故每次加5小量勺奶粉。

5) 30ml水加1小量勺奶粉,故如需110kcal能量的奶粉时配制方法为150ml水加5小量勺奶粉(涨奶量忽略不计)。

(2) 第二种:按液量算(涨奶量忽略不计)。婴儿每日所需液量约150ml/kg。

举例:体重6kg的3月龄婴儿。

1) 每日需要总液体量为:150ml/kg×6kg=900ml。

2) 一般3月龄的婴儿每日喂养次数6次,故每次奶量为900÷6=150ml。

3) 以小量勺为例,30ml水内加1小量勺奶粉,故如需150ml奶液配制方法为150ml水加5小量勺奶粉(涨奶量忽略不计)。

3. 配奶注意事项

(1) 奶粉量不应过多或过少,1量勺是指1平口量匙,没有压实的奶粉分量,务必使冲调后的配方奶保持合适浓度,以免发生婴儿消化障碍或营养不足。

(2) 应根据儿童年龄选择合适型号的奶嘴。奶嘴孔径以倒置奶瓶时,液体连续滴出为宜。奶嘴孔太小,吸吮费力,太大,易引起呛咳。

(3) 注意奶具的消毒、保存,以防受病原菌污染。

(北京大学第一医院　茹喜芳　杜雪燕)
(中南大学湘雅三医院　何庆南)

> 目前使用的奶粉专用量勺一般有两种,小量勺配30ml水,大量勺配60ml水,但不同品牌奶粉稍有差别。

> 人工喂养:一般初生婴儿每昼夜8次,以后逐渐改为7次,减去夜间1次,2~3个月时每日6次,4~5个月时,每日5~6次,夜间尤其是后半夜可持续睡眠6~7h,无需喂乳。

测　试　题

1. 医院奶瓶应选用何种消毒方式
　A. 洗洁精浸泡后冲洗晾干备用
　C. 用500mg/L含氯消毒液浸泡
　E. 清水清洁

　B. 高压蒸汽灭菌消毒
　D. 环氧乙烷灭菌消毒

2. 关于配奶过程的描述,正确的是
　A. 清洗双手,无需戴口罩

　B. 先加奶粉再加水

C. 先加水再加奶粉　　　　　　　　　　D. 可用饮水机中的水配奶

E. 配制完成的奶可在室温下保存 24h

3. 关于配奶相关知识,**错误**的是

A. 保证婴儿精确、足够的热量　　　　　　B. 提供清洁、卫生的配方奶

C. 适用于无法进行母乳喂养的婴儿　　　　D. 所有奶液应现配现用

E. 可用微波炉加热奶液

4. The water temperature of milk preparation should be less than or equal to

A. 30℃　　　　　B. 40℃　　　　　C. 70℃　　　　　D. 90℃　　　　　E. 100℃

5. 某婴儿体重 6kg,如按每 4h 喂养一次,每顿奶需配制多少毫升

A. 120　　　　　B. 110　　　　　C. 90　　　　　D. 100　　　　　E. 150

6. 关于奶嘴的描述,正确的是

A. 取用奶嘴时应注意无菌　　　　　　B. 奶嘴孔的大小以倒置奶瓶时,瓶内液体连续滴出为合适

C. 奶嘴孔太小吸吮费力　　　　　　　D. 奶嘴孔太大易引起呛咳

E. 以上都正确

7. 关于人工喂养的说法正确的是

A. 改变喂养方法勿太多太勤

B. 人工喂养奶量不宜过多或过少

C. 必须随时注意配方奶及奶具的消毒,以防受病原菌污染

D. 配奶时奶粉量不应过多或过少

E. 以上均是

8. 关于配奶原则,正确的是

A. 奶粉开瓶后可保存 1 个月

B. 冲奶时奶粉越多越好

C. 配方奶配制完成后,可用此量杯直接冲泡免乳糖奶

D. 配奶水温越高越好

E. 以上均不对

9. Check the milk powder before preparing milk,which of the following is correct

A. the name of milk powder　　　　　　B. date of production,period of validity

C. date of opening of milk powder　　　　D. color and characteristics of milk powder

E. All of the above is true

10. 婴儿每日水的需要量是

A. 120ml/kg　　　B. 130ml/kg　　　C. 140ml/kg　　　D. 150ml/kg　　　E. 160ml/kg

第 66 章

远、近视力检查法

Distance and Near Visual Acuity Test

一、目的

1. 远视力检查用于眼部健康体检、辅助眼病诊断、监测眼病进展以及评价治疗效果。

2. 近视力检查与远视力检查联合,可大致了解受检者的屈光状态。

二、适应证

适应于需要了解眼部视力状况的各种情形。

三、禁忌证

无绝对禁忌证。

受检者不能理解(年龄太小)或不能配合者不宜采用该方法。

四、操作前准备(以国际标准视力表检查为例)

1. 用品准备

(1) 国际标准视力表(灯箱)。

(2) 近视力表。

(3) 遮眼板。

(4) 指示杆。

2. 场地准备

(1) 检查场地必须保证视力表有充足的光线照明。如采用灯箱,其照度为 500lx。

(2) 被检者距离视力表的距离为 5m。如果距离不足,可使用平面镜反射进行检查。检查时将平面镜安放在距离视力表 2.5m 的距离。检查时被检者与视力表在同一侧,面向平面镜辨认镜子里的视力表视标。

(3) 视力表悬挂的高度,需保证 1.0 行高度与被检者眼睛高度平齐。

3. 被检者准备

(1) 询问被检者平时是否佩戴矫正眼镜。检查时根据体检要求或病情需要分别检查裸眼视力与戴镜视力。

(2) 向被检者解释视力检查的目的及流程。

(3) 向被检者交代视力检查的注意事项:检查时头部保持正位,不要眯眼看视标。检查时先用遮眼板遮住一眼,两眼分别检查,一般先右眼后左眼。

五、操作步骤

1. 远视力检查

(1) 检查从视力表的最上面一行开始,从上到下依次检查。检查者用指示杆指示视力表的视标,嘱被检者说出或用手势表示该视标缺口的方向。每个视标辨认的时间为3s,每一行正确辨认视标的数量超过该行视标总数的2/3为合格,然后转入下一行检查。

(2) 视力低于0.1时,让受试者向视力表移动,直到识别视力表上0.1一行的视标为止,此时的视力 =(能看清0.1视标的距离 m ÷ 5m)×0.1。

(3) 如果距离视力表1m处仍不能识别最大视标,则查指数。从距离受试者1m处开始逐渐向眼前移动手指,直到能辨认为止,记录能辨认指数的距离(cm),如"数指/30cm"。

(4) 如在5cm处仍不能辨认指数,则查手动,并记录能够感知手动的距离(cm),如"手动/15cm"。

(5) 如果眼前仍不能感知手动,则查光感。在暗室中用手电照射受试眼,严格遮盖对侧眼,测试患者能否感知到光亮,记录"光感"或"无光感"。并记录能够感知光感的距离(cm),一般到5m为止,如"光感/50cm"。对有光感者还要检查光源定位,嘱患者向前方注视不动,检查者在受试眼1m处,上、下、左、右、左上、左下、右上、右下变换光源位置,检测受检眼能否感受各个方位的光源,用"+""–"表示光源定位的"阳性""阴性"。

2. 近视力检查

(1) 检查时受试者坐位,被检者先用遮眼板遮住一眼,两眼分别检查。

(2) 眼睛距离近视力表30cm远。

(3) 从上至下依次指出"E"形视标,请受试者回答开口方向。

(4) 如果在30cm远处不能看清最大视标,则可以移近或者移远距离检查,但必须同时记录视力与实际距离。

(5) 规范记录近视力,如"0.66/30cm""0.1/10cm"。

六、并发症及处理

无。

七、相关知识

1. 视力 即视锐度,代表人眼分辨二维物体形状大小的能力,反映黄斑区的功能。

2. 视力表设计的原理 视力表是根据视角原理设计的。人眼能分辨出两点间最小距离的视角为1分(1')视角,视力是视角的倒数。目前常用的国际标准视力表上1.0行的"E"字符号,在5m处,每一笔画及笔画间隙的宽度各相当于1'视角。正确认清这一行,则具有1.0的视力。临床上≥1.0的视力为正常视力。

3. 视力计算公式 $V=d/D$。V代表视力,d为实际看清某视标的距离,D为正常眼应当看清该视标的距离。

4. 临床上常见的视力记录标识英文及缩写见表66-1。

表 66-1 视力记录标识

中文	英文	缩写	视力记录举例
数指	count fingers	CF	数指 /30cm 或 CF/30cm
手动	hand movement	HM	手动 /15cm 或 HM/15cm
光感	light perception	LP	光感 /50cm 或 LP/50cm
无光感	no light perception	NLP	无光感或 NLP

5. 远视力检查联合近视力检查可大致了解受检者的屈光状态。例如：近视时近视力一般正常而远视力较差，老视或调解功能障碍时远视力可以正常，但近视力差。

（华中科技大学同济医学院附属同济医院　王军明）

（华中科技大学同济医学院附属同济医院　刘　争）

测 试 题

1. Which of the following represents a decrease in elasticity of the lens as a result of the aging process

    A. myopia   B. strabismus   C. presbyopia   D. hyperopia   E. amblyopia

2. 国际标准视力表远视力检查距离为

    A. 50m   B. 5m   C. 3m   D. 2.5m   E. 6m

3. 医生在对一位患者的右眼进行视力检查时，发现患者在距离视力表 1m 处仍不能识别最大视标，下一步应该

    A. 重新返回 5m 处再次检查

    B. 从距离受试者 1m 处开始逐渐向眼前移动手指，直到能辨认清几根手指为止

    C. 检查手动，并记录能够感知手动的距离

    D. 在暗室中用手电照射受试眼，测试患者能否感知到光亮

    E. 验光后重新检查矫正视力

4. 医生对患者进行视力检查，使用的是国际标准视力表，患者站在 3m 处看清 0.1，视力是

    A. 0.1   B. 0.06   C. 0.03   D. 0.04   E. 0.02

5. 近视力检查时，被检眼距离近视力表的距离是

    A. 5m   B. 2.5m   C. 0.5m   D. 0.25m   E. 0.3m

6. "HM/30cm" 表示

    A. 被检眼在 30cm 的距离可以看见检查者的手动

    B. 被检眼在 30cm 的距离可以看见检查者的指数

    C. 被检眼在 30cm 的距离可以看见光感

    D. 30cm 处的近视力

    E. 被检眼在 30cm 的距离可以看见视力表最上面一行的视标

7. 在视力检查中，检查者需要对受检者交代一些注意事项，其中正确的是

    A. 遮眼板不能压迫受检眼太重   B. 如果看不清视标，眯眼再看

    C. 用笔在纸上画下视标方向   D. 不要着急，在 10s 之内辨认出来即可

    E. 如果一只眼看不清，可以两只眼同时看

8. 视力表的正确的高度应该是
   A. 受检眼与视力表的上缘在同一水平
   B. 受检眼与视力表的下缘在同一水平
   C. 受检眼与视力表上的 0.1 一行在同一水平
   D. 受检眼与视力表上的 1.0 一行在同一水平
   E. 受检眼与视力表上的 1.5 一行在同一水平

9. 检查视力时,正确辨认每行视标的数量应该占该行视标总数的
   A. 1/2
   B. 3/4
   C. 4/5
   D. 3/5
   E. 2/3

10. 患者男性,60 岁,在体检机构检查时判断为老视,检查结果应该为
   A. 远视力正常,近视力下降
   B. 远视力下降,近视力正常
   C. 远、近视力都正常
   D. 远、近视力都不正常
   E. 以上都不是

第67章

眼底镜检查法
Ophthalmoscopy

第1节　直接检眼镜检查法
Direct Ophthalmoscopy

一、目的

检查玻璃体、视网膜、脉络膜以及视盘情况,以诊断疾病、监测眼病进展以及评价治疗效果。

二、适应证

1. 观察眼屈光间质有无混浊及判断其所在的部位。
2. 视网膜、视神经、脉络膜等眼底疾病。
3. 青光眼视盘的评估。
4. 某些全身疾病,需要判断其分期或严重程度。

三、禁忌证

无绝对禁忌证。

不适用于屈光间质严重混浊、无法看清眼底者。

四、操作前准备

1. 用品准备
（1）直接检眼镜。
（2）散瞳药（必要时）。
2. 场地准备　检查在暗室内进行。
3. 被检者准备
（1）询问被检者是否为屈光不正。
（2）向被检者解释眼底检查的目的及流程。
（3）必要时需要使用散瞳药散大瞳孔。

《 目前常用的散瞳药为复方托吡卡胺。

五、操作步骤

1. 打开直接检眼镜的电源,选取合适的光斑。

2. 检查者站位遵循"三左三右"原则：检查左眼时，检查者站在被检者的左侧，左手持镜，用左眼观察；检查右眼时，检查者站在被检者的右侧，右手持镜，用右眼观察。

3. 检查时，检查者的示指放在转盘边缘部位，转动转盘，更换检眼镜窥孔上的镜片，以使眼底所见清晰，其余手指握住镜柄。

检查时为使受检眼瞳孔不受上睑遮挡，检查者用另一只手的拇指向上轻轻固定上睑，使瞳孔充分暴露。

4. 彻照法观察眼屈光间质有无混浊：检眼镜距被检者眼前10~20cm，将转盘拨到+8~+10D，光线投射至瞳孔区。正常时，瞳孔区呈橘红色反光。如屈光间质有混浊，红色反光中出现黑影，此时嘱被检者转动眼球，如黑影移动的方向与眼动方向一致，表明混浊物位于晶状体前方；如黑影移动的方向与眼动方向相反，表明混浊物位于晶状体后方；如黑影不动则在晶状体。

5. 将转盘拨至0D，检眼镜移至被检眼前2cm，拨动转盘至看清眼底后开始检查眼底。嘱被检者向正前方注视，检眼镜光线经瞳孔偏颞侧约15°可检查视盘，再沿血管走向依次检查各象限眼底，可嘱被检者向上、下、内、外各方向转动眼球，以检查周边部眼底。最后嘱被检者注视检眼镜灯光，以检查黄斑部。

检查按顺序进行，养成习惯，避免遗漏。

6. 记录眼底检查结果：视盘大小、形态（有无先天发育异常）、颜色（有否视神经萎缩）、边界（有否视盘水肿、炎症）和杯盘比；视网膜血管直径大小、是否均匀一致、动静脉直径比例（正常为2∶3）、颜色、形态、有无搏动及动静脉交叉压迫征；黄斑部及中心凹光反射情况；视网膜是否有出血、渗出、色素增生或脱失，描述其大小、形状、数量等。对明显的异常可在视网膜图上绘出。

六、并发症及处理

无。

七、相关知识

1. 检眼镜也称为眼底镜。直接检眼镜检查所见的眼底为正向，放大倍数约为16倍。

2. 佩戴框架眼镜的检查者，可以通过调节转盘上的镜片矫正自己的屈光不正，从而实现裸眼（脱镜）检查眼底，这样可以使得检眼镜更贴近检查者的眼部。

3. 常用的散瞳药为复方托吡卡胺，滴眼后15~20min瞳孔可明显散大，6~8h后恢复。患者会出现畏光（瞳孔散大）、阅读困难（睫状肌麻痹）等，上述症状会随着药物作用的消退而恢复，使用前需向被检者交代清楚。

可利用裂隙灯显微镜对周边前房深度进行初步评估，必要时借助眼科影像学检查方法评估。

4. 使用散瞳药前，原则上需先评估周边前房深度。对于周边前房过浅、散瞳后有诱发房角急性关闭者，需慎用，或在做出相应预防性处理后（如激光虹膜周切）再行散瞳检查。

第2节 双目间接检眼镜检查法
Binocular Indirect Ophthalmoscopy

一、目的

检查玻璃体、视网膜、脉络膜以及视盘情况，以诊断疾病、监测眼病进展以及评价治疗效果。

二、适应证

1. 各类原发性、继发性视网膜脱离。

2. 各类眼底疾患所致视网膜不平伏者,如肿物、炎症、渗出和寄生虫等。

3. 屈光间质透明时的眼内异物,尤其是睫状体平坦部异物。

4. 屈光间质欠清或高度屈光不正,用直接检眼镜观察眼底困难者。

三、禁忌证

无绝对禁忌证。

不适用于屈光间质严重混浊、无法看清眼底者。

四、操作前准备

1. 用品准备

(1) 双目间接检眼镜。

(2) 物镜(非球面双凸透镜)。

(3) 散瞳药。

2. 场地准备　检查在暗室内进行。

3. 被检者准备

(1) 向被检者解释眼底检查的目的及流程。

(2) 充分散瞳(大多数情况下)。

五、操作步骤

1. 被检者取坐位或卧位,充分散瞳。

2. 检查者将双目间接检眼镜戴于头上,系好头带,调整好目镜的瞳孔距离及示教用反光镜。

3. 先用弱光照射受检眼,观察在瞳孔区红光背景中有无混浊及其部位。

4. 检查者一手示指与拇指握住物镜,置于被检者眼前5cm。间接检眼镜投射出的光线通过物镜折射,汇聚后由瞳孔区投射至眼底。此时检查者的视线、间接检眼镜的目镜、物镜以及受检眼的瞳孔和眼底受检部位位于一条线上。

> 检查时,物镜凸度大的一面朝向检查者,凸度小的一面朝向被检查者。

5. 检查眼底周边部位、赤道部、黄斑部等部位。检查锯齿缘时辅以巩膜压迫器压迫。

6. 记录眼底检查结果,对明显的异常可在视网膜图上绘出。

六、并发症及处理

无。

七、相关知识

1. 与直接检眼镜相比,间接检眼镜放大倍数小(3~4倍),所见均为倒像(上下左右均相反),具有立体感,所见范围比直接检眼镜大。

2. 间接检眼镜一般亮度较高,检查时应注意减少光照黄斑的时间,避免造成损伤。

3. 散瞳的注意事项同直接检眼镜检查(详见本章第一节)。

（华中科技大学同济医学院附属同济医院　王军明）

（华中科技大学同济医学院附属同济医院　刘　争）

测 试 题

1. 医生对一位患者进行眼底检查,使用的是直接检眼镜,在检查患者的右眼时,医生的做法正确的是
   A. 站在被检者右侧,右手持检眼镜,用右眼检查
   B. 站在被检者左侧,右手持检眼镜,用右眼检查
   C. 站在被检者右侧,左手持检眼镜,用右眼检查
   D. 站在被检者右侧,右手持检眼镜,用左眼检查
   E. 站在被检者左侧,左手持检眼镜,用左眼检查

2. 直、间接检眼镜检查眼底时,放大倍数分别为
   A. 10,8~10　　　　B. 12,8~10　　　　C. 14,6~8　　　　D. 16,3~4　　　　E. 20,1~2

3. 患者男性,24 岁,高度近视,1d 前视力突然下降,眼前下方有黑影遮挡。医生怀疑其有视网膜脱离,使用间接检眼镜对其眼底进行检查,此时握持物镜正确的方法是
   A. 物镜凸度较大的一面朝向受检者　　　　B. 物镜凸度较小的一面朝向检查者
   C. 物镜距检查者眼前约 5cm　　　　　　　D. 物镜距被检者眼前约 5cm
   E. 以上都不对

4. 患者女性,64 岁,眼前有黑影飘动 1 个月。患者有原发性闭角型青光眼家族史。医生准备使用检眼镜检查眼底时,发现其瞳孔过小,影响眼底的观察。医生准备使用散瞳药物,下列说法正确的是
   A. 使用 1% 阿托品滴眼液
   B. 散瞳是无创性的,不需要对眼前节结构评估即可以放心应用
   C. 受检者会有畏光症状,是因为用药后睫状肌麻痹所致
   D. 受检者出现阅读困难,原因是瞳孔散大
   E. 使用短效散瞳药如复方托吡卡胺

5. 医生在使用间接检眼镜对患者的眼底进行检查时
   A. 检查者的视线、示教镜、物镜以及受检眼的瞳孔和眼底受检部位位于一条线上
   B. 检查者的视线、间接检眼镜的目镜、物镜以及受检眼的瞳孔和眼底受检部位位于一条线上
   C. 间接检眼镜的目镜、示教镜、物镜以及受检眼的瞳孔和眼底受检部位位于一条线上
   D. 检查者的视线、间接检眼镜的目镜、示教镜以及眼底受检部位位于一条线上
   E. 检查者的视线、间接检眼镜的目镜、示教镜、物镜以及受检眼的瞳孔和眼底受检部位位于一条线上

6. 关于检眼镜的成像,正确的是
   A. 直接检眼镜所看到的像为上下反,左右不反
   B. 间接检眼镜所看到的像为上下反,左右不反
   C. 直接检眼镜所看到的像为上下左右均不反
   D. 间接检眼镜所看到的像为上下左右均不反
   E. 直、间接检眼镜所看到的像为上下左右均反

7. Which part of the eye cannot be inspected by a direct ophthalmoscope
   A. aqueous humour　　　B. retina　　　　C. fundus　　　　D. fovea　　　　E. vitreous body

8. All these changes can be detected using a direct ophthalmoscope except

A. changes in color of fundus
B. changes in shape of the retinal blood vessels
C. changes in the macula lutea
D. changes in the ciliary body
E. changes in color of optic disc

9. Which of these is not a feature produced by indirect ophthalmoscope

    A. reversed   B. unreversed   C. indirect   D. virtual   E. magnified

10. The ophthalmoscope is also called

    A. diagnosis lens   B. funduscope   C. diagnosis mirror   D. power mirror   E. lens

第68章

眼压检查法

Tonometry

第1节　Schiötz 眼压计测量法
Schiötz Tonometry

一、目的

筛查及监测青光眼。

二、适应证

1. 各种类型的青光眼及其危险人群，以及40岁以上人群的常规体检。
2. 疑似青光眼。
3. 高眼压症。
4. 其他可能导致眼压升高的眼病或操作。

三、禁忌证

1. 眼球穿通或破裂性损伤。
2. 急性角结膜炎症（相对禁忌证）。
3. 未愈合的角膜溃疡或上皮擦伤。
4. 对表面麻醉药物过敏者。

四、操作前准备

1. 用品准备
（1）Schiötz 眼压计、砝码、眼压换算表。
（2）表面麻醉药物。
（3）清洁棉签或纱布。
（4）70% 酒精。
2. Schiötz 眼压计的校准与清洁
（1）使用眼压计盒里的球面底座进行测试，使用 5.5g 砝码，眼压计指针指向刻度尺的"0"读数时为校准通过。
（2）用酒精棉签或纱布清洁眼压计的活动压针与脚板，晾干待用。

3. 被检者准备

（1）向被检者解释眼底检查的目的及流程。

（2）被检者取平卧位，头部垫高度合适的枕头。

五、操作步骤

1. 清洗并干燥双手。

2. 检查者坐于或立于被检者的头部后方。

3. 向被检者结膜囊内滴入表面麻醉药，等待30s。

4. 被检者直视上方，角膜切面保持水平位。通常的方法是：被检者伸出被检眼对侧手的示指（如被检眼为右眼，则伸出左手示指），置于眼部上方。调整示指位置，使得被检者固视示指尖端时，角膜切面保持水平位。

5. 检查者右手持眼压计，左手拇指及示指分开被检者受检眼的上下眼睑，将眼压计的脚板置于角膜中央，使眼压计中轴保持垂直。

6. 先用5.5g砝码读指针指示的刻度，如读数小于3，换7.5g砝码，再进行检查，以此类推。一只眼测量结束，同法测量另一只眼。

7. 测量结束后，向被检者结膜囊内滴抗生素滴眼剂。再次清洁活动压针与脚板，干燥后保存于眼压计盒内。

8. 眼压的记录与换算：以分式的形式记录眼压。分子为砝码的质量，分母为指针读数，如在5.5g砝码下指针读数为4，则记录为5.5/4，然后通过查看眼压换算表换算出实际的眼压值（mmHg）。

> 眼压受到外力压迫时，眼压将会升高。测量中用手撑开被检眼的上下睑时，手指应固定于上下眶缘处，避免压迫眼球。

六、并发症及处理

1. 角膜上皮擦伤　可预防性使用抗生素滴眼液及促进角膜上皮修复药物。

2. 交叉感染　眼压计使用前后均需清洁及消毒，受检者检查完毕后向结膜囊内滴入抗生素滴眼液。

3. 对表面麻醉药物过敏　使用前详细询问受检者的药物过敏史，使用后如出现全身及局部过敏症状，进行相应的抗过敏处理。

七、相关知识

1. 眼压的统计学正常值为10~21mmHg。

2. Schiötz眼压计的组成为金属指针、脚板、活动压针、刻度尺、持柄和砝码（5.5g、7.5g、10g和15g）。

3. Schiötz眼压计的原理是通过压陷角膜测量。测量的读数取决于压针压迫角膜向下凹陷的程度，所以测量值受眼球壁硬度的影响。当眼球壁硬度较高时，测量的眼压值偏高；当眼球壁硬度较低时，测量的眼压值偏低。可以用两个不同质量的砝码测量后查表校正。

第 2 节　Goldmann 压平眼压计测量法
Goldmann Applanation Tonometry

一、目的

筛查及监测青光眼。

二、适应证

1. 各种类型的青光眼及其危险人群。
2. 疑似青光眼。
3. 高眼压症。
4. 其他可能导致眼压升高的眼病或操作。

三、禁忌证

1. 眼球穿通或破裂性损伤。
2. 急性角结膜炎症（相对禁忌证）。
3. 未愈合的角膜溃疡或上皮擦伤。
4. 对表面麻醉药物过敏。

四、操作前准备

1. 用品准备

（1）Goldmann 压平眼压计。
（2）表面麻醉药物。
（3）荧光素滤纸条或 1%~2% 荧光素钠溶液。
（4）清洁棉签或纱布。
（5）3% 双氧水溶液或 1∶5 000 氯己定溶液。
（6）灭菌水。

2. 眼压计准备

（1）测压头用 3% 双氧水溶液或 1∶5 000 氯己定溶液消毒，灭菌水冲洗，清洁棉签或纱布拭干。
（2）调节测压头的 "0" 刻度与眼压计头部的白色标记线在一条直线上。
（3）将裂隙灯显微镜放大倍数设置为 ×10。

3. 被检者准备

（1）向被检者解释眼底检查的目的及流程。
（2）确保被检者舒适地坐在裂隙灯显微镜前。

五、操作步骤

1. 清洗并干燥双手。
2. 向被检者结膜囊内滴入表面麻醉药。
3. 用消毒荧光素纸条轻轻接触被检眼下睑结膜 2~3s 后取出，或滴 1%~2% 的荧光素钠滴眼液，瞬目 2~3 次，使泪膜染色。

4. 受检者头部固定于裂隙灯下颌托上。将钴蓝色滤光玻璃置于裂隙灯光前方,并将裂隙开至最宽,亮度调至最大,光线投射角度约为60°。测量右眼时,光线从被检者右侧照射测压头;测量左眼时从左侧照射。

5. 将测压头转至裂隙灯显微镜正前方,垂直于角膜方向。嘱被检者向正前方直视,并尽量睁大睑裂。必要时检查者可用手指协助撑开上下睑,但不可加压于眼球。

6. 将测压螺旋先转至1g刻度位置,即10mmHg压力。将裂隙灯向前移动,直至测压头轻轻接触被检眼角膜中央。此时可从裂隙灯目镜里观察到角膜面两个荧光素半圆环。微调裂隙灯的高度,使两个荧光半环上下相等,左右对称。

7. 检查者用另一只手捻转测压螺旋,使上下对称的两个半圆环的内缘正好相切,此时刻度盘上所显示的压力数值即为测量的眼压,例如:刻度为2g,眼压即为20mmHg。同法测量另一只眼。

> 测量时受检者衣领不要过紧,保持放松,不要憋气,以免测得的眼压偏高。

8. 测量结束后,向被检者结膜囊内滴抗生素滴眼剂。再次清洁、消毒测压头,干燥备用。

六、并发症及处理

1. **角膜上皮擦伤** 可预防性使用抗生素滴眼液及促进角膜上皮修复药物。

2. **交叉感染** 眼压计使用前后均需清洁及消毒,受检者检查完毕后向结膜囊内滴入抗生素滴眼液。

3. **对表面麻醉药物过敏** 使用前详细询问受检者的药物过敏史,使用后如出现全身或局部过敏症状,进行相应的抗过敏处理。

七、相关知识

1. Goldmann 压平眼压计由测压头、测压装置、重力平衡杆组成。

2. Goldmann 压平眼压计是利用测压头压平角膜来进行间接的眼内压测量,根据 Imbert-Fick 原理:Pt(眼内压)= W(压平角膜的外力)/A(压平面积)而推算的。Goldmann 压平眼压计测压头的直径为 3.06mm,当测压头使角膜压平 7.35mm^2 的环形面积所需的力即为眼压测量值。

3. 泪膜的厚度与压平面边缘的宽度成正比。当半圆环的边缘过窄时,表示泪膜过薄或荧光素钠浓度过低,应嘱患者闭眼数秒,或重新滴入荧光素钠溶液。反之,当半圆环的边缘过宽时,表示测压头未擦干或泪液过多,应将测压头擦干后重新测量。

(华中科技大学同济医学院附属同济医院　王军明)

(华中科技大学同济医学院附属同济医院　刘　争)

测 试 题

1. Schiötz 眼压计的砝码**不包括**

　　A. 5.5g　　　　　　B. 7.5g　　　　　　C. 10g　　　　　　D. 12.5g　　　　　　E. 15g

2. 医生欲对患者进行眼压检查,患者在下列哪种情形下可以使用 Schiötz 眼压计测量眼压

A. 眼球穿通或破裂性损伤　　　　　　B. 急性细菌性角膜炎

C. 未愈合的角膜溃疡或上皮擦伤　　　D. 对表面麻醉药物过敏者

E. 轻度干眼

3. Goldmann 压平眼压计测压头的直径是

A. 2.06mm　　　　B. 3mm　　　　C. 3.06mm　　　　D. 3.66mm　　　　E. 3.86mm

4. 在使用 Goldmann 压平眼压计测量眼压时,从裂隙灯显微镜中观察到下列哪种情形表示结膜囊泪液过多

A. 上方的半圆环比下方的大　　　　B. 上方的半圆环比下方的小

C. 上下两个半圆环的内缘不相切　　D. 半圆环边缘过窄

E. 半圆环边缘过宽

5. 患者男性,36 岁,原发性开角型青光眼用药定期复诊。接诊医生使用 Goldmann 压平眼压计对其进行眼压测量。当从裂隙灯显微镜中观察到半圆环边缘过窄时,下列做法正确的是

A. 擦拭测压头上多余的液体重新测量　　B. 结膜囊内重新滴入荧光素钠溶液或嘱患者眨眼

C. 顺时针旋转测压旋钮　　　　　　　　D. 逆时针旋转测压旋钮

E. 以上都不是

6. 关于 Schiötz 眼压计与 Goldmann 压平眼压计的原理,正确的是

A. Schiötz 眼压计为压陷式,Goldmann 压平眼压计为压平式

B. Schiötz 眼压计为压平式,Goldmann 压平眼压计为压陷式

C. 均为压陷式

D. 均为压平式

E. 以上均不正确

7. 患者男性,19 岁,高眼压症定期复查眼压。接诊医生使用 Goldmann 压平眼压计测量眼压,下列准备工作正确的是

A. 使用无赤光滤光片　　　　　　　B. 裂隙灯光线投射角度约 30°

C. 裂隙光线调到最窄　　　　　　　D. 裂隙灯亮度调至最大

E. 测量右眼时,光线从患者的左侧投射

8. If your intraocular pressure is higher than normal, you

A. may have glaucoma　　　　　　B. may be at risk for glaucoma

C. need eyeglasses　　　　　　　　D. need surgery

E. A and B

9. If your eye pressure is normal, you

A. may not have glaucoma　　　　　B. may have glaucoma

C. don't need eyeglasses　　　　　　D. are safe

E. A or B

10. The intraocular pressure of an average person without glaucoma is

A. 20~40mmHg　　　B. 10~21mmHg　　　C. 5~15mmHg　　　D. 40~60mmHg　　　E. 18~28mmHg

第 69 章

眼化学性烧伤的急诊处理技术

Emergency Treatment of Chemical Eye Burns

一、目的

眼部冲洗是急诊处理眼化学性烧伤最重要的一步,通过及时彻底地冲洗,将烧伤程度降到最小。

二、适应证

各种眼化学性烧伤。

三、操作前准备

眼部冲洗所需要的用品:

1. 冲洗器具,如 50ml 注射器、洗眼壶等。

2. 受水器具,如弯盘、受水壶等。

3. 冲洗液(生理盐水或中和液,如 5% 碳酸氢钠、3% 硼酸液)。

4. 表面麻醉药。

5. 纱布或棉签。

6. 眼睑拉钩(必要时使用)。

7. pH 试纸。

四、操作步骤

1. 院前急救处理原则　争分夺秒,就地取材,用生理盐水或大量清水反复冲洗。

2. 送至医院后继续冲洗

(1) 向受伤眼结膜囊内滴入表面麻醉药,同时询问患者化学液体的属性(酸碱性)。

(2) 翻转眼睑,暴露穹窿部:嘱患者向下方注视,医生的拇指及示指轻轻捏住上睑皮肤,略向下牵引,两指同时对向捻转,完全暴露上睑结膜;再以另一只手的手指在下睑向后上方轻压眼球,完全暴露上穹窿部。上穹窿暴露后,只需将下睑向下方牵引,即可暴露下睑结膜及穹窿部。

(3) 用大量生理盐水冲洗。冲洗时嘱患者转动眼球,冲洗至少持续30min(或 20L 液体),直至用 pH 试纸测试结膜囊 pH 正常(7.0~7.2)为止。冲洗时注意将结膜囊内的化学物质彻底洗出,不残留颗粒物质。

冲洗时彻底暴露结膜及穹窿部非常重要,防止化学物质颗粒残留在隐蔽部位造成眼部持续损伤。

（4）冲洗完毕后进行眼科检查，注意视力、眼内压和角膜缘周围苍白的程度。

（5）判断眼部损伤的严重程度，展开后续治疗。后续治疗的目标是重建和保持健康的角膜上皮，控制胶原合成与胶原溶解之间的平衡。

五、并发症及处理

重度化学性烧伤经过初期治疗后，在病情相对稳定的情况下，应对并发症进行处理，以角膜混浊、睑球粘连、睑内翻或外翻、眼内压升高等最常见。应针对具体的病症选择合适的手术方式，如眼睑及结膜囊成形术、睑内翻或外翻矫正术、睑球粘连分离术、角膜移植术等。出现继发性青光眼时，应用药物降眼压，或选择合适的手术治疗。

六、相关知识

1. 眼化学性烧伤 以酸或碱烧伤最为多见，常见的致伤酸性物质为硫酸与盐酸，常见的致伤碱性物质为石灰和氢氧化钠。

2. 酸烧伤与碱烧伤的损伤机制与临床特点

（1）高浓度的酸性化学物质与眼组织接触后会使蛋白质发生凝固性变性和坏死，凝固的蛋白不溶于水，能在损伤表面形成屏障，一定程度上起到阻止酸性物质继续向深层渗透扩散的作用。其临床特点是损伤区界限比较分明，创面相对较浅，深部组织损伤相对较轻，一般修复较快，预后较好。

（2）碱性化学物质能溶解脂肪和蛋白质，破坏组织，促使碱性物质继续扩散并渗透到深层组织和眼内，使眼组织细胞分解、坏死。损伤的组织分泌蛋白酶造成进一步损害。相比之下，碱烧伤的后果要严重得多。临床上，碱烧伤的特点是损伤区界限比较模糊，不能确切地认定损伤面的范围与深度，除眼表组织受损外，虹膜、睫状体、小梁网及晶状体等均可受损。

（华中科技大学同济医学院附属同济医院 王军明）

（华中科技大学同济医学院附属同济医院 刘 争）

测 试 题

1. 下列哪项是眼化学性烧伤处理最重要的一步
   A. 急送医院
   B. 立即就地用水彻底冲洗结膜囊
   C. 立即注射中和性药物
   D. 立即上眼膏包眼
   E. 立即行前房穿刺

2. 一位建筑工人在工地上，不慎有生石灰溅入眼内，当时手边只有一瓶喝过的矿泉水，正确的做法是
   A. 喝过的矿泉水不清洁，冲洗眼睛容易造成感染，不能使用
   B. 立即用该矿泉水冲洗眼睛
   C. 用该矿泉水清洗外眼，另外寻找清洁的水源冲洗眼睛
   D. 用手捂住眼睛，立即赶往医院
   E. 以上处理均不正确

3. 下列物质对角膜损害最重的是
   A. 硫酸　　　　B. 盐酸　　　　C. 氢氧化钠　　　　D. 502 胶水　　　　E. 蒸汽

4. 下列哪些可以是眼化学伤的并发症
   A. 睑球粘连   B. 睑内翻   C. 睑外翻   D. 角膜白斑   E. 以上都可以

5. 眼化学伤在急救处理后,后续治疗的目标是
   A. 重建眼表   B. 保持健康的角膜上皮
   C. 控制胶原合成与胶原溶解之间的平衡   D. 以上都是
   E. 以上都不是

6. 一位建筑工人进行搅拌操作时有生石灰进入眼内,工友在建筑工地对其进行了紧急冲洗,随即被送往眼科急诊,下列做法**不正确**的是
   A. 用大量生理盐水冲洗
   B. 如能确定化学物质的酸碱性,用酸碱中和液冲洗
   C. 冲洗时嘱患者转动眼球
   D. 冲洗至少持续 30min(或 20L 液体)
   E. 已经在工地冲洗,到医院后只需要进行后续治疗

7. 患者男性,28 岁,眼部进入生石灰,其眼部损伤特点是
   A. 物质能溶解脂肪和蛋白质,破坏组织,促使碱性物质继续扩散并渗透到深层组织和眼内
   B. 损伤区界限比较分明
   C. 创面相对较浅
   D. 深部组织损伤相对较轻
   E. 一般修复较快,预后较好

8. 患者女性,23 岁,在实验室配制酸缸不慎有浓硫酸溅入眼内,其眼部损伤的特点是
   A. 高浓度的酸性化学物质与眼组织接触后会使蛋白质发生凝固性变性和坏死,能在损伤表面形成屏障
   B. 损伤区界限比较模糊
   C. 不能确切地认定损伤面的范围与深度
   D. 除眼表组织受损外,虹膜、睫状体、小梁网及晶状体等均可受损
   E. 比碱烧伤后果严重

9. What diseases can be caused by ocular alkali burns
   A. cataract   B. glaucoma   C. dry eye   D. forniceal shortening   E. all of above

10. 关于眼化学伤,正确的是
   A. 以酸或碱烧伤最为多见   B. 常见的致伤酸性物质为硫酸与盐酸
   C. 常见的致伤碱性物质为石灰和氢氧化钠   D. 眼部冲洗是最重要的一步
   E. 以上都正确

第70章

前鼻孔填塞术

Anterior Nasal Packing

一、目的

通过鼻腔填塞物直接压迫鼻腔出血部位的小血管使血管闭塞而达到止血的治疗效果。

二、适应证

1. 已经明确出血点位于鼻腔前段的鼻出血患者。
2. 弥漫性出血或出血较剧且出血部位不明的鼻出血。
3. 完成鼻腔鼻窦手术后术腔创面的压迫止血。

三、禁忌证

1. 严重脑外伤伴有脑脊液鼻漏,外伤引起的前颅底骨折、颅内积气,高度怀疑前颅底缺损且出血部位不明的鼻出血患者,盲目行前鼻孔填塞术有出现颅内积血、颅内高压导致脑疝风险。

2. 鼻咽癌晚期颈内动脉破裂出血患者,盲目行前鼻孔填塞,有使破裂开口扩大,加重出血及引起窒息的风险。

四、操作前准备

1. 患者准备

(1) 询问鼻出血侧别、出血时间、出血频次、每次出血量。

(2) 测量血压、心率,判断失血量。

(3) 询问患者有无高血压、血液病、鼻腔恶性肿瘤等疾病史,有无服用阿司匹林等抗凝药物史,有无乙型肝炎、艾滋病等传染病史,有无丁卡因局部麻醉药物过敏史。

(4) 消除患者及家属的紧张情绪。向患者解释前鼻孔填塞的目的、操作过程、可能的不适,确认患者无前鼻孔填塞的禁忌。

(5) 告知需要配合的事项(操作过程中避免头部摇晃)。

(6) 签署知情同意书。

(7) 端坐于高靠背的座椅上,前方安置医用垃圾桶用于收集患者鼻血及痰。

2. 材料准备

(1) 工作台1张、高靠背座椅1个、站灯1个、额镜1个、负压吸引装置1套。

（左栏批注）

询问病史及既往史,对疾病轻重判断,病因判断,自我防护,并发症预防很重要。

消除患者紧张情绪,避免血压进一步上升,是治疗前的重要措施。

术前沟通,确认知情同意很重要。

（2）弯盘 2 个、枪状镊 1 把、前鼻镜 1 把、凡士林油纱条 1 根、棉球 1 包、小纱条 1 包（共 5 根）、剪刀 1 把、无菌手套 1 副。

（3）药品：1% 丁卡因溶液 3ml，1% 麻黄素溶液 3ml。

3. 操作者准备

（1）单人操作。

（2）操作者戴帽子、口罩，佩戴额镜，调整好照明灯，翻下额镜镜体，调节镜面，正确对光。拆封好无菌包装的两个弯盘、前鼻镜、枪状镊、小纱条、凡士林纱条等物品，将丁卡因及麻黄素溶液浸湿小纱条，最后戴无菌手套。

（3）掌握前鼻镜的使用方法，掌握前鼻孔填塞术操作相关知识。

五、操作步骤

1. 体位　患者常规直立坐于高靠背的椅子上，头向上后仰，靠于椅背。如为不合作小儿，由家长或护士抱坐固定。操作者坐于患者前方。照明灯位于患者右耳后上方。

2. 前鼻镜检查

（1）操作者左手持前鼻镜，以拇指及示指捏住前鼻镜的关节，一柄置于掌心，另三指握于另一柄上，将其两叶合拢，与鼻腔底平行伸入鼻前庭，勿超过鼻阈，然后将前鼻镜两叶轻轻上下张开，压倒鼻毛，抬起鼻翼，扩大前鼻孔。此时亦可将拇指附于前鼻镜关节处、示指附于受检查鼻尖。右手手持吸引器头，吸尽鼻腔血凝块。

（2）初步查找鼻腔出血点。仔细观察梨氏区、鼻中隔前段、下鼻甲前端有无活动性出血。

3. 鼻腔表面麻醉和鼻甲收缩

（1）准备：取 5 根小纱条置于弯盘内，1% 丁卡因溶液和 1% 麻黄素溶液 1：1 比例混合倒入弯盘浸湿小纱条，纱条浸蘸药物不可过多，做到湿而不流、挤而不滴为宜，避免药物中毒。

（2）左手持前鼻镜扩大出血侧前鼻孔，右手持枪状镊取一根湿纱条，沿鼻底方向塞入一根纱条，再叠瓦状上下填塞总鼻道，再依次填入第二根纱条，直至填塞满鼻腔，并计数填入的小纱条总数。表面麻醉并收缩鼻甲及鼻腔黏膜 2~5min 后，取出全部小纱条。

（3）再次前鼻镜检查查找鼻腔出血点。重点观察下鼻道后段、中鼻道后段、嗅裂有无出血迹象。明确鼻出血鼻腔侧别。

4. 前鼻孔填塞

（1）准备：将 1 根凡士林长纱条置于弯盘内，一端双叠约 10~12cm。

（2）填塞：左手持前鼻镜扩大出血侧前鼻孔，右手拿枪状镊将凡士林长纱条折叠一端放进鼻腔后上方嵌紧，再将折叠部分上下分开，使短段平贴鼻腔上方，长段平贴鼻腔底，形成一向外开口的"口袋"，然后将纱条长段的另一端填入口袋深处，自上而下，从后向前进行连续填塞，使纱条紧紧地填满整个鼻腔（图 70-1）。剪去前鼻孔外面多余的纱条，用棉球紧塞前

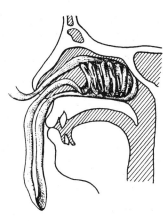

图 70-1　前鼻孔填塞术

操作前确认出血位于左侧还是右侧鼻腔至关重要。

确定鼻出血侧别的 3 种方法：

1. 问诊：首次鼻出血侧别。

2. 体检：口咽检查咽后壁血迹侧别，前鼻镜检查鼻腔血迹侧别。

3. 辅助检查：有条件时，可内镜检查具体出血部位。

警惕丁卡因中毒及过敏。

勿遗漏纱条。

出血剧烈时，难以观察出血部位，此步骤可省略，直接行前鼻孔填塞术。

前鼻孔填塞法的关键是先形成一口袋，避免填塞物滑脱入鼻咽部。

鼻孔。

5. **填塞后的观察**　经口咽检查有无血液自后鼻孔流入咽部,如有则须抽出纱条重填或行改良前鼻孔填塞术,甚至行后鼻孔填塞术。

六、并发症及处理

1. **表面麻醉药中毒**　丁卡因的毒性较大,使用时注意用量勿过大,总量不超过 50mg,纱条浸蘸药物不可过多,做到湿而不流、挤而不滴为宜。一旦发现中毒症状,如用药后出现头昏、眼花、胸闷、口干、面色苍白、瞳孔散大,或者出现精神兴奋、幻视、脉弱、血压下降、呼吸浅而不规则等,应考虑丁卡因中毒,应立刻抽出含丁卡因纱条,并给予对症治疗。

2. **表面麻醉药过敏**　偶可见荨麻疹、剥脱性皮炎及血管神经性水肿,可静脉注射地塞米松 10mg,如有喉头水肿致呼吸困难达Ⅲ度以上,则应行气管切开术以保障呼吸通畅。

3. **鼻痛、头痛**　可适当给予止痛镇定药物,嘱患者分散注意力。

4. **继发鼻腔感染**　术后需给予足量的抗生素预防感染。

5. **溢泪、结膜炎**　系因阻塞鼻泪管引起溢泪,易继发结膜感染,可给予抗生素滴眼液外用,多可于鼻腔抽取纱条后缓解。

6. **耳闷、耳痛**　系因填塞物直接阻塞咽鼓管咽口或炎症累及咽鼓管所致,全身抗生素控制感染,多可于鼻腔抽取纱条后缓解。

7. **填塞物滑脱**　常经后鼻孔、鼻咽部悬挂于口咽部刺激咽腔引起患者恶心,可予以适当剪短,必要时重新填塞。

8. **进食困难**　多系双侧鼻腔填塞,导致进食吞咽时,无法经鼻补充气体,维持气压平衡,可嘱患者小口慢咽。

9. **对侧鼻腔出血**　因对侧单侧鼻腔通气,导致黏膜干燥继发出血,应常规给予液状石蜡等滴鼻,减少鼻腔黏膜干燥。

10. **鼻中隔软骨坏死**　多因填塞过紧,长期压迫引起,操作时需注意填塞松紧度及填塞时间。

11. **其他并发症**　包括咽干、咽痛,对症处理即可。

七、相关知识

1. **前鼻孔填塞材料及填塞时间**　前鼻孔填塞材料可分为传统的不可吸收和可吸收材料两大类,其中不可吸收材料有凡士林纱条、抗生素油纱条、碘仿纱条及膨胀海绵等;可吸收材料有明胶海绵、藻酸钙敷料等。填塞时间依填塞物不同而异,凡士林纱条一般不超过 3d,抗生素油纱条不超过 5d,碘仿纱条不超过 7~14d,膨胀海绵不超过 5d,可吸收材料可自行吸收脱落。

2. **改良前鼻孔填塞术**　本文前部分介绍的是传统的前鼻孔填塞,对于位于下鼻道外侧壁后端及嗅裂区的出血,由于存在鼻甲形成沟回的影响,传统前鼻孔填塞往往无法直接压迫到这些部位,有文献对此进行了改良,有其一定的优势。该方法主要是:先行下鼻道填塞,采用凡士林油纱条折成一长约 6cm,含 4~5 层纱的节段,经枪状镊送到总鼻道后端,向下压至鼻底,再将纱条往外侧推移填塞入下鼻道。接着将凡士林油纱条对折后塞入嗅裂。再行传统的前鼻孔填塞。此方法优点在于可直接压迫下鼻道外侧壁后端及嗅裂区等位置隐蔽的出血点,避免传统前鼻孔填塞依靠形成血凝块压迫出血点不牢靠,且易在抽取纱条后再发出血的弊端。

3. 鼻内镜下鼻腔止血术　通过鼻内镜可视技术,可明确隐蔽的出血部位,进行更精确的局部电凝或填塞止血治疗。相对于前鼻孔填塞法,患者痛苦小,恢复快。该方法对设备要求高,条件允许时,鼻出血首选行鼻内镜下止血术。

4. 知识要点　常见鼻出血部位:鼻中隔前下部的易出血区(即利特尔区动脉丛和克氏静脉丛);下鼻道外侧壁后端的吴氏鼻-鼻咽静脉丛。

(华中科技大学同济医学院附属同济医院　周良强　简　翔)
(华中科技大学同济医学院附属同济医院　刘　争)

测 试 题

1. 下列鼻出血**不适合**做前鼻孔填塞术的是
   A. 血小板减少引起的鼻出血
   B. 伴有高血压的鼻出血
   C. 伴有前颅底骨折、颅内积气的外伤性鼻出血
   D. 下鼻道外侧壁后端出血
   E. 利特尔区出血

2. 鼻出血侧别可通过什么方法判断
   A. 患者的主诉　　B. 前鼻镜检查　　C. 口咽后壁检查　　D. 鼻内镜检查　　E. 以上都是

3. 患者鼻腔大出血3h,突然出现意识淡漠、面色苍白、四肢湿冷、呼吸急促。测血压80/50mmHg,心率110次/min,口鼻未见活动性出血。最可能的原因是
   A. 误吸　　B. 肺栓塞　　C. 低血糖　　D. 失血性休克　　E. 脑梗死

4. 鼻咽癌放疗治疗后10年,张口仅一横指,突发鼻腔后段大出血,以下哪种治疗方法**不推荐**采用
   A. 鼻内镜检查电凝止血术　　　　B. 数字减影血管造影选择性血管栓塞术
   C. 前鼻孔填塞　　　　D. Foley导尿管后鼻孔填塞
   E. 预防性气管切开术

5. 前鼻孔填塞时间因填塞材料不同而异,以下说法**错误**的是
   A. 凡士林油纱条一般不超过3d　　　　B. 抗生素油纱条一般不超过5d
   C. 碘仿纱条一般不超过7d　　　　D. 膨胀海绵一般不超过5d
   E. 可吸收止血材料不超过7d

6. 患者鼻出血1h,拟行前鼻孔填塞,给予1%丁卡因及1%麻黄素纱条表面麻醉及收缩鼻甲黏膜,突然出现头昏、胸闷、口干、幻视、面色苍白、血压下降、呼吸浅而不规则。最可能的原因是
   A. 失血性休克　　　　B. 过敏性休克　　　　C. 丁卡因药物中毒
   D. 麻黄素药物中毒　　　　E. 低血糖

7. 患者男性,17岁,因用手挖鼻孔引起鼻出血不止,检查见鼻中隔前下部有一较大创面,出血较剧,其他无异常,**不应**采取哪项止血方法
   A. 指压法　　B. 烧灼法　　C. 前鼻孔填塞法　　D. 血管结扎法　　E. 局部止血药

8. 前鼻孔填塞后可导致哪些并发症
   A. 溢泪　　B. 耳闷、听力下降　　C. 继发鼻腔感染　　D. 鼻痛、头痛　　E. 以上都是

9. 关于鼻出血描述**错误**的是
　　A. 青少年鼻出血常位于鼻中隔前下部的易出血区（即利特尔区动脉丛和克氏静脉丛）
　　B. 老年人常见的鼻出血部位为下鼻道外侧壁后端的吴氏鼻 - 鼻咽静脉丛
　　C. 老年人鼻涕中带血性分泌物应怀疑恶性肿瘤
　　D. 青年人鼻涕中带血性分泌物可能是恶性肿瘤
　　E. 与鼻中隔偏曲无关

10. 鼻腔弥漫性出血应
　　A. 鼻腔烧灼　　　　　　　　B. 前鼻孔填塞　　　　　　　　C. 后鼻孔填塞
　　D. 血管结扎　　　　　　　　E. 数字减影血管造影

第71章

音叉试验

Tuning Fork Test

一、目的

音叉试验可用于比较受试耳气导和骨导的长短,比较受试者两耳的骨导听力,比较受试者与正常人的骨导听力。鉴别传导性聋或感音神经性聋。

二、适应证

1. 各种疾病导致听力下降的初步鉴别。
2. 各型中耳炎术后床边评估有无术后感音神经性听力损失。

三、禁忌证

各种原因导致的无法交流,无法反馈音叉声音变化情况,无法配合完成音叉试验者。

四、操作前准备

1. 患者准备

(1) 核对患者的姓名、年龄,确定患者未佩戴助听器,并摘掉耳环、头饰等饰物。

(2) 询问患者能否听到检查者的话语声。

(3) 向患者解释音叉试验的目的,操作过程。

(4) 告知需要配合的事项(仔细聆听并及时反馈声音消失时刻,声音偏向哪侧耳)。

2. 材料准备

(1) 音叉一套,包含 5 个不同频率的音叉,即 C128、C256、C512、C1024、C2048。常用的为 C256 及 C512。

(2) 音叉试验应该在隔音房间,或相对安静的房间进行。

3. 操作者准备

(1) 单人操作。

(2) 了解患者病情、听力下降侧别,音叉试验目的。

(3) 掌握音叉试验相关知识。

核对患者姓名,与患者简短交流:

"您好,我是临床检查医师,请问您是×××吗?好。请问您有佩戴助听器吗?没有,好的。因为病情需要,准备为您进行音叉试验,请您配合。请您坐在检查椅上,放松。"

五、操作步骤

1. 体位　常规取坐位,术后尚未起床活动患者,可以平卧位或半卧位。

2. 音叉的使用方法

(1) 音叉持法:检查者应采用持毛笔式捏住音叉的叉柄,避免接触两叉臂。

避免碰到叉臂,否则声音会立刻消失。

(2) 音叉敲击方法:将叉臂向另一手的第一掌骨外缘或肘关节处轻轻敲击,使其振动,避免用力过猛,产生泛音;每次敲击力量一致。

检查中若未敲击音叉使叉臂振动,得零分。

(3) 气导检查方法:将振动的音叉叉臂置于距受试耳外耳道口 1cm 处,两叉臂末端与外耳道口在一平面。询问患者是否听见声音。

每次气导检查时,与耳道口距离需保持一致。

(4) 骨导检查方法:将振动的音叉叉柄末端的底部压置于颅面中线上或鼓窦区对应皮肤。询问患者是否听见声音。

骨导检查时,音叉柄末端的底部需置于患者下方为骨性结构的皮肤。

3. Rinne 试验(RT)

(1) 先测试骨导听力,一旦受试耳听不到音叉声音,立即测同侧气导听力,受试耳此时若又能听及,说明气导 > 骨导(AC>BC),为 RT(+)。(图 71-1)

先让患者试听音叉骨导和气导声音,并取得配合,可以这样说:"检查开始后,您将听到这样的声音,如听到,告知我,然后注意力集中继续听,声音一旦消失,立刻示意我,好吗? 好,我们开始。"

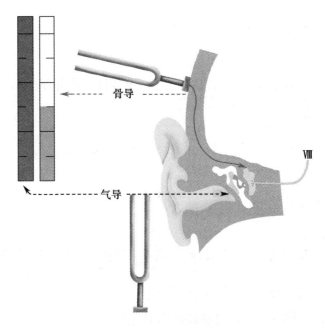

图 71-1　Rinne 试验阳性

检查时口述 Rinne 试验可能的结果及意义。

(2) 若不能听及,应再次敲击音叉,先测试气导听力,若不再听及时,立刻测同侧耳骨导听力,若此时又能听及,可证实为骨导 > 气导(BC>AC),为 RT(-)。

(3) 若气导与骨导相等(AC=BC),以"RT(±)"表示。

(4) 注意先检查健侧耳(听力相对好侧),再检查患耳。

4. Weber 试验(WT)　取 C256 或 C512 音叉,敲击后将音叉叉柄底部紧压于颅面中线上任何一点(多为前额或两个上中切牙之间),同时请受试者仔细辨别音叉声偏向何侧,并以手指示之。记录时以"→"示所偏向的侧别,"="示两侧相等。(图 71-2)

双侧耳骨导比较:注意音叉放置位置,检查时口述 Weber 试验可能的结果及意义。

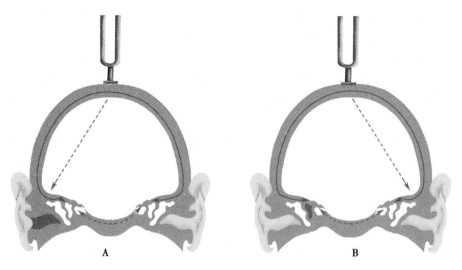

图 71-2　Weber 试验
A. 骨导偏向试验偏患侧；B. 骨导偏向试验偏健侧

Weber 试验骨导偏向口诀：
Worse ear in CHL
Better ear in SNHL
（CHL, conductive hearing loss; SNHL, sensorineural hearing loss）

5. **Schwabach 试验（ST）**　先测试正常人（通常即为检查者本人）骨导听力（将叉柄末端的底部压置于鼓窦区），当其不再听及音叉声时，立即将音叉移至受试耳鼓窦区测试之。如受试耳听及音叉声音，示受试耳骨导延长，以 ST（+）表示。再测试受试耳，后移至正常人能听及声音，示受试耳骨导缩短，以 ST（-）表示。两者相似以 ST（±）表示。

患者与正常人骨导比较：检查时口述 Schwabach 试验可能的结果及意义。

6. **操作后**

（1）记录患者姓名、性别、年龄，检查日期及检查结果。如：

×××，男，×岁

检查时间：×年×月×日

检查结果：

　　RT：右耳（+）左耳（-）

　　WT：→左耳

　　ST：右耳（±）左耳（+）

（2）收理音叉。

测试中不应多次重复检查，防止听觉疲劳现象。

向患者表示："操作完了，谢谢您的配合。"

六、并发症及处理

音叉试验为无创检查，无特殊并发症。

七、相关知识

1. **传导性聋与感音神经性聋**　传导性聋与感音神经性聋的音叉试验结果比较见表 71-1。

表 71-1　传导性聋与感音神经性聋的音叉试验结果比较

试验方法	正常	传导性聋	感音神经性聋
RT	（+）	（-）（±）	（±）
WT	（=）	→患耳	→健耳
ST	（±）	（+）	（-）

2. Rinne 试验　也可以采用快速比较气导和骨导声音大小进行快速判断。先将振动的音叉放置于受试耳耳道口 1cm 处约 2s,立刻将叉柄置于鼓窦区维持 2s。如果气导声音大于骨导,即 AC>BC,记为 RT(+),提示正常或者感音神经性聋;如果骨导声音大于气导,即 AC<BC,记为 RT(-),提示存在气骨导差大于 15~30dB HL,或者重度感音神经性聋(因为对侧正常耳可通过骨导窃听)。

3. **知识要点**　音叉的持法:气导音叉叉臂放置位置,骨导音叉叉柄放置位置。RT 检查顺序。WT 结果的意义。

(华中科技大学同济医学院附属同济医院　周良强　简　翔)

(华中科技大学同济医学院附属同济医院　刘　争)

测 试 题

1. Weber 试验音叉叉柄底部放置位置**不合适**的是
   A. 前额正中　　　　　B. 颅顶正中　　　　　C. 鼻尖　　　　　D. 人中　　　　　E. 下颌正中

2. Weber 试验偏向左耳,同时 Rinne 试验左耳(-),Schwabach 试验左耳(+),提示
   A. 左耳传导性聋　　　　　　　　　B. 左耳感音神经性聋　　　　　　　　　C. 左耳混合性聋
   D. 右耳感音神经性聋　　　　　　　E. 右耳传导性聋

3. 患者术前纯音测听示双耳骨导听阈相近似,行左侧中耳乳突术后第 2d,床边音叉试验示 WT →左耳,原因可能为
   A. 左耳外耳道填塞,未发生感音神经性聋　　　B. 左耳听骨链活动度增加
   C. 左耳耳蜗功能改善　　　　　　　　　　　　D. 左耳听骨链重建成功
   E. 左耳骨导听力提高

4. Rinne 试验右耳(+),左耳(-),**不能**提示以下哪种情况
   A. 左耳分泌性中耳炎　　　　　　　B. 左耳慢性中耳炎　　　　　　　C. 左耳听骨链中断
   D. 左耳重度感音神经性聋　　　　　E. 左耳轻度感音神经性聋

5. Weber 试验偏向右耳,Rinne 试验示右耳(+),左耳(+),Schwabach 试验示右耳(±),左耳(-),提示最可能的情况是
   A. 右耳传导性聋　　　　　　　　　B. 右耳感音神经性聋　　　　　　　C. 左耳传导性聋
   D. 左耳感音神经性聋　　　　　　　E. 左耳混合性聋

6. 常用的音叉有哪两种
   A. C128 及 C256　　　B. C256 及 C512　　　C. C512 及 C1024　　　D. C1024 及 C2048　　　E. C256 及 C1024

7. 关于音叉,下面描述**错误**的是
   A. 音叉的握持位置在叉柄处,且手不能接触叉臂
   B. 不同频率的音叉,敲击振动后声音持续时间不同,频率越高维持时间越长
   C. 最常用的音叉为 C256 及 C512
   D. 两个音叉叉臂振动后,产生的声音会出现干涉现象
   E. 同一套音叉,音叉重量越重,其产生的声音频率越低

8. 关于 Rinne 试验,描述**错误**的是
   A. 先测试受试耳的骨导,当声音消失时,立刻测试受试耳的气导,如果能听到声音,则记为 RT(+)
   B. 先测试受试耳的气导,当声音消失时,立刻测试受试耳的骨导,如果能听到声音,则记为 RT(-)
   C. 骨导检查时,振动的音叉叉柄末端底部压置于外耳道后上方耳后皮肤,即鼓窦区

D. 气导测试时,振动的音叉叉臂置于距受试耳外耳道口约 3cm 处,两叉臂末端与外耳道口在一平面

E. 应先检查健侧耳或听力相对好侧耳,再检查患耳

9. 关于 Weber 试验,描述**错误**的是

A. Weber 试验常用的音叉为 C256 或 C512

B. Weber 试验也称骨导偏向试验

C. Weber 试验偏向患侧提示患侧为传导性聋

D. Weber 试验偏向健侧提示患侧为感音神经性聋

E. 中耳炎术后术耳外耳道填塞包扎加压状态下,行 Weber 试验示偏向手术耳,提示手术耳听力提高

10. 音叉试验主要用于判断听力减退的

   A. 位置   B. 性质   C. 程度   D. 侧别   E. 原因

测试题答案

第1章　胸腔穿刺术（抽液）

1. D　　2. B　　3. D　　4. A　　5. B　　6. C　　7. C　　8. A　　9. A　　10. E

第2章　腰椎穿刺术

1. E　　2. B　　3. C　　4. A　　5. D　　6. A　　7. C　　8. B　　9. D　　10. C

第3章　骨髓穿刺术

1. D　　2. A　　3. B　　4. C　　5. B　　6. B　　7. D　　8. A　　9. B　　10. A

第4章　腹腔穿刺术

1. D　　2. D　　3. B　　4. C　　5. C　　6. E　　7. C　　8. D　　9. A　　10. B

第5章　三腔二囊管

1. B　　2. D　　3. D　　4. C　　5. A　　6. D　　7. A　　8. C　　9. E　　10. A

第6章　胃管置入

1. D　　2. C　　3. B　　4. B　　5. E　　6. A　　7. E　　8. C　　9. D　　10. A

第7章　成人基础生命支持

1. A　　2. B　　3. C　　4. A　　5. A　　6. C　　7. E　　8. B　　9. C　　10. E

第8章　同步电转复

1. E　　2. B　　3. A　　4. B　　5. C　　6. B　　7. B　　8. B　　9. A　　10. E

第9章　吸氧术

1. B　　2. C　　3. E　　4. A　　5. B　　6. D　　7. C　　8. D　　9. B　　10. C

第10章　吸痰法

1. E　　2. E　　3. B　　4. D　　5. C　　6. C　　7. E　　8. D　　9. A　　10. E

第11章　皮下、皮内注射

1. B　　2. C　　3. B　　4. D　　5. D　　6. D　　7. C　　8. E　　9. D　　10. C

第 12 章　肌内注射
1. C　　2. D　　3. E　　4. C　　5. C　　6. C　　7. E　　8. C　　9. B　　10. B

第 13 章　动脉血气分析
1. B　　2. A　　3. A　　4. E　　5. C　　6. C　　7. B　　8. A　　9. A　　10. D

第 14 章　静脉穿刺
1. A　　2. C　　3. E　　4. C　　5. D　　6. D　　7. B　　8. A　　9. C　　10. C

第 15 章　穿脱隔离衣
1. C　　2. B　　3. D　　4. B　　5. C　　6. B　　7. A　　8. D　　9. E　　10. A

第 16 章　常用头面部隔离技术
1. A　　2. E　　3. E　　4. D　　5. B　　6. C　　7. A　　8. B　　9. A　　10. C

第 17 章　心电图操作
1. D　　2. A　　3. D　　4. E　　5. D　　6. B　　7. B　　8. B　　9. A　　10. B

第 18 章　刷手
1. E　　2. C　　3. D　　4. D　　5. A　　6. E　　7. A　　8. E　　9. D　　10. E

第 19 章　手术区消毒
1. D　　2. E　　3. D　　4. D　　5. D　　6. D　　7. C　　8. C　　9. B　　10. D

第 20 章　铺单(铺巾)
1. D　　2. B　　3. A　　4. E　　5. C　　6. C　　7. C　　8. D　　9. E　　10. D

第 21 章　穿脱手术衣、戴无菌手套
1. C　　2. D　　3. A　　4. D　　5. D　　6. D　　7. B　　8. B　　9. C　　10. D

第 22 章　手术基本操作
1. C　　2. A　　3. A　　4. D　　5. C　　6. D　　7. B　　8. E　　9. D　　10. A

第 23 章　换药
1. C　　2. D　　3. A　　4. C　　5. C　　6. C　　7. C　　8. B　　9. E　　10. B

第 24 章　拆线
1. C　　2. A　　3. B　　4. D　　5. C　　6. E　　7. B　　8. C　　9. D　　10. B

第 25 章　体表肿物切除术
1. E　　2. C　　3. D　　4. E　　5. E　　6. A　　7. D　　8. B　　9. B　　10. B

第 26 章　体表脓肿切开引流

1. E　　2. A　　3. E　　4. E　　5. A　　6. E　　7. C　　8. A　　9. C　　10. E

第 27 章　清创术

1. D　　2. C　　3. B　　4. B　　5. B　　6. C　　7. A　　8. C　　9. A　　10. C

第 28 章　局部封闭技术

1. E　　2. D　　3. E　　4. E　　5. D　　6. D　　7. C　　8. E　　9. A　　10. E

第 29 章　手法复位技术

1. A　　2. D　　3. C　　4. C　　5. C　　6. C　　7. D　　8. A　　9. E　　10. C

第 30 章　石膏绷带固定技术

1. D　　2. C　　3. B　　4. E　　5. A　　6. C　　7. D　　8. B　　9. E　　10. E

第 31 章　牵引术

1. B　　2. C　　3. A　　4. C　　5. C　　6. E　　7. E　　8. D　　9. E　　10. D

第 32 章　创伤急救四项技术

1. B　　2. D　　3. C　　4. B　　5. C　　6. C　　7. E　　8. B　　9. B　　10. C

第 33 章　导尿术

1. C　　2. B　　3. E　　4. D　　5. E　　6. B　　7. C　　8. D　　9. B　　10. E

第 34 章　耻骨上膀胱穿刺造瘘术

1. E　　2. C　　3. C　　4. C　　5. E　　6. E　　7. B　　8. B　　9. C　　10. E

第 35 章　胸腔闭式引流术及胸腔闭式引流管拔除

1. B　　2. C　　3. D　　4. A　　5. B　　6. B　　7. D　　8. A　　9. E　　10. D

第 36 章　腹腔镜基本操作技术

1. A　　2. D　　3. C　　4. A　　5. B　　6. C　　7. C　　8. A　　9. C　　10. C

第 37 章　气管内插管(经口)

1. D　　2. B　　3. A　　4. C　　5. D　　6. B　　7. C　　8. B　　9. C　　10. E

第 38 章　中心静脉穿刺置管术

1. B　　2. C　　3. A　　4. B　　5. B　　6. C　　7. B　　8. E　　9. D　　10. D

第 39 章　环甲膜穿刺术

1. C　　2. C　　3. E　　4. B　　5. C　　6. D　　7. A　　8. E　　9. E　　10. B

第 40 章　盆腔检查

1. D　　2. C　　3. E　　4. E　　5. D　　6. B　　7. B　　8. B　　9. C　　10. B

第 41 章　经阴道后穹窿穿刺术

1. E　　2. C　　3. B　　4. D　　5. E　　6. B　　7. E　　8. A　　9. D　　10. D

第 42 章　阴道分泌物检查

1. A　　2. A　　3. D　　4. B　　5. C　　6. C　　7. D　　8. C　　9. A　　10. A

第 43 章　宫颈细胞学检查

1. C　　2. B　　3. E　　4. D　　5. E　　6. E　　7. A　　8. A　　9. C　　10. B

第 44 章　处女膜切开术

1. E　　2. A　　3. D　　4. E　　5. C　　6. C　　7. E　　8. C　　9. B　　10. D

第 45 章　外阴肿物切除术

1. B　　2. B　　3. C　　4. D　　5. C　　6. D　　7. C　　8. A　　9. B　　10. A

第 46 章　宫颈手术

1. D　　2. D　　3. D　　4. B　　5. C　　6. A　　7. C　　8. A　　9. A　　10. C

第 47 章　女性骨盆内、外测量

1. E　　2. C　　3. D　　4. E　　5. D　　6. C　　7. D　　8. E　　9. B　　10. A

第 48 章　妊娠腹部四步触诊检查法

1. B　　2. E　　3. C　　4. D　　5. D　　6. D　　7. D　　8. B　　9. D　　10. B

第 49 章　(孕妇)肛门与阴道检查法

1. C　　2. B　　3. B　　4. D　　5. B　　6. B　　7. A　　8. C　　9. A　　10. A

第 50 章　妊娠图

1. A　　2. B　　3. C　　4. A　　5. C　　6. A　　7. D　　8. B　　9. D　　10. C

第 51 章　产程图(表)

1. E　　2. D　　3. C　　4. E　　5. D　　6. C　　7. C　　8. B　　9. C　　10. C

第 52 章　会阴切开及缝合

1. D　　2. C　　3. C　　4. C　　5. B　　6. A　　7. D　　8. A　　9. C　　10. D

第 53 章　人工胎盘剥离术

1. A　　2. E　　3. E　　4. E　　5. B　　6. A　　7. D　　8. C　　9. B　　10. A

第54章　宫内节育器放置术与取出术

1. A　　2. B　　3. B　　4. D　　5. D　　6. D　　7. C　　8. C　　9. A　　10. D

第55章　刮宫术

1. E　　2. D　　3. A　　4. C　　5. D　　6. B　　7. C　　8. A　　9. A　　10. E

第56章　经阴道分娩

1. E　　2. D　　3. C　　4. A　　5. B　　6. B　　7. D　　8. A　　9. C　　10. D

第57章　人工流产术

1. A　　2. E　　3. B　　4. A　　5. C　　6. C　　7. B　　8. A　　9. D　　10. C

第58章　体格生长指标的测量

1. E　　2. A　　3. A　　4. B　　5. D　　6. E　　7. D　　8. D　　9. C　　10. A

第59章　小儿骨髓穿刺（胫骨）

1. E　　2. D　　3. A　　4. A　　5. B　　6. D　　7. C　　8. C　　9. B　　10. D

第60章　小儿腰椎穿刺术

1. C　　2. C　　3. A　　4. D　　5. C　　6. A　　7. B　　8. E　　9. D　　10. B

第61章　婴儿鼻胃插管术

1. A　　2. D　　3. D　　4. E　　5. D　　6. C　　7. C　　8. E　　9. D　　10. A

第62章　小儿头皮静脉穿刺术

1. C　　2. D　　3. D　　4. B　　5. C　　6. C　　7. C　　8. E　　9. C　　10. A

第63章　新生儿复苏

1. C　　2. B　　3. C　　4. B　　5. E　　6. A　　7. C　　8. E　　9. D　　10. A

第64章　婴儿及儿童基础生命支持

1. D　　2. C　　3. B　　4. B　　5. D　　6. A　　7. A　　8. C　　9. B　　10. D

第65章　人工喂养（配奶）

1. B　　2. C　　3. E　　4. C　　5. E　　6. E　　7. E　　8. E　　9. E　　10. D

第66章　远、近视力检查法

1. C　　2. B　　3. B　　4. B　　5. E　　6. A　　7. A　　8. D　　9. E　　10. A

第67章　眼底镜检查法

1. A　　2. D　　3. D　　4. E　　5. B　　6. C　　7. A　　8. D　　9. B　　10. B

第 68 章　眼压检查法

1. D　　2. E　　3. C　　4. E　　5. B　　6. A　　7. D　　8. E　　9. E　　10. B

第 69 章　眼化学性烧伤的急诊处理技术

1. B　　2. B　　3. C　　4. E　　5. D　　6. E　　7. A　　8. A　　9. E　　10. E

第 70 章　前鼻孔填塞术

1. C　　2. E　　3. D　　4. C　　5. E　　6. C　　7. D　　8. E　　9. E　　10. B

第 71 章　音叉试验

1. C　　2. A　　3. A　　4. E　　5. D　　6. B　　7. B　　8. D　　9. E　　10. B

参考文献

［1］万学红,卢雪峰.诊断学.9版.北京:人民卫生出版社,2018.

［2］葛均波,徐永健,王辰.内科学.9版.北京:人民卫生出版社,2018.

［3］崔慧先,李瑞锡.局部解剖学.9版.北京:人民卫生出版社,2018.

［4］医师资格考试指导用书专家编写组.2019临床执业医师资格考试实践技能指导用书.北京:人民卫生出版社,2018.

［5］李小寒,尚少梅.基础护理学.6版.北京:人民卫生出版社,2017.

［6］伍冀湘.实用小手术学.4版.北京:人民卫生出版社,2018.

［7］葛宝丰,卢世壁.手术学全集.2版.北京:人民军医出版社,2009.

［8］陈孝平,汪建平,赵继宗.外科学.9版.北京:人民卫生出版社,2018.

［9］陈红.中国医学生临床技能操作指南.2版.北京:人民卫生出版社,2016.

［10］谢幸,孔北华,段涛.妇产科学.9版.北京:人民卫生出版社,2018.

［11］沈铿,马丁.妇产科学.3版.北京:人民卫生出版社,2015.

［12］吴希如,李万镇.儿科实习医师手册.2版.北京:人民卫生出版社,2006.

［13］王慕逊.儿科学.4版.北京:人民卫生出版社,1997.

［14］沈晓明,王卫平.儿科学.7版.北京,人民卫生出版社,2008.

［15］王卫平,孙琨,常立文.儿科学.9版.北京:人民卫生出版社,2018.

［16］葛坚,王宁利.眼科学.3版.北京:人民卫生出版社,2015.

［17］赵堪兴,杨培增.眼科学.8版.北京:人民卫生出版社,2013

［18］黄选兆,汪吉宝,孔维佳.实用耳鼻咽喉头颈外科学.2版.北京:人民卫生出版社,2007.

［19］孔维佳.耳鼻咽喉头颈外科.北京:人民卫生出版社,2005.

10检